Ralf Faßbender

# Kursskript Histologie

Ein Wegweiser durch die mikroskopische Anatomie

**2. Auflage**

ELSEVIER

Elsevier GmbH, Bernhard-Wicki-Str. 5, 80636 München, Deutschland
Wir freuen uns über Ihr Feedback und Ihre Anregungen an books.cs.muc@elsevier.com

ISBN 978-3-437-41262-2
eISBN 978-3-437-05737-3


2. Auflage 2024


**Wichtiger Hinweis für den Benutzer**
Die medizinischen Wissenschaften unterliegen einem sehr schnellen Wissenszuwachs. Der stetige Wandel von Methoden, Wirkstoffen und Erkenntnissen ist allen an diesem Werk Beteiligten bewusst. Sowohl der Verlag als auch die Autorinnen und Autoren und alle, die an der Entstehung dieses Werkes beteiligt waren, haben große Sorgfalt darauf verwandt, dass die Angaben zu Methoden, Anweisungen, Produkten, Anwendungen oder Konzepten dem aktuellen Wissensstand zum Zeitpunkt der Fertigstellung des Werkes entsprechen.
Der Verlag kann jedoch keine Gewähr für Angaben zu Dosierung und Applikationsformen übernehmen. Es sollte stets eine unabhängige und sorgfältige Überprüfung von Diagnosen und Arzneimitteldosierungen sowie möglicher Kontraindikationen erfolgen. Jede Dosierung oder Applikation liegt in der Verantwortung der Anwenderin oder des Anwenders. Die Elsevier GmbH, die Autorinnen und Autoren und alle, die an der Entstehung des Werkes mitgewirkt haben, können keinerlei Haftung in Bezug auf jegliche Verletzung und/oder Schäden an Personen oder Eigentum, im Rahmen von Produkthaftung, Fahrlässigkeit oder anderweitig übernehmen.

**Für die Vollständigkeit und Auswahl der aufgeführten Medikamente übernimmt der Verlag keine Gewähr.**
Geschützte Warennamen (Warenzeichen) werden in der Regel besonders kenntlich gemacht (®). Aus dem Fehlen eines solchen Hinweises kann jedoch nicht automatisch geschlossen werden, dass es sich um einen freien Warennamen handelt.

**Bibliografische Information der Deutschen Nationalbibliothek**
Die Deutsche Nationalbibliothek verzeichnet diese Publikation in der Deutschen Nationalbibliografie; detaillierte bibliografische Daten sind im Internet über https://www.dnb.de abrufbar.

24 25 26 27 28 5 4 3 2 1



In ihren Veröffentlichungen verfolgt die Elsevier GmbH das Ziel, genderneutrale Formulierungen für Personengruppen zu verwenden. Um jedoch den Textfluss nicht zu stören sowie die gestalterische Freiheit nicht einzuschränken, wurden bisweilen Kompromisse eingegangen. Selbstverständlich sind **immer alle Geschlechter gemeint**.

Planung: Sonja Frankl
Projektmanagement: Sophie Eckart, München
Redaktion: Susanne C. Bogner, Dachau
Rechteklärung: Lena Kress, München
Herstellung: Kadja Gericke, Dürnau
Satz: Straive, Puducherry, India
Druck und Bindung: Drukarnia Dimograf Sp. z o. o., Bielsko-Biała/Polen
Umschlaggestaltung: SpieszDesign, Neu-Ulm
Titelfotografie: Ralf Faßbender, Düsseldorf

Aktuelle Informationen finden Sie im Internet unter **www.elsevier.de**.

# Vorwort

Seit der 1. Auflage dieses Buchs wurden mir unendlich viele Fragen zur Histologie von euch, den Student*innen der Human- und Zahnmedizin, gestellt. Ich habe in der 2. Auflage darauf reagiert und mithilfe des Elsevier-Verlags Fehler beseitigen können. In diesem Zusammenhang habe ich auch einige Bilder und Zeichnungen durch neue ersetzt bzw. hinzugefügt.

Jetzt aber zum wichtigen Teil der neuen Auflage:

Sie haben den Kurs der mikroskopischen Anatomie absolviert, und nun steht die Abschlussprüfung an oder Sie lernen für das Physikum.

Die Lernkarten im Anhang zeigen Ihnen kurz und kompakt alles, was für die Differenzialdiagnose der einzelnen Organpakete wichtig ist.

Zum Schluss bleibt mir nur, Ihnen alles Gute für die Prüfungen zu wünschen und

„Werden Sie ein guter Mediziner bzw. eine gute Medizinerin!

Und noch eine Bitte: Junge Dozenten*innen müssen auch erst lernen, den Stoff zu vermitteln.

Seien Sie fair zu ihnen! Danke.

Düsseldorf, im März 2024
*Ralf Faßbender*

## Vorwort der 1. Auflage

Dieses Buch erhebt nicht den Anspruch ein Lehrbuch der Mikroskopischen Anatomie zu sein, vielmehr ist es ein einfacher Wegweiser (Arbeitsbuch) für den Kurs der Histologie, als auch für die Kursvor- und -nachbereitung. Sie wollen ein System im Kopf haben, das Ihnen ermöglicht, möglichst schnell und fehlerfrei das vor Ihnen liegende Präparat zu erkennen – dann ist dieses Buch genau das Richtige! Mit vielen bunten Abbildungen, in verschiedenen Färbungen und mit detaillierter Beschreibung, werden Sie schnell lernen, wo Sie was finden und zu einer zweifelsfreien Differenzialdiagnose gelangen. Darüber hinaus wird Ihnen Basiswissen der Histo-Physiologie vermittelt, sodass es Ihnen leichterfallen wird, bestimmte Zellen und Strukturen einem Organ zuzuordnen und in einer Prüfung mit etwas Basiswissen zu überzeugen. Die einzelnen Abschnitte zu den jeweiligen Organpaketen lassen sich gut in die Kursarbeit einbinden. Vergleichen Sie die Abbildungen des Buches mit dem Präparat unter Ihrem Mikroskop, um Ihre differenzialdiagnostische Vorgehensweise zu optimieren. Eine finale Übung in Kleingruppen, wobei die Präparate ohne Kenntnis der Nummer oder des Organs diagnostiziert werden, ist dabei sehr zu empfehlen. Einer aus der Arbeitsgruppe legt ein Präparat auf und stellt eine typische Struktur für dieses Organ ein, die anderen bestimmen dann Struktur und Organ. Die fotografierten Präparate sind Kurspräparate und nicht von der Qualität, die Sie in Lehrbüchern oder gar Fotoatlanten finden. Aber auch in Ihrem Kurs werden Sie nicht immer auf optimale Präparate treffen, sodass sich das eher als ein Vorteil darstellt.

### ... noch ein Vorwort, aber wirklich WICHTIG!

Sie haben schon oder werden noch feststellen, dass Sachverhalte unterschiedlich in verschiedenen Büchern beschrieben sind. Aussagen von Dozenten innerhalb eines Kurses können sich unterscheiden. Wenn man im Internet unterwegs ist, wird das nur noch schlimmer. Das muss aber nicht wirklich FALSCH sein. Vieles rangiert unter dem Begriff „Lehrmeinung", bei Dingen, die bis zum heutigen Tage nicht zweifelsfrei geklärt sind (Urothel!!!). Darüber hinaus gibt es Beschreibungen – Dünndarm-Faltenhöhe, Zottenlänge und -menge, die bestimmt richtig sind, aber Hand aufs Herz – Hilft es bei der Differenzialdiagnose? Bekommen Sie in einer Prüfung wirklich drei Dünndarmpräparate von ein und dem gleichen Individuum? Aber es gibt auch Epithelbezeichnungen, Einteilungen von Muskelschichten (z. B. Harn- und Samenleiter), die Sie noch nicht wirklich so gesehen haben und somit eher hinderlich bei der Bestimmung des Organs finden. Nicht zuletzt bleiben die Unterschiede von Mensch und Tier, von jungen, alten und pathologischen Präparaten und bedenken wir den zirkadianen Rhythmus, auch in Abhängigkeit von der Tageszeit der Organentnahme. Beschreiben Sie, was Sie wirklich im Präparat sehen und bleiben Sie neugierig! Wenn Sie in den Histo-Kursen Fragen stellen, freuen sich die meisten Dozenten darüber und helfen gerne weiter.

Glauben Sie mir bitte, richtig gemacht ist die „Mikroskopische Anatomie" ein einfaches und interessantes Fach.

Viel Spaß dabei!

Düsseldorf, April 2020
*Ralf Faßbender*

# Danksagung

Danksagung zur 1. Auflage: An dieser Stelle möchte ich mich besonders herzlich bei Frau Dr. Andrea Beilmann, Frau Dr. Nikola Schmidt, Frau Dr. Katja Weimann und Herrn Dietmar Radünz für ihre Unterstützung bei der 1. Auflage bedanken. Es war jederzeit eine ausgesprochen gute und konstruktive Zusammenarbeit. Ich habe mich in dieser Arbeitsgruppe sehr wohl gefühlt und ohne sie wäre dieses Arbeitsbuch nicht das geworden, was es jetzt ist.
Vielen Dank dafür!

Düsseldorf, April 2020
*Ralf Faßbender*

Danksagung zur 2. Auflage: Auch in der 2. Auflage möchte ich die Damen auf das Äußerste loben. Namentlich sind das: Frau Susanne Bogner, Frau Kadja Gericke und Frau Sophie Eckart. Nur durch diese tatkräftige, kompetente und freundliche Unterstützung sind meine Wünsche erfüllt und hervorragend umgesetzt worden.
Ich bedanke mich ganz herzlich für Ihre Hilfe!

Düsseldorf, April 2024
*Ralf Faßbender*

# Benutzerhinweis

Die Arbeit mit diesem Arbeitsbuch ist denkbar einfach. Schlagen Sie die entsprechende Seite bzw. das korrespondierende Thema auf, vergleichen Sie die Abbildungen mit Ihrem mikroskopischen Präparat, jetzt noch ein paar Zeilen lesen und die „Differenzialdiagnose“ sollte kein Problem mehr sein! Gutes Gelingen und viel Spaß dabei!
Dieses Arbeitsbuch passt zum Histokurs: https://histopur.hhu-hosting.de/, kann aber auch ohne diesen Kurs bearbeitet werden.

# Adresse des Autors

Ralf Faßbender
Institut für Anatomie II
Universitätsstr. 1
40225 Düsseldorf

# Abbildungsnachweis


[T1077] Universitätsklinikum Düsseldorf.
[P668] Ralf Faßbender, Düsseldorf.

# Abkürzungen

| | |
|---|---|
| **A./Aa.** | Arteria/Arteriae |
| **ACTH** | adrenokortikotropes Hormon |
| **ADH** | antidiuretisches Hormon |
| **ANS** | autonomes Nervensystem |
| **$Cl^-$** | Chlorid |
| **DD** | Differenzialdiagnose |
| **El-** | Elastika- |
| **ENS** | enterisches Nervensystem |
| **Ery** | Erythrozyt |
| **EZM** | Extrazellulärmatrix |
| **FSH** | Follikel-stimulierendes Hormon |
| **GIT** | Gastrointestinaltrakt |
| **Gl./Gll.** | Glandula/Glandulae |
| **$H^+$** | Wasserstoff |
| **$HCO_3^-$** | Bikarbonat |
| **HE-** | Hämalaun-Eosin- |
| **HEV** | hoch endotheliale Venolen |
| **HvG-** | Hämatoxylin-Van-Gieson- |
| **LH** | luteinisierendes Hormon |
| **Lig.** | Ligamentum |
| **M.** | Musculus |
| **m/s** | Meter pro Sekunde |
| **MALT** | Mukosa-assoziiertes lymphatisches Gewebe |
| **M-CSF** | Macrophage Colony-Stimulating Factor |
| **MDT** | Magen-Darm-Trakt |
| **MSH** | Melanozyten-stimulierendes Hormon |
| **NaCl** | Natriumchlorid, Kochsalz |
| **OPG** | Osteoprotegerin |
| **PALS** | periarterielle Lymphozytenscheide |
| **PAS** | Periodic-Acid-Schiff |
| **PNS** | peripheries Nervensystem |
| **PP** | pankreatisches Polypeptid |
| **PSA** | prostataspezifisches Antigen |
| **PTH** | Parathormon |
| **RANK** | Receptor Activator of NF-κB |
| **RANKL** | Receptor Activator of NF-κB Ligand |
| **RH** | Releasing Hormone |
| **s** | Sekunde(n) |
| **STH** | somatotropes Hormon |
| **$T_3$** | Trijodthyronin |
| **$T_4$** | Thyroxin |
| **TSH** | Thyreoidea-stimulierendes Hormon |
| **V./Vv.** | Vena/Venae |
| **VEGF** | vascular endothelial growth factor |
| **vEH** | von-Ebner-Halbmond |
| **VNS** | vegetatives Nervensystem |
| **ZAZ** | zentro-azinäre Zellen |
| **ZNS** | zentrales Nervensystem |

## Fehler gefunden?

An unsere Inhalte haben wir sehr hohe Ansprüche. Trotz aller Sorgfalt kann es jedoch passieren, dass sich ein Fehler einschleicht oder fachlich-inhaltliche Aktualisierungen notwendig geworden sind.

Sobald ein relevanter Fehler entdeckt wird, stellen wir eine Korrektur zur Verfügung. Mit diesem QR-Code gelingt der schnelle Zugriff.

http://else4.de/978-3-437-41262-2

Wir sind dankbar für jeden Hinweis, der uns hilft, dieses Werk zu verbessern. Bitte richten Sie Ihre Anregungen, Lob und Kritik an folgende E-Mail-Adresse: kundendienst@elsevier.com

# Inhaltsverzeichnis

KAPITEL

# 1 Gewebe

## Epithelgewebe

**Einschichtig**
Platt

Isoprismatisch
(kubisch)
(würfelförmig)

Hochprismatisch
(zylindrisch)

**Mehrschichtig**
Unverhornt
(Schleimhäute)

Verhornt
(Haut)

**Mehrreihig**
Alle Zellen haben Kontakt mit der Basallamina, aber nicht alle erreichen die Oberfläche (Respirationstrakt).

**Übergangsepithel (Urothel)**
Die Literaturangaben weichen voneinander ab, ob es sich um ein mehrschichtiges, mehrreihiges Epithel oder eine Mischform handelt.

## Binde- und Stützgewebe

**Lockeres Bindegewebe**
Unterschiede: z. B. unter dem Hautepithel deutlich mehr Kollagen Typ I als unter dem Verdauungstraktepithel

**Straffes Bindegewebe**
Geflechtartig (Organkapseln)
Parallelfaserig (Sehnen und Bänder)

**Retikuläres Bindegewebe**
Kollagen Typ III in lymphatischen Organen, aber nur mittels Versilberung sichtbar zu machen (Milz, Thymus, Lymphknoten, Tonsillen)

**Fettgewebe**
Weißes und braunes Fettgewebe

**Spinozelluläres Bindegewebe**
Reich an Fibroblasten, nur im Ovar und Endometrium des Uterus zu finden

**Gallertiges Bindegewebe**
In der Nabelschnur

**Elastisches Bindegewebe**
Lunge, Arterien, Knorpel

**Stützgewebe: Knorpel**
Hyaliner Knorpel (Gelenkknorpel + Respirationstrakt)
Elastischer Knorpel (Ohr + Kehlkopf)
Faserknorpel (auch in Gelenken + Bandscheiben)

**Stützgewebe: Knochen**
Primäre Ossifikation:
Entstehung des Geflechtknochens
Sekundäre Ossifikation:
Geflechtknochen wird zu Lamellenknochen
Primäre Ossifikation: immer
Sekundäre Ossifikation: mit nur wenigen Ausnahmen
Desmale Osteogenese: aus Mesenchym
Chondrale Osteogenese: aus hyalinem Knorpel, gilt für die Mehrheit der Knochen

## Muskelgewebe

**Glatte Muskulatur**
Unwillkürliche Muskulatur
(Eingeweide)
Zentraler Zellkern
Keine Querstreifung

**Skelettmuskulatur**
Willkürliche Muskulatur
Viele randständige Zellkerne
Deutliche Querstreifung

**Herzmuskulatur**
Autonomes Reizleitungssystem
Zentraler Zellkern
Deutliche Querstreifung
Glanzstreifen

## Nervengewebe

**Peripheres Nervensystem (PNS)**
Neurone,
Schwann-Zelle bildet Myelinscheide,
Mantelzellen.

**Zentrales Nervensystem (ZNS)**
Unterschiedliche Neuronenarten,
Oligodendrozyten bilden Myelinscheide,
Astrozyten,
Mikroglia, Ependymzellen.

**Vegetatives Nervensystem (VNS)**
Neurone,
Schwann-Zelle bildet Myelinscheide,
Mantelzellen
(Plexus submucosus)
(Plexus myentericus).

## Gewebe ohne Zellverband (Blutzellen und Gefäße)

**Blutzellen**
Erythrozyten: rote Blutkörperchen (Sauerstofftransport)
Leukozyten: weiße Blutkörperchen (Immunabwehr)
Thrombozyten: Blutplättchen (Gerinnung)

**Blutgefäße**
Arterie – Arteriole – Kapillare – postkapilläre Venole – Venole – Vene

**Lymphgefäße**
Transportieren Lymphe und Fett aus der Nahrung, aber kein Blut

Abb. 1.1 Gewebetypen des menschlichen Körpers [P668]

KAPITEL

# 2 Epithelgewebe

## 2.1 Einteilung der Epithelien

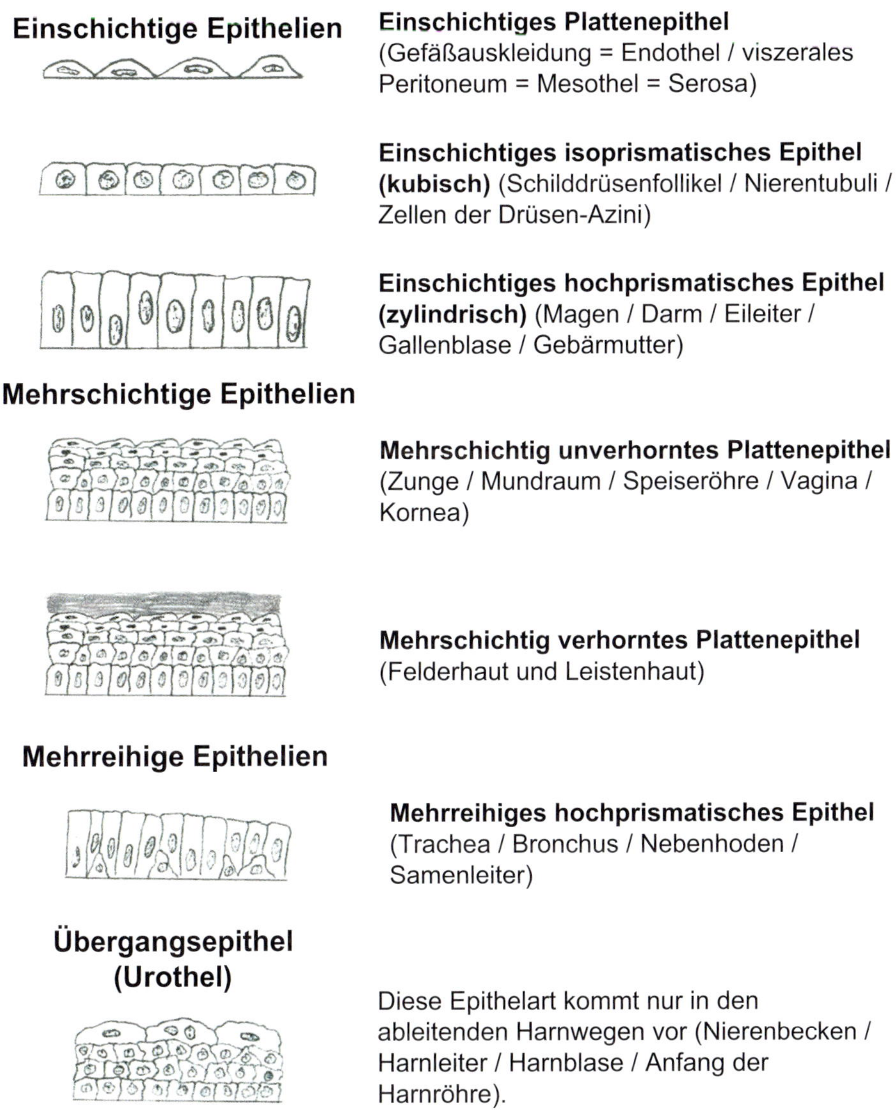


Abb. 2.1 **Einteilung der Epithelgewebe** [P668]

## Einschichtiges Epithelgewebe

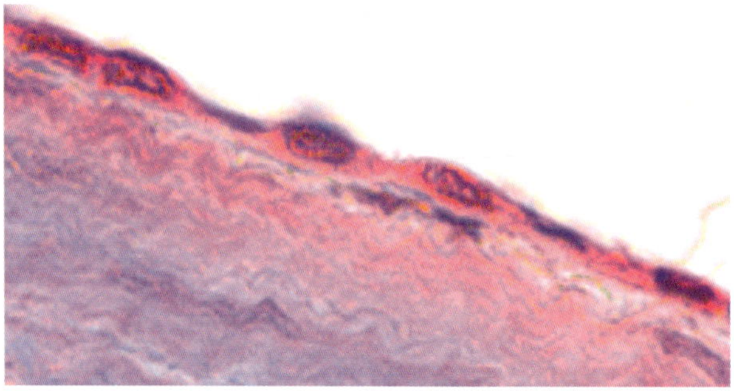

Abb. 2.2 **Plattenepithel (Serosa) (Goldner-Färbung)**

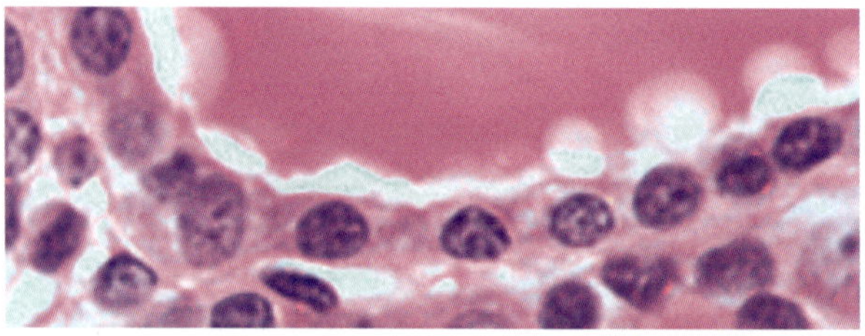

Abb. 2.3 **Isoprismatisches Epithel (Schilddrüse) (HE-Färbung)**

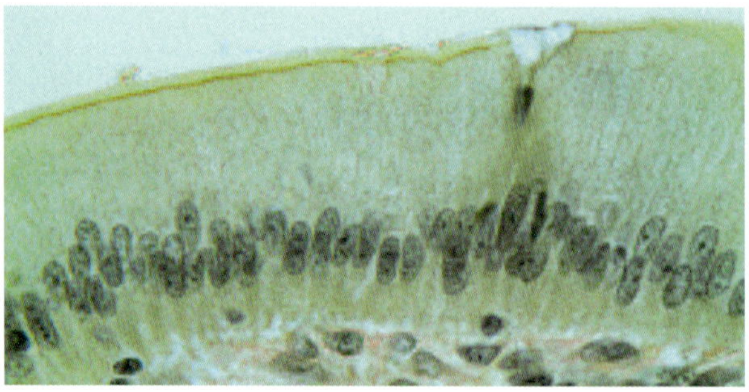

Abb. 2.4 **Hochprismatisches Epithel (Darm) (HvG-Färbung)**

## Mehrschichtiges Epithelgewebe

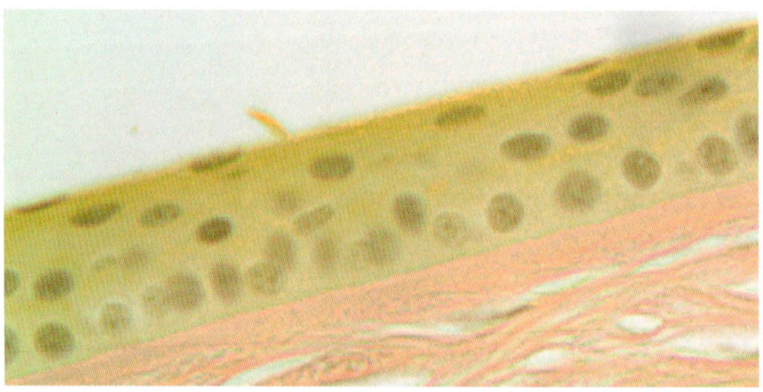

Abb. 2.5 **Unverhorntes Plattenepithel (Kornea) (HvG-Färbung)**

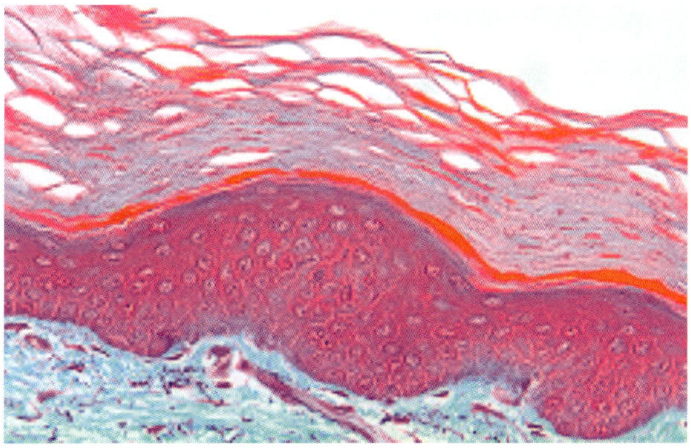

**Abb. 2.6** **Verhorntes Plattenepithel (Leistenhaut) (Goldner-Färbung)**

## Mehrreihiges Epithelgewebe

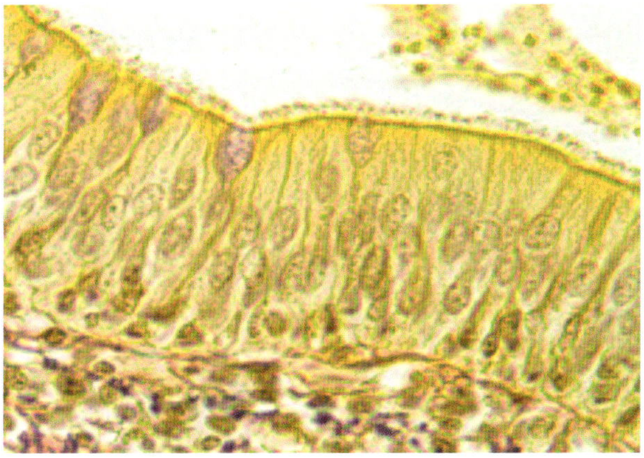

**Abb. 2.7** **Hochprismatisches Epithel (Bronchus) (El-HvG-Färbung)**

## Übergangsepithel (Urothel)

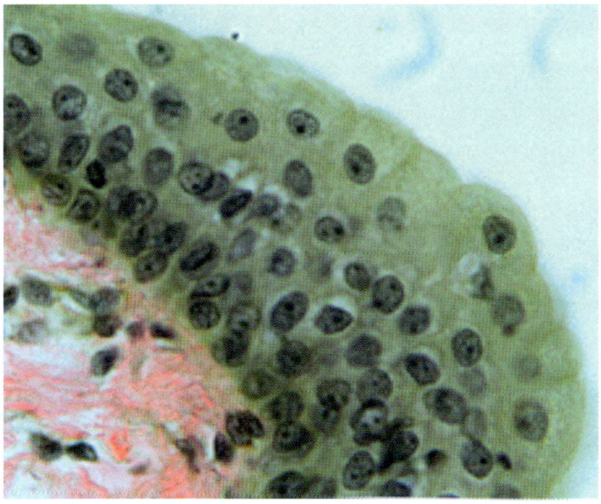

**Abb. 2.8** **Harnableitende Wege (El-HvG-Färbung)**

Zusammenfassung

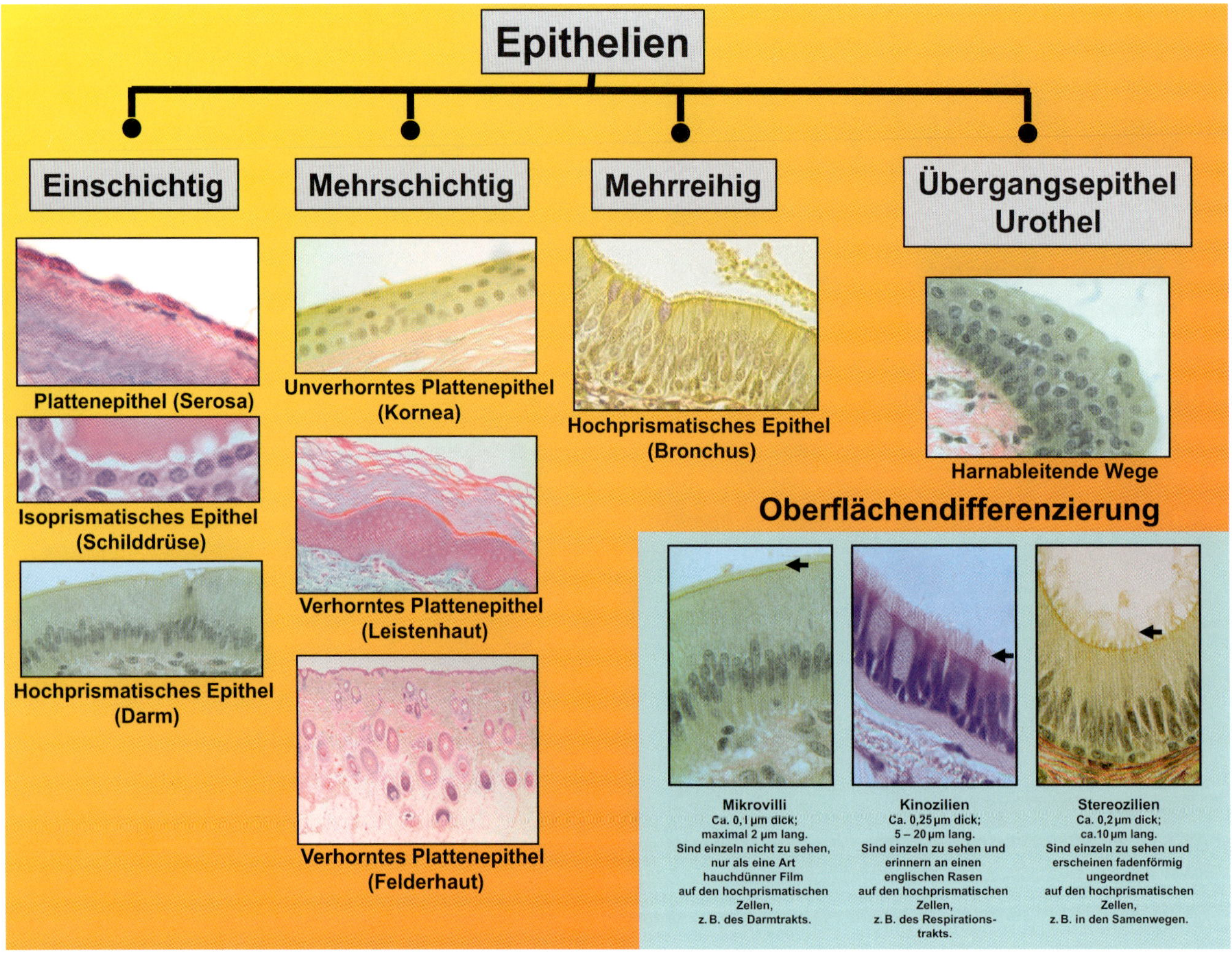


**Abb. 2.9** **Epithelien in der Zusammenfassung**

## 2.2 Drüsenepithel

Zu den **großen Speicheldrüsen (Kopfspeicheldrüsen)** gehören:

- **Glandula parotidea** (Ohrspeicheldrüse, Syn. Gl. parotis oder Parotis)
- **Glandula submandibularis** (Unterkieferspeicheldrüse)
- **Glandula sublingualis** (Unterzungenspeicheldrüse)

Ohne Nahrungsaufnahme oder andere Reize werden ca. 0,5 l Mundspeichel pro Tag gebildet (Basal- oder Ruhesekretion). Durch die Nahrungsaufnahme, durch Geruch oder Bilder von Speisen und auch durch den bloßen Gedanken an Essen steigert sich die Sekretion bis auf ca. 1,5 l pro Tag. Die Submandibularis liefert ca. 75 % Speichel, die Parotis ca. 25 % und auf die Sublingualis entfällt nur ein sehr geringer Anteil des Sekrets der Mundspeicheldrüsen. Die Literaturangaben sind hier nicht einheitlich.

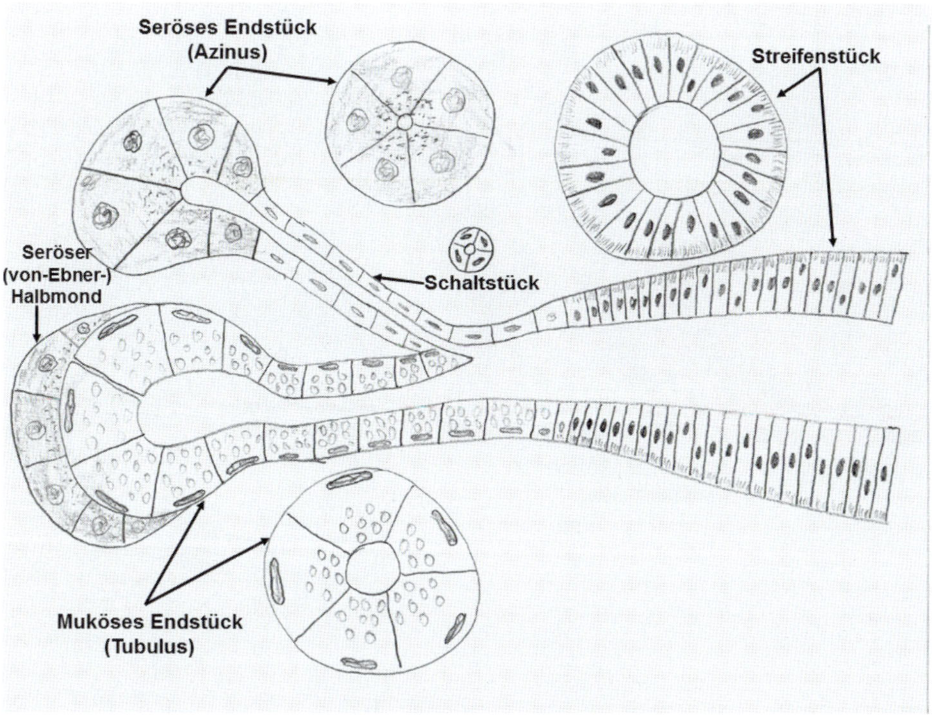


**Abb. 2.10** Intralobuläre Drüsenstrukturen [P668]

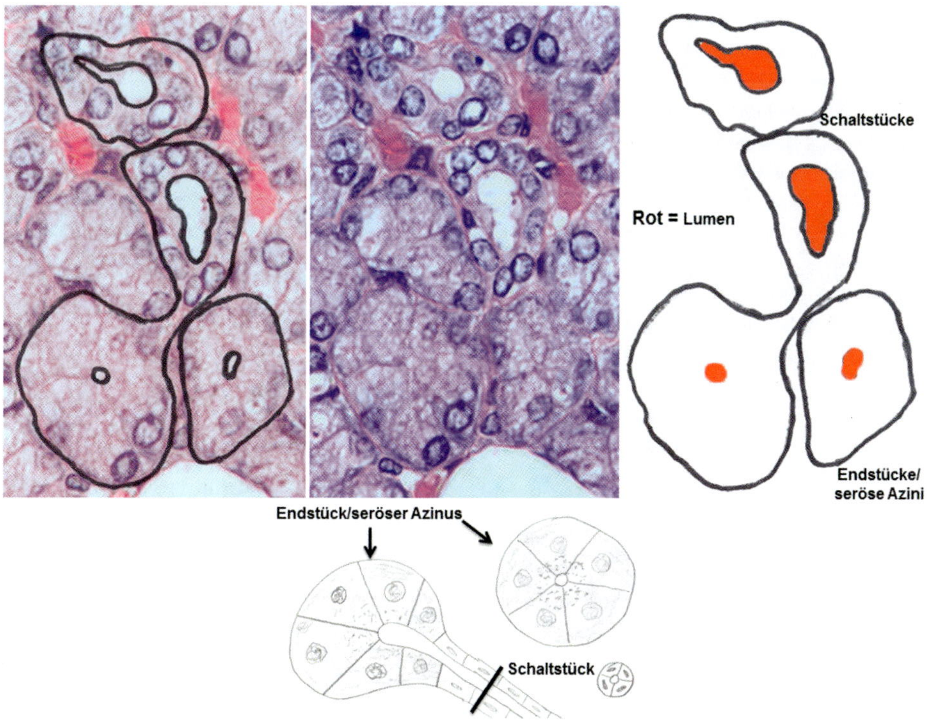


**Abb. 2.11** End- und Schaltstück der serösen Azini

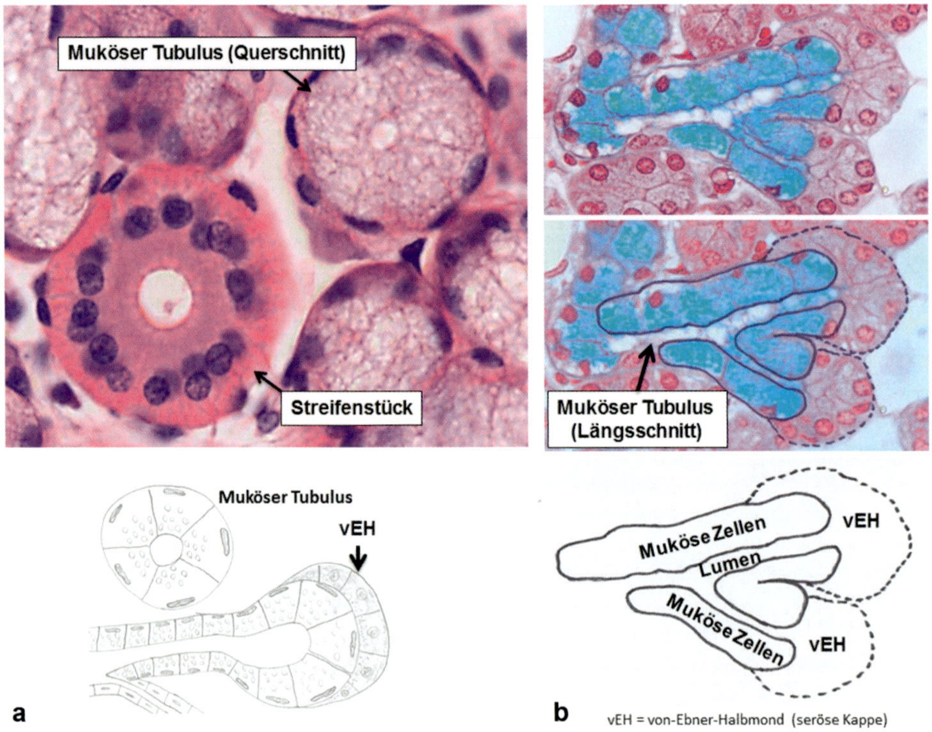


**Abb. 2.12 Beispiele gemischter Drüsen, bestehend aus serösen Azini und mukösen Tubuli. a** Muköser Tubulus im Querschnitt (HE-Färbung), z. B. Glandula submandibularis (überwiegend serös) oder Glandula sublingualis (überwiegend mukös). **b** Muköser Tubulus im Längsschnitt. Abkürzung: vEH = von-Ebner-Halbmond.

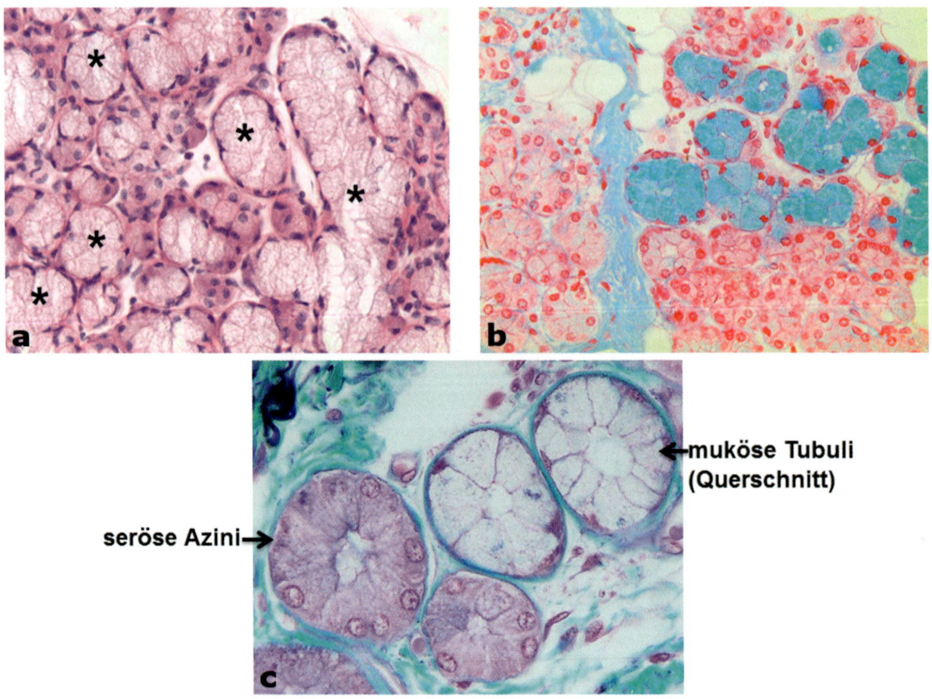


**Abb. 2.13 Differenzierung der serösen Azini und mukösen Tubuli. a** Muköse Tubuli (*) (HE-Färbung). **b** Hellblau dargestellte muköse Tubuli (Alzianblau-Färbung, Schleimfärbung). Rundliche Strukturen darunter und links davon sind seröse Azini. **c** Die serösen Azini zeigen deutlich runde randständige Kerne bei gut gefärbtem Zytoplasma, die mukösen Tubuli sind nahezu ungefärbt und haben platte randständige Kerne (Toluidinblau-Färbung).

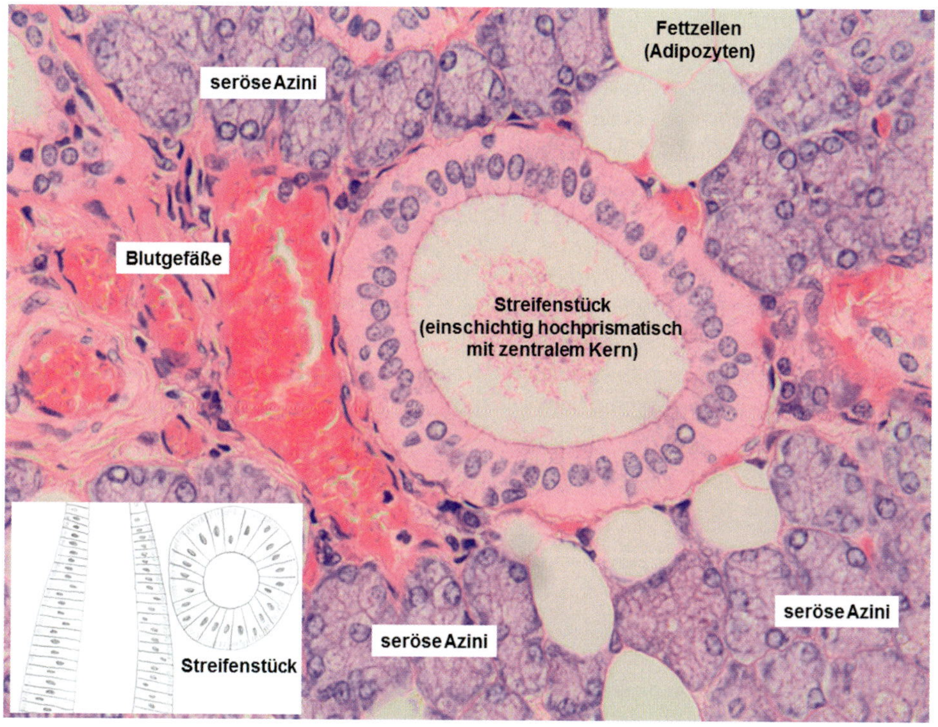


**Abb. 2.14 Streifenstück.** Hier finden die Resorption von Natrium und Chlorid, die Sekretion von Kalium, Bikarbonat, Kallikrein und Muzinen statt. Zudem wird Primärspeichel in einen hypoosmolalen Sekundärspeichel umgewandelt (Geschmackswahrnehmung, bakterizid).

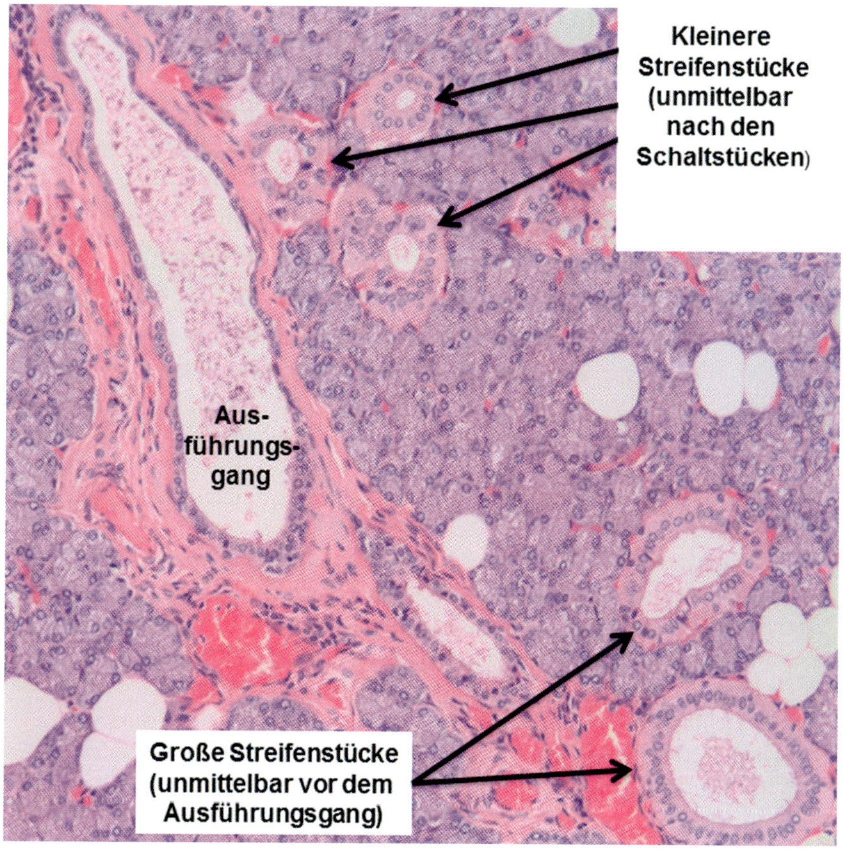


**Abb. 2.15 Ausführungsgang.** Es gibt Streifenstücke (liegen intralobulär) von einschichtig iso- bis hochprismatisch, umgeben von Azini (oder Tubuli bei gemischten Drüsen). Ausführungsgänge (liegen interlobulär) können einschichtig bis hochprismatisch oder bis zu mehrreihig hochprismatisch sein und sind immer umgeben von reichlich kollagenem Typ-I-Bindegewebe.

### Zusammensetzung des Speichels

- **Prolinreiche Proteine:** antimikrobiell, neutralisieren Tannine (aus Beeren, Nüssen, Hülsenfrüchten, Weintrauben, Kräutern, Schokolade, besonders in Tee und Rotwein), dienen als Gleitmittel, Kalziumbindung, schützen den Zahnschmelz
- **Muzin-Glykoproteine:** antimikrobiell, ebenfalls Gleitmittel
- **α-Amylase:** spaltet Kohlehydrate (im Magen wird sie deaktiviert)
- Außerdem: saure Lipase, Ribonuklease, Immunglobulin A, Lysozym, Lactoperoxidase, Lactoferrin, Wachstumsfaktoren, Haptocorrin

Diese Bestandteile sind sowohl im Primär- als auch im Sekundärspeichel vorhanden. Elektrolyte werden hingegen resorbiert und sekretiert. So werden Natrium- und Chlorid-Ionen resorbiert, $H^+$ wird durch $HCO^{3-}$ (Bikarbonat) ausgetauscht, wodurch hypotoner, alkalischer Speichel entsteht. Die Alkalität ist wichtig für die Funktion der α-Amylase.

> Diese Vorgänge der Bildung von Primär- zu Sekundärspeichel erfolgen im Streifenstück!

### Drüsenarten

#### Form der Sekretabgabe

- **Endokrine Drüsen:** Abgabe des Sekrets direkt in die Blutbahn, keine Ausführungsgänge.
- **Exokrine Drüsen:** Abgabe des Sekrets über Ausführungsgänge an die Epitheloberflächen (z. B. Pankreas und Galle in den Dünndarm, Speiseröhre und Magen direkt ins Organ, Kopfspeicheldrüsen in den Mundraum etc.). Die Hautdrüsen sind ebenfalls exokrin, werden aber im Weiteren anders eingeteilt.
  - **Exokrine exoepitheliale Drüsen:** liegen unter der Epithelschicht und deren Basalmembran und geben ihr Sekret über einen Ausführungsgang auf die Epitheloberfläche ab. Dies gilt für die meisten exokrinen Drüsen.
  - **Exokrin endoepitheliale Drüsen:** Dazu gehören die Becherzelle (Schleimproduktion) in Dünn- und Dickdarm sowie im Respirationstrakt, die Paneth-Körnerzellen des Dünndarms sowie Neben-, Beleg- und Hauptzellen des Magens. Mehrzellige Ansammlungen finden sich vereinzelt in der Nasenschleimhaut, im Ureterepithel der Harnröhre und an der Unterseite des Augenlids.

#### Form der exokrinen exoepithelialen Drüsenendstücke

- **Tubulöse Drüsen:** Schlauch oder Röhre, die mit einschichtigem Epithel ausgekleidet ist (Tubus/Tubuli)
- **Azinöse Drüsen:** beerenförmig (Form einer Him- oder Brombeere); meist einschichtig isoprismatisch (Azinus/Azini)
- **Alveoläre Drüsen:** ähnlich dem Azinus, aber deutlich größerer Gesamtdurchmesser und größeres Lumen (erinnert an einen ausgehöhlten Kürbis)

  Diese drei Grundformen können auch gemischt, verzweigt und gewunden vorkommen:
- **Tubuloazinäre Drüsen:** muköser Tubulus mit einem serösen Azinus am Ende (z. B. Gll. submandibularis und sublingualis).
- **Tubuloalveoläre Drüsen:** Schlauch oder Röhre, an dessen Ende sich ein sackartiges Drüsenendstück befindet (z. B. Prostata, Tränendrüse, Brustdrüse [Mamma lactans]).
- **Tubulär verzweigte Drüsen:** Mehrere Tubuli sammeln sich in einem größeren Tubulus.
- **Tubulär geknäuelte Drüsen:** lange Röhre, die platzsparend zu einem Knäuel komprimiert ist (z. B. ekkrine Schweißdrüse, apokrine Duftdrüse).

> Die Meinungen zu einigen exokrinen Drüsen gehen stark auseinander! In der Literatur findet man unterschiedliche Angaben zur Form der exokrinen exoepithelialen Drüsen. Dann bleibt nur, sich an die Lehrmeinung der jeweiligen Universität zu halten. Leider!

### Sekretart

- **Seröse Drüsen:** bedeutet gleichermaßen, dass es sich um Azini handelt. Isoprismatische Zellen mit rundem Kern bilden ein klares dünnflüssiges Sekret, angereichert mit Enzymen (α-Amylase der Kopfspeicheldrüsen).
- **Muköse Drüsen:** bilden zähflüssiges milchiges Sekret/Schleim (z. B. muköser Anteil der Gl. submandibularis, Gl. sublingualis, Brunner-Drüsen des Duodenums [Dünndarm] oder auch die Becherzellen des Darms und Respirationsepithels).

Muköse Tubuli bzw. Zellen lassen sich mit der Alzianblau-Färbung (hellblau) und der Periodsäure-Schiff-Reaktion/PJS (pink-rot bis magenta) darstellen, nicht aber mit herkömmlichen Routinefärbungen (HE, HvG, Goldner, Azan). Hier erscheinen die mukösen Zellen nahezu ungefärbt!

### Abgabemodus (Extrusionsmechanismus)

Der Begriff beschreibt, auf welche Art das Sekret gebildet wird.

- **Ekkrine Drüsen:** Dieser Begriff wird eigentlich nur für die Schweißdrüsen gebraucht. Hierbei werden nur Salz (NaCl) und Wasser aus der Zelle ausgeschleust.
- **Merokrine Drüsen:** Sekretion per Exozytose, Abgabe mittels Vesikel, die im Fall der Kopfdrüsen α-Amylase beinhalten (Enzymgranula auch Zymogengranula genannt).
- **Apokrine Drüsen:** Ein Teil der apikalen Zelle wird mit dem Sekret abgegeben, wodurch die Zelle meist von hochprismatisch zu isoprismatisch oder gar platt wird (z. B. Duftdrüse, laktierende Brustdrüse).
- **Holokrine Drüsen:** Die komplette Zelle gibt ihren Inhalt ab und geht dabei zugrunde (z. B. Talgdrüsen).

**WICHTIG!**
Die **Hautdrüsen (Schweiß-, Duft- und Talgdrüsen)** sind ekkrin, apokrin und holokrin und werden auf gar keinen Fall mit den Begriffen serös und mukös in Verbindung gebracht!

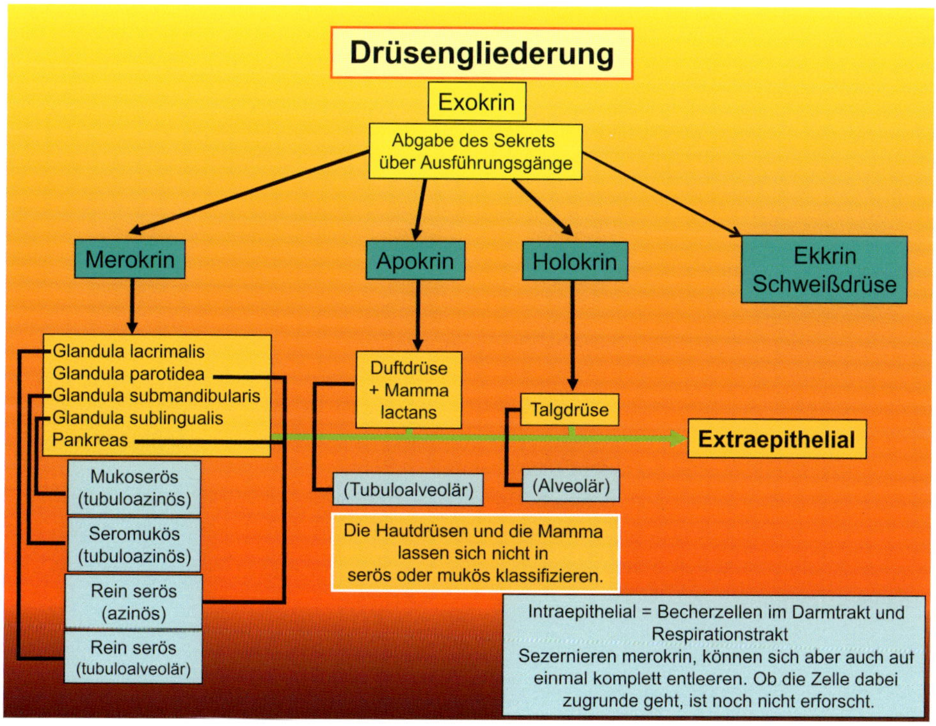


**Abb. 2.16 Einteilung der Drüsen** [P668]

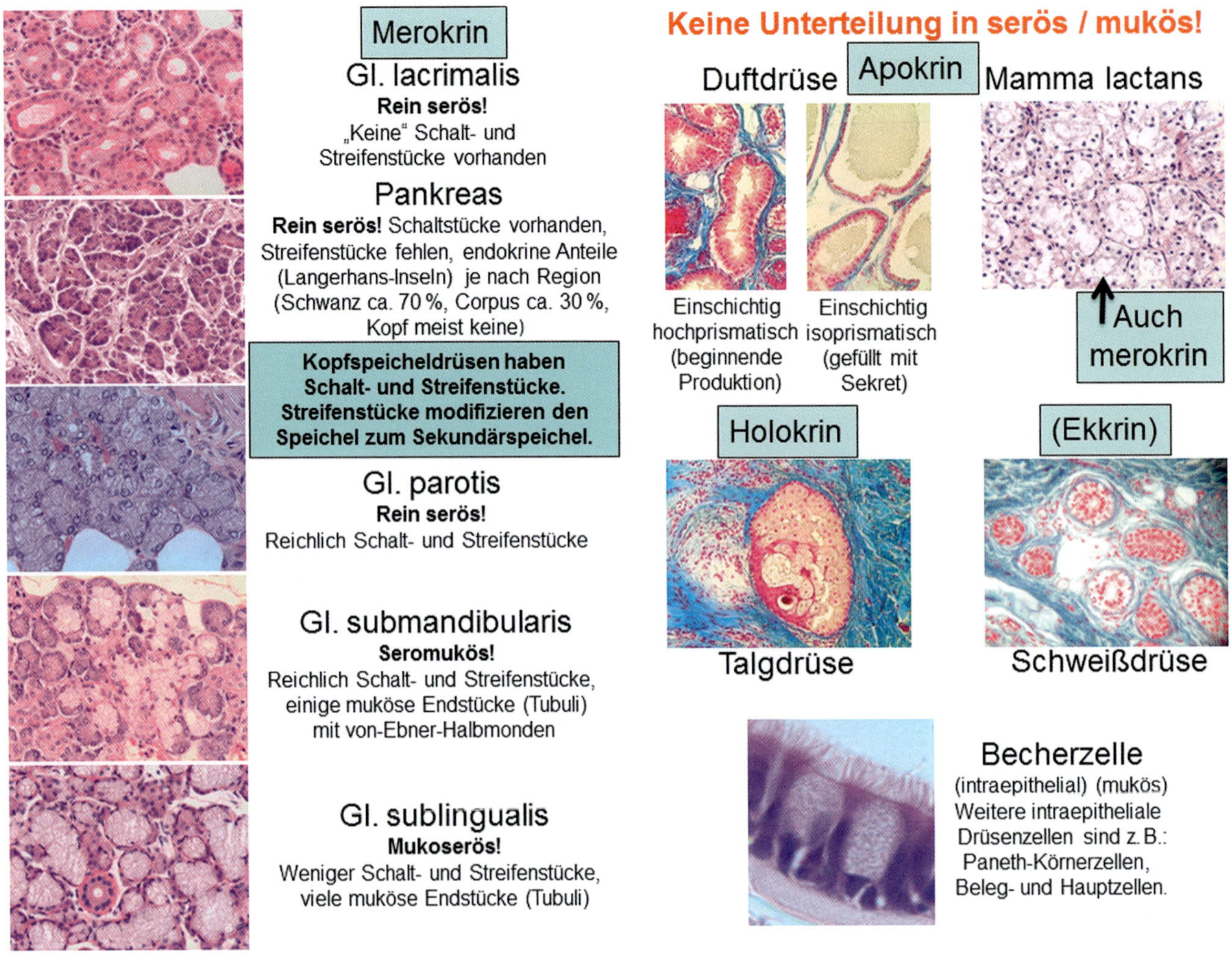


**Abb. 2.17** Sezernierungsarten (Extrusionsarten)

## 2.3 Zellkontakte

### Verschließende Zellkontakte

**Zonula occludens: Tight Junction = Schlussleiste**

- Rund um die Zelle, mechanische Funktion: Zusammenhalt des Zellverbands.
- Barrierefunktion: Abdichtung des Interzellularraums. An Barrierekontakten werden unterschieden:
  - Barrierenfleck: Macula occuldens (fleckförmig)
  - Barrierenzone: Zonula occuldens am häufigsten (gürtelförmig um die komplette Zelle)
  - Barrierenfaszie: Fascia occludens selten (streifenförmig)
- Zaunfunktion: basal Kommunikation zwischen den Zellen, apikal gerichteter Stofftransport (Transzytose).

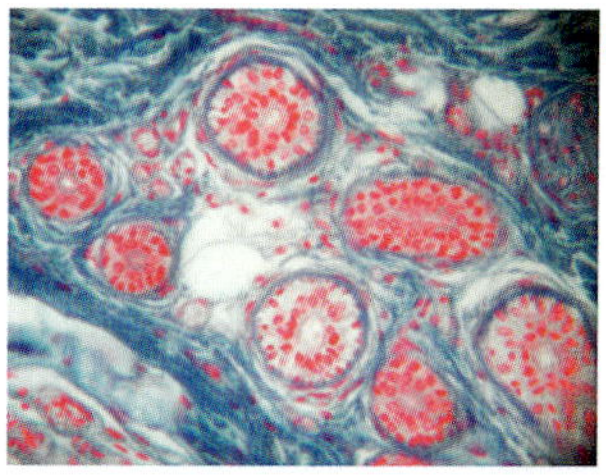

**Diese Hautdrüsen sind nicht in serös oder mukös einzuteilen!**

### Schweißdrüsen

Ekkrine Sekretion, geknäuelt tubulär.
Sezernierende Endstücke sind zweischichtig isoprismatisch.
Ausführungsgänge ebenfalls, aber deutlicher gefärbt.
Myoepithelien helfen bei der Sezernierung.
Aufgabe: Thermoregulation.
Vorkommen: Leisten- und Felderhaut.

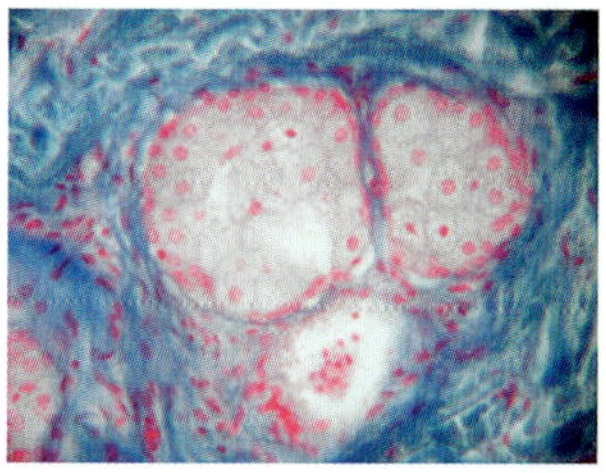

### Talgdrüsen

Holokrine Sekretion, alveolär, Ballen aus Epithelzellen seitlich am Haar.
Meist mit Haaren assoziiert – Ausnahme: Anus, Augenlider innen, Glans penis, Präputium, Labia minora.
Ausführungsgang in den Haartrichter.
„Keine" Myoepithelien – der M. arrector pili hilft bei der Entleerung.
Aufgabe: Schutz vor Hautkrankheiten, Krankheitserregern und Chemikalien, verhindert das Austrocknen der Haut.
Vorkommen: Felderhaut.

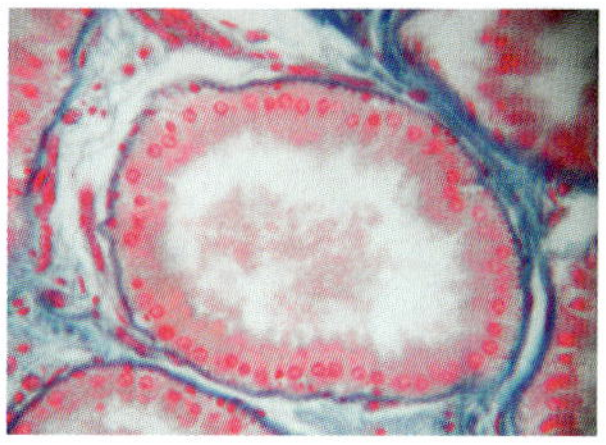

### Duftdrüsen

Apokrine Sekretion, geknäuelt tubuloalveolär.
Deutlich größer als ekkrine Schweißdrüsen.
Endstücke, die mit der Sezernierung beginnen, sind einschichtig hochprismatisch.
Endstücke, die mit Sekret prall gefüllt sind, haben ein einschichtig isoprismatisches oder Plattenepithel und reichlich Myoepithelien.
Aufgabe: Sekretion von Duftstoffen (bei emotionalen Regungen wie Wut, Schmerz, Angst, aber auch Freude, Lust und sexueller Erregung).
Vorkommen: Achselhaut, Analregion, Genitalbereich, bei stillenden Frauen in der Mamille (Montgomery-Drüsen).

Abb. 2.18 Hautdrüsen

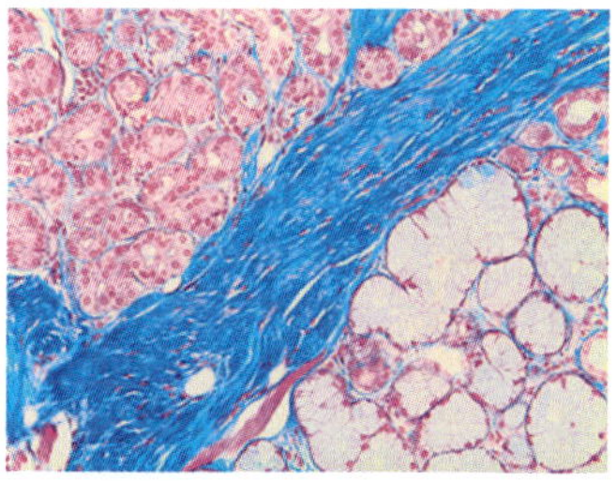

Färbung: Azan
links oben: seröse Endstücke (Azini)
rechts unten: muköse Endstücke (Tubuli)
Mitte diagonal: Bindegewebe

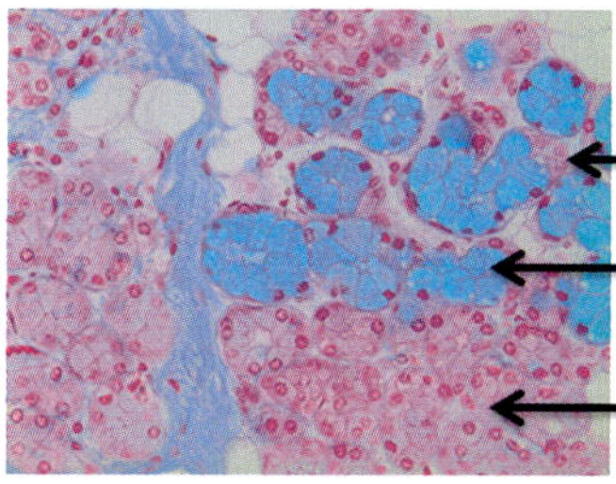

Färbung: Azan + Alzianblau
← von-Ebner-Halbmond
← muköse Endstücke (Tubuli) durch Alzianblau (Schleimfärbung) dargestellt
← seröse Endstücke (Azini)

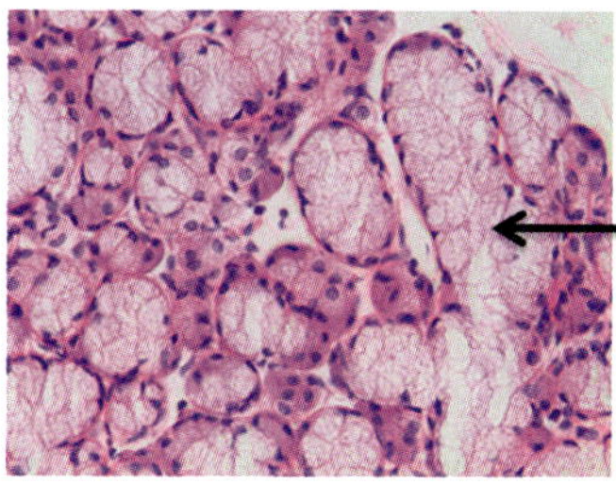

Färbung: Hämalaun-Eosin (HE)
← Muköse Endstücke werden bei der HE-Färbung fast nicht angefärbt

Abb. 2.19 Anfärbung gemischter Drüsen der Glandula submandibularis

### Haftende Zellkontakte bzw. Verbindungen: Zell-Zell-Kontakt

- Verbinden Zellen untereinander
- Zonula adhaerens = Gürteldesmosom (z. B. Epithelien)
- Fascia adhaerens = Streifendesmosom (z. B. Glanzstreifen Kardiomyozyten/Herz)
- Punctum adhaerens/Desmosom (Macula adhaerens) = Punktdesmosom (z. B. Epithelien)

### Haftende Zellkontakte bzw. Verbindungen: Zell-Matrix-Kontakt

- Verankert Zellen mit dem Untergrund (Basallamina oder EZM/ECM)
- Hemidesmosomen: basaler Zellpol, verbunden mit der Basallamina
- Fokale Kontakte (Adhäsion): basaler Zellpol, verbunden mit der extrazellulären Matrix (EZM/ECM)

### Kommunizierende Zellkontakte bzw. Verbindungen

- Gap Junction (Nexus): Kommunikation zwischen den Zellen (elektrisch, chemisch, Molekültransport).
- Synapsen: beschreibt primär die Kommunikation von Nervenzellen, aber auch von einer Nervenzelle zu Sinneszellen, Muskelzellen, Drüsenzellen. Funktionieren über Botenstoffe Neurotransmitter.

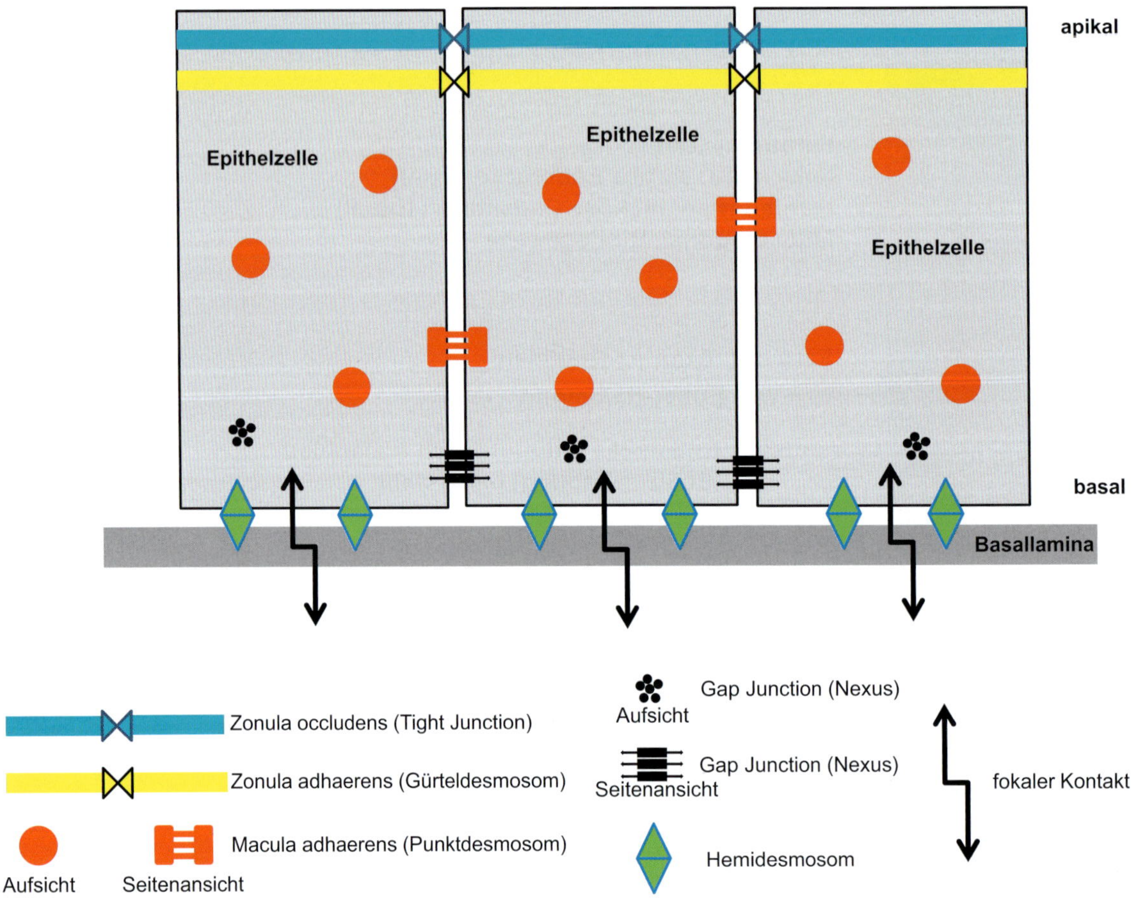


**Abb. 2.20 Unterschiedliche Zellkontakte** [P668]

KAPITEL

# 3 Binde- und Stützgewebe

## 3.1 Bindegewebe

Bindegewebe besteht aus zwei grundlegenden Komponenten: **extrazelluläre Matrix** und **Fibroblasten/-zyten.**

Bei der **extrazellulären Matrix** handelt es sich um eine amorphe Grundsubstanz, die zu einem hohen Anteil aus Wasser besteht, das in einer Art Gel vorliegt. Wichtige Makromoleküle sind Hyaluronsäure, Proteoglykane und Glykoproteine. Zur Matrix gehören ebenfalls verschiedene Typen von Bindegewebsfasern. Die extrazelluläre Matrix wird von den Bindegewebszellen, den **Fibroblasten** produziert. (In der ruhenden Form werden diese Zellen als Fibrozyten bezeichnet.) Diverse Arten von Kollagenfasern (retikuläre Fasern sind z. B. Kollagenfasern vom Typ III) und elastischen Fasern (bestehend aus Fibrillin und Elastin) werden ebenfalls von den Fibroblasten produziert.

In den oben genannten Bindegewebsarten finden sich in Menge und Art unterschiedliche Verteilungen der Matrix und der Kollagenfaser-Typen.

### Lockeres Bindegewebe

Lockeres Bindegewebe findet man als sog. interstitielles Bindegewebe unter den Epithelien, aber auch in den Versorgungsbahnen. Hier umgibt und schützt es Blut- und Lymphgefäße sowie periphere Nerven und Nerven-Plexus. Überwiegend liegt hier der Kollagen-Typ I vor. Das Verhältnis von Kollagenfasern und Matrix variiert im lockeren Bindegewebe bei den Epithelien je nach Beanspruchung. Je höher die Beanspruchung, desto mehr Kollagenfasern sind enthalten (kollagenfaserreiches Bindegewebe).

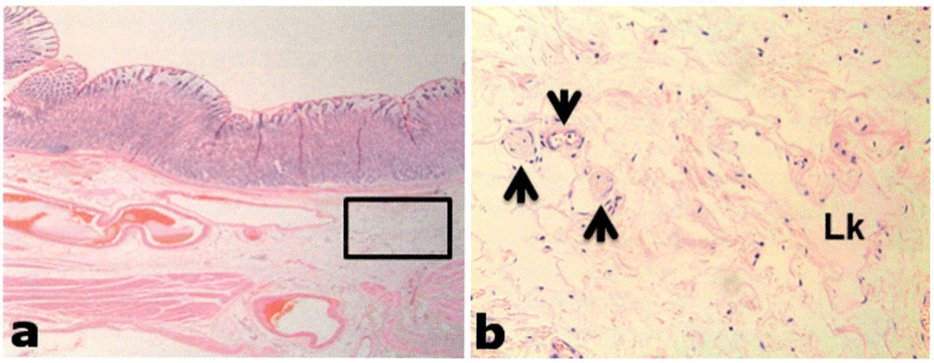


**Abb. 3.1 Lockeres Bindegewebe. a** Tela submucosa des Magens (HE-Färbung). **b** Vergrößerung. Rosa-rötliche Kollagenfasern Typ I, bläuliche Kerne der Fibroblasten und Fibrozyten, periphere Nerven (Pfeile nach oben zeigend), Arteriole (Pfeil nach unten zeigend), Lymphgefäß (Lk).

## Kollagenfaserreiches Bindegewebe

Lehrbücher unterscheiden zwischen lockerem und straffem Bindegewebe. Nach Meinung des Autors unterscheiden sich ein lockeres Bindegewebe einer Submukosa des Verdauungstrakts, das Bindegewebe der Dermisschichten in der Haut oder das geflechtartige und straffe Bindegewebe (Organkapseln und Sehnen) optisch deutlich voneinander. Dort, wo eine stärkere Beanspruchung es nötig macht, findet man ausgeprägte Kollagenfaserbündel und wenig Interzellularsubstanz. In ➤ Abb. 3.2 sieht man „kollagenfaserreiches Bindegewebe“.

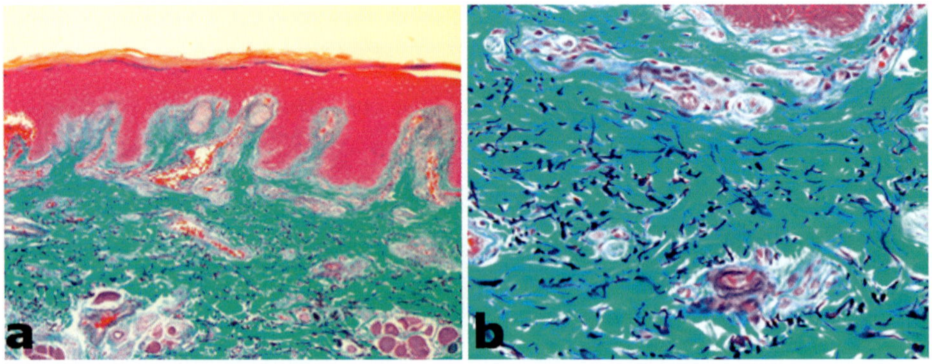


**Abb. 3.2 Kollagenfaserreiches Bindegewebe. a** Übersicht der Haut (Goldner-Färbung). **b** Oben im Bild erkennt man das Stratum papillare, in dem kaum elastische Fasern vorkommen. Der größte Teil des Bildes zeigt kräftige Kollagenfaserbündel und viele elastische Fasern. Der Begriff „Stratum reticulare" ist hier leider irreführend, da es sich hier um Kollagen- und elastische Fasern handelt und nicht um retikuläre Fasern!

## Straffes Bindegewebe

Straffes Bindegewebe wird in **geflechtartiges** und **parallelfaseriges straffes Bindegewebe** unterteilt. Geflechtartiges findet sich in den meisten Organkapseln, parallelfaseriges in Sehnen und Bändern.

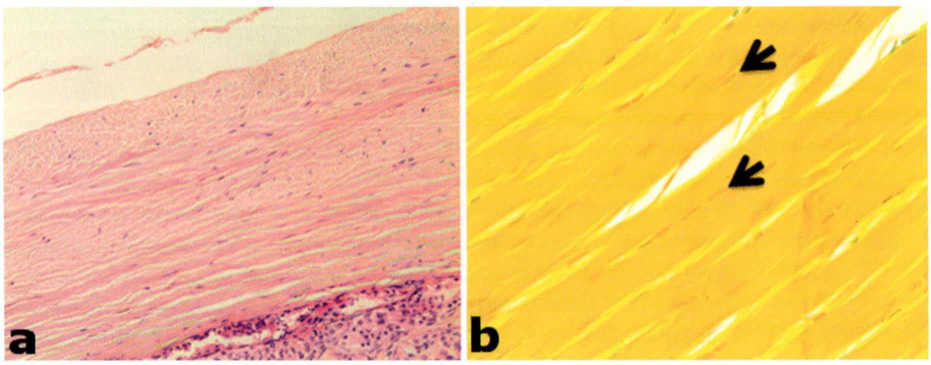


**Abb. 3.3 Straffes Bindegewebe. a** Geflechtartiges Bindegewebe: Tunica albuginea (Hodenhülle) (HE-Färbung). **b** Parallelfaseriges Bindegewebe: Sehne (HvG-Färbung). Die Kerne sind hintereinander angeordnet und werden auch als Flügelzellen bezeichnet, weil die Kerne der Fibrozyten zwischen den Kollagenfaserbündeln zusammengedrückt werden und im Querschnitt flügelähnlich aussehen.

## Retikuläres Bindegewebe

Retikuläres Bindegewebe liegt in lymphatischen Organen (Milz, Lymphknoten, Tonsillen) vor. Es wird auch als **MALT (mucosa associated lymphoid tissue** = Mukosa-assoziiertes lymphatisches Gewebe) bezeichnet und findet sich meist im Bindegewebe unter Epithelien (z. B. der Nase, der

Bronchien, des Magen-Darm-Trakts oder der Vagina). Auch die Epithelien sind oft von lymphatischen Zellen durchsetzt (besonders bei lokalen Entzündungen: Lymphodiapedese). Retikuläre Fasern sind maximal 1 µm dick und im Lichtmikroskop nur mittels einer Versilberung oder PAS-Reaktion sichtbar zu machen.

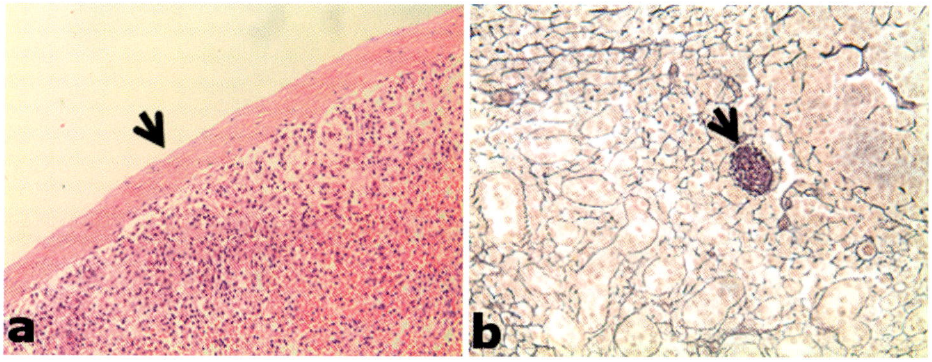


**Abb. 3.4 Retikuläres Bindegewebe. a** Milzkapsel (HE-Färbung) (Pfeil). **b** Darstellung der retikulären Faser (Kollagen Typ III) mittels Versilberung in der Milz. Der Pfeil zeigt auf einen Trabekel, der aus Kollagen Typ I besteht.

## Fettgewebe

Alle Bindegewebe entstehen aus dem Mesenchym (embryonales Bindegewebe). In der Literatur liest man oft, dass es sich beim Fettgewebe um eine „Sonderform des retikulären Bindegewebes" handelt. Jeder Adipozyt (Fettzelle) hat eine eigene Basalmembran und ist von retikulären Fasern umgeben. Fettgewebe ist stark kapillarisiert.

Adipozyten entstehen aus fibroblastoiden Vorläuferzellen, den Präadipozyten. Eine gewisse Anzahl der Stammzellen bleibt erhalten, um einen Verlust an Fettzellen auszugleichen. Diese Stammzellen werden auch bei starker Adipositas in Form einer Hyperplasie (Erhöhung der Anzahl an Fettzellen) aktiviert. Bei einer weniger drastischen Gewichtszunahme kommt es lediglich zur Hypertrophie also zur Vergrößerung jedes einzelnen Adipozyten.

Die Angaben über die maximale Größe der Adipozyten ist stark schwankend, liegt aber im Mittel um 150–200 µm. Die absolute Zahl der Adipozyten beim Erwachsenen liegt bei ca. 40 Milliarden und kann bei starker Adipositas auf 100 Milliarden anwachsen.

**Fettgewebe** unterteilt man folgendermaßen:

**Braunes (plurivakuoläres) Fettgewebe** Es ist reich an Mitochondrien, daher auch die braune Farbe. In einer Zelle gibt es viele kleine Fetttröpfchen (plurivakuolär) und einen relativ zentralen Zellkern. Da Säuglinge noch kein Muskelzittern zur Thermoregulation entwickeln können, findet eine Temperaturerhöhung über das braune Fettgewebe statt (Fettsäureoxidation in den Mitochondrien). Beim Erwachsenen gibt es nur noch wenige Körperstellen mit kleinen Arealen von braunem Fettgewebe: um große Arterien, im Mediastinum, an den Nieren, unter den Achseln, weitere kleine Areale im Oberkörper (um die Wirbelsäule im Brust- und Nackenbereich und oberhalb der Schlüsselbeine). Auch beim Erwachsenen wird noch braunes Fettgewebe in Wärme durch Energieverbrauch umgewandelt.

**Weißes (univakuoläres) Fettgewebe** Man unterteilt es weiter in Speicher- oder Depotfett, das auch als Isolierfett vor Wärmeverlust schützt, und das Baufett. Speicher-, Depot- bzw. Isolierfett macht beim Sportler etwa 10 % und beim Normalgewichtigen 15–25 % des Körpergewichts aus. Bei über 50 % Depotfettanteil spricht man von massiver Adipositas. Bei Baufett handelt es sich um druckelastische Polster, z. B. unter den Fußsohlen, Handinnenflächen, an Gelenken, Gesäß, Nierenlager und Herzkranzgefäßen. Baufett wird bei längerem Nahrungsmangel erst als letzte Reserve mobilisiert.

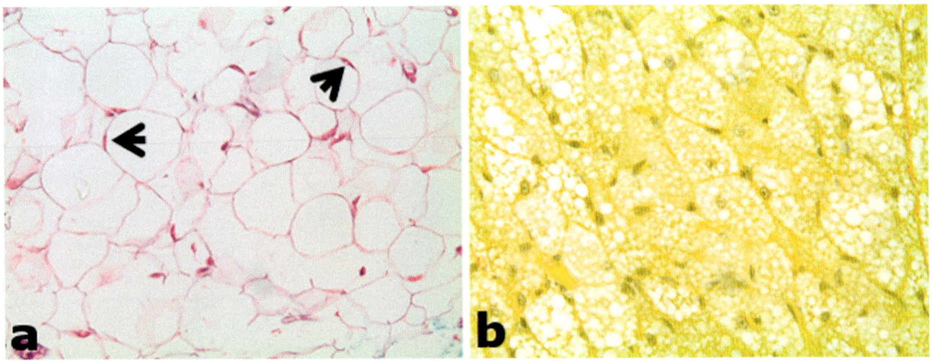

Abb. 3.5 **Fettgewebe. a** Weißes univakuoläres Fettgewebe (HE-Färbung). Pfeile zeigen auf das Restzytoplasma und den Kern innerhalb der Fettvakuole: Siegelringform. **b** Braunes plurivakuoläres Fettgewebe (HvG-Färbung). Schwammartiges Aussehen durch Herauslösen der Fetttröpfchen.

## Spinozelluläres Bindegewebe

Spinozelluläres Bindegewebe kommt in der Rinde des Ovars und im Endometrium des Uterus vor. Es handelt sich um pluripotente Zellen, die dichtgepackt und spindelförmig sind. Im Ovar gehen hormonproduzierende Zellen und im Uterus die Dezidua daraus hervor. Die Zellen haben wenig Interzellularsubstanz (Kollagenfasern) und sind fischzugartig angeordnet.

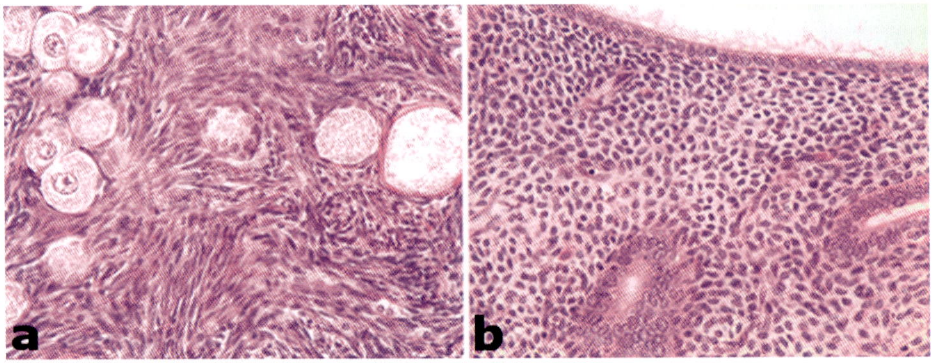

Abb. 3.6 **Spinozelluläres Bindegewebe (HE-Färbung). a** Rinde des Ovars. **b** Endometrium des Uterus.

## Gallertiges Bindegewebe

Das gallertige Bindegewebe, auch Wharton-Sulze genannt, kommt nur in der Nabelschnur und in der Pulpa junger Zähne vor. Flache Zellen mit langgestreckten verzweigten Ausläufern bilden das Grundgerüst. Proteoglykanreiche ungeformte gallertige Interzellularsubstanz, bestehend aus locker gebündelten Kollagenfasern, vereinzelt Kollagen Typ III und viel Hyaluronsäure (Wasserspeicherung) bildet eine feste, aber auch elastische Beschaffenheit um die Gefäße der Nabelschnur. Das mesenchymale Bindegewebe hat keine Kollagenfasern und eine hohe Menge Wasser.

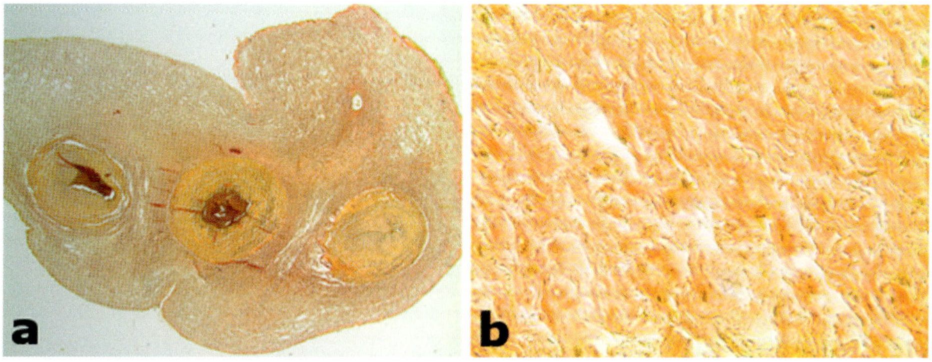


**Abb. 3.7 Gallertiges Bindegewebe. a** Nabelschnur mit außen je einer A. umbilicalis, mittig der V. umbilicalis (HvG-Färbung). **b** Ausschnittvergrößerung des gallertigen Bindegewebes.

## Elastisches Bindegewebe

Elastisches Bindegewebe kommt als rein elastisches Bindegewebe im Menschen so gut wie nicht vor. Zu finden ist es im Lig. nuchae und Lig. flava zwischen den Wirbelbögen. Elastische Fasern bestehen aus Fibrillen und Elastin, sie sind da zu finden, wo Gewebe gedehnt wird und danach in die ursprüngliche Form zurückgehen muss (z. B. Gallenblase, Aorta, große Gefäße, Lunge, Dermis etc.). Die Darstellung von elastischen Fasern erfolgt mit speziellen Elastika-Färbungen.

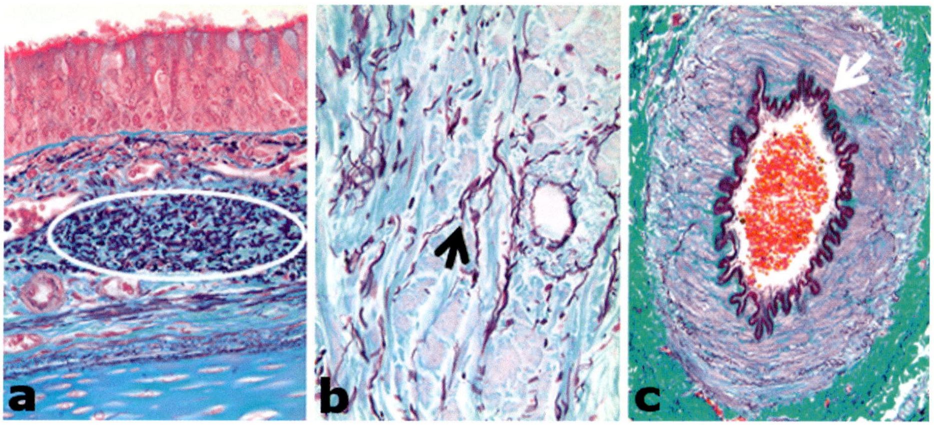


**Abb. 3.8 Elastisches Bindegewebe (El-Goldner-Färbung). a** Elastische Fasern in der Epiglottis unter dem Epithel in der Lamina propria (weißes Oval). **b** Dermis der Haut (Pfeil). **c** Arterie (weißer Pfeil = Membrana elastica interna).

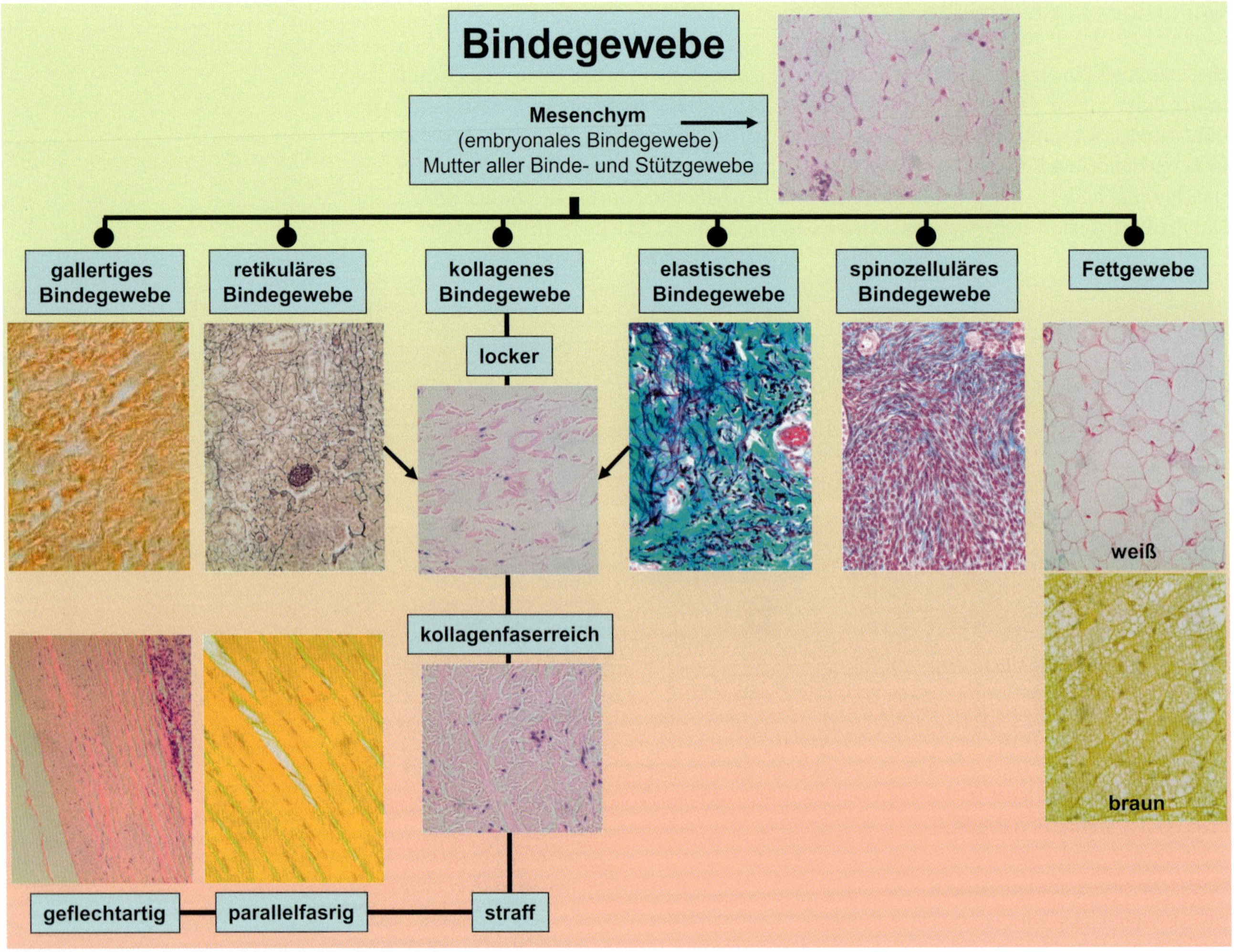


Abb. 3.9 Bindegewebe des menschlichen Körpers

## 3.2 Stützgewebe: Knorpel

Knorpel wird in drei Arten unterteilt:
- Hyaliner Knorpel
- Elastischer Knorpel
- Faserknorpel

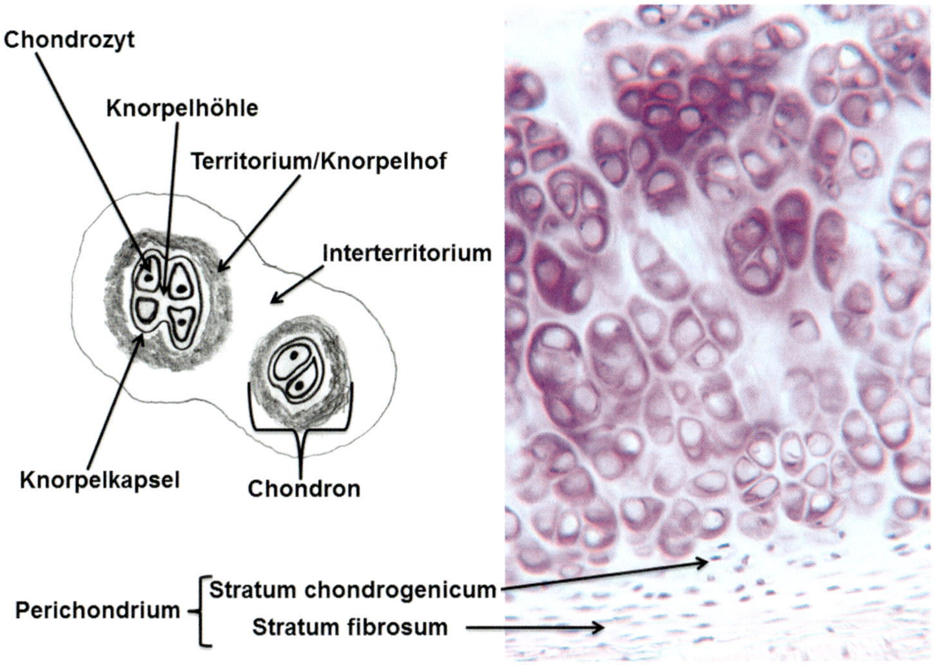


**Abb. 3.10 Grundaufbau von Knorpelgewebe.** Im lockeren Bindegewebe können retikuläre und/oder elastische Fasern vorkommen. Beide liegen somit im Stroma (unter Epithelien). Retikuläre Fasern: z. B. Lamina propria des Magen-Darm-Trakts; elastische Fasern: z. B. Dermis der Haut, Lamina propria des Respirationstrakts. Elastische Fasern sieht man nur bei einer zusätzlichen Elastika-Färbung (El-HvG- oder El-Goldner-Färbung).

Knorpel besteht nur zu einem sehr kleinen Anteil aus **Knorpelzellen** (Chondroblasten und Chondrozyten; während der Knochenentwicklung aus Knorpel gibt es auch Chondroklasten in der Wachstumsfuge/Epiphysenfuge) und zu überwiegendem Anteil aus der **Knorpelmatrix (Extrazellulärmatrix = EZM).**

**Chondroblasten** produzieren diese EZM. Sie sind teilungsfähig und befinden sich in der Knorpelhaut (Perichondrium), genauer im Stratum chondrogenicum und am Rand des neu entstandenen Knorpels. Das Perichondrium besteht aus dem außen liegenden Stratum fibrosum aus straffem kollagenem Bindegewebe, in dem auch elastische Fasern zu finden sind. In dem innen liegenden Stratum chondrogenicum (heute auch Stratum cellulare genannt) befinden sich Mesenchymzellen, die zu Chondroblasten differenzieren und EZM bilden. EZM besteht zu ca. 80 % aus Wasser, außerdem hauptsächlich aus Kollagenfibrillen Typ II und zu kleinen Mengen aus Kollagenfibrillen Typ IX, X und XI. Des Weiteren sind unter anderem Hyaluronan, Proteoglykane und Glykoproteine enthalten.

Der am Rand des Knorpels befindliche Chondroblast produziert um sich herum EZM (mauert sich ein) und beginnt, sich dabei zu teilen. So entstehen **Chondrone** von bis zu 8 Chondrozyten (interstitielles Wachstum), die man auch als isogene Gruppe bezeichnet. Beim **Dickenwachstum** (appositionelles Wachstum) werden die Chondrone durch vom Perichondrium aus kommende Knorpelzellen weiter zum Zentrum des Knorpelstücks gedrängt, wo sie nur spärlich und langsam ernährt werden **(bradytrophes Gewebe).** Hier wandeln sich die Chondoblasten dann zu nicht mehr teilungsfähigen Chondrozyten um.

Dieser Ablauf ist in fast allen Knorpelarten identisch (hyaliner, elastischer und Faserknorpel). Zum hyalinen Knorpel gehört außerdem der Gelenkknorpel. Er ist im Prinzip ein Überbleibsel aus der embryonalen knorpeligen Knochenanlage im Bereich der Epiphyse. **Gelenkknorpel hat kein Perichondrium,** die Ernährung erfolgt über die Synovia (Flüssigkeit im Gelenkspalt). Tagsüber wird der Gelenkknorpel durch die Belastung zusammengedrückt und verliert Flüssigkeit, nachts bei Entlastung saugt er die Synovialflüssigkeit wie ein Schwamm wieder auf.

## Hyaliner Knorpel

**Vorkommen** Knorpelspangen der Atemwege (Trachea, Bronchien), Nasenseptum, knorpelige Vorläufer des knöchernen Skeletts, Gelenkknorpel (der kein Perichondrium hat).

Der hyaline Knorpel ist durchscheinend, zwischen den Chondrozyten in Form von mehrzelligen Chondronen sind die Kollagenfasern vom Typ II nicht zu sehen (Maskierung durch die Anwesenheit von Chondroitinschwefelsäure). Ein Verlust von Chondroitinschwefelsäure im Alter oder bei chronischen Entzündungen führt zur Demaskierung. Die so sichtbar werdenden Kollagenfasern werden dann als „Asbestfasern" bezeichnet.

**DD** Beim hyalinen Knorpel sieht man in einem Anschnitt eines Chondrons fast immer 3–5 Chondrozyten!

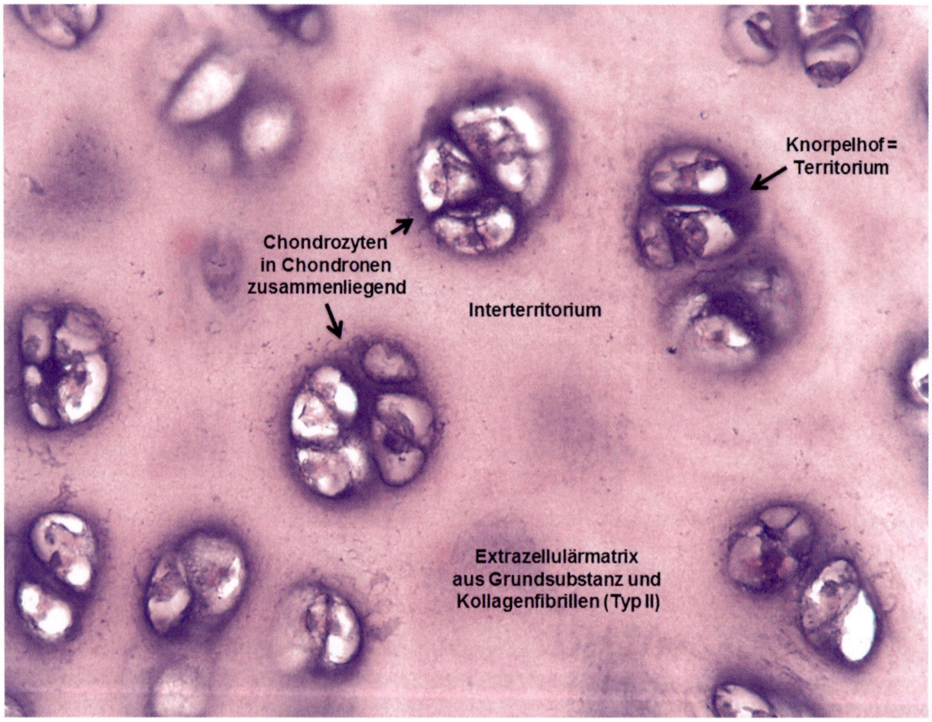


**Abb. 3.11 Hyaliner Knorpel (HE-Färbung)**

## Elastischer Knorpel

**Vorkommen** Ohrmuschel, äußerer Gehörgang, Epiglottis.

**DD** Chondrone oft nur mit ein oder zwei Chondrozyten gefüllt, im Interterritorium finden sich massiv elastische Fasern, die bis ins Perichondrium reichen. Sichtbar werden die elastischen Fasern nur durch eine zusätzliche Elastika-Färbung. Eine andere Möglichkeit ist es, die Kondensorapertur-Blende bei maximalem Licht langsam zuzuziehen. So erzeugt man eine stärkere Lichtbrechung und kann elastische Fasern als dunkle Fusseln erkennen.

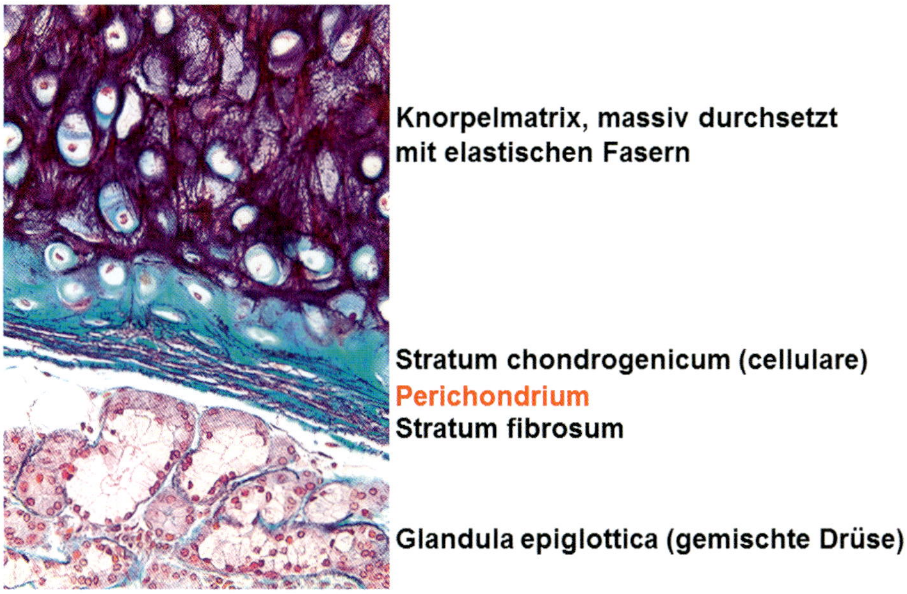


Abb. 3.12 Elastischer Knorpel (El-Goldner-Färbung)

## Faserknorpel

**Vorkommen** Symphysis pubica (verbindet das rechte und linke Schambein), Discus intervertebralis (Bandscheibe), Kiefergelenk.

Wenige Chondrone mit meist nur einem Chondrozyten, EZM besteht vor allem aus Kollagen Typ I, Perichondrium nicht vorhanden.

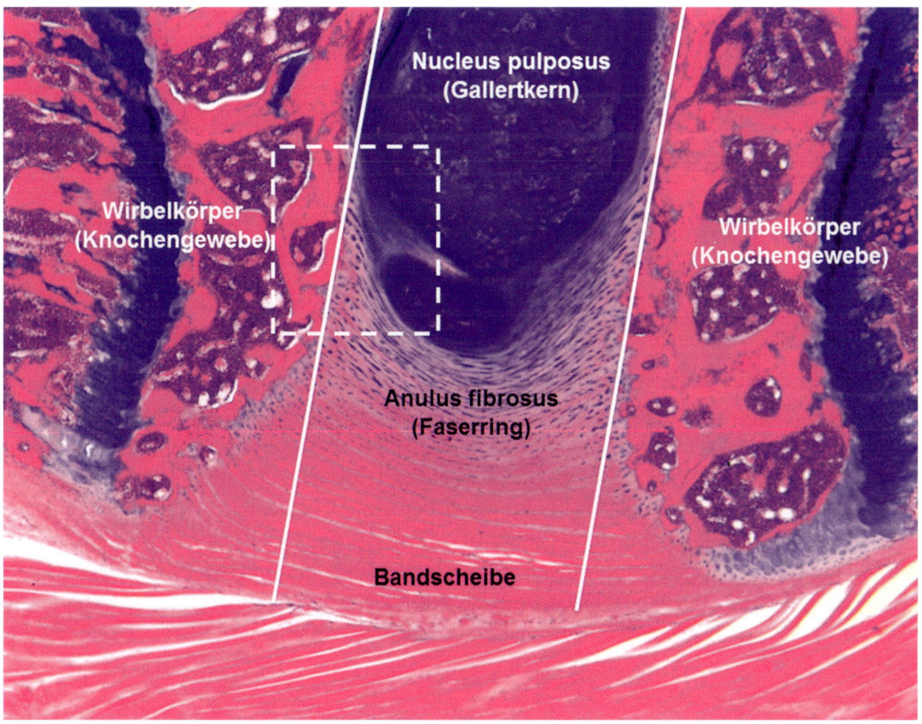


Abb. 3.13 Faserknorpel (HE-Färbung)

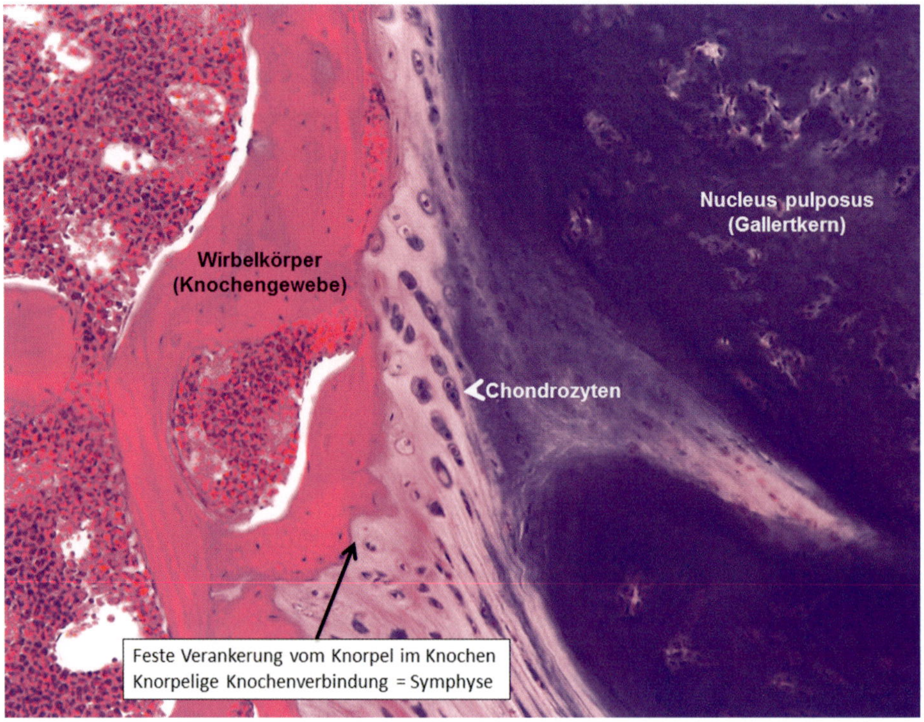


Abb. 3.14 **Faserknorpel in Vergrößerung (HE-Färbung)**

## 3.3 Stützgewebe: Knochen

### 3.3.1 Zellen des Knochengewebes

#### Osteoblasten

Aus mesenchymalen Stammzellen entstehen bipotente Progenitorzellen (bei der Knochenentwicklung spricht man von Osteoprogenitorzellen), die sich zu **Chondroblasten** oder Präosteoblasten weiterentwickeln. Präosteoblasten differenzieren sich dann zu **Osteoblasten,** die Osteoid (weiche, noch nicht verkalkte Knochengrundsubstanz) produzieren.

Mesenchymale Stammzelle → Osteoprogenitorzelle → Präosteoblast → Osteoblast

Während dieser Entwicklungsstufen laufen diverse biochemische Prozesse bis zum fertigen Osteoblasten ab. Der nicht mehr teilungsfähige Osteoblast bildet Kollagenfasern Typ I, weitere kollagene Proteine und Glykosaminoglykane/Proteoglykane. Die Osteoblasten haben Anteil an der Kalzifizierung und produzieren Substanzen, die Osteoklasten stimulieren. Osteoklasten haben keine Rezeptoren für das Parathormon (PTH) aus der Nebenschilddrüse. Also regen Osteoblasten nach ihrer Aktivierung über stimulierende Substanzen (RANK) die Osteoklasten zum Kalziumabbau an. Das Calcitonin aus der Schilddrüse hemmt die Osteoklasten-Aktivität und aktiviert die Osteoblasten zum Kalziumeinbau in die Knochensubstanz.

## Osteozyten

Wenn Osteoblasten komplett von mineralisierter Knochenmatrix eingemauert sind und somit zu wenig stoffwechselaktiven Knochenzellen geworden sind, spricht man vom Osteozyten. Im Geflechtknochen werden die Osteozyten per Diffusion und Osmose ernährt, im fertigen Lamellenknochen liegen die Osteozyten zwischen den Knochenlamellen der Osteone und sind über viele Zellfortsätze durch Knochenkanälchen (Canaliculi ossei) miteinander verbunden. Über die Zellfortsätze sind sie mit dem blutversorgenden Havers-Kanal verbunden.



## Osteoklasten

Wie schon erwähnt, „klauen" Osteoklasten Knochensubstanz. Osteoklasten produzieren $H^+$- und $Cl^-$-Ionen und somit Salzsäure. Diese löst die Kalziumapatitkristalle auf, lysosomale Enzyme bringen die Kalzium-Ionen in Lösung und proteolytische Enzyme lösen das Kollagen. Zwischen dem Osteoklasten und dem Knochen entsteht eine Fressspur, die **Howship-Lakune.** Ein Osteoklast kann in der gleichen Zeit ein Vielfaches an Knochenmatrix abbauen, die mehrere Osteoblasten aufgebaut haben.

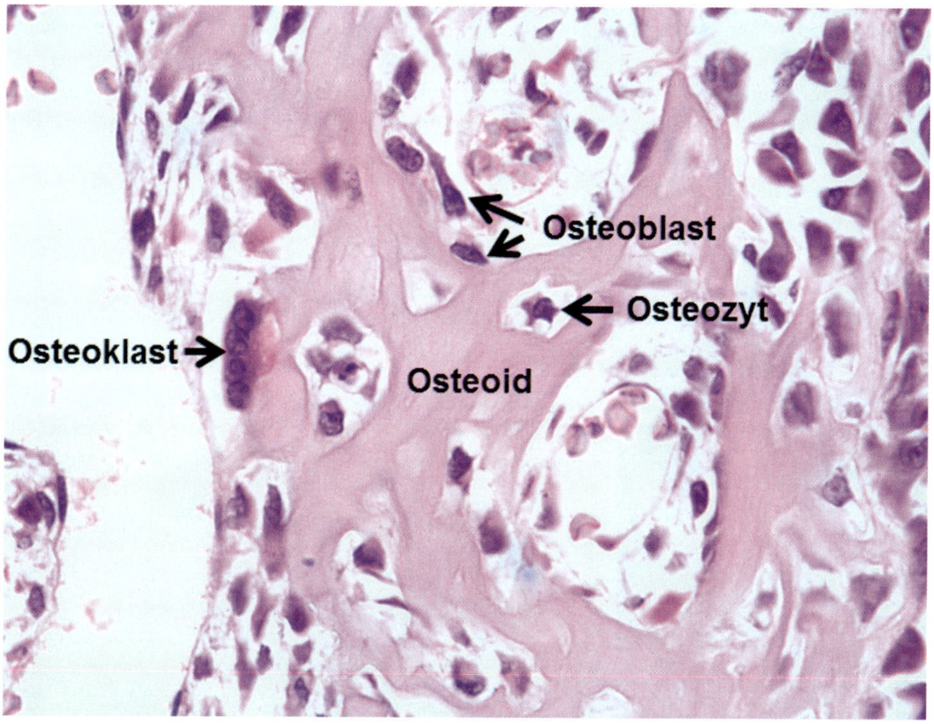


**Abb. 3.15 Knochenzellen (HE-Färbung).** In dem hier entstehenden Geflechtknochen aus mesenchymalem Bindegewebe sieht man die Osteoblasten, Osteozyten und das weiche Osteoid. Die Osteoklasten stammen von Monozyten aus dem Blut ab und sind zu mehrkernigen Riesenzellen (Fresszellen) differenziert bzw. fusioniert.

## 3.3.2 Knochen: Reifestufen

### Geflechtknochen

Geflechtknochen entsteht aus dem Mesenchym durch desmale Knochenentwicklung **(desmale Osteogenese).** Beispiele dafür sind flache Schädelknochen, Clavicula und auch die Substantia compacta der Röhrenknochen. Im Laufe der Entwicklung wird Geflechtknochen in Lamellenknochen umgebaut. Ausnahmen sind: Felsenbein, Gehörknöchelchen, Schädelnähte und Alveolarknochentaschen bzw. Fächer für die Zähne. Auch eine Frakturheilung startet mit der Bildung von Geflechtknochen (ab der 3.–4. Woche), der dann wieder in Lamellenknochen (Remodeling) umgebaut wird (ab dem 4. Monat).

### Lamellenknochen

Lamellenknochen entsteht durch Umbau aus Geflechtknochen. Dabei wird der unorganisierte Geflechtknochen in eine belastbarere Struktur überführt. Außen hat er eine **Compacta,** die aus dem Periost auf desmalem Weg entsteht (Dickenwachstum). Innen findet sich die **Spongiosa,** eine schwammartige Strukturierung aus kleinen Knochenbälkchen. Hauptsächlich in der Compacta (Corticalis) findet sich eine straffe gebündelte Organisation der verschiedenen Lamellenarten in der Belastungsrichtung (auch in der Spongiosa, jedoch weniger straff organisiert). Von außen nach innen gibt es folgende Schichten:

- **Periost** (Knochenhaut), bestehend aus dem **Stratum fibrosum** (straffes geflechtartiges kollagenes Bindegewebe) und dem **Stratum osteogenicum** (desmale Osteogenese aus Mesenchym)
- Compacta (Corticalis) aus:
  - **Äußere Generallamellen** (gehört zur Compacta, ist aber nicht in Osteone unterteilt)
  - Innerer Anteil: besteht aus **Speziallamellen und Schaltlamellen** (Überreste von ehemals intakten Speziallamellen), **inneren Generallamellen** (Aufbau ähnlich der äußeren Generallamellen)
- **Endost:** Schicht aus sog. Saumzellen (Lining Cells), mesenchymalen Stammzellen, Osteoprogenitorzellen, Osteoblasten, Osteoklasten. Wichtig für die Frakturheilung.

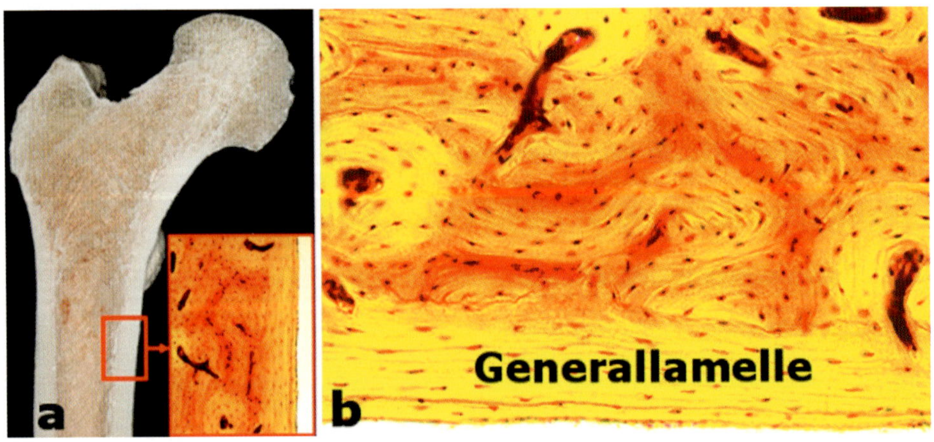


**Abb. 3.16 Compacta des Knochens (Schmorl-Färbung)**

In das Periost ziehende **Blutgefäße** setzen sich in der Compacta als **Volkmann-Kanäle** fort. Diese quer zur Längsrichtung des Knochens verlaufenden Kanäle setzen sich, diesmal in der Längsrichtung des Knochens, als **Havers-Kanäle** fort, die das Zentrum der Osteone bilden. Der Havers-Kanal ist mit lockerem Bindegewebe gefüllt, in dem Arterien, Venen und Nerven verlaufen.

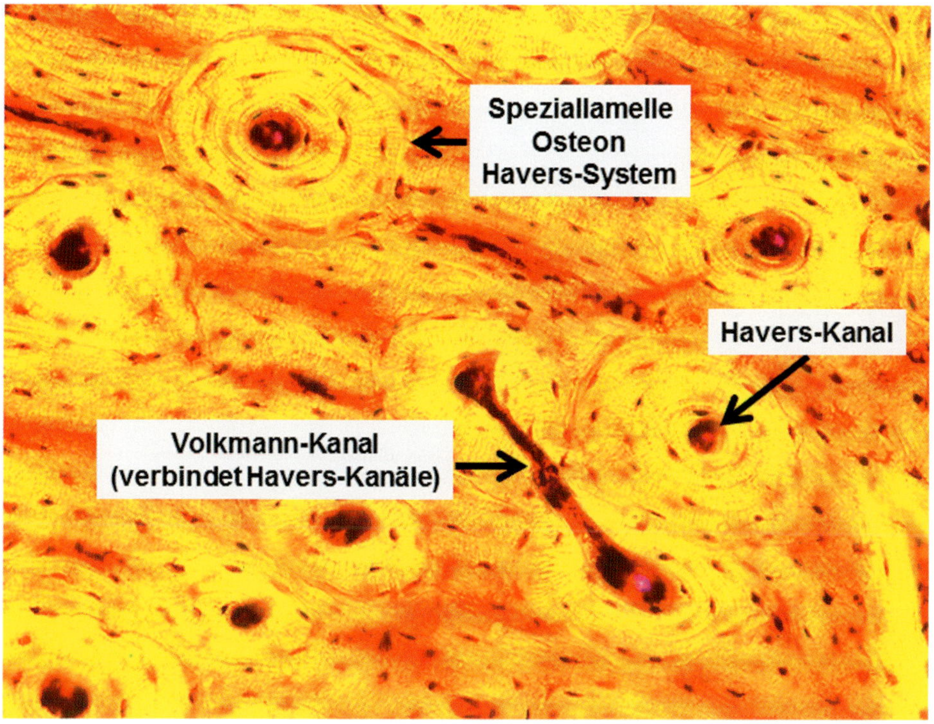


Abb. 3.17 Knochenlamellen und Versorgung (Schmorl-Färbung)

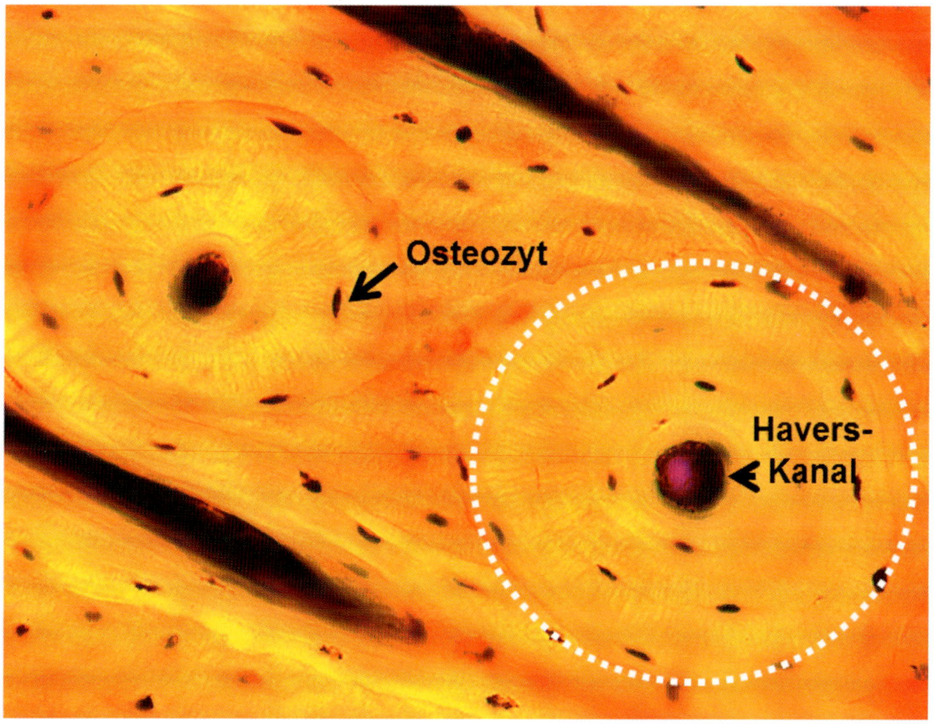


Abb. 3.18 Zwei Speziallamellen (Osteone) mit jeweils 4–5 Lamellen (Schmorl-Färbung)

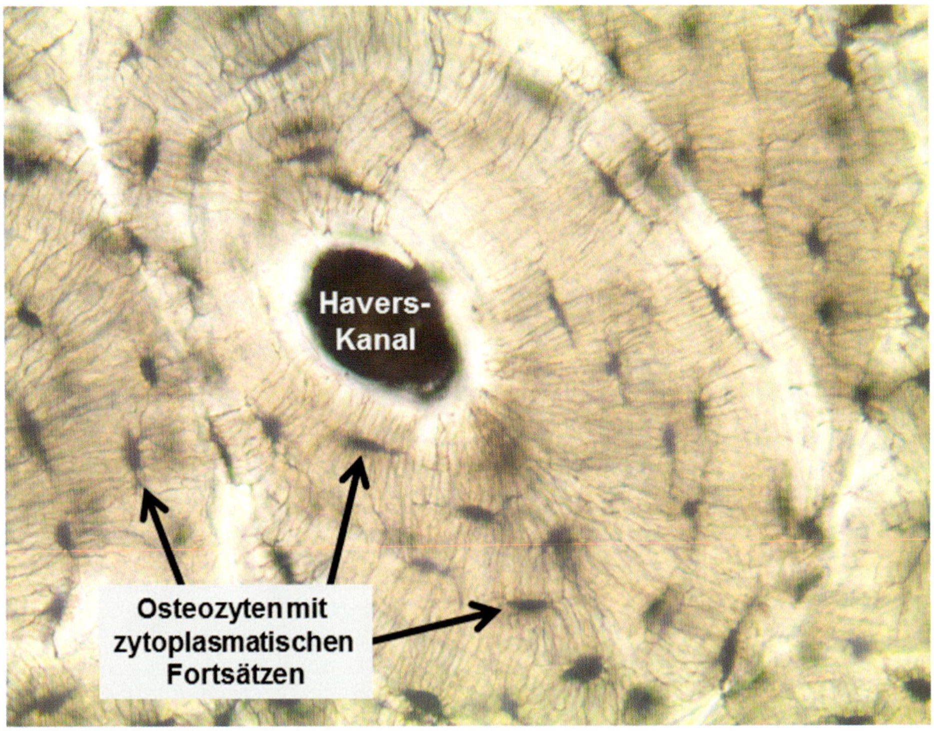


**Abb. 3.19** **Speziallamelle (Osteon) mit Havers-Kanal (ungefärbter Knochenschliff)**

### 3.3.3 Knochenmatrix

Der Knochen besteht zu ca. 25 % aus Wasser, ca. 30 % aus organischen Bestandteilen (95 % Kollagen Typ I und 5 % Proteoglykane) und zu ca. 45 % aus anorganischen Bestandteilen (hauptsächlich Hydroxylapatit = kristalline Form des Kalziumphosphats).

### 3.3.4 Knochenauf- und -abbau

**Knochenaufbau** Durch Osteoblasten, die sich aus mesenchymalen Stammzellen differenzieren.
**Knochenabbau** Durch Osteoklasten. Diese differenzieren sich zunächst aus Monozyten (Makrophagen) zu Osteoklasten-Vorläuferzellen (Proosteoklasten). Die Vorläuferzellen exprimieren an ihrer Oberfläche den RANK-Rezeptor (**R**eceptor **A**ctivator of **N**F-κB), an diesen bindet RANKL (**R**eceptor **A**ctivator of **N**F-κB **L**igand) der Osteoblasten und aktiviert die einkernigen Vorläuferzellen, die zu einem mehrkernigen Osteoklasten fusionieren.

Makrophagen verlassen die Blutbahn. Kommen sie in die Nähe von Osteoblasten, die dann Osteoprotegerin (OPG) ausschütten, werden die RANKL-Rezeptoren blockiert, dadurch bleibt die Osteoklasten-Vorläuferzelle inaktiv.

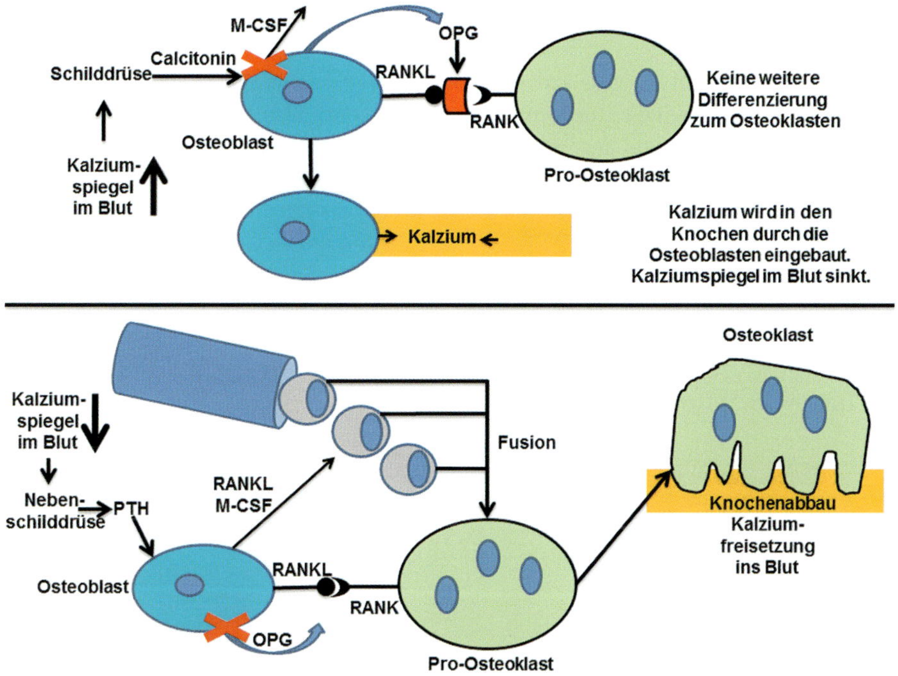


**Abb. 3.20** **Knochenaufbau (Osteogenese) und Knochenabbau (Osteolyse)** [P668]



## Sinkende Kalziumkonzentration

Sinkt die Kalziumkonzentration im Blut, wird von der Parathyroidea (Nebenschilddrüse) Parathormon ausgeschüttet, bindet an den Parathormon-Rezeptor des Osteoblasten (Osteoklasten haben diesen Rezeptor nicht), worauf der Osteoblast wie folgt reagiert:

1. Die Osteoprotegerin-Synthese wird gestoppt (RANK-RANKL wird nicht mehr blockiert).
2. RANKL-Ligand wird produziert (Aktivierung der Osteoklasten).
3. M-CSF-Ligand wird produziert (**M**acrophage **C**olony-**S**timulating **F**actor).

An den Rezeptor von Blutstammzellen setzt der M-CSF-Ligand an, wodurch diese zu Makrophagen (aus Monozyten) heranreifen.

Abschließend bindet der RANK-Rezeptor der Osteoklasten-Vorläuferzelle an den RANKL-Ligand der Osteoblasten. Dadurch wird die Vorläuferzelle zu einem reifen aktivierten mehrkernigen Osteoklasten. Es resultieren Knochenabbau und Kalziumfreisetzung.

## Steigende Kalziumkonzentration

Steigt die Kalziumkonzentration im Blut, schüttet die Glandula thyreoidea (Schilddrüse) über ihre C-Zellen Calcitonin aus. Calcitonin hat aber eine nur kurze, nicht anhaltende und damit untergeordnete Bedeutung bei der Aktivierung des Kalziumeinbaus in den Knochen. **Steigt der Blut-Kalzium-Spiegel,** produziert der Osteoblast Osteoprotegerin (OPG), das sich zwischen RANK-RANKL setzt (Proosteoklasten werden nicht mehr aktiviert). Weiterhin wird kein M-CSF-Ligand mehr produziert (**M**acrophage **C**olony-**S**timulating **F**actor) und somit die Fusionierung zum Proosteoklasten (Vorläufer-Zelle) verhindert. Jetzt formen die Osteoblasten Gruppen auf dem bestehenden Knochen, bilden Osteoid (noch nicht mineralisierte Knochengrundsubstanz) und bauen das Kalzium zur Mineralisierung in das Osteoid ein.

### Osteoporose

Östrogen erhöht die Osteoblastenaktivität (Kalzifizierung des Knochens) und hemmt die Osteoklastenaktivierung durch die Osteoblasten (geringer Kalziumabbau). Etwa um das 50. Lebensjahr der Frau (Menopause) sinkt der Östrogenspiegel von einem Niveau vor den Wechseljahren mit ca. 200 ng/l in der ersten Zyklushälfte auf einen Wert kleiner als 20 ng/l nach der Menopause. Die Folgen sind eine nur noch geringe Aktivierung der Osteoblasten und eine geringe Hemmung der Osteoklasten. Somit fehlt es an Kalziumeinbau und der Kalziumabbau wird forciert. Es kommt zur Osteoporose (poröser Knochen).

## 3.3.5 Epiphysenfuge (Wachstumsfuge/enchondrale Ossifikation/ Längenwachstum)

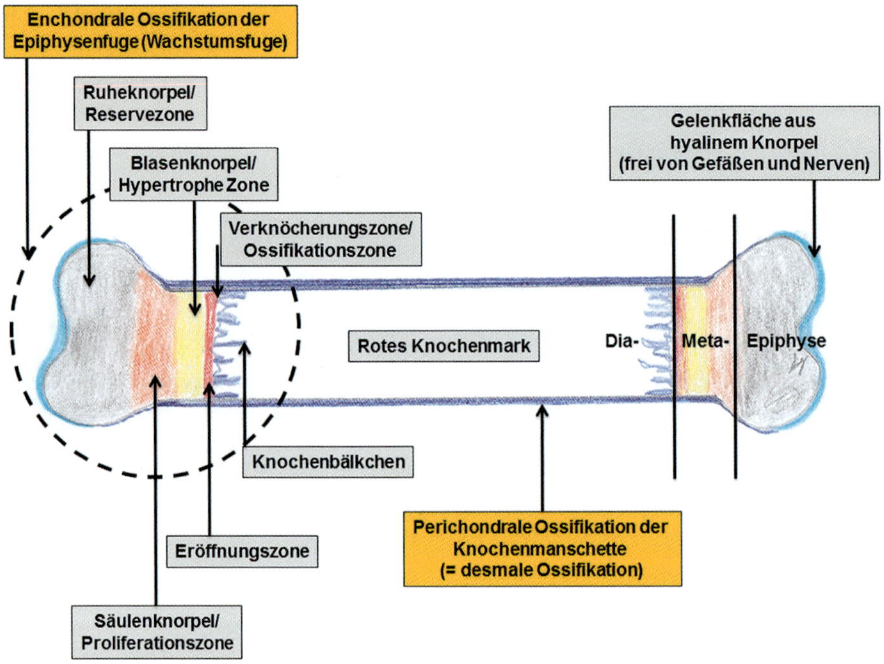


**Abb. 3.21 Abschnitte des Röhrenknochens** [P668]

Die Entwicklung des Knochens aus einem Knorpelgerüst aus hyalinem Knorpel vom Embryo bis zum ca. 20. Lebensjahr bezeichnet man als **chondrale Ossifikation.** Bei der **perichondralen Ossifikation** kommt es um das Knorpelgerüst zur Mesenchymverdichtung und zur Bildung von Periost. Aus dem inneren Stratum osteogenicum entstehen Osteoblasten. Diese bilden Osteoid, was durch Kalksalzeinlagerung zur Knochenmanschette wird (Dickenwachstum). Die Knochenmanschette löst die Entstehung des primären Verknöcherungskerns in der Mitte der Diaphyse aus. Die Manschette wächst **perichondral (desmale Ossifikation).** Dagegen handelt es sich bei der Ossifikation des **primären Knochenkerns** und bei der **Epiphysenfuge** um eine **enchondrale Ossifikation** und somit um direkte Knochenbildung aus Knorpel.

Die **Epiphysenfuge** gliedert sich in **Zonen:**

- **Ruheknorpel/Reservezone:** ruhende, nicht teilungsaktive Chondrozyten.
- **Säulenknorpel/Proliferationszone:** zahlreiche Zellteilungen der Chondrozyten.
- **Blasenknorpel/hypertrophe Zone:** Vergrößerung der Chondrozyten, Bildung von Kollagen Typ X und VEGF *(vascular endothelial growth factor)* für die Entstehung von Blutgefäßen. Mineralisierung der Longitudinalsepten zwischen den Knorpelsäulen, nicht aber der quer verlaufenden Transversalsepten.

- **Eröffnungszone:** Chondrozyten platzen auf und gehen zugrunde (Apoptose). Einwachsen von Blutgefäßen, Besiedelung mit Osteoblasten.
- **Verknöcherungszone/Ossifikationszone:** Bildung von Osteoid, Aufnahme der Osteoklastentätigkeit.

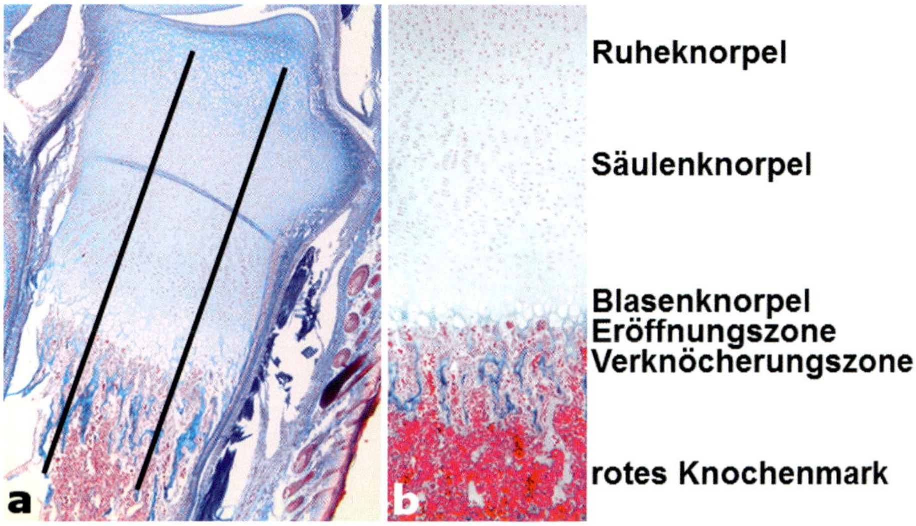


**Abb. 3.22 Epiphysenfuge (Azan-Färbung).** Beachte die ➤ Abb. 3.23 bis ➤ Abb. 3.26.

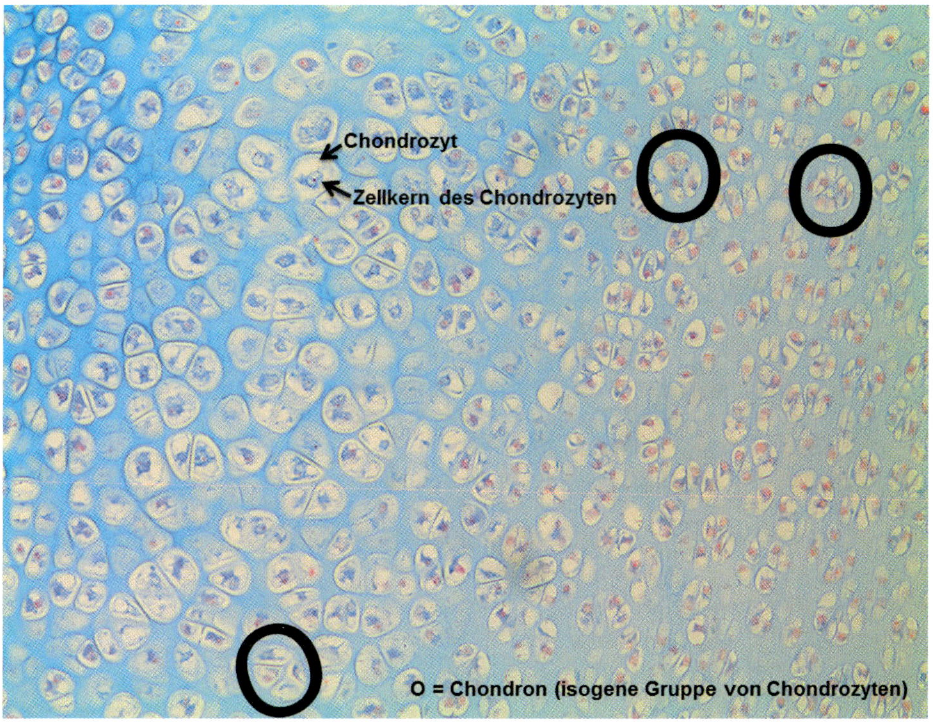


**Abb. 3.23 Ruhe- oder Reservezone (hyaliner Knorpel der Epiphyse) (Azan-Färbung).** Die Räume zwischen den Chondronen nennt man Interterritorium. Die Matrix in der Umgebung eines Chondrons wird stärker gefärbt (Territorium = Knorpelhof).

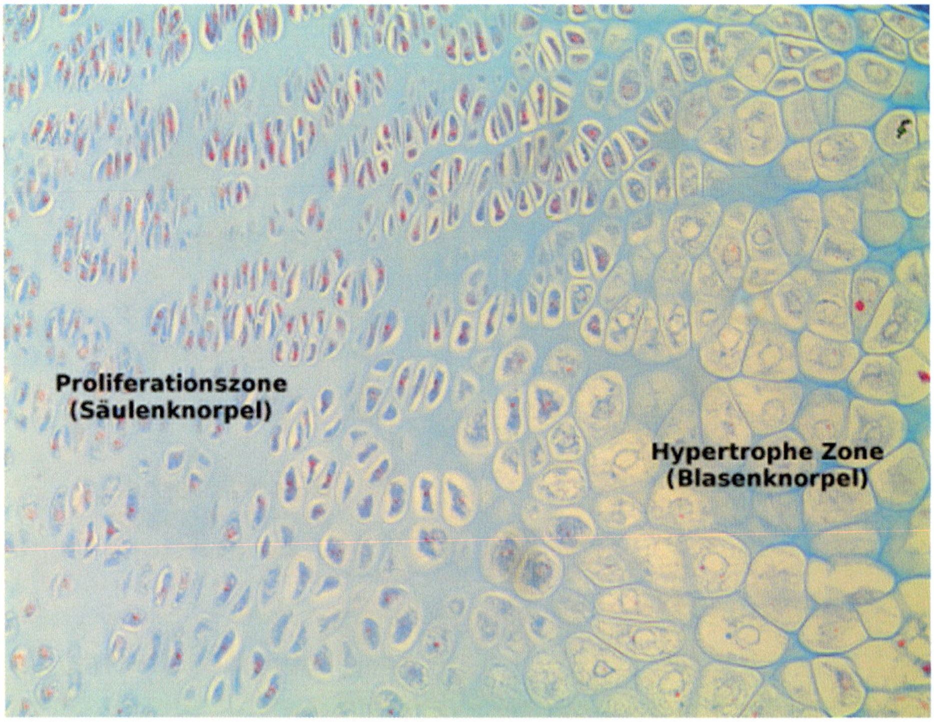


Abb. 3.24 **Säulenknorpel (Proliferationszone) und Blasenknorpel (hypertrophe Zone) (Azan-Färbung)**

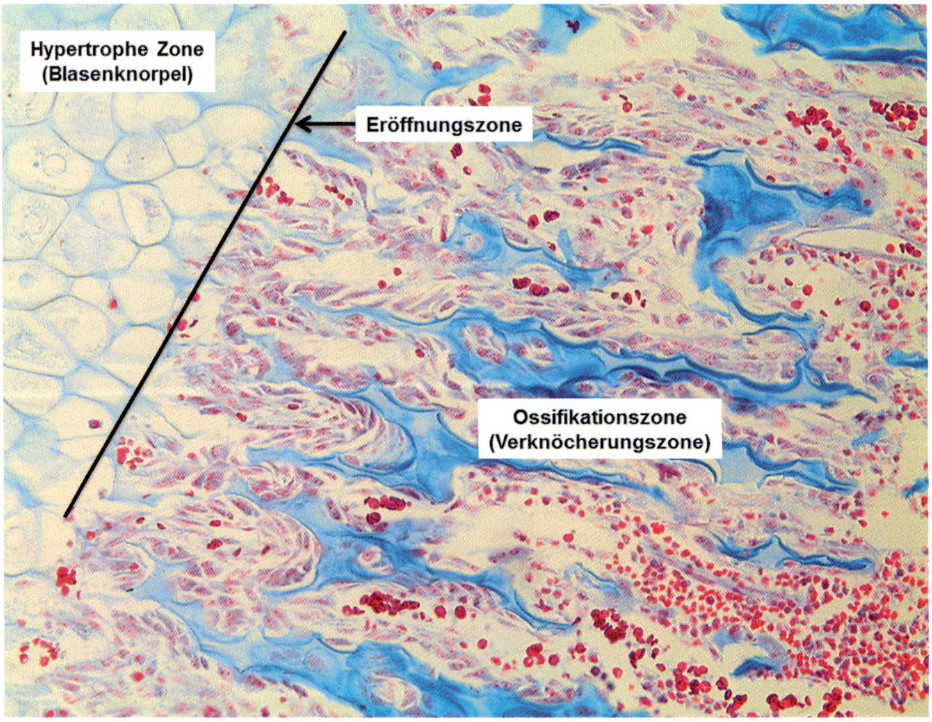


Abb. 3.25 **Eröffnungszone und Ossifikationszone (Azan-Färbung).** In der Eröffnungszone werden die Transversalsepten abgebaut. In der Ossifikationszone werden die Longitudinalsepten mineralisiert.

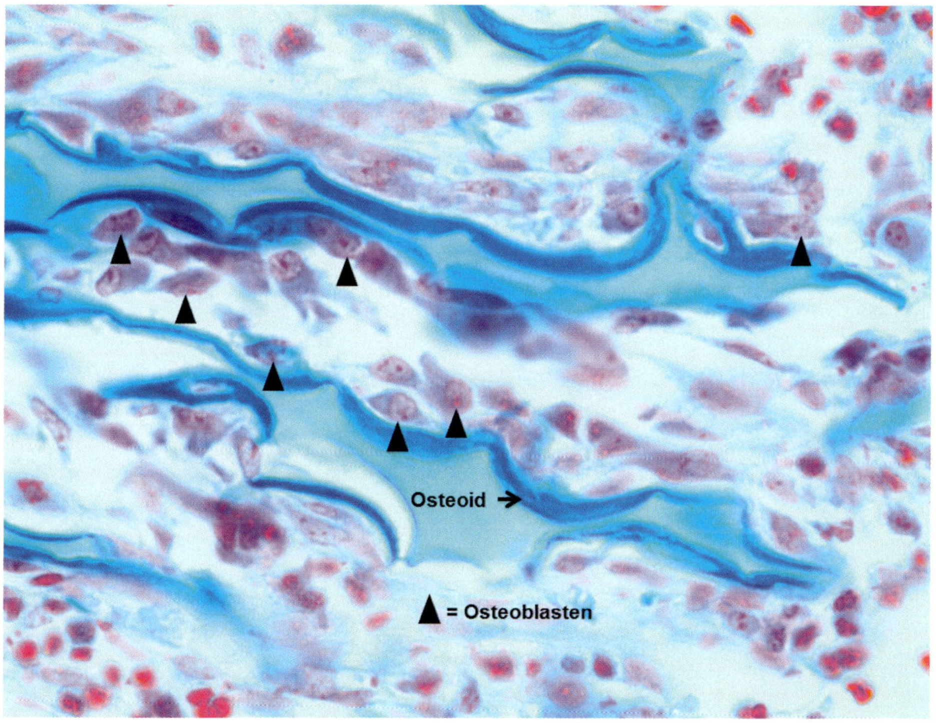


**Abb. 3.26 Ausschnitt aus der Ossifikationszone (Verknöcherungszone) (Azan-Färbung).** Die Osteoblasten besiedeln die Longitudinalsepten und produzieren Osteoid.

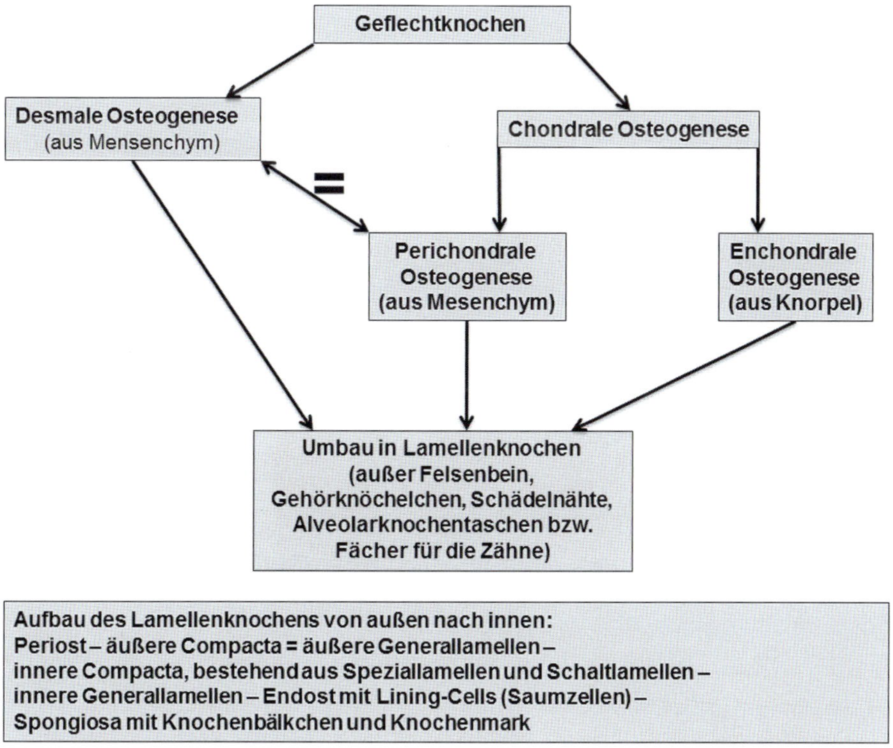


**Abb. 3.27 Desmale und chondrale Knochenentstehung** [P668]

**Osteogenese** bezeichnet die Entstehung von Osteoid, die anschließende Kalzifizierung nennt man **Ossifikation.** Die desmale und perichondrale Osteogenese haben beide als Ursprung Mesenchym, das sich in einigen Schritten erst zum Osteoblasten differenziert, und sind somit identische Vorgänge.

perichondral = um den Knorpel herum
enchondral = im Knorpel

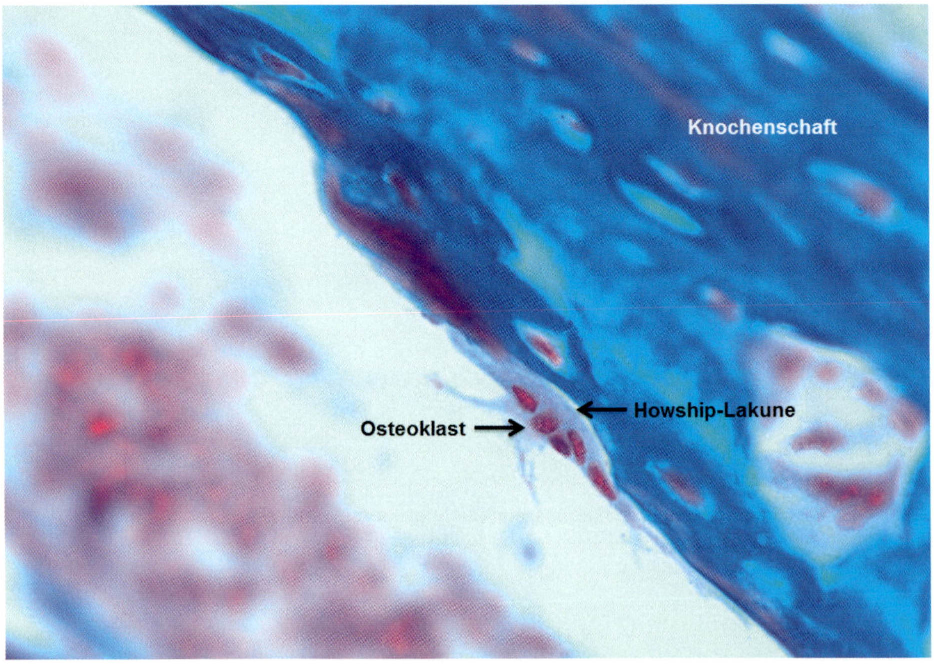


**Abb. 3.28 Knochenschaft: Howship-Lakune (Azan-Färbung).** Der mineralisierte Knochen des Knochenschafts (Diaphyse) wurde für die Schnittherstellung entkalkt.

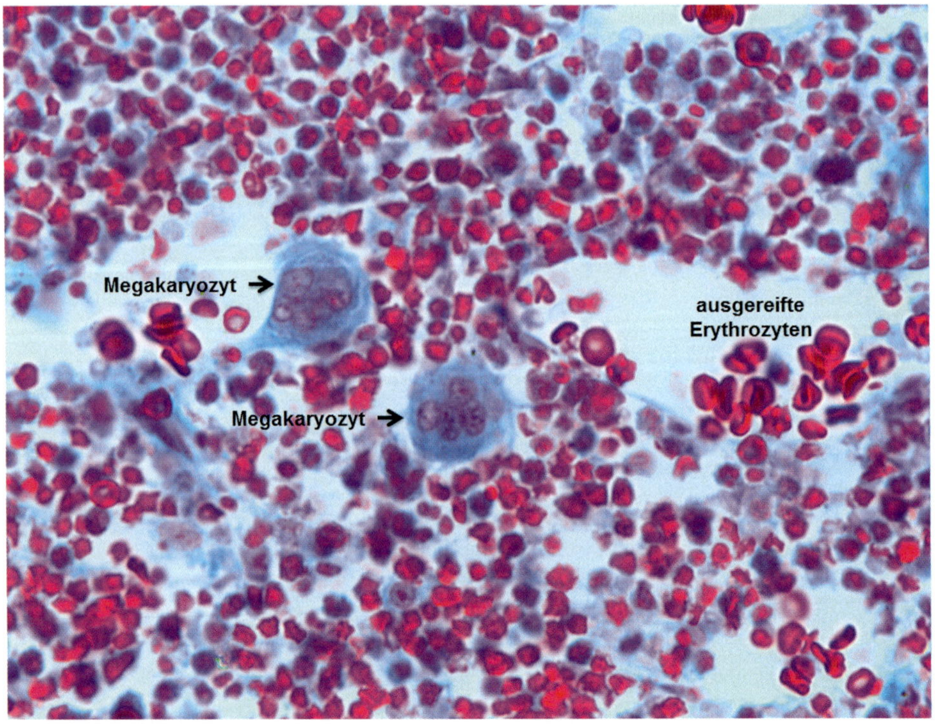


**Abb. 3.29 Knochenschaft: rotes Knochenmark (Azan-Färbung).** Es beinhaltet Vorläuferzellen des Blutes (Erythropoese und Leukopoese).

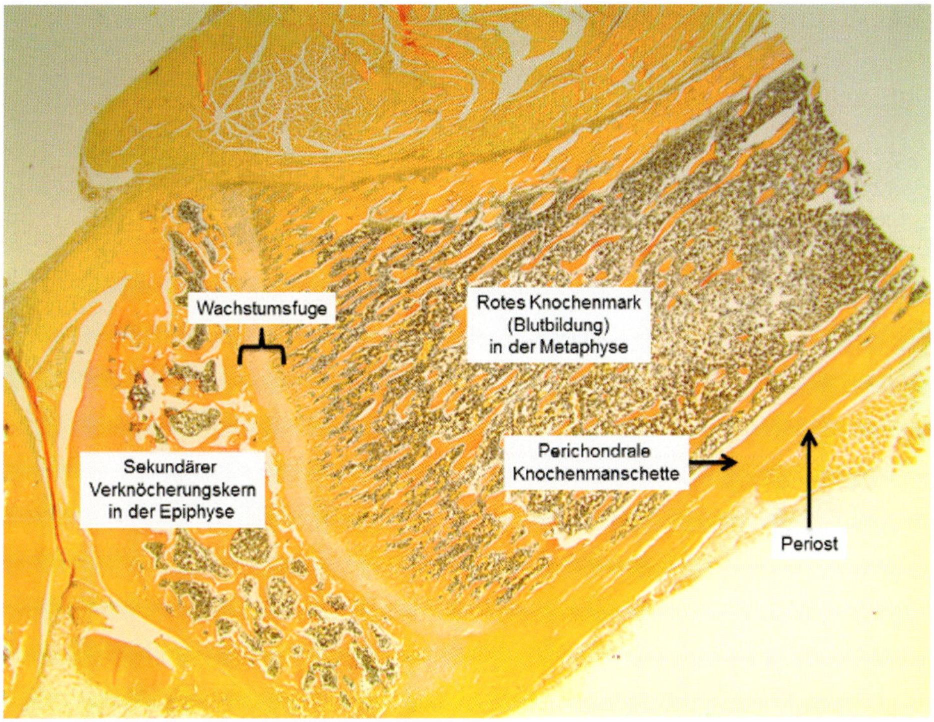


Abb. 3.30 Epiphysenfuge (HvG-Färbung)

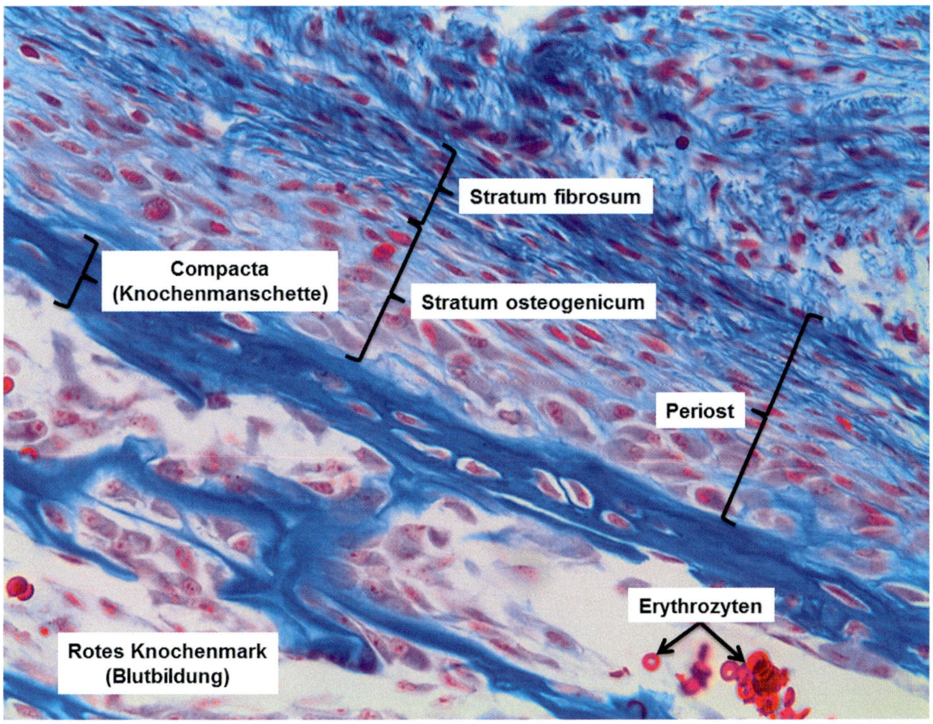


Abb. 3.31 Periost (Azan-Färbung)

## 3.4 Zusammenfassung

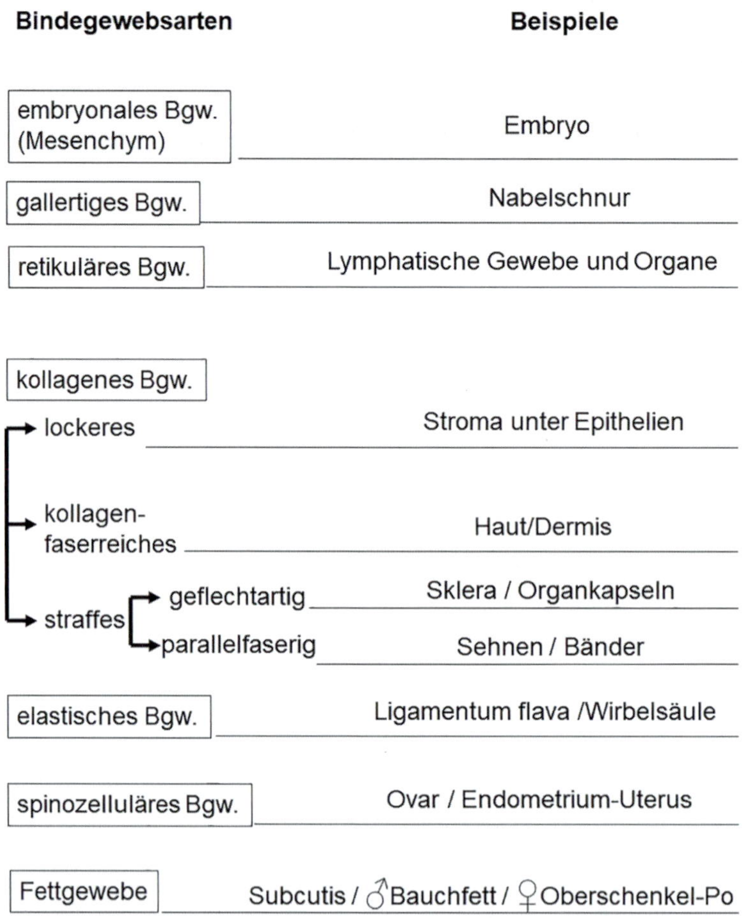


In einem retikulärem Bindegewebe kommt zusätzlich kollagenes Bindegewebe vor.
Innerhalb des kollagenen Bindegewebes können auch elastische Fasern vorkommen.

Abb. 3.32 **Zusammenfassung der Bindegewebe und deren Vorkommen. Abkürzung: Bgw. = Bindegewebe.**

KAPITEL

# 4 Muskelgewebe

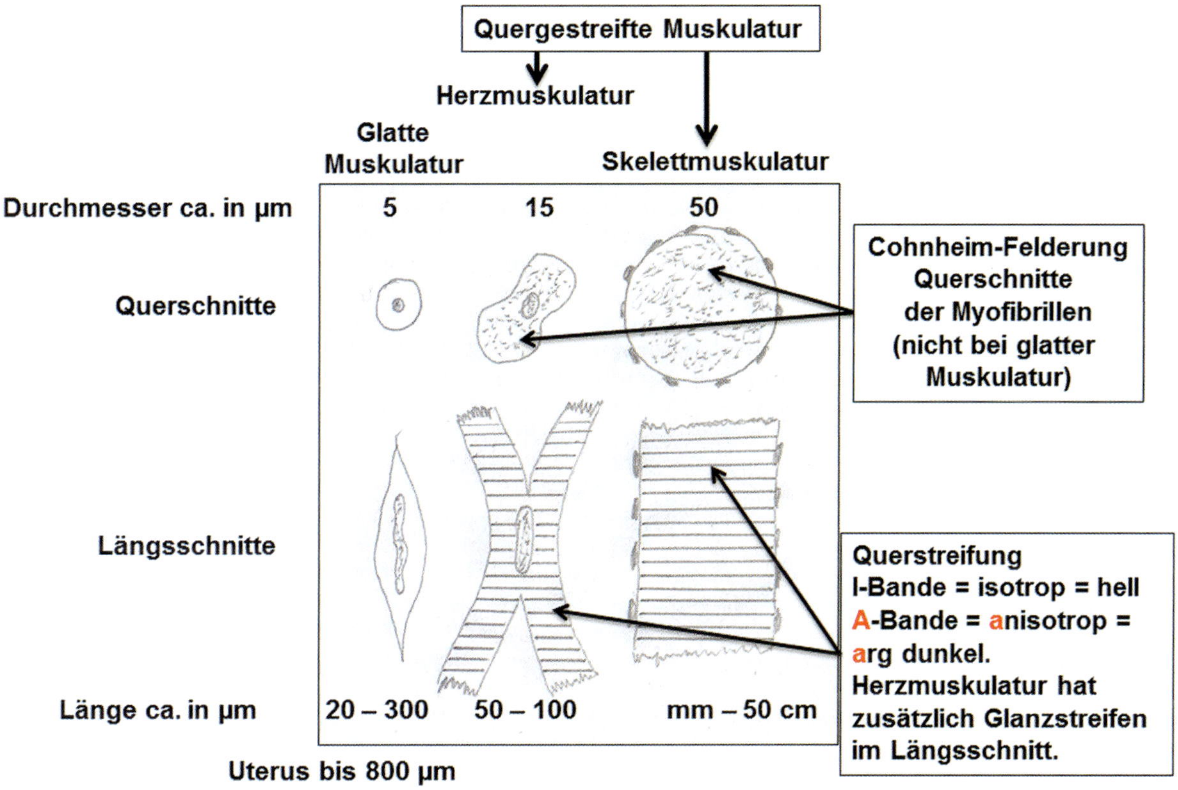


**Abb. 4.1** Histologische Einteilung der Muskulatur: glatte Muskulatur – Skelettmuskulatur – Herzmuskulatur [P668]

## 4.1 Glatte Muskulatur

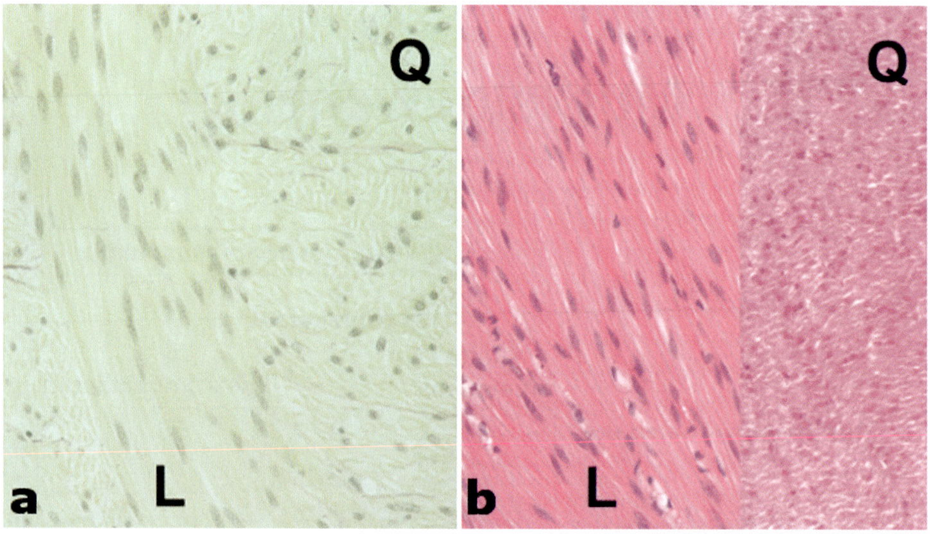


**Abb. 4.2 Glatte Muskulatur im Längs- (L) und Querschnitt (Q). a** Der Längsschnitt zeigt ellipsenförmige Zellkerne (HvG-Färbung). **b** Im Querschnitt sieht man eine relativ homogene und gleichmäßige Färbung des Hintergrunds, in der die Kerne rundlich sind (HE-Färbung).

Für den Anfänger ist es schwierig, die **glatte Muskulatur** vom **Bindegewebe,** insbesondere dem geflechtartigen, zu unterscheiden. Achte dabei in ➤ Abb. 4.3a und b in HE- und HvG-Färbung auf die extrem dünnen Kerne. Diese sind eher strichförmig. In ➤ Abb. 4.3c und d sieht man die länglich ovalen Kerne der glatten Muskulatur.

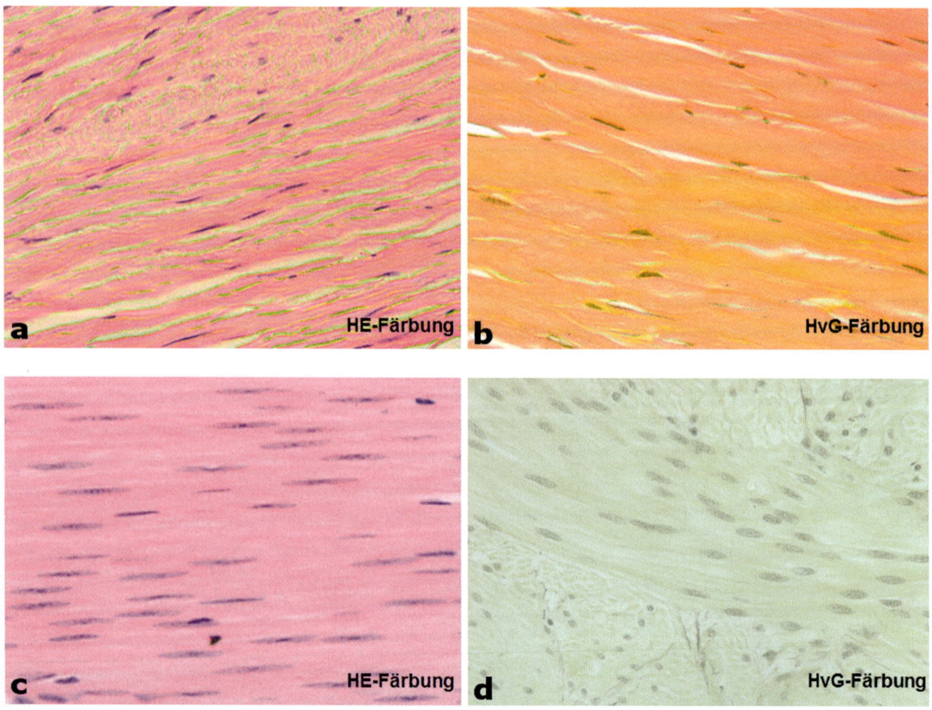


**Abb. 4.3 Vergleich von geflechtartigem Bindegewebe und glatter Muskulatur. a, b** Geflechtartige Bindegewebe: Achte auf die dünnen strichförmigen Zellkerne der Fibrozyten. **c, d** Glatte Muskulatur im Längsschnitt: Die Kerne sind länglich oval und zeigen eine symmetrische Anordnung. Wie hier deutlich zu sehen ist, differieren ein und die gleiche Färbung! Gründe sind unter anderem, wer, was und wie lange man färbt.

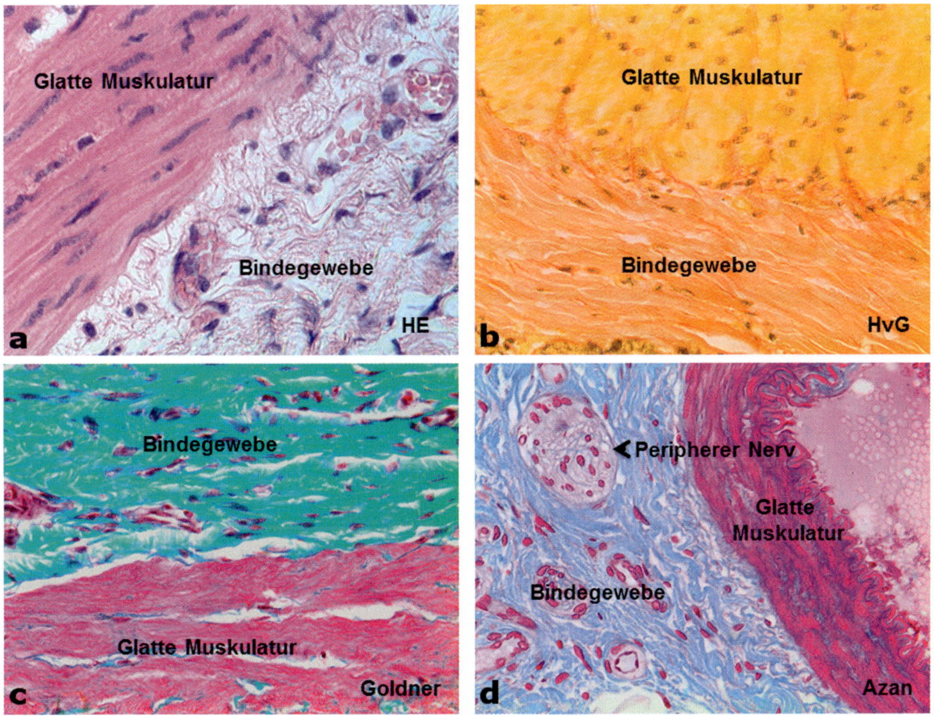


**Abb. 4.4 Vergleich zwischen geflechtartigem Bindegewebe und glatter Muskulatur.** In den vier gängigen Färbungen wird klar, dass sich Muskulatur und Bindegewebe auch farblich deutlich unterscheiden. Die einzige Färbung, bei der sich das etwas schwieriger gestaltet, ist die HE-Färbung.

Hier wird deutlich, dass die Kerne der glatten Muskulatur auch länglich sein können. Die Literatur gibt hier einige Vergleiche vor: baguette- oder zigarrenförmig. Wenn die Kerne wellenförmig aussehen, spricht man auch von korkenzieherförmig.

Glatte Muskulatur ist unwillkürlich (nicht durch den eigenen Willen beeinflussbar). Vorkommen: Tunica muscularis im Ösophagus und Magen-Darm-Trakt, in Hohlorganen z. B. Harn-, Gallen-und Samenblase, Blutgefäßen, Uterus, Lunge etc.

4

## 4.2 Skelettmuskulatur

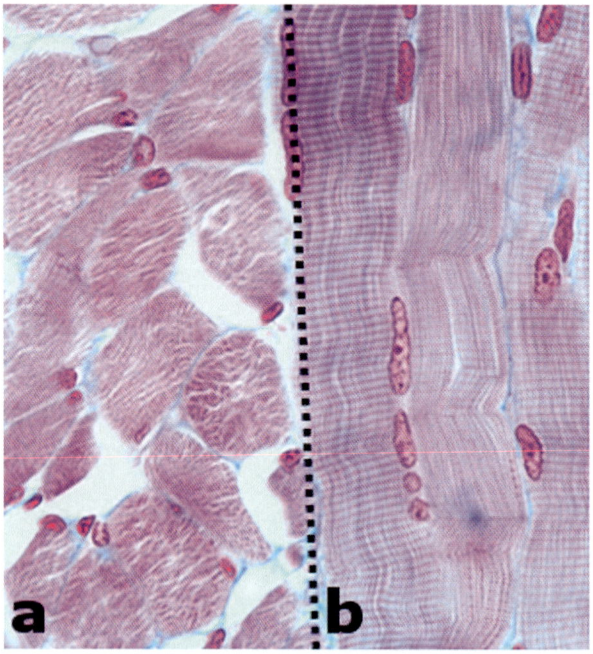


**Abb. 4.5 Skelettmuskulatur (Azan-Färbung). a** Querschnitt: Cohnheim-Felderung. **b** Längsschnitt: Querstreifung. Ein solches Nebeneinander von Längs- und Querschnitten in einem Präparat finden wir z. B. in der Zunge, der Lippe, aber auch im oberen und mittleren Anteil der Speiseröhre (Ösophagus).

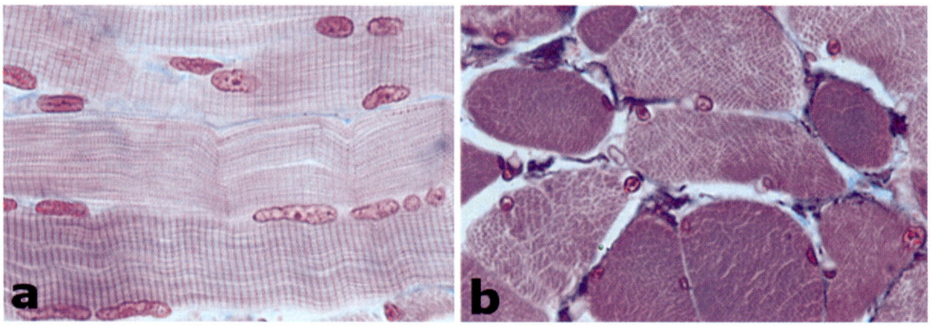


**Abb. 4.6 Skelettmuskulatur. a** Längsschnitt durch die Skelettmuskulatur (Azan-Färbung), deutliche Querstreifung (Goldner-Färbung). A-Bande: anisotrop, sehr dunkel, hauptsächlich Myosin. I-Bande: isotrop, hell, nur Aktin. **b** Querschnitt: Es bilden sich kleinere Felder aus Myofibrillen mit schmalen gewebsfreien Septen (Cohnheim-Felderung).

Bei der Skelettmuskulatur spricht man nicht von einer Zelle, da sie in der Entwicklung aus hunderten von Myoblasten ensteht **(Synzytium).** Deshalb sprechen wir von einer **Skelettmuskelfaser,** die bis zu 15 cm lang und 200 µm dick sein kann. Die Kerne liegen immer außerhalb einer Faser (➢ Abb. 4.6a). Je nach Anschnitt kann es so aussehen, als ob ein Kern innerhalb liegt, das ist aber die Ausnahme!

Bei den Querschnitten sieht man außen liegende Kerne, die **Cohnheim-Felderung** (Myofibrillen von oben betrachtet, wie die Aufsicht auf eine Spaghettitüte, ➢ Abb. 4.6b). Es fällt auf, dass es hellere und dunklere Skelettmuskelfasern gibt. **Dunkle oder rote Fasern,** auch S(slow)-Fasern oder Typ-I-Fasern, sind reich an Myoglobin und Mitochondrien (Dauerleistung, langsame Ermüdung). **Helle oder weiße Fasern,** auch F(fast)-Fasern oder Typ-II-Fasern, ermüden schneller, sind aber kraftvoller. Hier wird weiter in FR-(fast-resistant) oder Typ-IIa-Fasern und FF-(fast-fatigue)

oder Typ-IIx-Fasern unterschieden. Bei Interesse finden sich weitere Fasertypen der Skelettmuskulatur in den Lehrbüchern.
Um Querstreifung in Skelett- und Herzmuskulatur deutlich zu sehen, zieht man bei maximalem Licht die Kondensorapertur-Blende am Mikroskop langsam zu. Durch die so entstehende Lichtbrechung wird die Querstreifung gut sichtbar.

**BEACHTE**

Querstreifung sieht man nur im Längsschnitt durch die Skelettmuskulatur – Cohnheim-Felderung nur im Querschnitt!

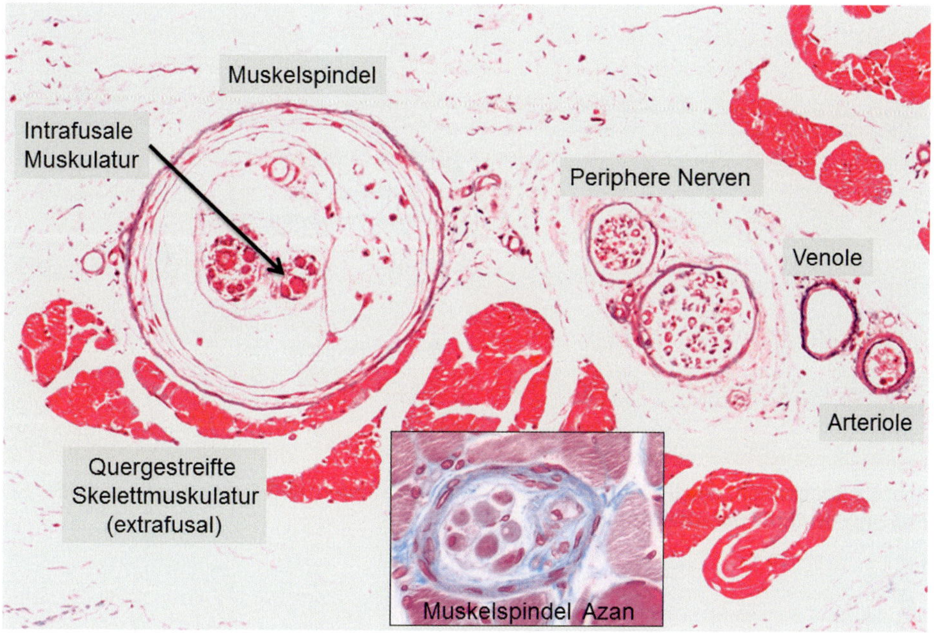


**Abb. 4.7 Querschnitt einer Muskelspindel (HE-Färbung).** Fusus = Spindel, intrafusal = innerhalb der Muskelspindel, extrafusal = außerhalb der Muskelspindel. Bei der Muskelspindel handelt sich es um ein, wie der Name schon sagt, spindelförmiges Rezeptororgan, das die Längenänderung der Muskulatur erfasst. Bei der Spindelkapsel gibt es sowohl Übergänge vom Perimysium der extrafusalen Muskulatur als auch dem Perineurium der eintretenden unterschiedlichen Nervenfasern. In der kleinen Abbildung der Muskelspindel in Azan sieht man deutlicher die enge Nachbarschaft von extra- und intrafusaler Muskulatur. Suche im Bereich von quergeschnittener Skelettmuskulatur!

Fusus = Spindel
intrafusal = innerhalb der Muskelspindel
extrafusal = außerhalb der Muskelspindel

4

## 4.3 Herzmuskulatur

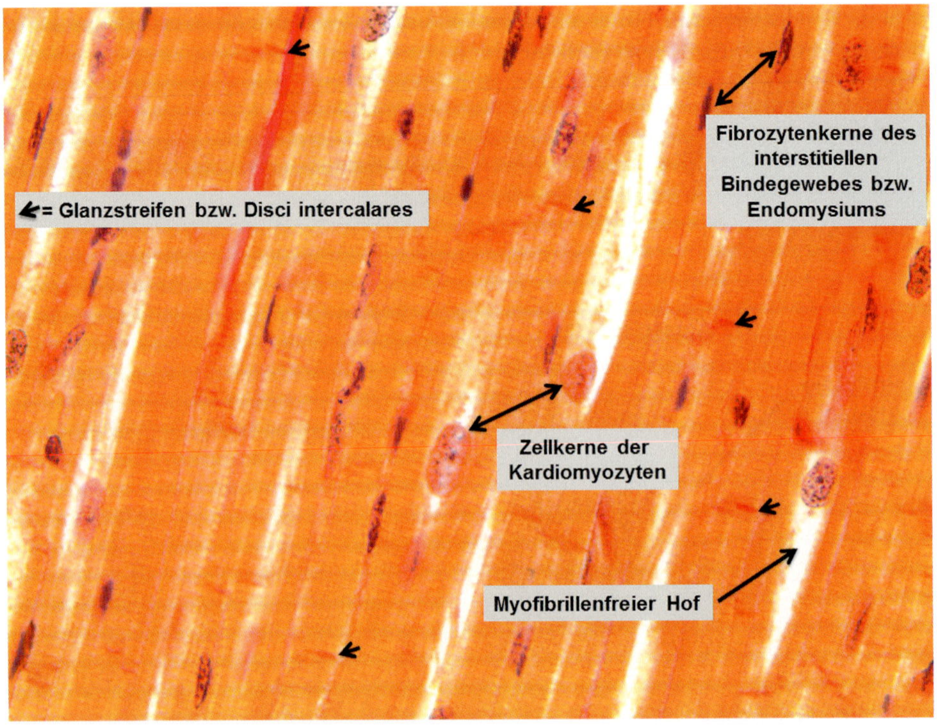


**Abb. 4.8 Längsschnitt durch die Herzmuskulatur mit Glanzstreifen (HvG-Färbung und Delafield-Färbung): deutliche Querstreifung**

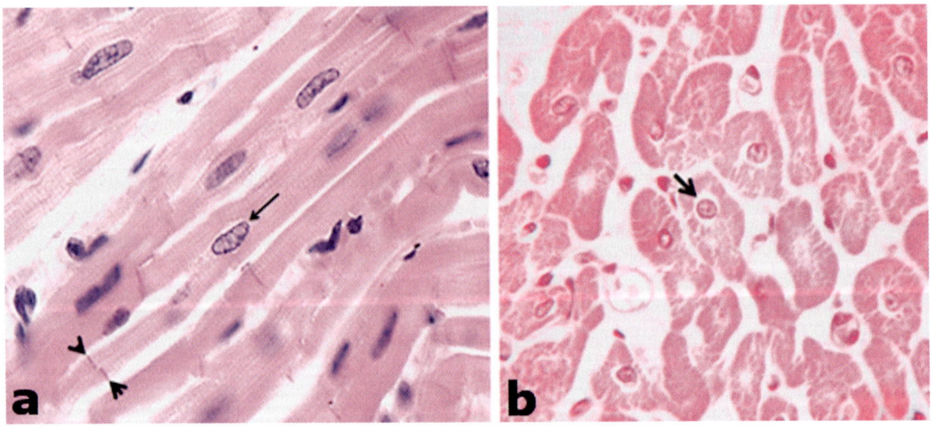


**Abb. 4.9 Herzmuskulatur. a** Längsschnitt (Delafield-Färbung): Querstreifung zart sichtbar. Langer Pfeil = Zellkern des Kardiomyozyten, Pfeilköpfe = Glanzstreifen (Disci intercalares). **b** Querschnitt (HE-Färbung): Zellkern des Kardiomyozyten mit myofibrillenfreiem Hof (Pfeil = weißer Hof um die Zellkerne), Felderung in den Zellen (Cohnheim-Felderung).

Die Verbindung zwischen zwei Herzmuskelzellen (Kardiomyozyten) bezeichnet man als **Glanzstreifen (Disci intercalares).** Diese End-zu-End-Kontakte bestehen aus:

- Fascia adhaerens (Streifendesmosomen)
- Macula adhaerens (Fleckdesmosomen)
- Gap Junction (Nexus: Komunikationskanäle von benachbarten Zellen)

Glanzstreifen sind nur im Längsschnitt zu sehen!

4

Bei dieser besonderen Art der Zellverbindung im Fall der Herzmuskulatur spricht man von einem **funktionellen Synzytium**. Bei der Skelettmuskulatur, die entwicklungsgeschichtlich aus bis zu 1000 Myoblasten entsteht, spricht man von einem **echten Synzytium** innerhalb einer Skelettmuskelfaser.

## 4.4 Zusammenfassung

**Tab. 4.1** Histologische Einteilung der Muskulatur

| | Querschnitt | Längsschnitt |
|---|---|---|
| Glatte Muskulatur | Wenn zentral angeschnitten: ein Kern sichtbar, keine Cohnheim-Felderung | Meist zentraler Zellkern angeschnitten (zigarren- bzw. baguetteförmig oder auch korkenzieherförmig), keine Querstreifung |
| Skelettmuskulatur | Nie zentraler Zellkern, nur viele randständige Zellkerne und Fibrozyten des Endomysiums, Cohnheim-Felderung | Nie zentraler Zellkern, nur viele randständige Zellkerne und Fibrozyten des Endomysiums, keine Cohnheim-Felderung, dafür aber Querstreifung |
| Herzmuskulatur | Wenn zentral angeschnitten: ein Kern sichtbar, Cohnheim-Felderung. Aufgrund der unterschiedlichen Formen der Kardiomyozyten gibt es unterschiedlichste Formen der Querschnitte mit am Rand befindlichen Fibrozyten des Endomysiums, myofibrillenfreier Hof um den Zellkern. | Meist zentraler Zellkern, angeschnitten oval mit deutlichem Nukleolus, am Rand befindlichen Fibrozyten des Endomysiums, keine Cohnheim-Felderung, deutliche Querstreifung, Glanzstreifen (Disci intercalares), myofibrillenfreier Hof um den Zellkern |

**Tab. 4.2** Histologische Kennzeichen der unterschiedlichen Muskeltypen

| | Kern(e) | Cohnheim-Felderung | Querstreifung | Glanzstreifen | Randständige Fibrozyten |
|---|---|---|---|---|---|
| **Querschnitt** | | | | | |
| Glatte Muskulatur | **Einer zentral** | **Nein** | Nein | Nein | Ja |
| Skelettmuskulatur | Viele peripher | Ja | Nein | Nein | Ja |
| Herzmuskulatur | **Einer zentral** | **Ja** | Nein | Nein | Ja |
| **Längsschnitt** | | | | | |
| Glatte Muskulatur | Einer zentral | Nein | Nein | Nein | Ja |
| Skelettmuskulatur | Viele peripher | Nein | Ja | Nein | Ja |
| Herzmuskulatur | Einer zentral | Nein | Ja | Ja | Ja |

4

KAPITEL

# 5 Nervengewebe

Das Nervensystem wird unterteilt in:
- **Zentrales Nervensystem (ZNS):** Gehirn und Rückenmark
- **Peripheres Nervensystem (PNS):** außerhalb des ZNS
- **Vegetatives Nervensystem (VNS):** innere Organe (auch autonomes Nervensystem [ANS] oder viszerales NS genannt)

Bei allen gibt es Nervenzellen (Neurone) und Gliazellen. **Nervenzellen** nehmen Erregungen auf (Dendriten) und leiten sie weiter (Axone). **Gliazellen** erfüllen Stützfunktion, sorgen für die Ernährung, phagozytieren und helfen bei der Informationsübertragung der Nervenzellen, um die wichtigsten Funktionen zu nennen.

## 5.1 Nervenzelle (Neuron) und Gliazellen

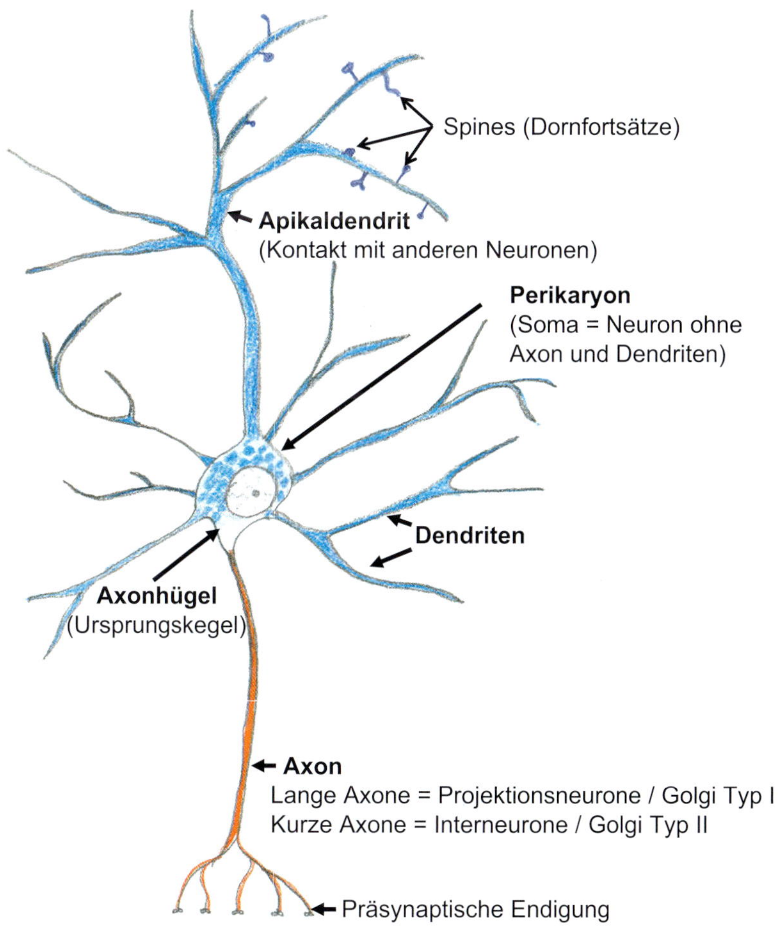


**Abb. 5.1 Darstellung eines Neurons** [P668]

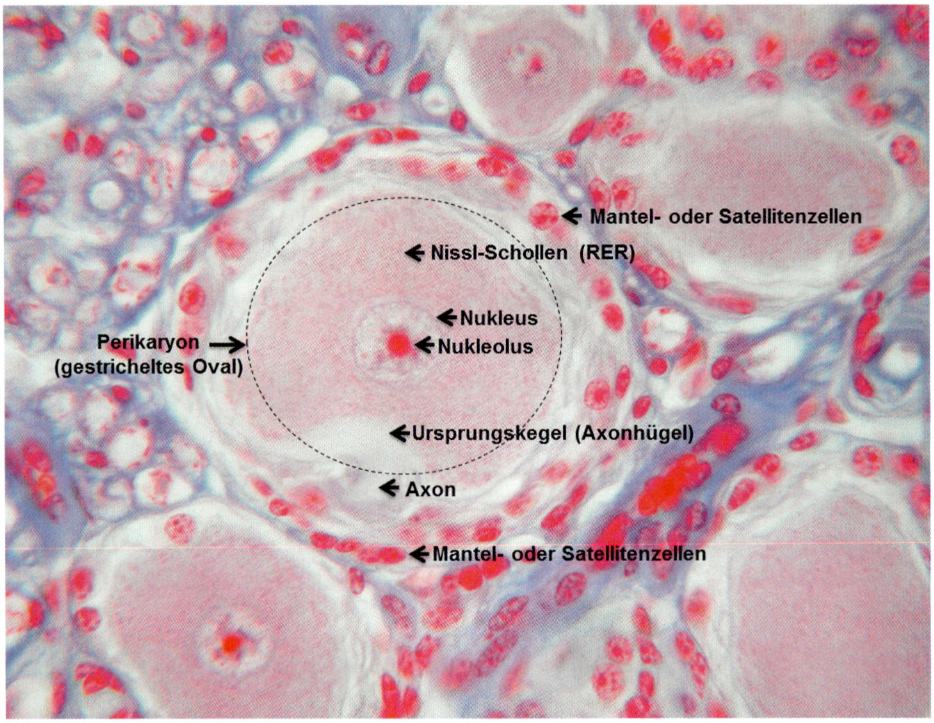


Abb. 5.2 Pseudounipolare Nervenzelle aus dem PNS-Spinalganglion (Azan-Färbung)

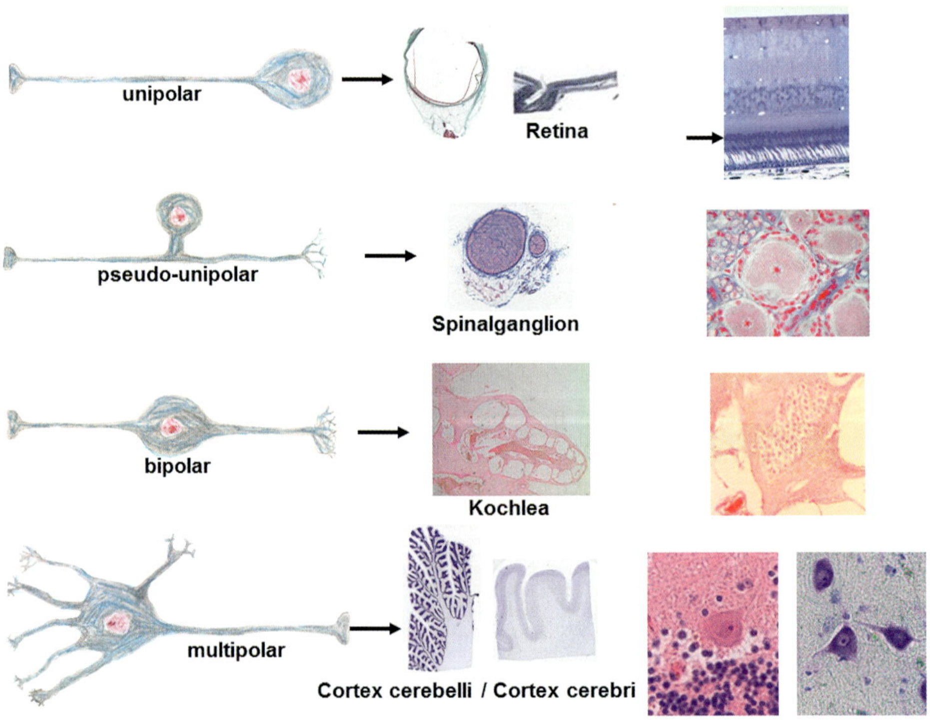


Abb. 5.3 Übersicht der Neuronentypen

**Nervensystem**

| | **ZNS**<br>**Z**entrales **N**erven**s**ystem<br>Gehirn + Rückenmark | **PNS**<br>**P**eripheres **N**erven**s**ystem<br>Haut, Sinnesorgane, Muskel | **VNS**<br>**V**egetatives **N**erven**s**ystem<br>Sympathische und parasympathische Regelung der inneren Organe |
|---|---|---|---|
| Neurone | **Pyramidenzellen**<br>Cortex cerebri<br>Cornu amonis<br><br>**Körnerzellen**<br>Golgi Typ II/<br>Cortex cerebri<br>Cortex cerebelli,<br>Gyrus dentatus des Hippocampus<br><br>**Purkinje-Zellen**<br>Golgi Typ I/<br>Cortex cerebelli | Neurone in den Spinal- und peripheren autonomen Ganglien | Ansammlung von Neuronen in den Plexus<br><br>Pl. submucosus<br>Pl. myentericus |
| Glia | **Oligodendrozyten (Bilden Myelinscheide)**<br><br>**Astrozyten**<br>Sorgen für Stoffaustausch, zwischen Blutgefäß und Perikaryon, regulieren Mikromilieu der Synapsen<br><br>**Mikroglia (Mesoglia)**<br>Mononukleäreres Phagozytensystem<br><br>**Ependymzellen**<br>Ventrikelauskleidung/ (Liquorbildung)<br>Zentralkanal-RM | **Schwann-Zellen (Bilden Myelinscheide)**<br><br>**Satellitenzellen**<br>(Mantelzellen/ Amphizyten)<br>Erfüllen ähnliche Aufgaben wie die Astrozyten des ZNS | **Schwann-Zellen (Bilden Myelinscheide)**<br><br>**Satellitenzellen**<br>(Mantelzellen/ Amphizyten)<br>Erfüllen ähnliche Aufgaben wie die Astrozyten des ZNS |

Abb. 5.4 **Zellarten des Nervensystems** [P668]

**Glia – Gliazellen**

- Sind ektodermaler Herkunft (Neuroektoderm)
- Bilden das Stützgerüst des Nervengewebes
- Sorgen für elektrische Isolation
- Unterstützen Stoff- und Flüssigkeitstransport
- Sorgen für die Aufrechterhaltung des Mikromilieus der Synapsen
- Die Mikroglia (Mesoglia) ist mesodermaler Herkunft (mononukleäres Phagozytensystem / MPS)

**Gliazellen des ZNS**

- Astrozyten (Astroglia)
- Oligodendrozyten (Oligodendroglia)
- Ependymzellen
- (Einschichtige Auskleidung des Hohlraumsystems im ZNS)
- Plexusepithel
- (Plexus choroideus, Produktion pro Tag = 500 ml, benötigt werden ca. 150 ml / 3-facher Wechsel)
- Radialglia
- (Mesoglia, Hortega-Zellen, residentielle Makrophagen)
- Pituizyten (Neurohypophyse)
- Müller-Zellen (in der Netzhaut / Lichtsteuerung)
- Stützzellen des Sinnesepithels

**Gliazellen des PNS**

- Schwann-Zellen
- Mantelzellen (Satellitenzellen, Amphizyten)
- Teloglia (der motorischen Endplatten)

Abb. 5.5 **Gliazellen des Nervensystems** [P668]

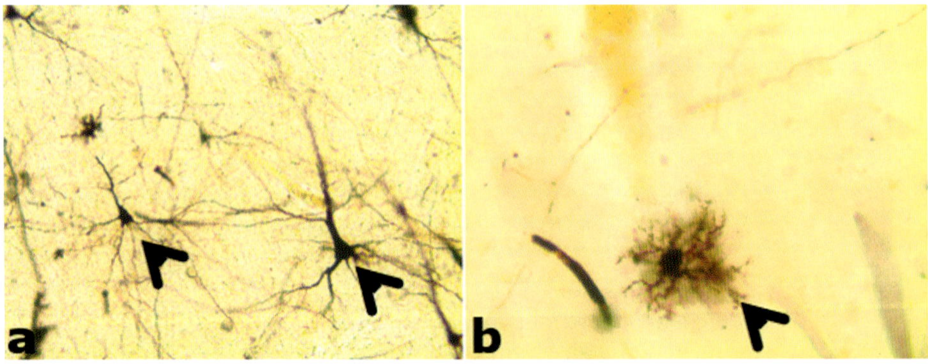


Abb. 5.6 **Im ZNS, hier am Beispiel des Cortex cerebri (Großhirnrinde), finden sich unter anderem a) Pyramidenzellen und b) Astrozyten (Golgi-Versilberung).**

## 5.2 Peripherer Nerv

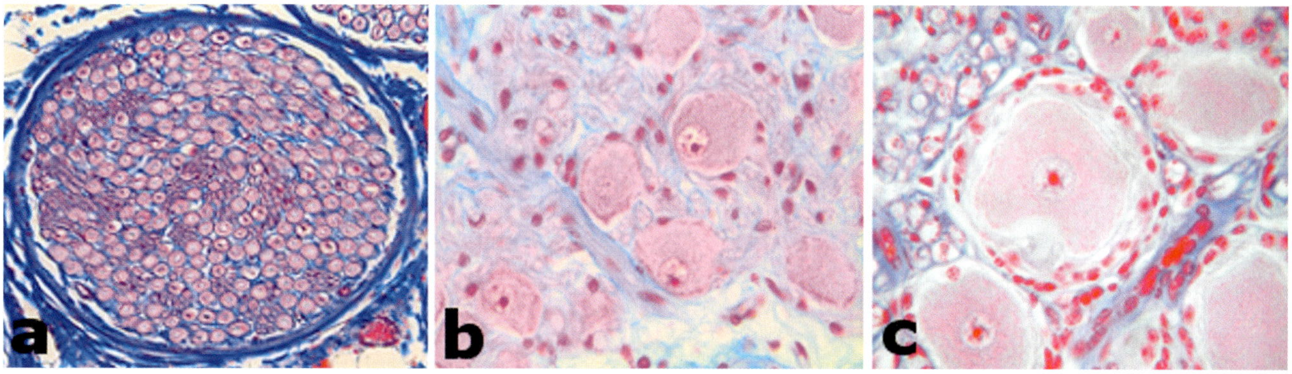


Abb. 5.7 **a Peripherer Nerv. b Peripheres (autonomes/vegetatives) Ganglion. c Spinalganglion (Azan-Färbung).**

Beim peripheren Nerv ist das zentrale Axon umgeben von der Myelinscheide, die von Schwann-Zellen gebildet wird. Darauf folgt das Endoneurium in Form eines dünnen Überzugs (retikuläres Bindegewebe). Mehrere dieser Nervenfasern sind innen gepolstert mit der Pars epithelialis/ Perineurium internum (fibroblastenartiges Bindegewebe) und außen umgeben von einer Bindegewebshülle der Pars fibrosa/Perineurium externum (kollagenes und elastisches Bindegewebe), was zusammen ein **Nervenfaserbündel** ergibt. Bei großen Nervenquerschnitten sind mehrere Nervenfaserbündel wiederum umgeben von Epineurium (straffes kollagenes und elastisches Bindegewebe).

➤ Abb. 5.7 zeigt einen peripheren Nerv mit Perineurium als äußere Hülle in der Azan-Färbung.

DD In einem peripheren Nerv kommen nie Nervenzellen vor, sonst ist es ein Ganglion (➤ Abb. 5.8)!

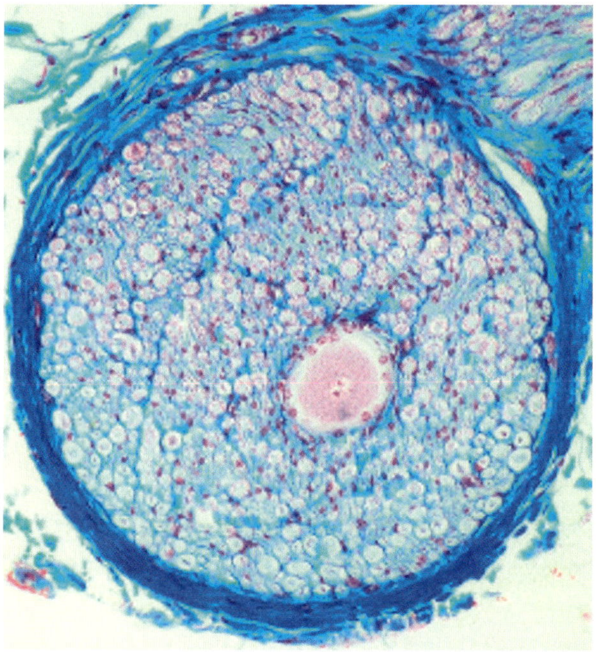

Abb. 5.8 **Periphere Nerv kurz vor der Einmündung oder dem Austritt in bzw. aus einem Spinalganglion (Azan-Färbung).** Es ist zwar nur eine Nervenzelle, aber hier müsste man von einem Ganglion sprechen!

5

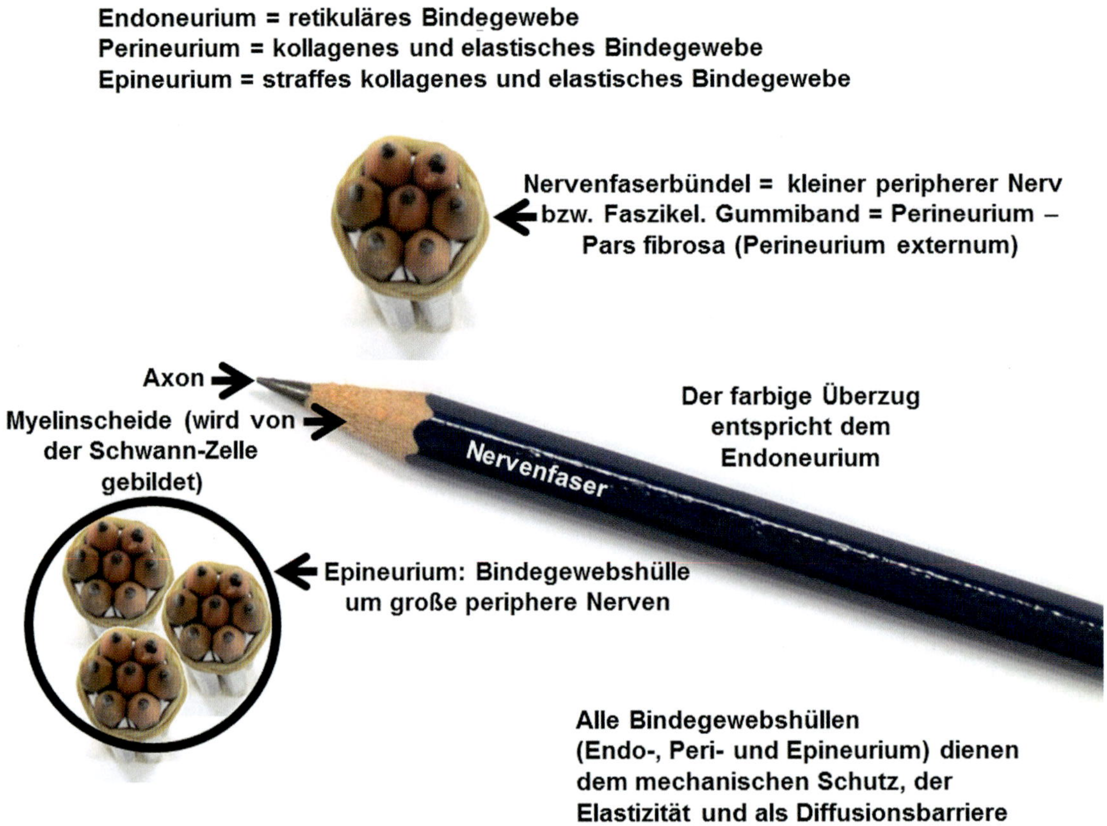


Abb. 5.9 **Modell eines peripheren Nervs** [P668]

5

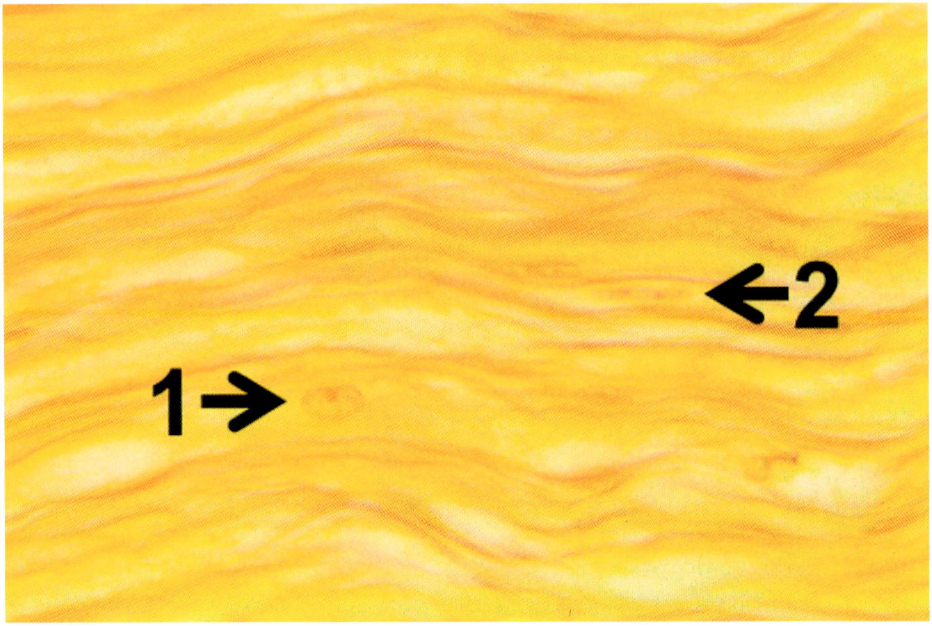


Abb. 5.10 **Längsschnitt durch einen peripheren Nerv (HvG-Färbung).** 1 = Schwann-Zellkern, 2 = Fibrozyt.

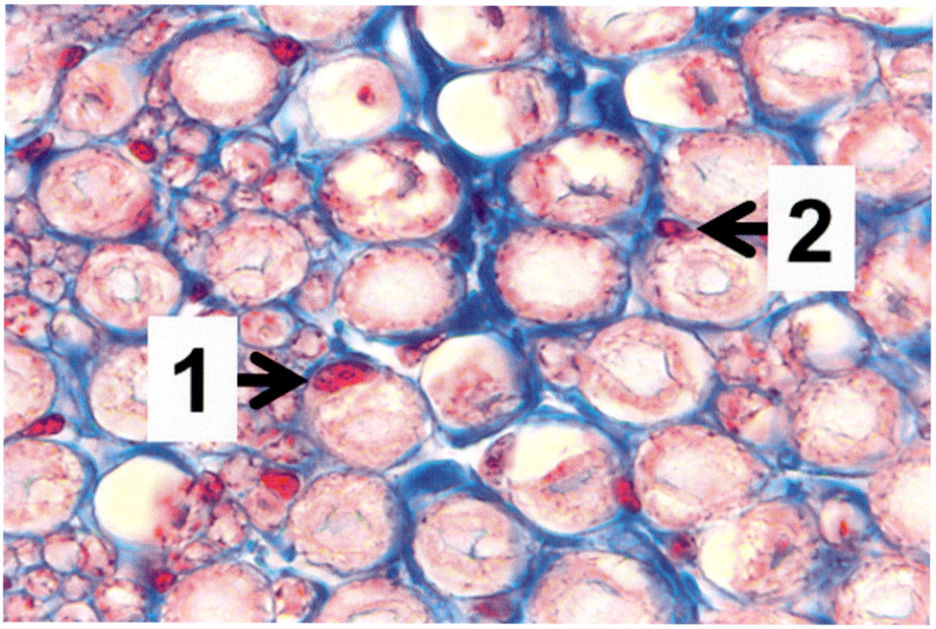


**Abb. 5.11 Querschnitt durch einen peripheren Nerv (Azan-Färbung).** 1 = Schwann-Zellkern, 2 = Fibrozyt.

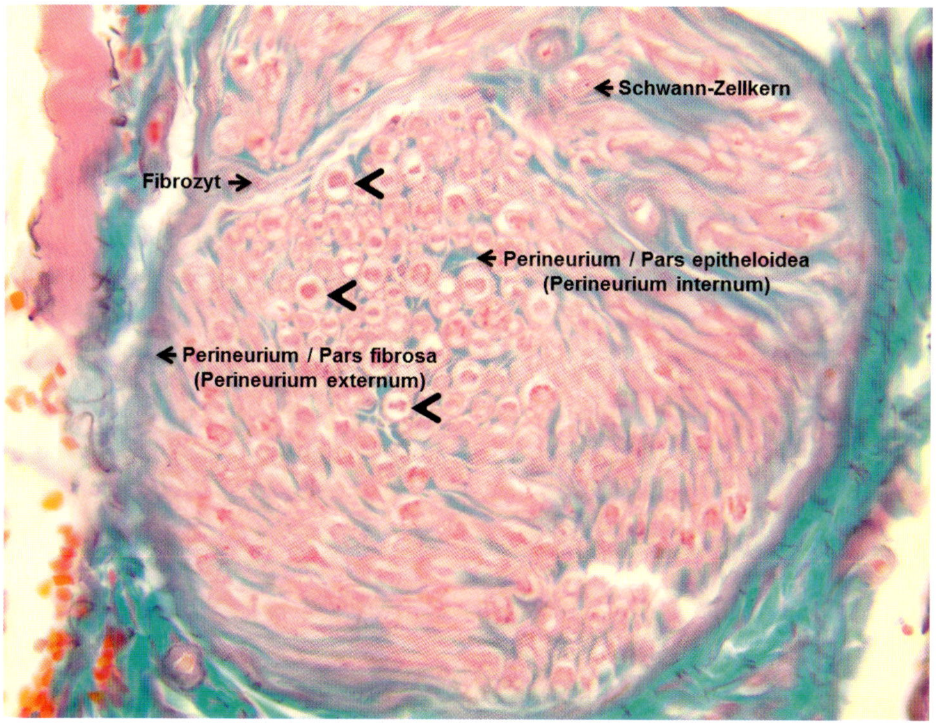


**Abb. 5.12 Querschnitt durch einen peripheren Nerv (Goldner-Färbung).** Pfeilspitze: Die einzelnen Kreise entsprechen einer Nervenfaser, zentral das Axon (welches man allerdings nur deutlich in einer Versilberung sehen kann). Das zentrale Axon ist umgeben von der Myelinscheide, die bei der Behandlung des Schnitts herausgelöst wird. Dieses lipidfreie Proteingerüst der Schwann-Zelle (rot) wird als „Neurokeratin" bezeichnet. Vereinzelt sieht man auch den Schwann-Zellkern. Außen ist die Myelinscheide ringförmig vom Endoneurium (zartes Bindegewebe) umgeben.

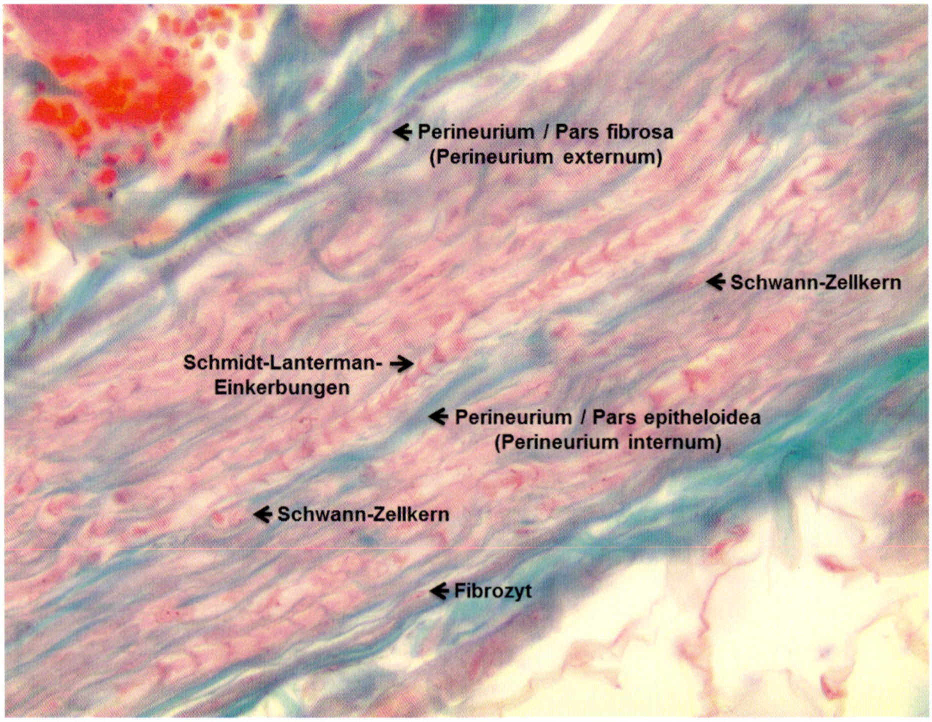


Abb. 5.13 **Längsschnitt durch einen peripheren Nerv (Goldner-Färbung).** Schmidt-Lanterman-Einkerbungen. Zwischen den Myelin-Lamellen gibt es innere Zytoplasmazonen der Schwann-Zellen, sog. paranodale Zungen oder auch Myelin-Inzisuren.

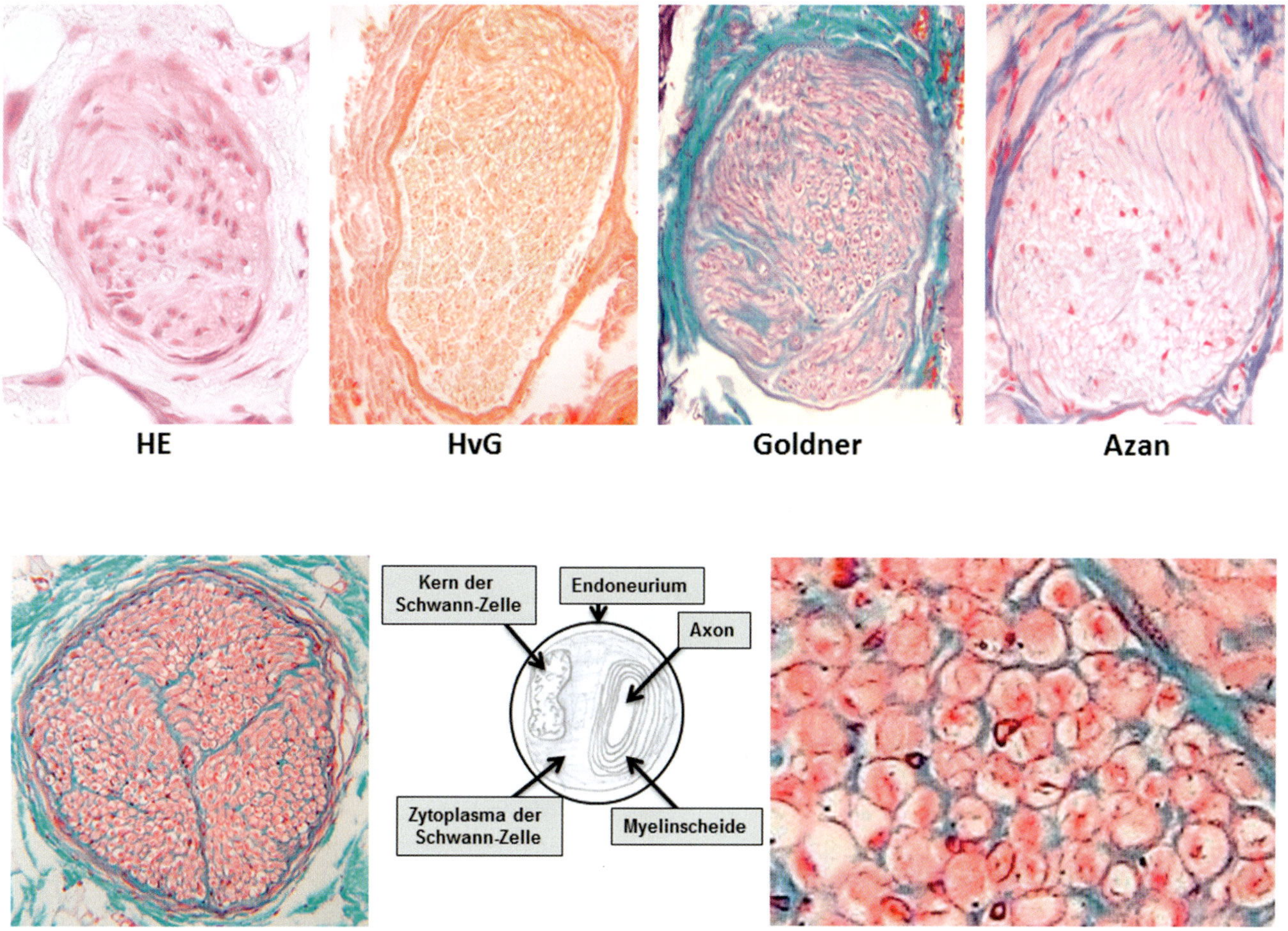


**Abb. 5.14 Periphere Nerven in verschiedenen Färbungen.** Bei all diesen Färbungen kann man das Axon nicht sehen, nur in einer Versilberung. Die Myelinscheide wird herausgelöst bei der Herstellung des Präparats. Man sieht also das Endoneurium (Bindegewebe), innerhalb dessen den Zellkern und Restzytoplasma der Schwann-Zelle und außerhalb die Fibrozyten.

## 5.3 Ganglien

### Spinalganglion vs. peripheres Ganglion

Das **periphere Ganglion** besteht aus multipolaren Nervenzellen. Das bedeutet, dass aufgrund der vielen Dendriten an der Oberfläche der Perikarya nur relativ wenig Mantel-, Satellitenzellen bzw. Amphizyten zu sehen sind.

Das **Spinalganglion** besteht aus pseudounipolaren Nervenzellen, somit ist viel Platz für Mantel-, Satellitenzellen bzw. Amphizyten.

DD Für die Differenzialdiagnose hilft die Größe der Nervenzellen.

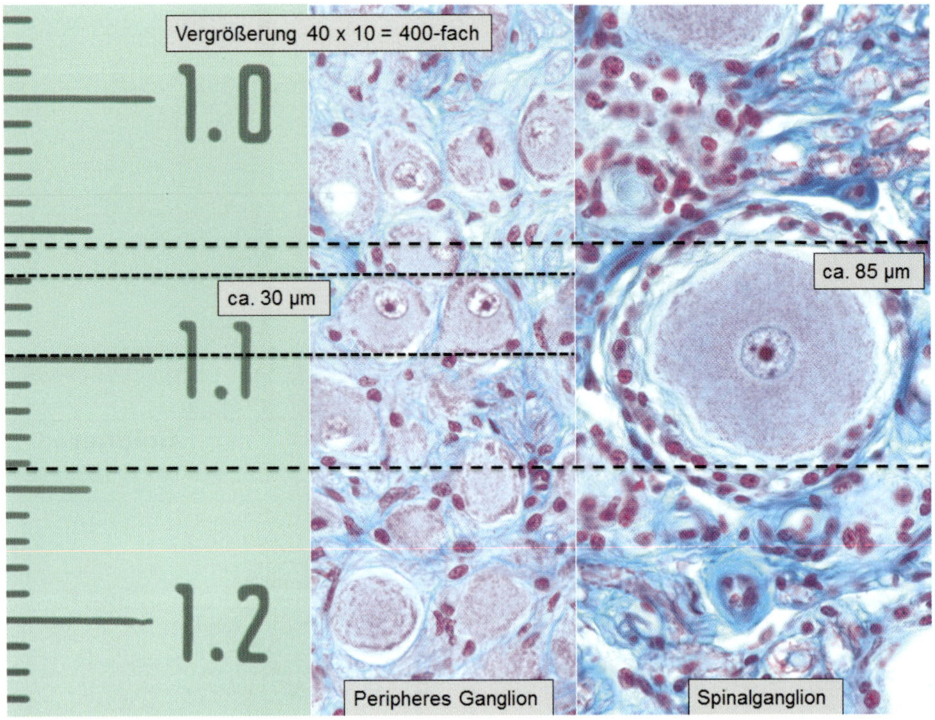


Abb. 5.15 **Größe der Perikaryen von Spinalganglien und peripheren Ganglien**

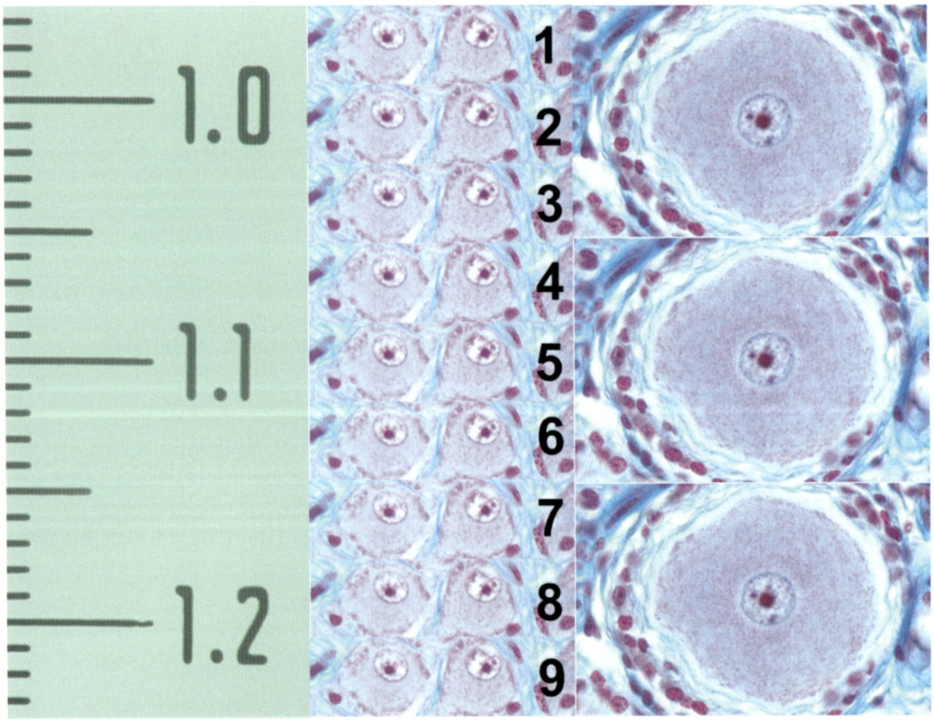


Abb. 5.16 **Größenverhältnis der Perikaryen von Spinalganglien und peripheren Ganglien**

Das Verhältnis ist ca. 1 : 3–4. Im Mikroskop bei 400-facher Vergrößerung passen drei Spinalganglienzellen über- oder nebeneinander in das Sichtfeld, bei peripheren Ganglien sind es ca. 10!

## Intramurale Ganglien (innerhalb der Wand eines Hohlorgans gelegen)

Eine weitere Form der Ganglien sind die intramuralen Ganglien. Sie kommen im Ösophagus-Magen-Darm-Trakt vor. Man unterscheidet:

- **Plexus myentericus (Auerbach):** Er liegt zwischen dem Stratum circulare und longitudinale der Tunica muscularis.
- **Plexus submucosus internus (Meissner):** Er befindet sich unter der Lamina muscularis mucosae.
- **Plexus submucosus externus (Schabadasch):** Er befindet sich unmittelbar über dem Stratum circulare der Tunica muscularis.
  Beide Plexus submucosi findet man in der Submucosa.

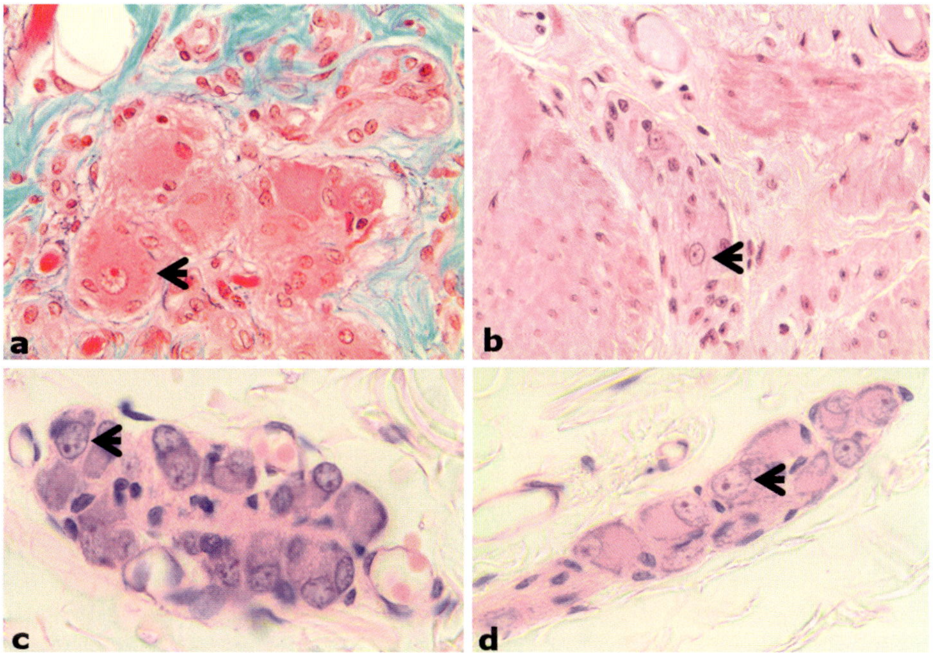


Abb. 5.17 **Verschiedene Nerven-Plexus des Gastrointestinaltrakts (GIT).** **a** Plexus myentericus (Auerbach-Plexus) (Goldner-Färbung). **b** Plexus myentericus (Auerbach-Plexus) (HE-Färbung). **c** Plexus submucosus internus (Meissner-Plexus) (HE-Färbung). **d** Plexus submucosus externus (Schabadasch-Plexus) (HE-Färbung). Pfeilkopf = Nervenzellen/Perikaryen.

## 5.4 Enterisches Nervensystem (ENS, intramurale Ganglien, Bauchgehirn)

Die folgenden Abbildungen sind nicht einfach zu verstehen.

Beim Lesen des Textes bitte die ➤ Abb. 5.18 zur Hilfe benutzen! Die Nervenzellplexus des Ösophagus-Magen-Darm-Trakts Plexus myentericus (Auerbach), Plexus submucosus internus (Meissner) und externus (Schabadasch) werden innerviert durch den Sympathikus und Parasympathikus. Auf der parasympathischen Seite werden sie vertreten durch den N. vagus (schwarze gestrichelte Linien, ➤ Abb. 5.18) und den N. pelvicus (blau gestrichelte Linien, ➤ Abb. 5.18), wobei sich die Innervationsgebiete am **Cannon-Böhm-Punkt** überlappen. Der **parasympathische N. vagus** innerviert Ösophagus, Magen, Dünndarm, Colon ascendens und den größten Teil des Colon transversum, der **parasympathische N. pelvicus** den letzten Teil des Colon transversum, Colon descendens, Sigma und Rektum. Der **Sympathikus** (rot gestrichelte Linien) steuert über drei Ganglien (➤ Abb. 5.18) ebenfalls den gesamten Bereich des Ösophagus-Magen-Darm-Trakts an.
Sympathikus und Parasympathikus sind Antagonisten (Gegenspieler) des vegetativen Nervensystems. Der Sympathikus macht eine ergotrope Reaktion, dient also der Leistungssteigerung. Der Parasympathikus macht eine trophotrope Reaktion und dient der Regeneration des Organismus und dem Aufbau von Energiereserven. Die Aufgaben des vegetativen (auch autonomen) Nervensystems sind:

- Sympathisch: verminderte Verdauungstätigkeit
- Parasympathisch: gesteigerte Verdauungstätigkeit

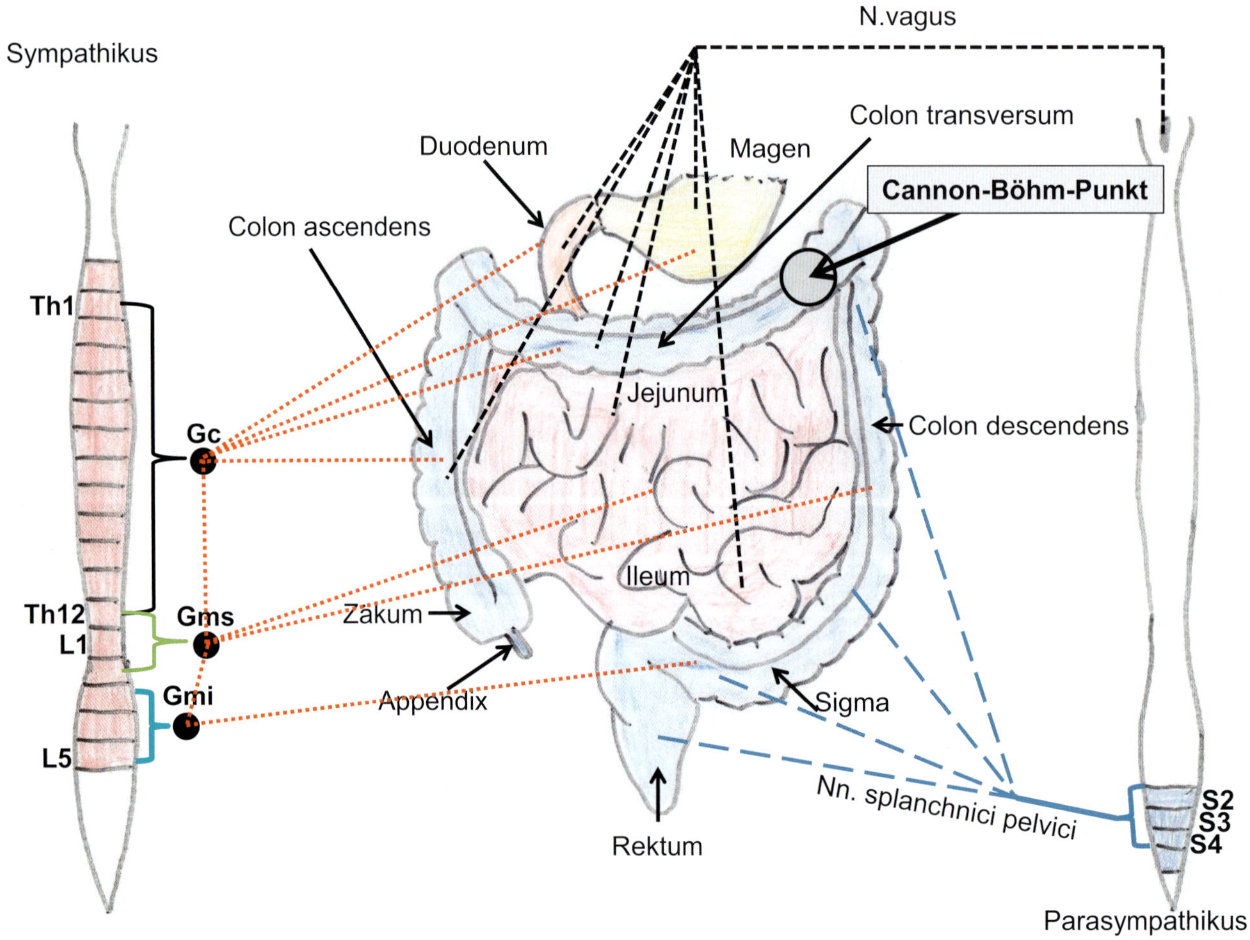


**Abb. 5.18 Innervation des GIT.** Gc = Ganglion coeliacum, Gms = Ganglion mesentericum superius, Gmi = Ganglion mesentericum inferius. Cannon-Böhm-Punkt = Übergang vom Nervus-vagus-Gebiet ins Nervi-splachnici-pelvici-Gebiet. [P668]

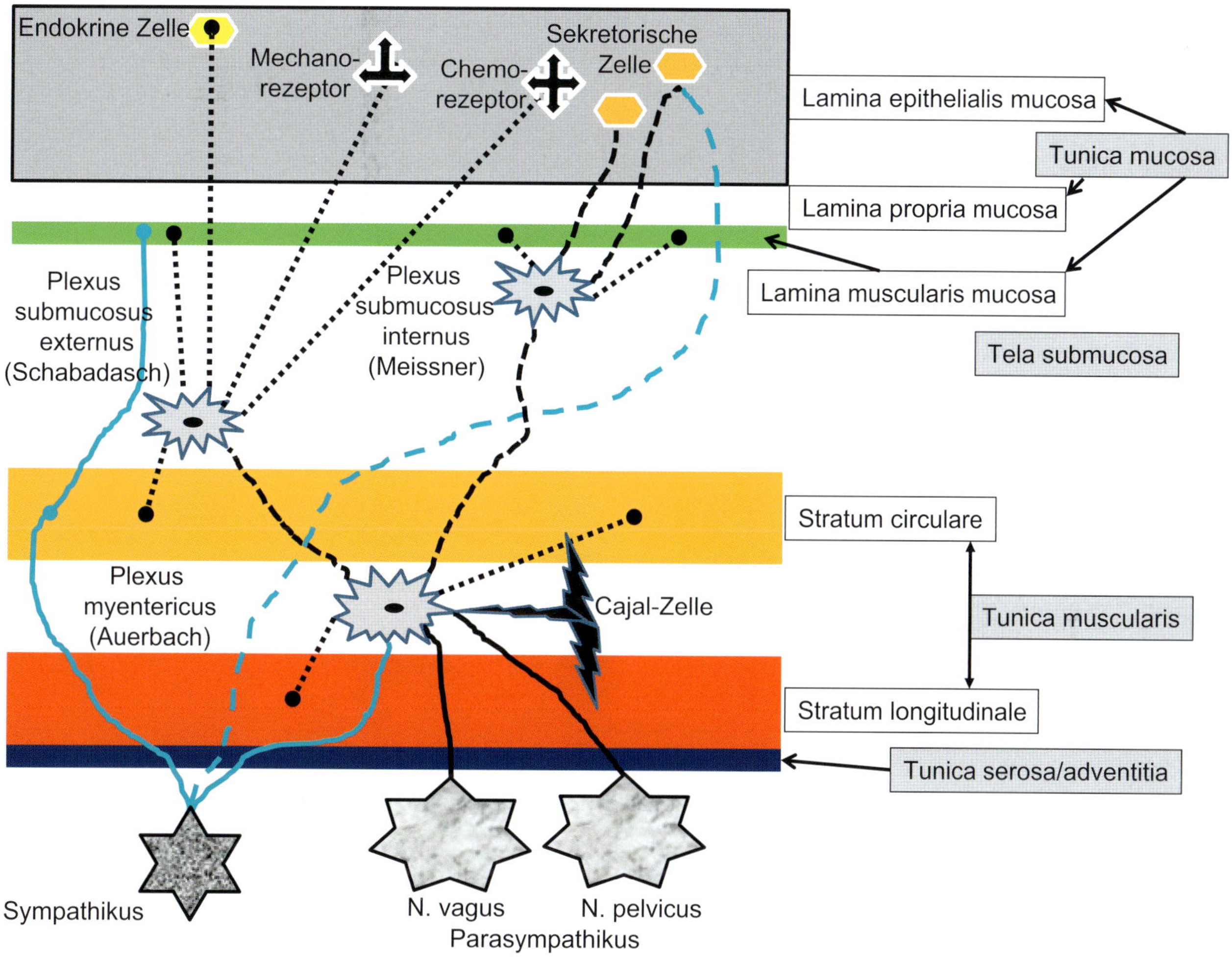


**Abb. 5.19 Innervation innerhalb der Schichten des GIT** [P668]

Der Sympathikus hat Kontakt zu den Nervenzellen des Plexus myentericus, der Tunica muscularis, der Lamina muscularis mucosae und auch zu den sekretorischen Zellen des Verdauungstrakts. Der Parasympathikus innerviert die Nervenzellen des Plexus myentericus, diese steuern dann die Tunica muscularis mithilfe der Cajal-Zellen. Cajal-Zellen interagieren mit der glatten Muskulatur und den Nervenzellen und erzeugen somit Kontraktion. Die Nervenzellen des Plexus myentericus vermitteln Reize an die Plexus submucosi internus und externus. Der Plexus submucosus externus (Schabadasch) innerviert hauptsächlich das Stratum circulare der Tunica muscularis, aber auch endokrine Zellen, Mechano- und Chemorezeptoren. Der Plexus submucosus internus (Meissner) innerviert die Lamina muscularis mucosae und die sekretorischen Zellen des Verdauungstrakts.

5

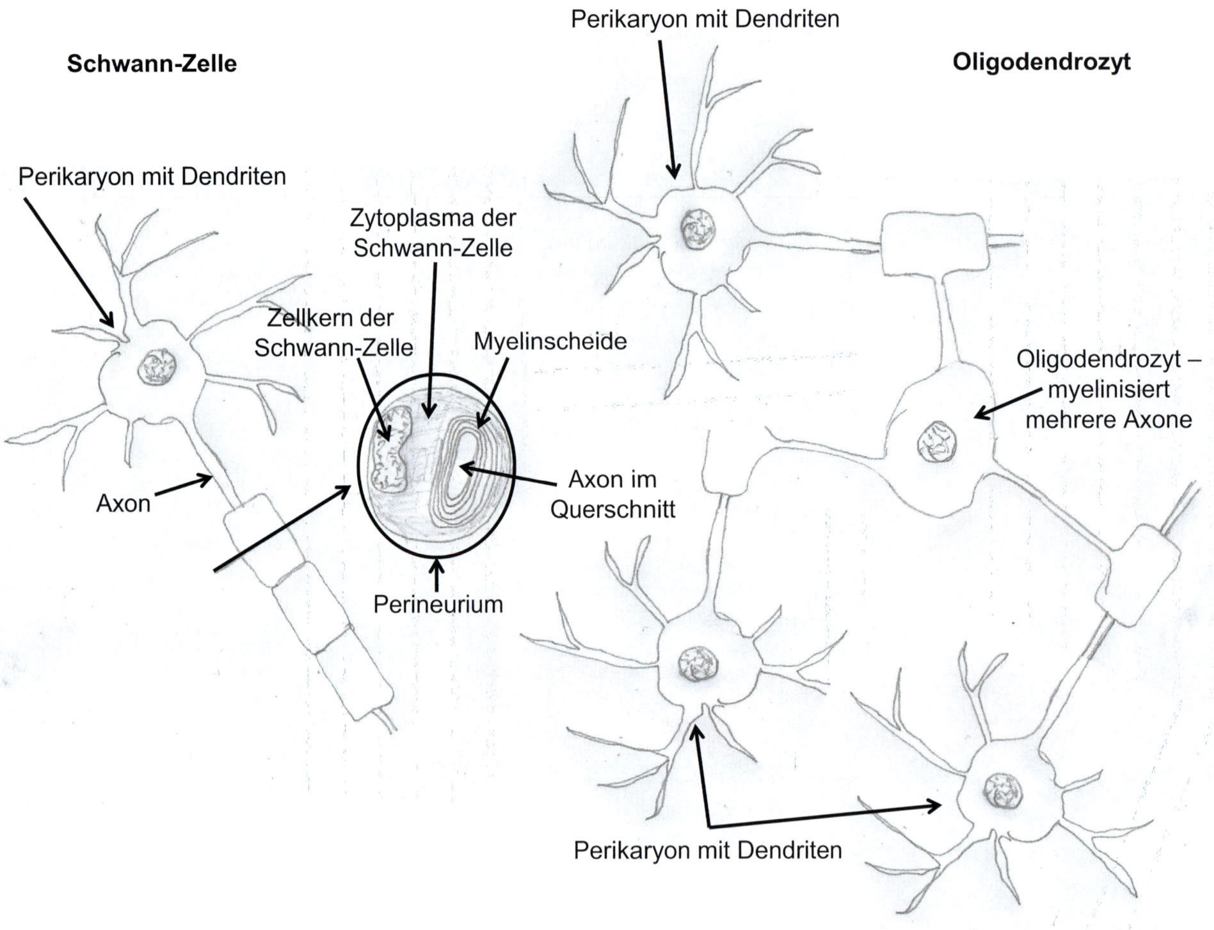


**Abb. 5.20 Unterschied zwischen Schwann-Zelle und Oligodendrozyt** [P668]

## 5.5 Schwann-Zelle vs. Oligodendrozyt

Im PNS gibt es nur Schwann-Zellen, im ZNS nur Oligodendrozyten. Beide bilden die Myelinscheide. Beim Übergang vom ZNS zum PNS gibt es eine Grenze von Oligodendrozyten zu den Schwann-Zellen, man nennt sie die „Obersteiner-Redlich-Zone".

Mit der Abnahme der Myelinscheidendicke bzw. mit der Anzahl der Umwicklungen nimmt die Leitungsgeschwindigkeit ab (➤ Tab. 5.1). Bei den langsamen C-Fasern sind mehrere Axone nur inkomplett von einer Schwann-Zelle umgeben, was offiziell als „marklos" bezeichnet wird. Eine Schmerzwahrnehmung aus den unteren Extremitäten kann also durchaus 2–3 s in Anspruch nehmen.

Aα-Fasern haben eine sehr dicke Myelinscheide, Aβ- und Aγ-Fasern eine dicke, Aδ- und B-Fasern eine dünne und C-Fasern nur eine inkomplette sehr dünne Ummantelung von mehreren Axonen mit einer Schwann-Zelle.

**Tab. 5.1** Nervenfaser-Qualitäten

| Nach Erlanger und Gasser | Nach Lloyd und Hunt | Nervenfaser-Durchmesser (µm) | Leitungsgeschwindigkeit (m/s) | Funktion |
|---|---|---|---|---|
| Aα | Ia | 10–20 | 60–120 | Primärafferenzen: Muskelspindeln, Sehnenorgane |
| | Ib | | | Mechanorezeptoren der Haut |
| Aβ | II | 5–12 | 30–75 | Hautafferenzen für Berührung und Druck |
| Aγ | II | 4–8 | 15–40 | Motorische Fasern zu intrafusalen Muskelfasern |
| Aδ | III | 2–5 | 10–30 | Hautafferenzen für Temperatur und Schmerz (Nozizeption) |
| B | | 1–3 | 3–20 | Sympathische präganglionäre vegetative Fasern |
| C | IV | 0,5–1,5 | 0,5–2 | Postganglionäre vegetative Fasern und afferente Fasern des Grenzstrangs, langsame Schmerzfasern, Informationen von Wärme-, Kälte- und Mechanorezeptoren |

KAPITEL

# 6 Blutzellen und Blutgefäße

## 6.1 Erythrozyten

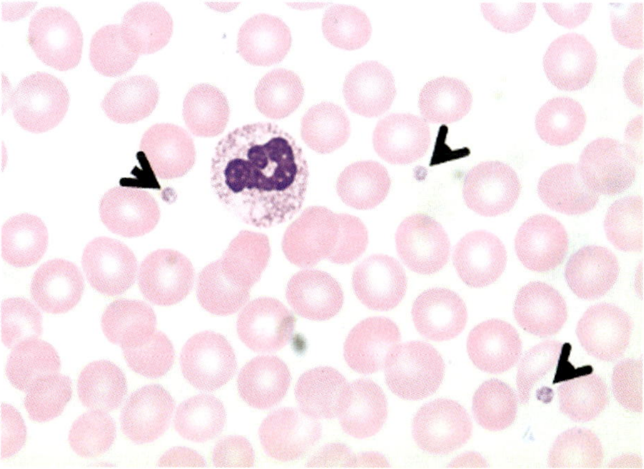

**Abb. 6.1 Erythrozyten (May-Grünwald-Färbung).** Zentral ein neutrophiler Granulozyt, die Pfeile zeigen auf die Thrombozyten, die durch Abschnürung von Megakaryozyten entstehen. Auffällig ist die hellere Stelle in der Mitte der Erythrozyten. Sie entsteht, weil Erythrozyten bikonkave Scheiben sind, die außen kreisförmig deutlich dicker (ca. 2,5 µm) sind als zentral (ca. 1 µm).

Der Durchmesser eines Erys im histologischen Präparat beträgt ca. 7,5 µm. Damit hat man in fast jedem Präparat einen Maßstab für Größenverhältnisse anderer Zellen und Strukturen. Beachte, dass der lebende Ery aber ca. 8 µm im Durchmesser hat.

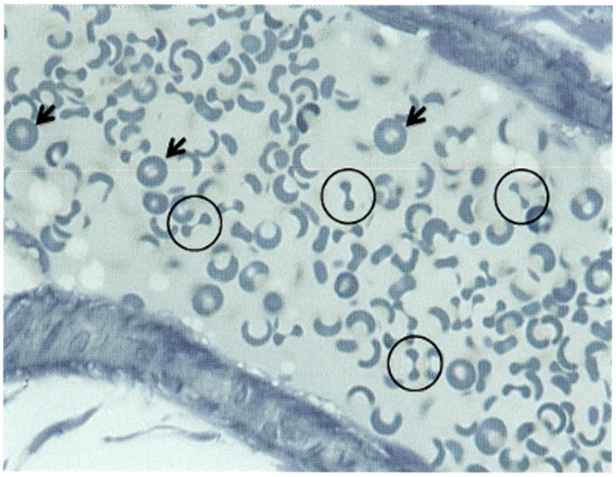

**Abb. 6.2 Erythrozyten (Toluidinblau-Färbung).** Semi-Dünnschnitt eines Blutgefäßes. Diese Schnitte sind ca. 2–5 µm dick. Zum Vergleich: Ein Paraffinschnitt hat eine Dicke von ca. 5–12 µm. Eingekreist sind seitlich getroffene Erys, bei denen man deutlich die bikonkave Scheibe erkennen kann. Die Pfeile deuten auf die Erythrozyten, die in der Aufsicht mit der Aufhellung in der Mitte getroffen sind.

## 6.2 Leukozyten

**Tab. 6.1** Aufgaben bzw. Funktion der Leuko- und Thrombozyten

| Leukozyten | Aufgabe |
|---|---|
| Neutrophile Granulozyten | Phagozytose von Bakterien und Mikroorganismen |
| Eosinophile Granulozyten | Phagozytose, Abtöten von Parasiten und deren Larven |
| Basophile Granulozyten | Sie setzen Mediatoren und andere Stoffe frei und sind damit beteiligt an: Steuerung allergischer Reaktionen, Parasitenabwehr (zusammen mit den eosinophilen Granulozyten), Triggern der Immunantwort durch Chemotaxis. Kommunikation mit anderen Leukozyten. |
| Lymphozyten | T-Lymphozyten: zelluläre Immunantwort (Antigenkontakt und Weitergabe der Information)<br>B-Lymphozyten: humorale Immunantwort (werden zu Plasmazellen, bilden Antikörper) |
| Monozyten | Die im Blut befindlichen Monozyten reagieren auf Botenstoffe aus Entzündungsregionen. Sie wandern in das entsprechende Gewebe, wo sie zu Makrophagen werden und toxische Stoffe und ganze Zellen phagozytieren. |
| Thrombozyten | Nach ihrer Aktivierung bilden sie mit Fibrin (und zusammen mit Erythrozyten) einen Thrombus an der verletzten Stelle. |

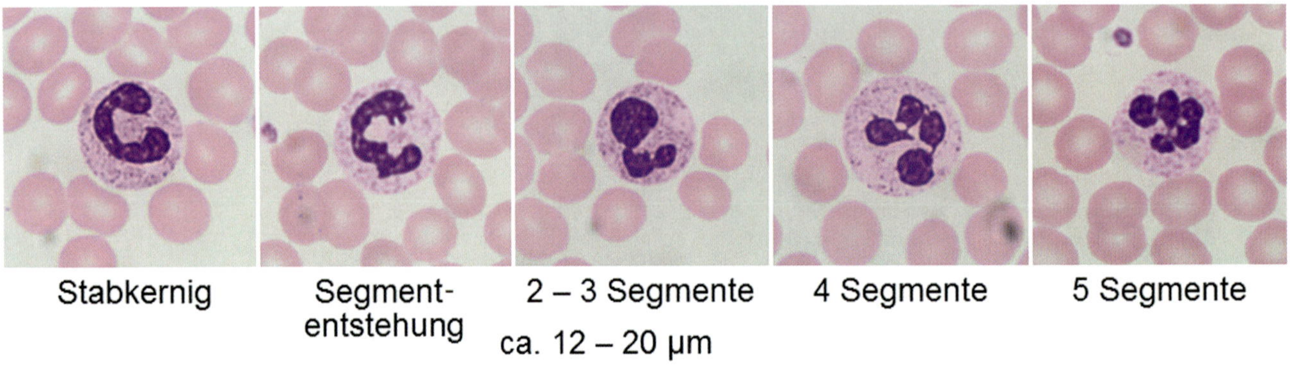


**Abb. 6.3** Neutrophile Granulozyten

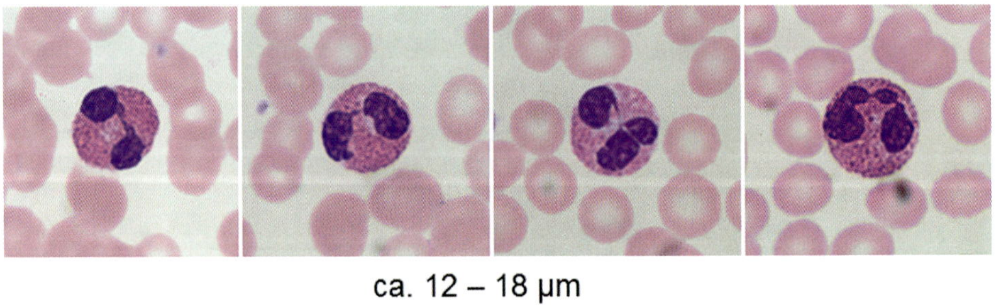


**Abb. 6.4** Eosinophile Granulozyten

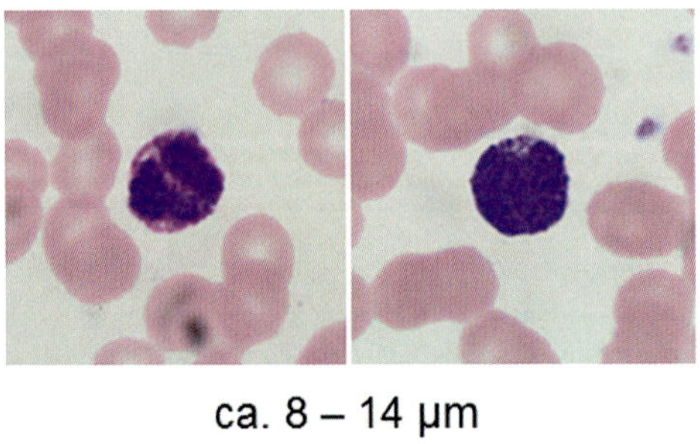


**Abb. 6.5** Basophile Granulozyten

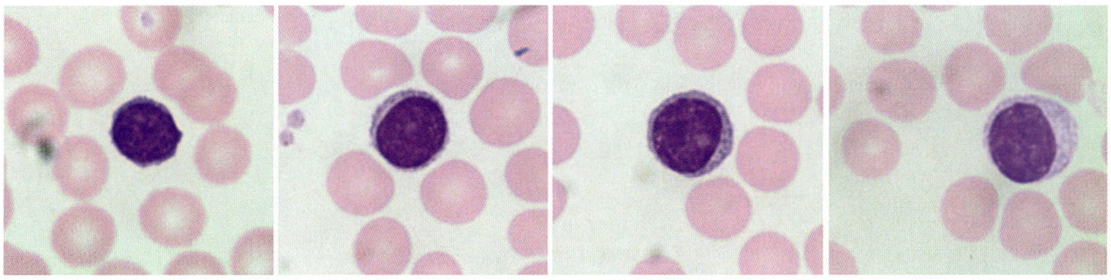

ca. 5 – 15 µm

**Abb. 6.6** Lymphozyten

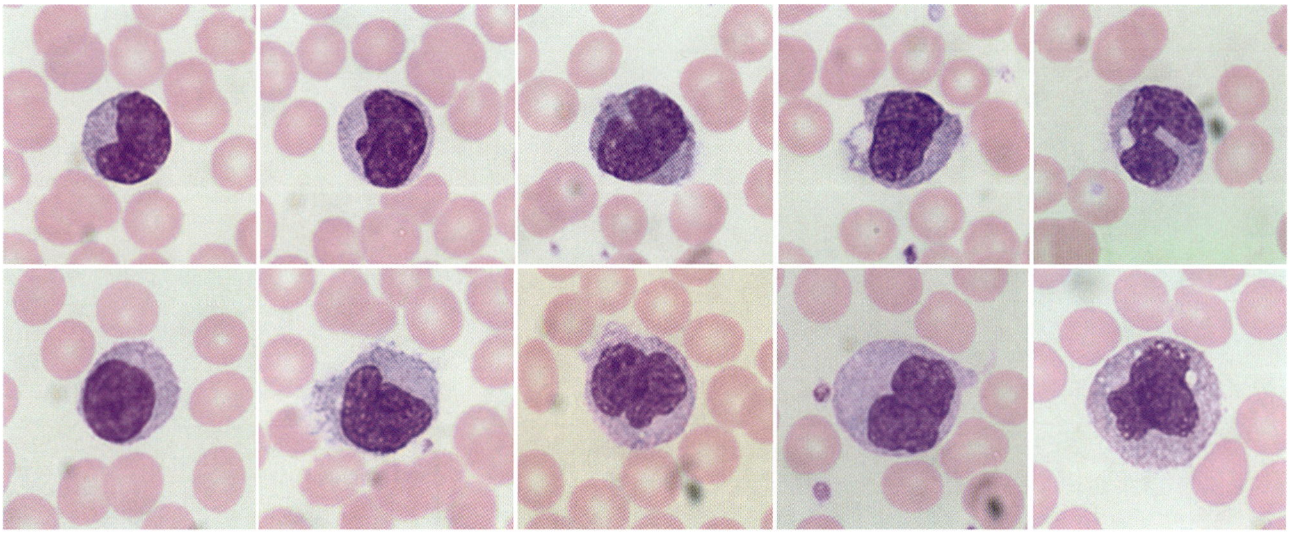

ca. 15 – 25 µm

**Abb. 6.7** Monozyten

| 60 % | 30 % | 6 % | 3 % | 1 % |
|---|---|---|---|---|

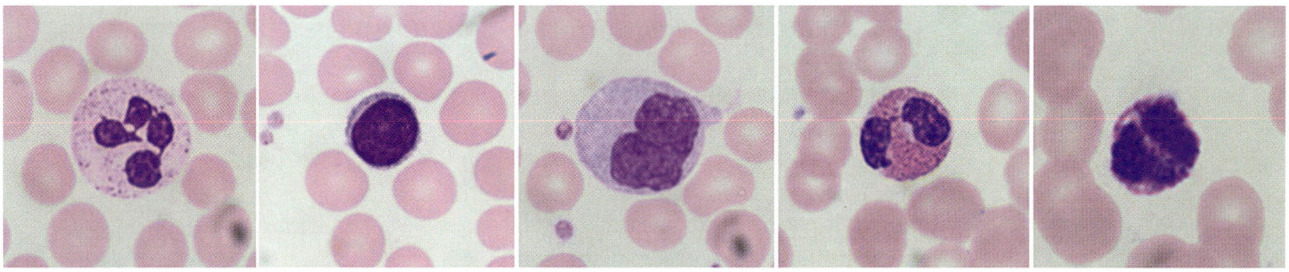

| Neutrophile Granulozyten | Lymphozyten | Monozyten | Eosinophile Granulozyten | Basophile Granulozyten |
|---|---|---|---|---|

**No Limits Makes Everything Better**

Vergleiche die Zellen bzw. deren Größe mit den Erythrozyten = ca. 7,5 µm

**Abb. 6.8** Differenzialblutbild

## 6.3 Blut- und Lymphgefäße

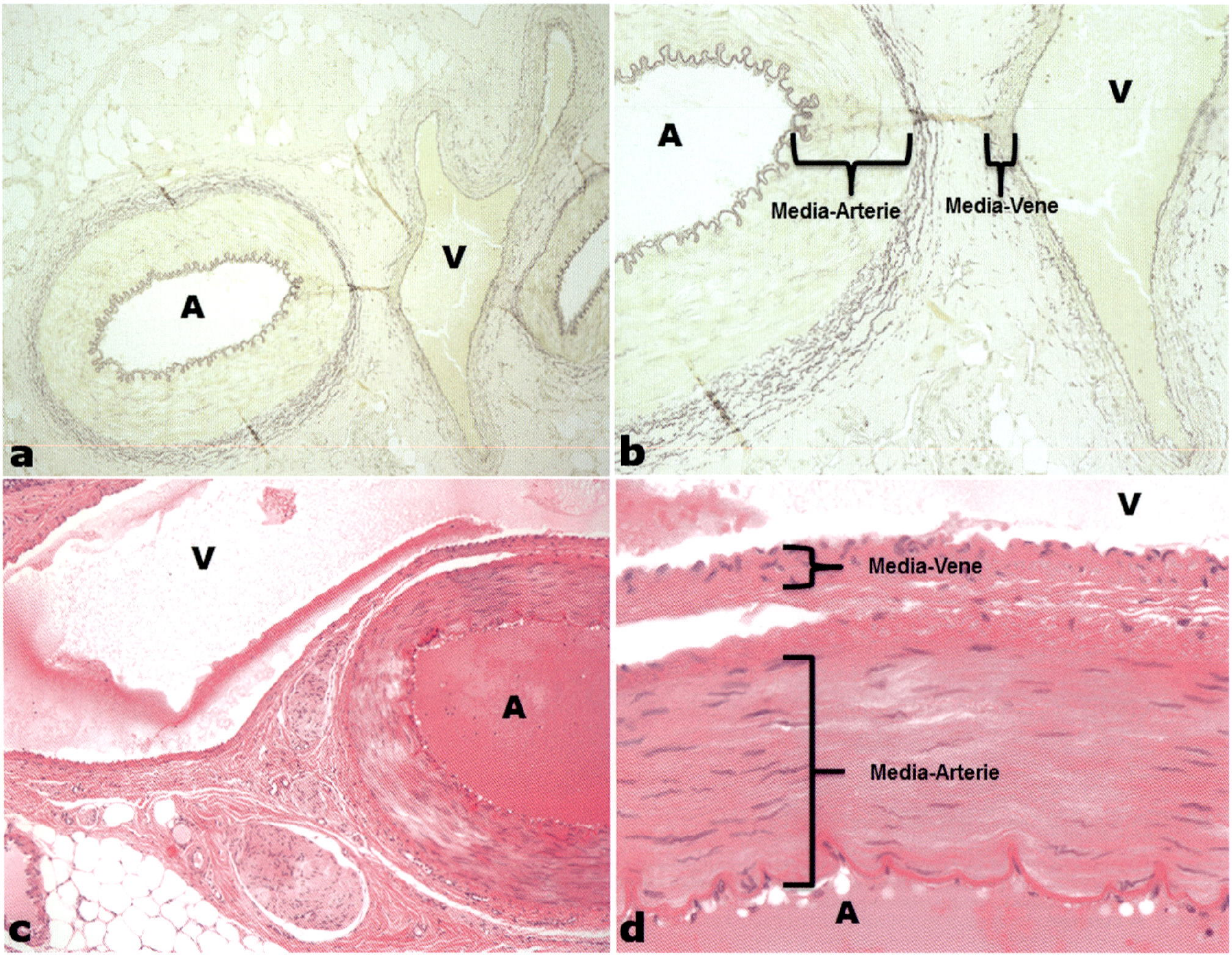


**Abb. 6.9 Gegenüberstellung von Arterie (A) vom muskulären Typ und Vene (V). a** HvG-Färbung. **b** Vergrößerung aus a. **c** HE-Färbung. **d** Vergrößerung aus c.

6

### 6.3.1 Wandaufbau von Arterien und Venen

- **Tunica intima (interna):** Endothel (einschichtiges Plattenepithel) + Basalmembran + subendotheliale Bindegewebsschicht + Membrana elastica interna.
- **Tunica media:** glatte Muskulatur. Bei herznahen Arterien durchzogen von elastischen Fasern, bei herzfernen Arterien nur noch wenige elastische Fasern.
- **Tunica adventitia (extern):** kollagenes Bindegewebe mit elastischen Fasern.

**Tab. 6.2** Unterschiede zwischen Arterien und Venen

| Arterien | Venen |
|---|---|
| Dicke Media (glatte Muskulatur) | Dünne Media (glatte Muskulatur) |
| Meist rundliches Lumen | Oft kollabiertes Lumen oder mit Blut gefüllt |
| Deutliche Membrana elastica interna | Schwach und nicht durchgängig vorhanden |
| Deutliche Membrana elastica externa | Nur einzelne Züge elastischer Fasern<br>Venenklappen |

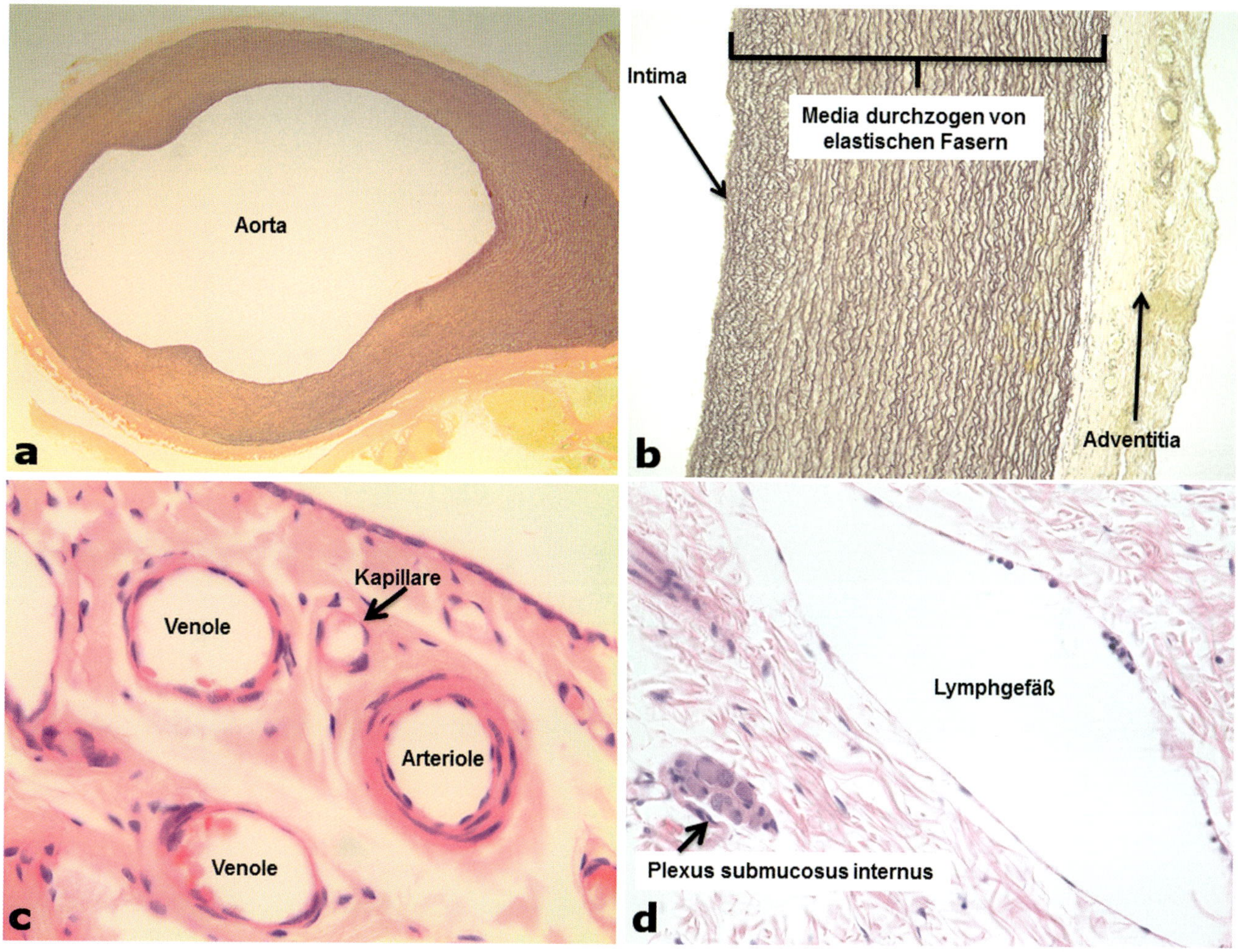


**Abb. 6.10 Gefäße. a, b** Aorta (El-HvG-Färbung). **c** Arteriole, Venole und Kapillare. **d** Lymphkapillaren.

## Aorta

➤ Abb. 6.10a: Übersicht. ➤ Abb. 6.10b: Bei diesem herznahen Gefäß ist die Media massiv mit elastischen Fasern durchsetzt, sodass man weder eine Membrana elastica interna noch externa erkennen kann.

## Arteriole, Venole und Kapillare

➤ Abb. 6.10c. Arteriolen haben 1–2 Schichten glatte Muskulatur, während Venolen diskontinuierlich glatte Muskelzellen als Media haben. Blutkapillaren haben alle eine mehr oder weniger ausgeprägte Basalmembran (je nach Kapillarart). Darauf sitzen Endothelzellen, die je nach Art das Lumen komplett oder auch nur teilweise auskleiden. Auf der Basalmembran sitzen die Perizyten, denen nach neuerer Forschung diverse Aufgaben zukommen: Einfluss auf die Endothelzellen, Regulation des Gefäßdurchmessers, Produktion von vasoaktiven Substanzen, Beteiligung am Aufbau der extrazellulären Matrix und der Basalmembran.

## Lymphkapillaren

➤ Abb. 6.10d. Lymphkapillaren beginnen blind im Bindegewebe, anfänglich fehlen ihnen eine Basalmembran und Perizyten, im weiteren Verlauf kommt es zunächst zu einer diskontinuierlichen, dann zur ausgebildeten Basalmembran. Kleine Lymphkapillaren haben einen Durchmesser

6

von ca. 50 µm und sind somit fast 10-fach größer als Blutkapillaren. Sie können mit Proteinen gefüllt sein, was im Schnitt als homogene Masse zu sehen ist, sowie mit Lymphozyten. Sobald Erythrozyten zu sehen sind, kann es sich nicht mehr um ein Lymphgefäß handeln!

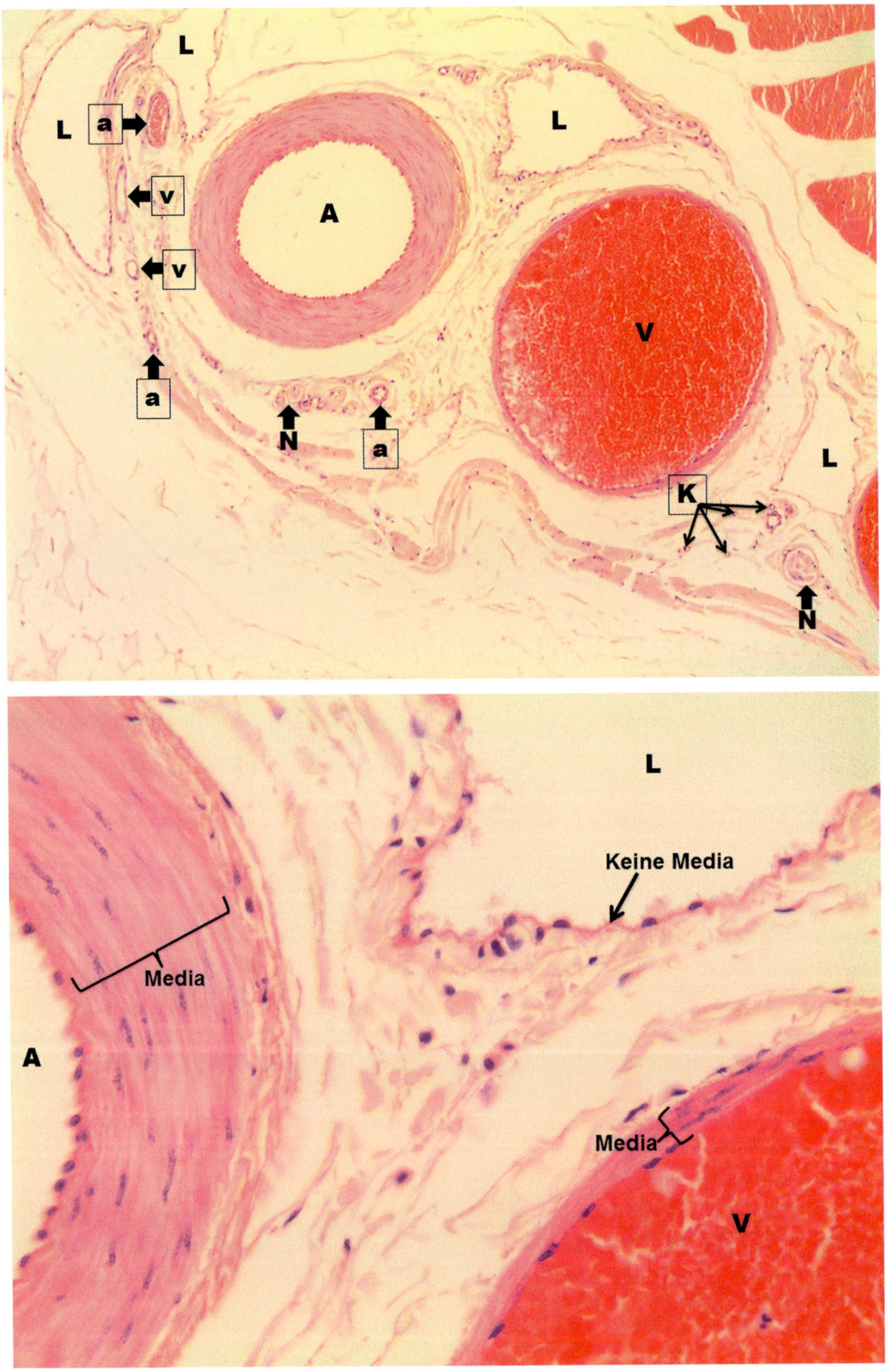


**Abb. 6.11 Gefäße.** A = Arterie, V = Vene, a = Arteriole, v = Venole, L = Lymphgefäß, N = peripherer Nerv, K = Kapillare. Bei der Vergrößerung sieht man, dass sich die Wanddicken (Media) von Arterie und Vene deutlich unterscheiden.

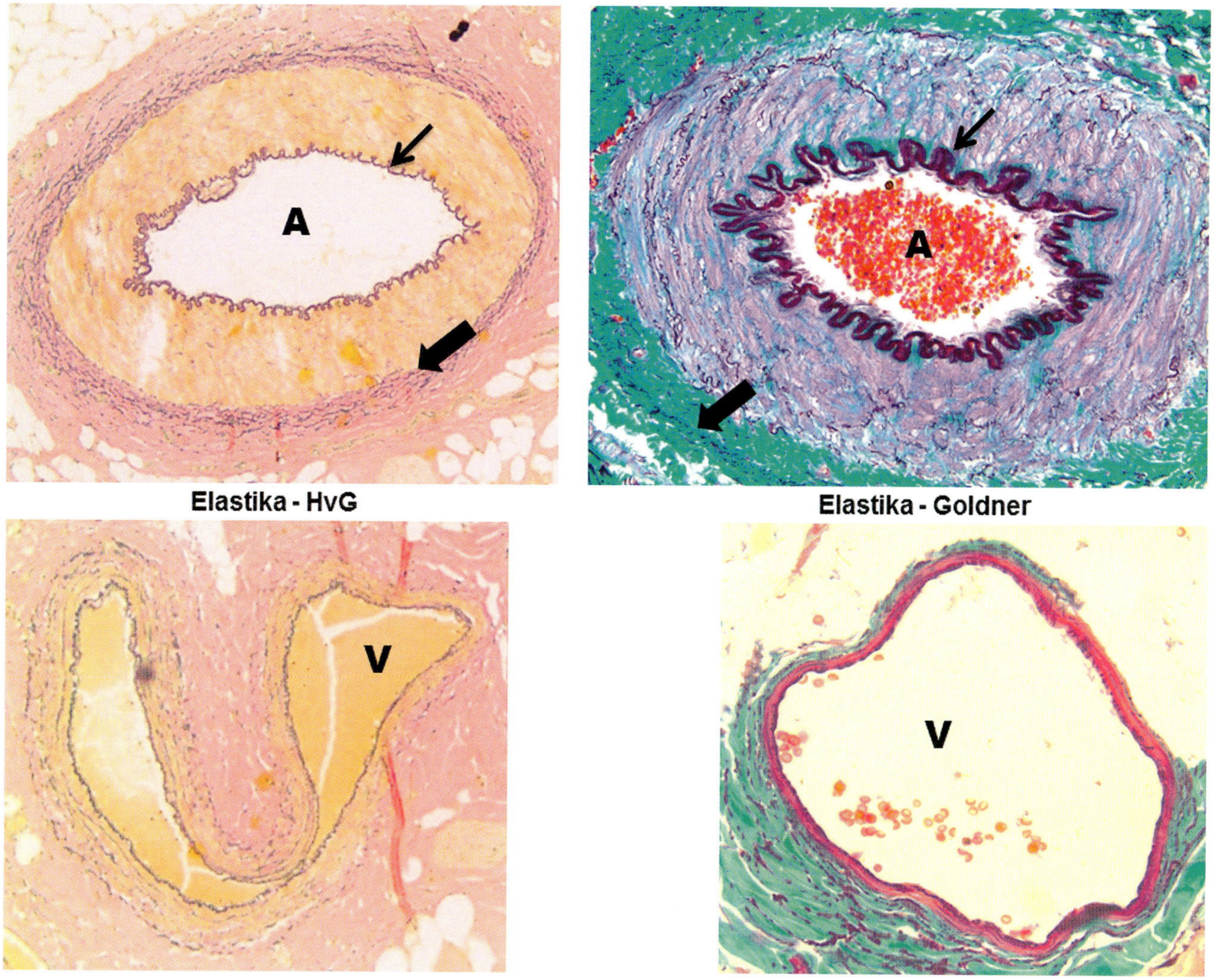


**Abb. 6.12 Bei einer Elastika-Färbung sieht man bei einer Arterie eine deutliche Membrana elastica interna (schlanker Pfeil) und externa (dicker Pfeil).** Bei der Vene nur eine zarte Interna und eine kaum vorhanden Externa.

**Tab. 6.3** Blut- und Lymphgefäße

| Gefäßtyp | Innendurchmesser | Aufbau |
|---|---|---|
| Aorta | 2,5 cm | Elastischer Typ: herznah |
| Große Arterien | Bis 0,5 cm (5000 µm) | Elastischer und muskulärer Typ |
| Arterien | 0,3–0,06 cm (3000–600 µm) | Ab ca. drei geschlossenen Schichten glatte Muskulatur |
| Arteriolen | 0,01 cm (100 µm) | 1–2 Schichten glatte Muskulatur |
| Sinusoide und Kapillaren | 0,001–0,0002 cm (10–2 µm) | Endothel + Basallamina + Perizyten |
| Postkapilläre Venolen | 0,003 cm (30 µm) | Endothel + Basallamina + Perizyten |
| Venolen | 0,008 cm (80 µm) | Endothel + Basallamina + Perizyten + vereinzelt glatte Muskelzellen |
| Venen | 0,15–0,7 cm (1500–7000 µm) | Deutlich dünnere Media als gleich große Arterien |
| Große Venen | 1,5 cm | |
| V. cava | 3,5 cm | |

**Tab. 6.3** Blut- und Lymphgefäße *(Forts.)*

| **Lymphgefäße** | | |
|---|---|---|
| Initiale Lymphgefäße (Lymphkapillaren) | 0,005 cm (50 µm) | Endothelzellen, verbunden durch Ankerfilamente |
| Präkollektoren | 0,01 cm (100 µm) | Vereinzelt glatte Muskelzellen |
| Kollektoren | 0,015–0,06 cm (150–600 µm) | Dreischichtiger Aufbau wie Venen und Kapillaren |
| Lymphstämme (Ductus thoracicus, Truncus brachialis) | 2–4 cm | |

## 6.3.2 Färbungen

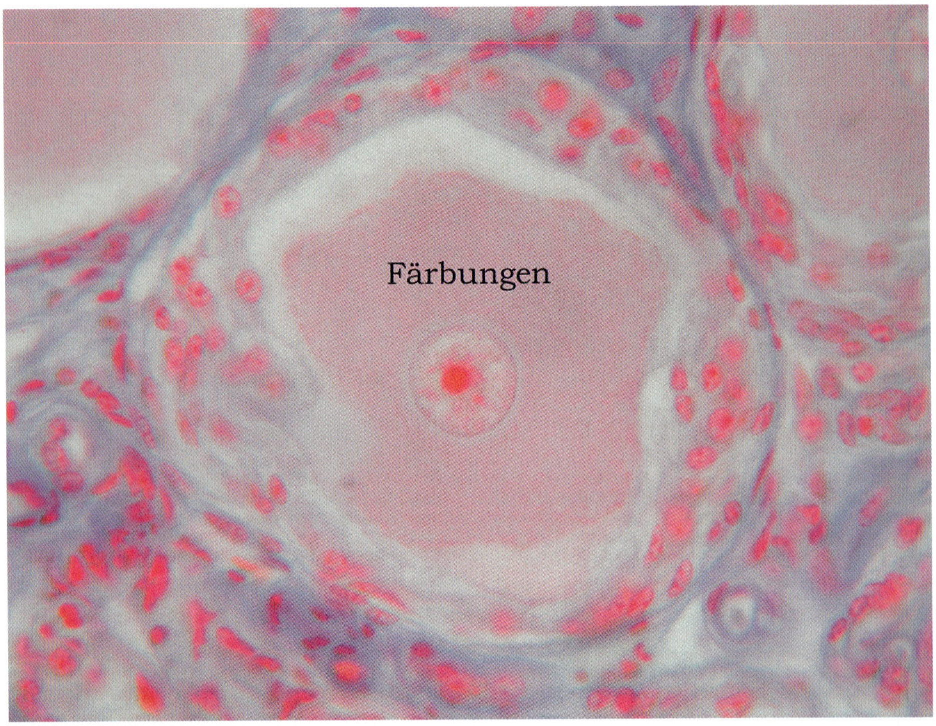


**Abb. 6.13 Pseudounipolare Nervenzelle (Azan-Färbung)**

**Tab. 6.4** Herkunft der Präparate

| | **Vorteile** | **Nachteile** |
|---|---|---|
| Gewebe stammen vom Tier | • Vermeintlich gesunde Organe<br>• Schneller Zugriff, bevor Autolyse eintritt<br>• Oft erhältlich, egal, welches Organ | • Entspricht nicht oft der menschlichen Anatomie in Größe und Struktur |
| Gewebe oder Organe stammen aus der OP oder von Körperspendern | • Entspricht der menschlichen Anatomie | • Oft pathologisch (Krankheit, Operation)<br>• Oft autolytisch (Körperspende bis zur Organentnahme dauert zu lang)<br>• Einige Organe sind nie gesund zu bekommen. |

6

**Tab. 6.5** Färbungen. Achte auf die Anfärbung des Bindegewebes!

| Färbung | Bindegewebe | Muskulatur | Kern | Abbildung |
|---|---|---|---|---|
| Hämalaun-Eosin (HE) | Rosa | Rosa | Blau | 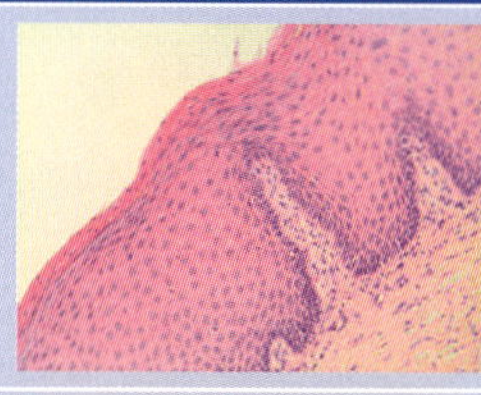 |
| Hämatoxylin van Gieson (HvG) | Rot | Gelblich (bis hellgrün) | Braun (grau-schwarz) | 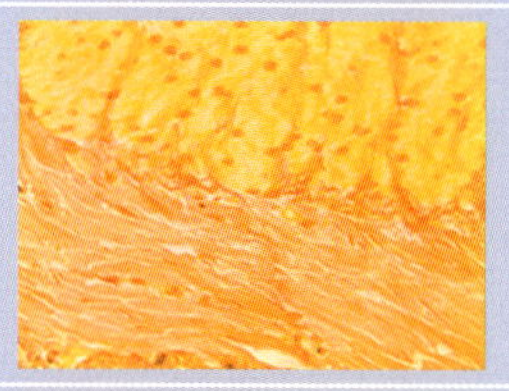 |
| Goldner | Grün (anthrazit) | Rot | Rot-braun | 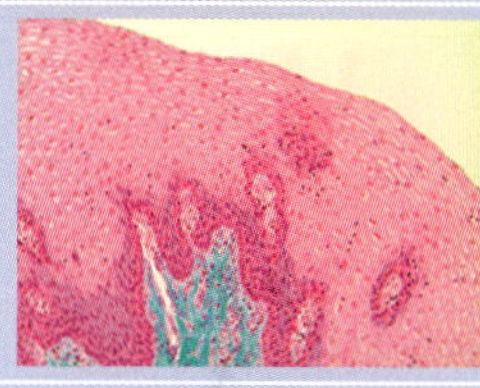 |
| Azan | Blau | Rot | Rot | 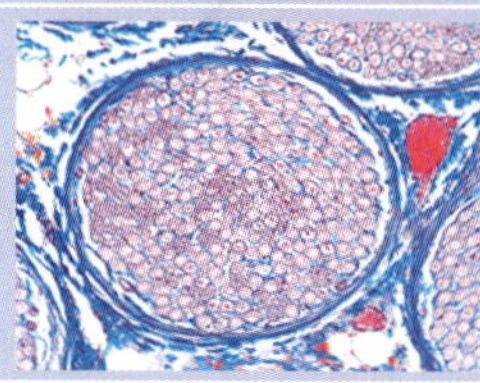 |
| Periodsäure-Schiff-Reaktion (Schleimfärbung) | Schwach rosa | Rosa | Blau (Hämalaun) | 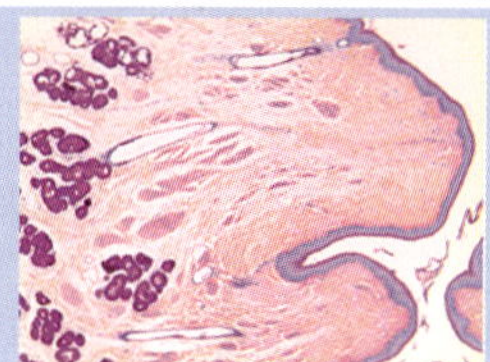 Magenta = Schleim |
| Versilberung (retikuläre Fasern, Kollagen Typ III und Nervenfasern) | Braun-violett (nur Kollagen) | | | 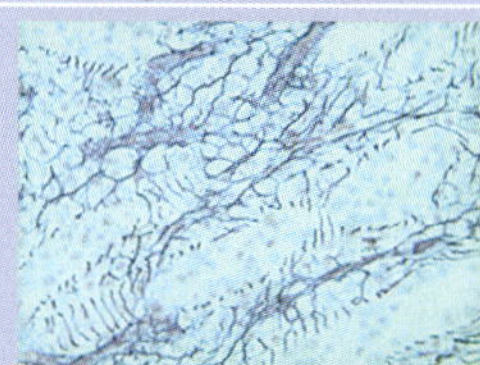 Schwarz = Retikulinfasern |
| Semidünnschnitt (Toluidinblau) | Blau | Blau | Blau | 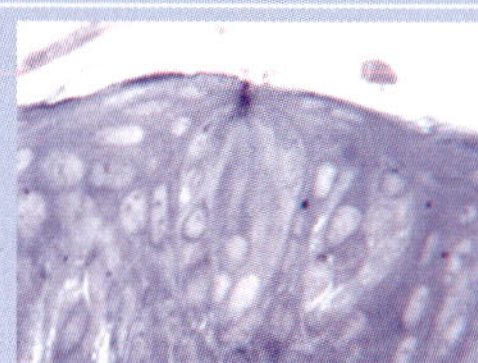 Unterschiedliche Blautöne |

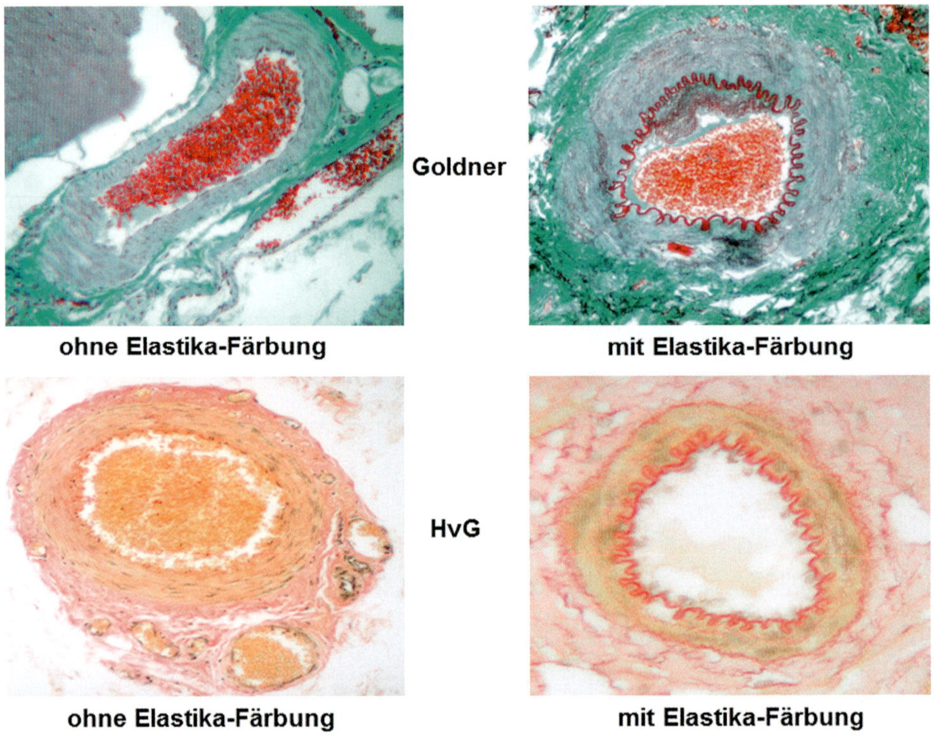


**Abb. 6.14 Arterie mit und ohne Elastika-Färbung.** Elastika-Färbungen erkennt man an der Membrana elastica interna der Arterien.

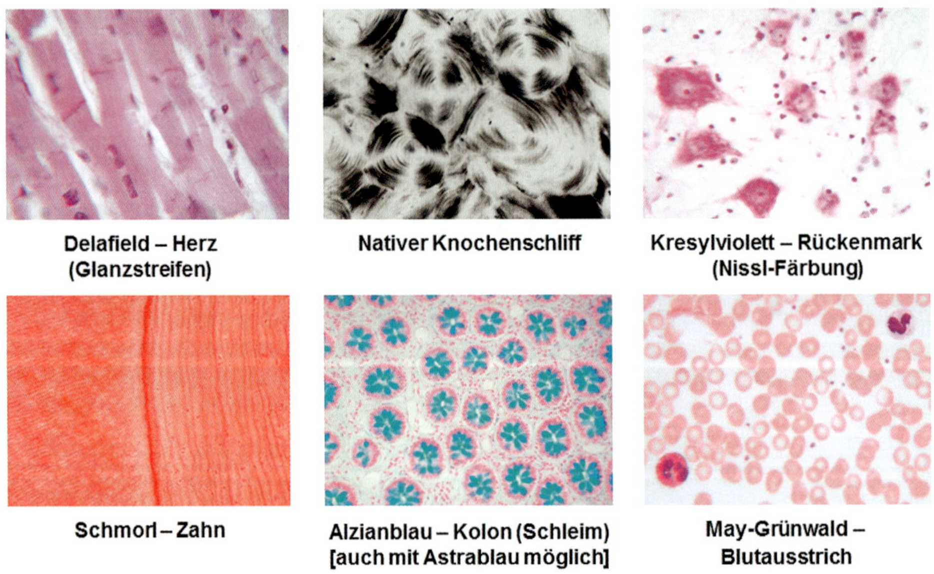


**Abb. 6.15 Diese Färbungen zeigen die jeweils angefärbten Strukturen besonders gut.**

6

KAPITEL

# 7 Mundhöhle und Kopfspeicheldrüsen

## 7.1 Lippe

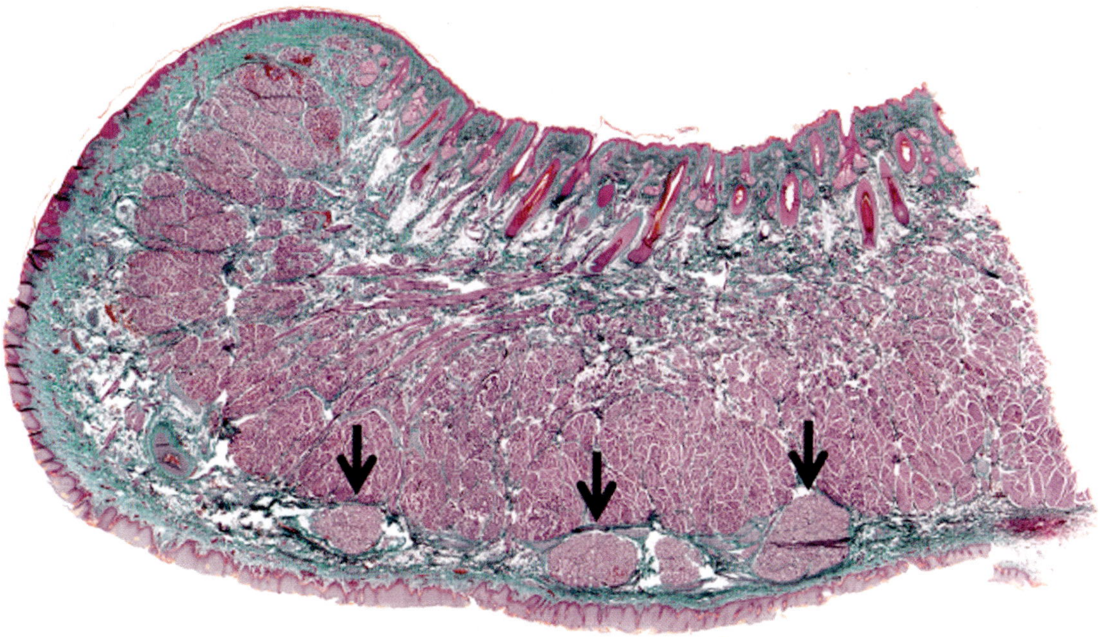

**Abb. 7.1 Lippe in der Übersicht (Goldner-Färbung).** Bei der vollständig geschnittenen Lippe findet man drei unterschiedliche Regionen: oben im Bild das mehrschichtig verhornte Plattenepithel mit Haaren und Talgdrüsen (Felderhaut), unten im Bild das mehrschichtig unverhornte Plattenepithel und links im Bild das Lippenrot. Unten im Bild, also an der Innenseite der Lippe, befinden sich die seromukösen Glandulae labiales (Pfeil). Das Lippenrot hat ein extrem zart verhorntes Plattenepithel ohne Haare und Talgdrüsen. In der Lamina propria liegen viele Blutgefäße und Blutsinusoide, die mit ihren zahlreichen Erythrozyten die intensive Rotfärbung der Lippe erzeugen. Das Lippeninnere besteht überwiegend aus quergestreifter Skelettmuskulatur (M. obicularis oris).

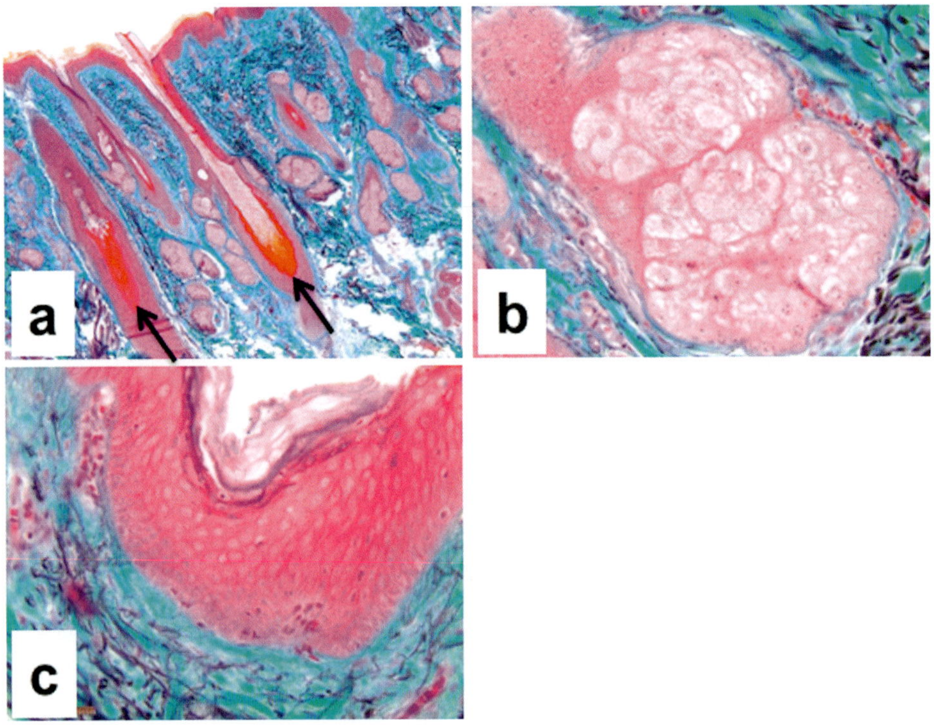


**Abb. 7.2 Außenseite der Lippe (Felderhaut). a** Außenseite (mehrschichtig verhorntes Plattenepithel) mit Haaren (Pfeile) und Talgdrüsen. **b** Vergrößerung der Talgdrüse. **c** Vergrößerung des mehrschichtig verhornten Plattenepithels.



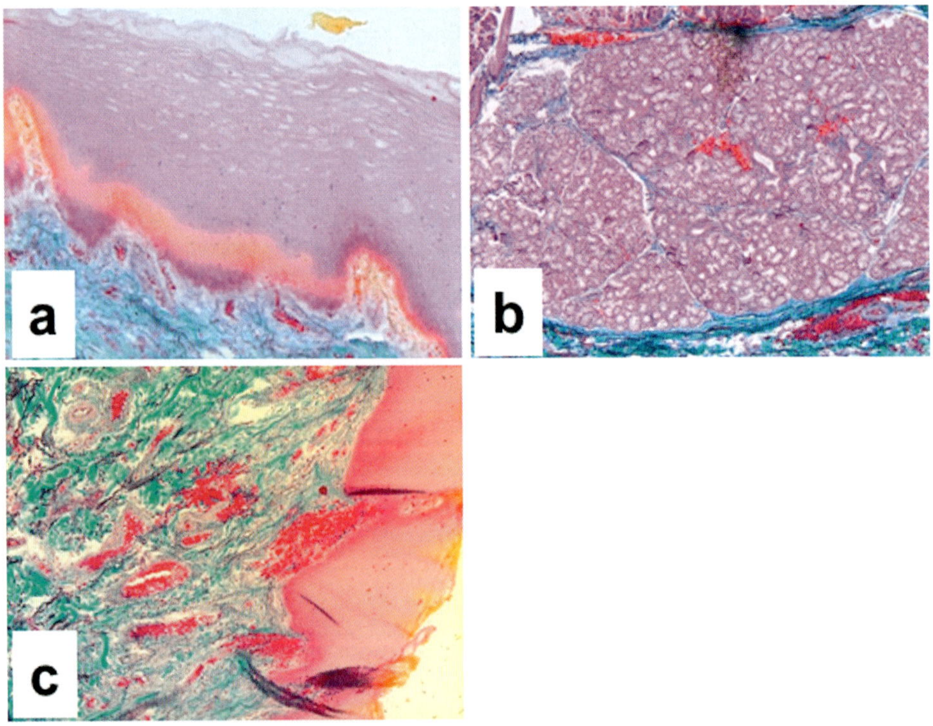


**Abb. 7.3 Innenseite der Lippe (Schleimhaut). a** Innenseite (mehrschichtig unverhorntes Plattenepithel). **b** Glandulae labiales in der Lamina propria der Innenseite. **c** Zahlreiche Blutgefäße des Lippenrots.

## 7.2 Zunge

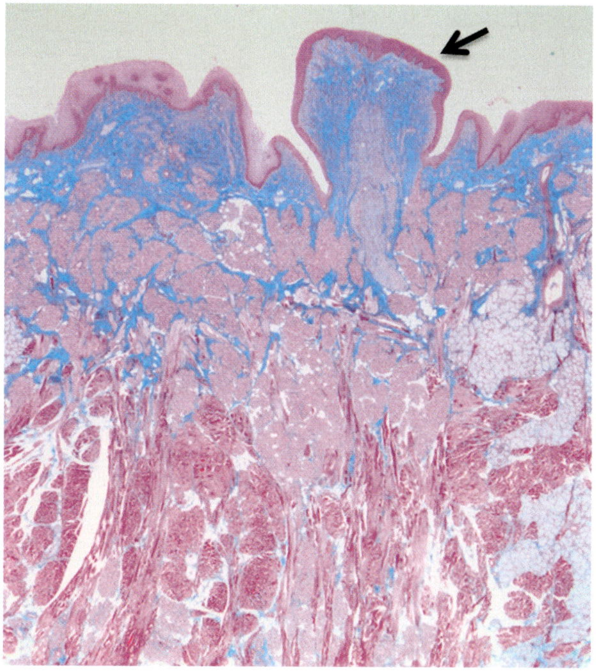

**Abb. 7.4 Zunge: Papilla vallata (Azan-Färbung).** Die Zunge hat einen Überzug aus mehrschichtig unverhorntem Plattenepithel. Die Oberseite der Zunge besteht aus unterschiedlichen Papillen. Papillae foliatae (blattförmig), Papillae fungiformes (pilzförmig), Papillae vallatae (Wallpapillen, Pfeil) und Papillae filiformes. Alle Papillen besitzen Geschmacksknospen, außer den Papillae filiformes. Sie sind mit einer zart verhornten Spitze für den Tastsinn der Zunge zuständig. In und unterhalb der Lamina propria sind seröse und muköse Drüsenpakete zu finden sowie quergestreifte Skelettmuskulatur in allen Anschnittrichtungen (quer, längs, schräg).



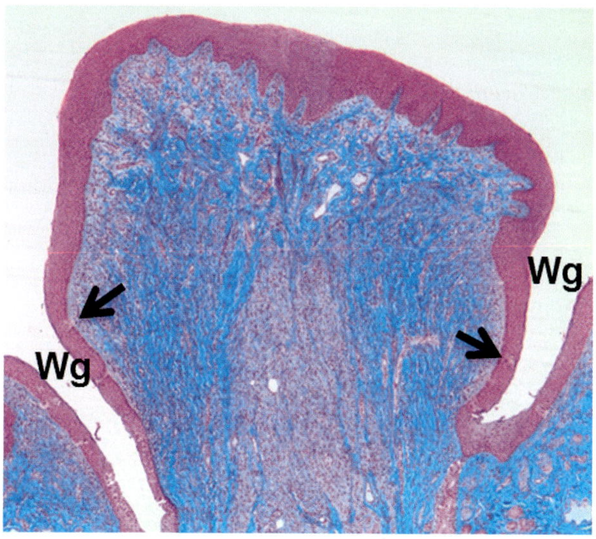


**Abb. 7.5 Papilla vallata (Wallpapille) (Azan-Färbung).** Sie ist vom Wallgraben (Wg) umgeben, in den die serösen Spüldrüsen mit ihrem Ausführungsgang münden. Die Geschmacksknospen sind ovale Aufhellungen (Pfeil) im mehrschichtig unverhornten Plattenepithel und werden von den von-Ebner-Spüldrüsen am Geschmacksporus wieder freigespült, um einen neuen Geschmack wahrnehmen zu können.

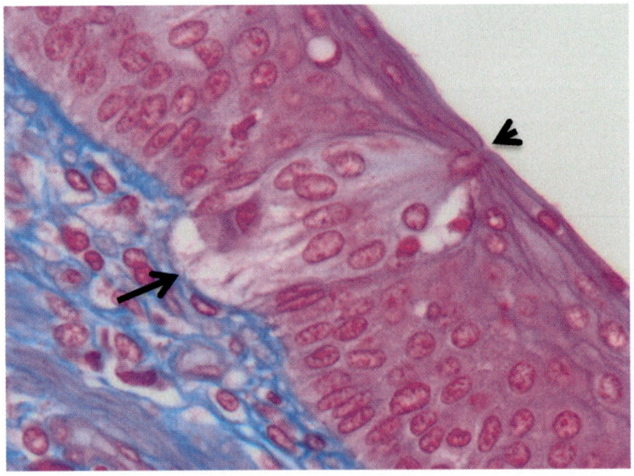

Abb. 7.6 **Geschmacksknospe (dünner Pfeil links) (Azan-Färbung).** Sie besteht aus verschiedenen Zelltypen der Geschmackswahrnehmung und Weiterleitung sowie einem Geschmacksporus (Porus gustatorius, dicker Pfeil rechts) als Ort der Geschmacksaufnahme [P668].

Nach heutigem Stand geht man von vier Zelltypen der Geschmacksknospen aus, die wie Scheiben in einer Apfelsine angeordnet sind:

- **Typ I:** gliaähnliche Zellen, die Mikrovilli tragen und Schleim in den Porus sezernieren
- **Typ II:** Sinneszellen für die Qualitäten süß, bitter und umami
- **Typ III:** Sinneszellen für die Qualitäten salzig und sauer; von hier aus Weiterleitung an die Afferenzen der Hirnnerven
- **Basalzellen:** wahrscheinlich Vorläufer- bzw. Stammzellen

Damit ist jede Geschmacksknospe, egal wo sie sich auf der Zunge befindet, in der Lage, alle Geschmacksqualitäten wahrzunehmen. Die Kartografie der Zunge hat somit keine Gültigkeit mehr.



## 7.3 Kopfspeicheldrüsen

Die großen Kopfspeicheldrüsen sind (➤ Tab. 7.1):

- **Glandula parotis (parotidea):** Ohrspeicheldrüse
- **Glandula submandibularis:** Unterkieferspeicheldrüse
- **Glandula sublingualis:** Unterzungenspeicheldrüse

Diese Drüsen verfügen über einen identischen Drüsenbaum (➤ Abb. 7.7, ➤ Abb. 7.8).

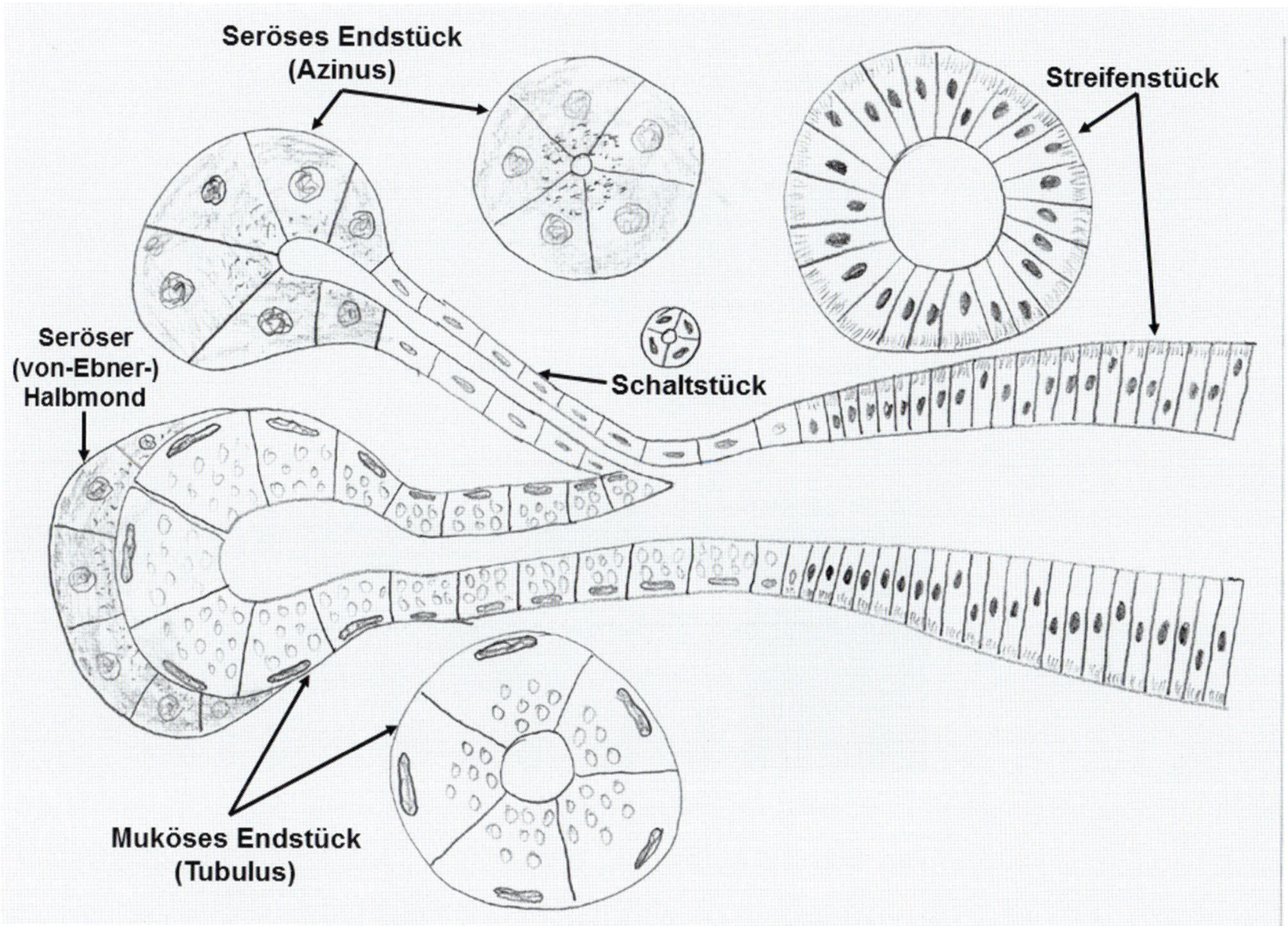


**Abb. 7.7** **Intralobuläre Drüsenstrukturen** [P668]

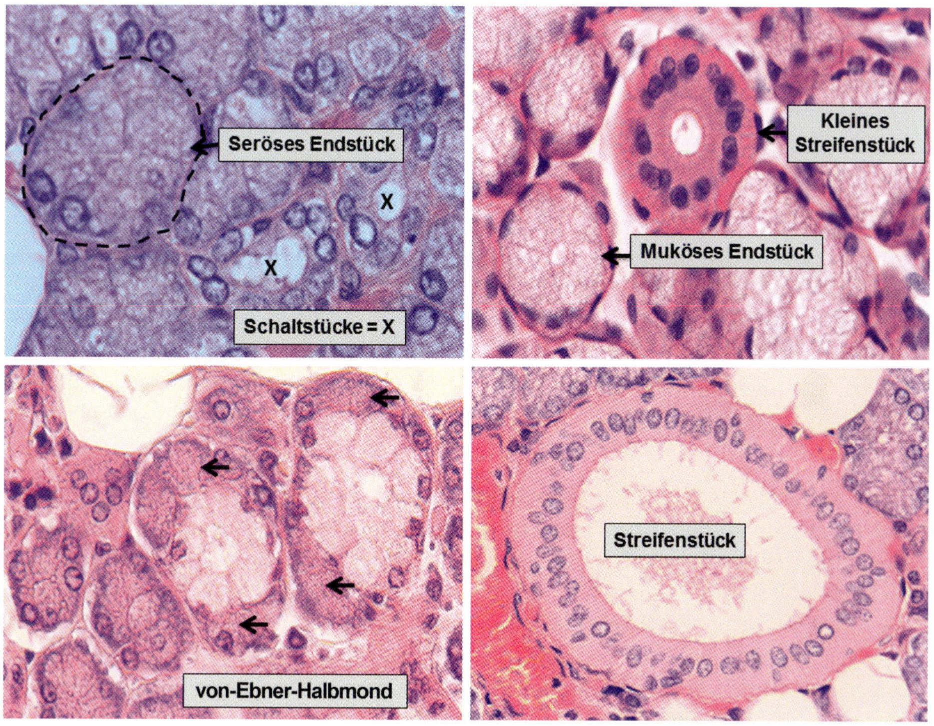


**Abb. 7.8** **End-, Schalt- und Streifenstücke (HE-Färbung).** Alle hier gezeigten Strukturen sind intralobulär.

Die **Glandula parotis** produziert ein rein seröses Sekret, in dem Enzyme enthalten sind (v. a. α-Amylase – Vorverdauung von Kohlehydraten beim Kauen).

Die **Glandula submandibularis** ist sero**m**ukös, sonst nahezu gleich, hat aber auch muköse Tubuli (je nach Schnitt sind es nur sehr wenige, was das Auffinden schwer macht).

**SCHNELLER ZUR DIFFERENZIALDIAGNOSE!**

Um schneller zum Ergebnis zu kommen, sucht man nicht nur nach mukösen Endstücken bzw. Tubuli, sondern parallel dazu nach Ansammlungen peripherer Nerven (Äste des N. facialis und seinen Rami), die in der Glandula parotis vorkommen und oft angeschnitten sind. Was man während des Mikroskopierens zuerst findet, gibt die Diagnose.

Die **Glandula sublingualis** ist mukoserös, also überwiegend mukös (Schleimproduktion), und einfach zu diagnostizieren.

**Tab. 7.1** Differenzierung der Kopfspeicheldrüsen

| | Glandula parotis | Glandula submandibularis | Glandula sublingualis |
|---|---|---|---|
| Sezernierungsart | Rein serös | Seromukös | Mukoserös |
| Endstücke | Nur Azini | Viele Azini<br>Wenige Tubuli | Viele Tubuli<br>Wenige Azini |
| Schaltstücke | Zahlreich | Zahlreich | Deutlich weniger |
| Streifenstücke | Zahlreich | Zahlreich | Deutlich weniger |
| Ausführungsgänge | Vorhanden | Vorhanden | Vorhanden |

## Funktion und Aufbau

Die drei Kopfspeicheldrüsen produzieren ein Sekret, das im Mundraum nicht nur eine Kohlenhydratvorverdauung gewährleistet, sondern auch für eine entsprechende Mundflora sorgt. Hierbei wird der Primärspeichel aus den serösen Anteilen zu einem hypoosmotischen Sekundärspeichel modifiziert.

Die **Endstücke** sind die produzierenden Anteile. Seröse Endstücke bilden ein dünnflüssiges Sekret und muköse Endstücke relativ viskösen Schleim (➤ Tab. 7.2). Sie haben ein einschichtig isoprismatisches Epithel. Die Zellkerne der serösen Endstücke sind rund und liegen selten zentral, die mukösen Endstücke haben einen flachen an den basalen Rand gedrängten Kern. Seröse Endstücke sind kleinlumig, muköse haben ein größeres Lumen.

**Tab. 7.2** Seröse und muköse Endstücke

| | Seröses Endstück | Muköses Endstück |
|---|---|---|
| Epithel | Einschichtig isoprismatisch | Einschichtig isoprismatisch |
| Lumen | Klein | Größer |
| Kernform und Lage | Rund, selten zentral | Flach, meist randständig |
| Aufgabe | Dünnflüssiges Sekret mit α-Amylase | Schleimproduktion |

Das seröse **Schaltstück** ist einschichtig platt bis isoprismatisch mit kleinem Lumen und flachem Kern. Bei serösen Endstücken verhindert dieser Abschnitt durch Myoepithelien den Rückfluss des Sekrets. Bei mukösen Endstücken produzieren auch die Schaltstückzellen Schleim (End- und Schaltstück = Tubulus).

Das **Streifenstück** ist einschichtig hochprismatisch mit einem zentralen Kern und meist azidophil (rötlich) gefärbt. Es ist immer ein deutliches Lumen vorhanden. Die Kerne liegen zentral, da basal der Zelle extrem viele Mitochondrien gestapelt vorliegen und im optimal gefärbten Präparat eine basale Streifung erzeugen (Streifenstück!). Funktionell wird aus dem isoosmotischem

Primärspeichel der hypoosmotische Sekundärspeichel erzeugt. Dies geschieht im Wesentlichen durch Natrium- und Chlorid-Resorption sowie Kalium- und $HCO_3^-$-Sekretion.

Die bisher beschriebenen Abschnitte End-, Schalt- und Streifenstück liegen intralobulär (in einem Läppchen). Stellt man sich mehrere rundliche oder ovale Läppchen vor, die dicht aneinander liegen, so ergeben sich zwischen den Läppchen bindegewebige Dreiecke, in denen man die **Ausführungsgänge** findet. Sie haben ein mehrreihig hochprismatisches Epithel mit großen Lumen und sind von reichlich Bindegewebe umgeben, in dem auch meist Blut- und Lymphgefäße liegen. Der Ausführungsgang ist eine Transportröhre, nicht an der Modifikation beteiligt und liegt interlobulär (außerhalb der Läppchen).

**BEACHTE!**

Da es von Schalt- zu Streifenstück zu Ausführungsgängen fließende Übergänge gibt, kann man zwischen Schalt- und Streifenstück auch isoprismatische Zellen finden bzw. kann der Beginn des Ausführungsgangs noch einschichtig sein.

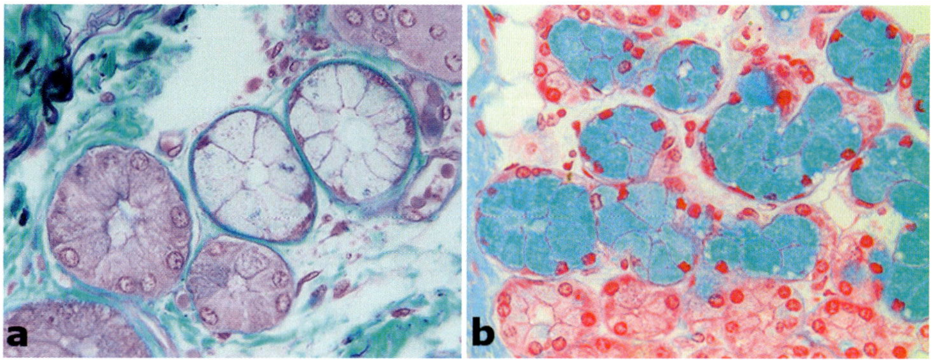


**Abb. 7.9 Unterschied von serösen und mukösen Endstücken. a** Endstücke (HE-Färbung): links unten = serös, rechts oben = mukös. **b** Endstücke (Alzianblau-Färbung): hellblau = mukös.

## Färbung der Kopfspeicheldrüsen

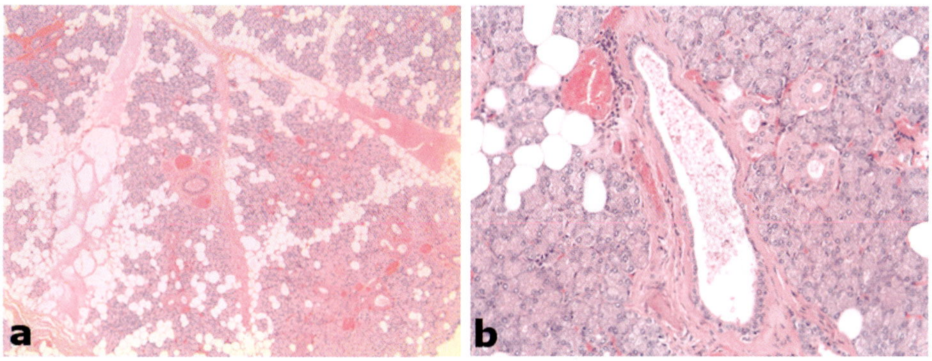


**Abb. 7.10 Glandula parotis (parotidea) (HE-Färbung).** In der Übersicht (**a**) und auch in der mittleren Vergrößerung (**b**) erkennt man deutlich die vielen Fettzellen (Adipozyten). Das Vorkommen von Fettzellen überall im Körper ist abhängig von Geschlecht, Alter, Erkrankungen (z. B. Adipositas), körperlicher Konstitution und noch einigen anderen Faktoren und dient somit nicht der Differenzialdiagnose! **b** Streifenstücke zwischen den Azini, mit deutlichem Lumen und azidophilem Epithel. Zentral von Bindegewebe umgeben liegt der Ausführungsgang.

7

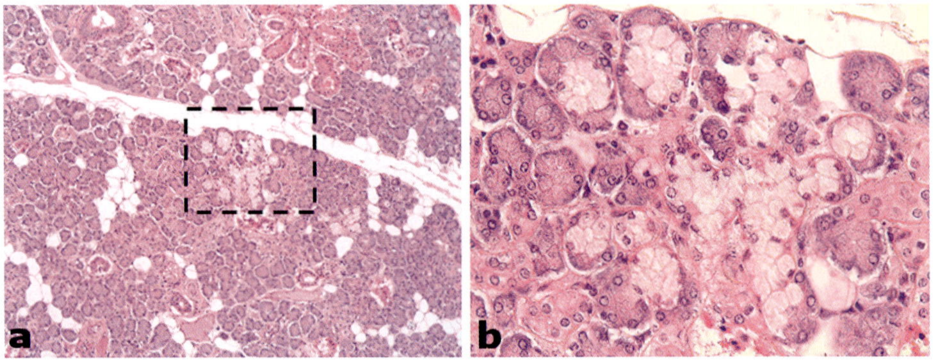

Abb. 7.11 **Glandula submandibularis. a** Mittlere Vergrößerung. Zunächst erscheint auch hier eine rein seröse Drüse vorzuliegen. Bei intensiver Durchmusterung findet man die mukösen Anteile (gestricheltes Rechteck). **b** Maximale Vergrößerung. Die Diagnose der mukösen Tubuli lässt sich hier bestätigen. Der Anteil muköser Tubuli kann teilweise in einer Submandibularis nur bei 5–10 % liegen.

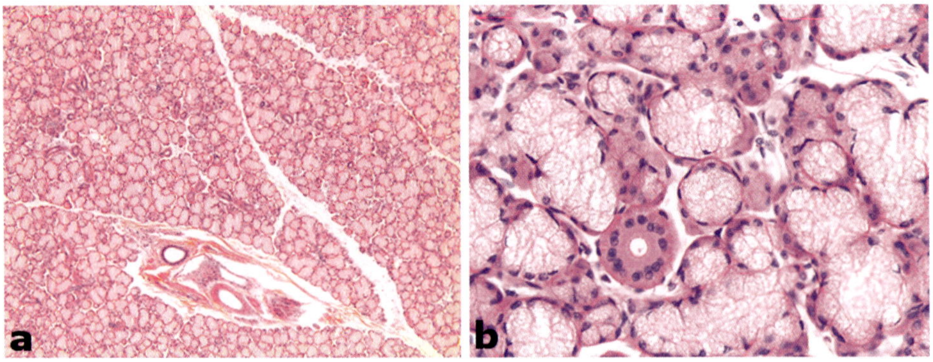

Abb. 7.12 **Glandula sublingualis (HE-Färbung).** In der Übersicht (**a**) und der Vergrößerung (**b**) fällt sofort auf, dass das Präparat deutlich heller ist, da in der HE-Färbung die mukösen Tubuli nahezu ungefärbt bleiben. In der Sublingualis ist der Anteil an mukösen Tubuli deutlich höher als an serösen Azini. Die Streifenstücke sind hier kleiner und weniger vorhanden als in den beiden anderen Kopfdrüsen.

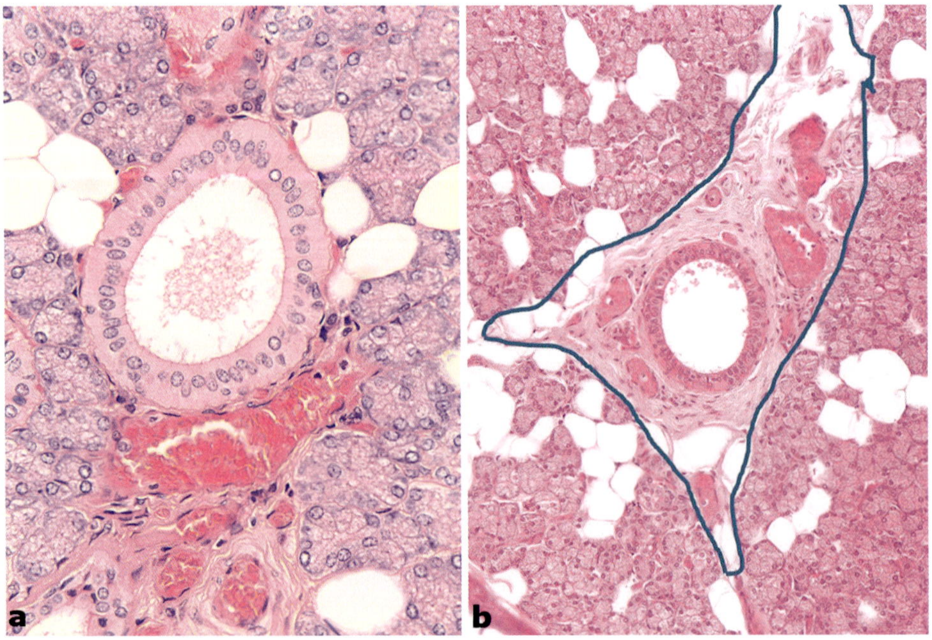

Abb. 7.13 **a Streifenstück (400-fach) und b Ausführungsgang (100-fach) (HE-Färbung)**

**Streifenstück:** intralobulär, einschichtig hochprismatisch, von Azini umgeben.
**Ausführungsgang:** interlobulär, mehrreihig hochprismatisch, von Bindegewebe umgeben.

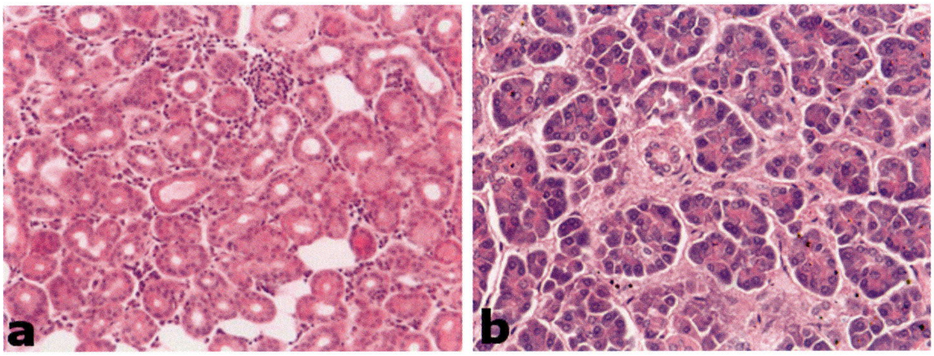


Abb. 7.14 **Rein seröse Drüsen. a** Glandula lacrimalis (Tränendrüse). **b** Pankreas (Bauchspeicheldrüse).

Bei der **Glandula lacrimalis** sind keine Schalt- und Streifenstücke vorhanden. Was in ➤ Abb. 7.14 so erscheint, sind Anschnitte der tubuloalveolären Endstücke (oft im Präparat mit deutlichem Lumen zu finden). Das **Pankreas** hat im mittleren (Corpus) und im Schwanzteil (Cauda) zwar endokrine Anteile in Form der Langerhans-Inseln, diese sind jedoch kaum im Pankreas-Kopf (Caput) zu finden. Wichtig für die Differenzialdiagnose ist: **Keine Streifenstücke!** Zusätzlich hat das Pankreas noch eine weitere Besonderheit: Die Schaltstücke reichen bis in die Lumen der Endstücke hinein. Im Schnitt durch die Endstücke sieht man sog. zentro-azinäre Zellen (ZAZ; ➤ Abb. 7.15). Neuere Forschungsergebnisse zeigen, dass ZAZ nicht nur bikarbonathaltigen Schleim produzieren, sondern es auch Zellpopulationen gibt, die Insulin freisetzen.

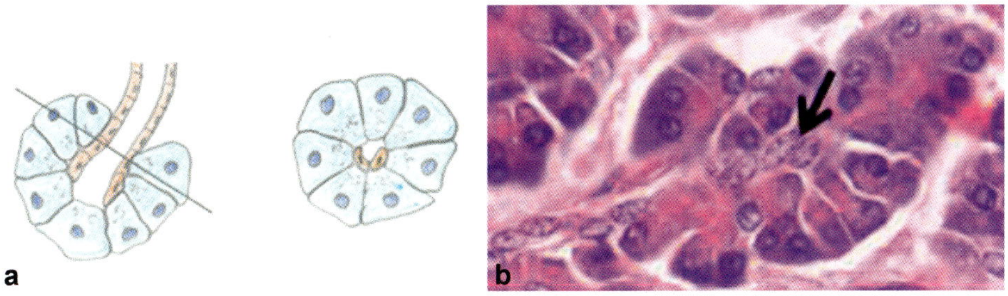


Abb. 7.15 **Längs- und Querschnitt durch einen Azinus mit Schaltstück (a); Schnitt durch den Azinus (b) (HE-Färbung).** Im Zentrum erkennt man Schaltstückzellen: zentro-azinäre Zellen (Pfeil).

## 7.4 Zähne

### Zahnanlage

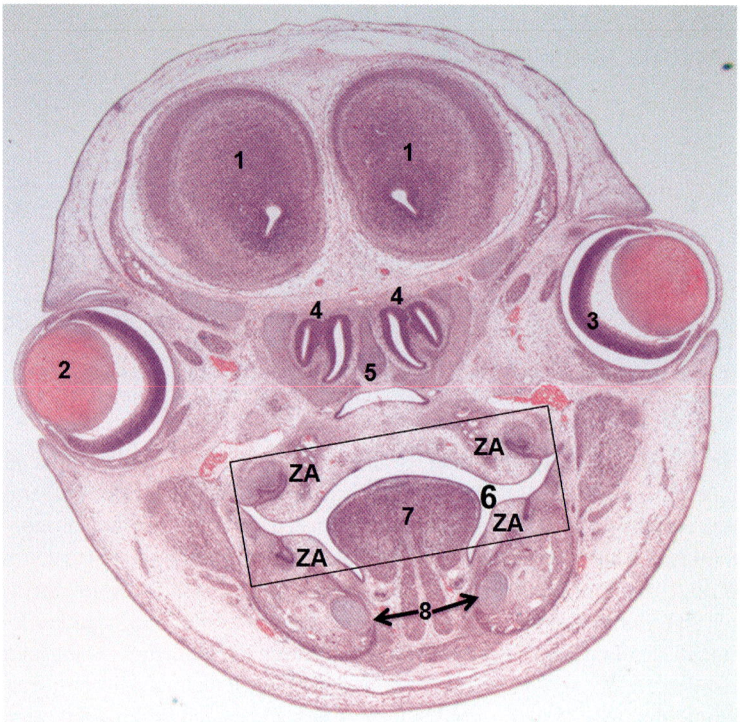


**Abb. 7.16 Orientierung im Frontalschnitt des Kopfes (HE-Färbung).** 1 = Gehirn, 2 = Linse, 3 = Retina, 4 = Nasennebenhöhlen, 5 = Nasenseptum, 6 = Mundhöhle 7 = Zunge, 8 = Meckel-Knorpel, ZA = Zahnanlage.

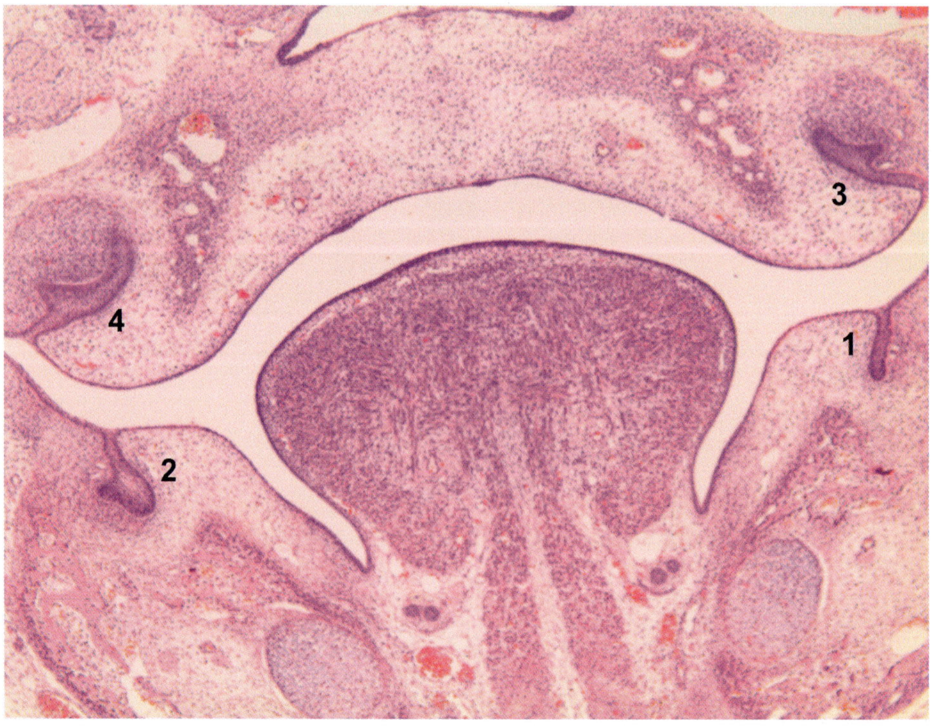


**Abb. 7.17 Zahnanlagen sind mit 1–4 in Reihenfolge ihrer Entwicklung beschriftet (HE-Färbung).**

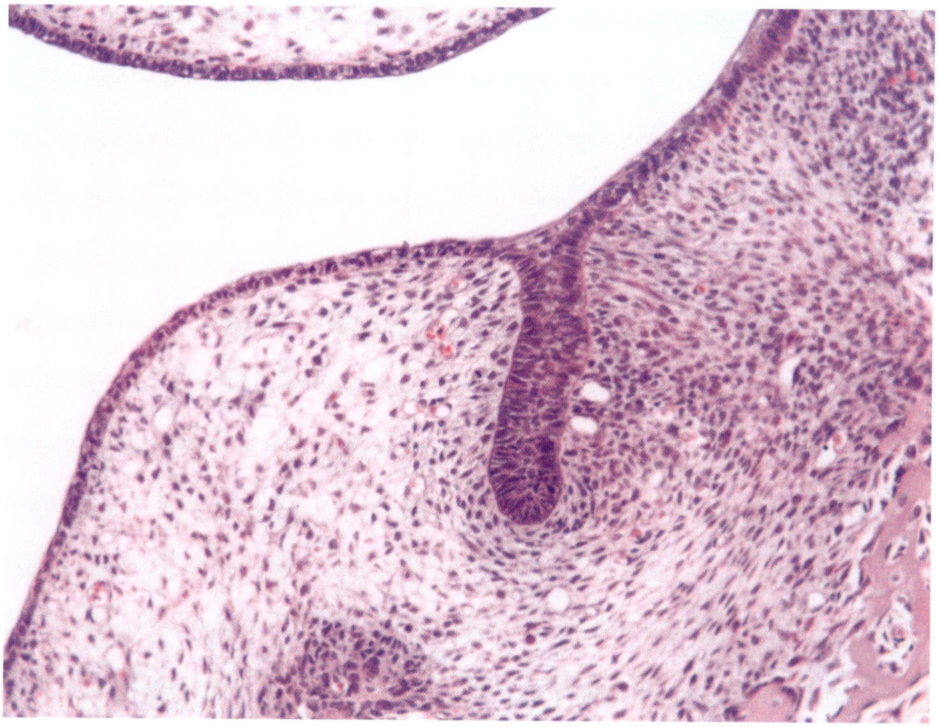

**Abb. 7.18 Zahnleiste (HE-Färbung).** Stufe 1: Epitheleinsenkung.

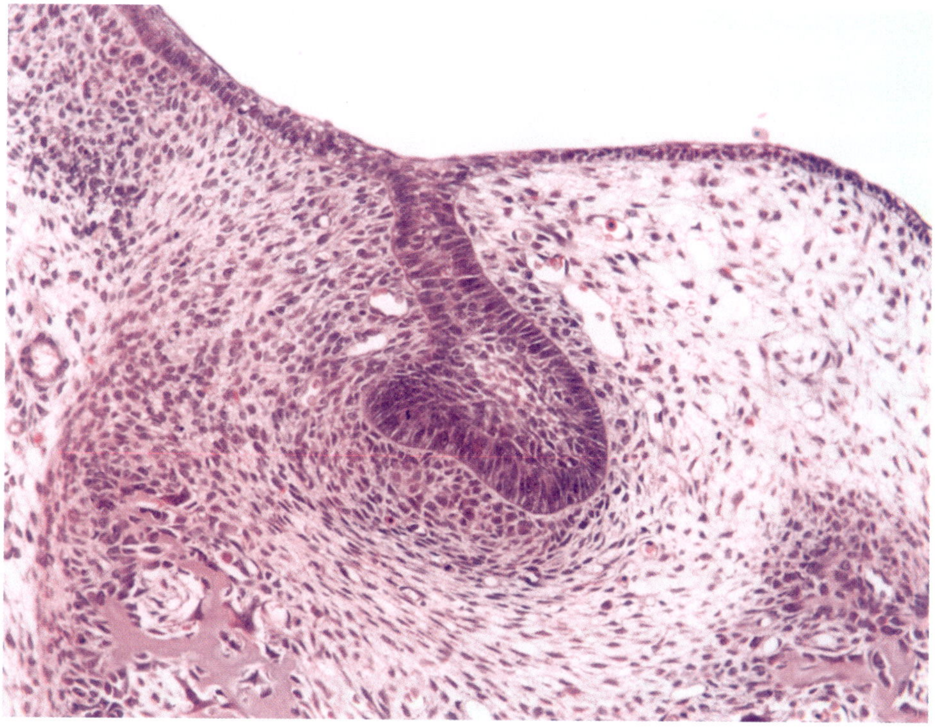

**Abb. 7.19 Zahnleiste/Kappe (HE-Färbung).** Stufe 2: Entstehung einer Zahnkappe.

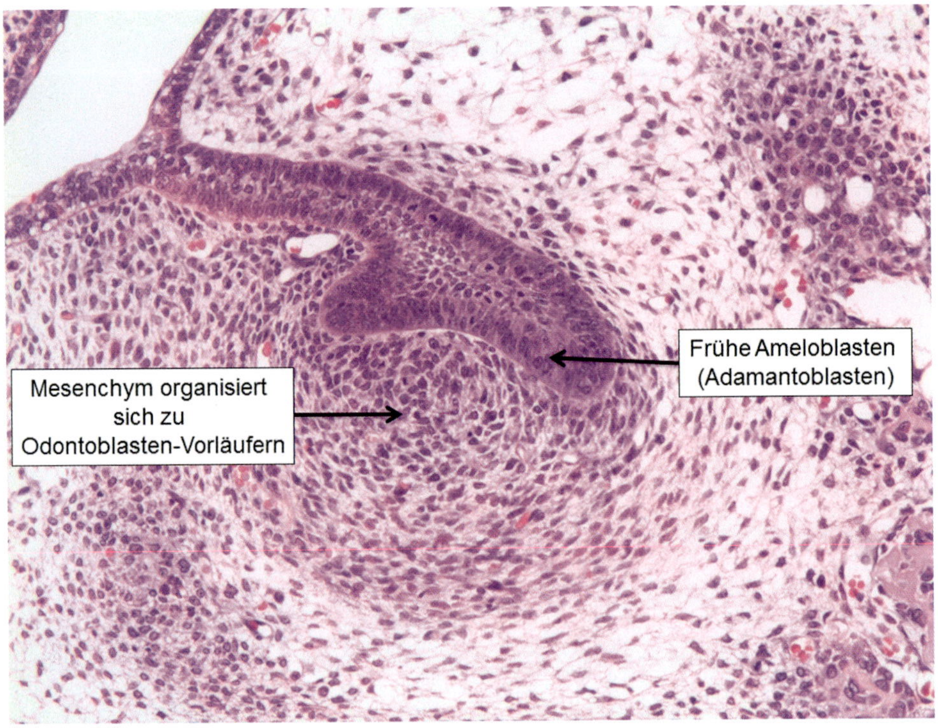


**Abb. 7.20 Frühe Zahnkappe (HE-Färbung).** Stufe 3: Ausbildung der frühen Zahnkappe.



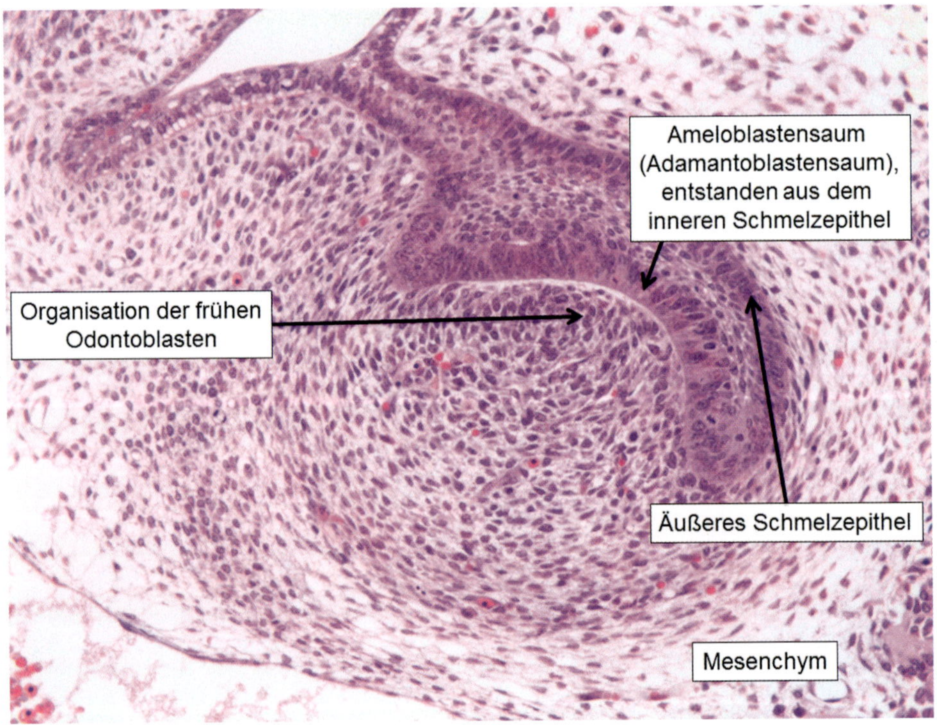


**Abb. 7.21 Zahnkappe (HE-Färbung).** Stufe 4: fertige Zahnkappe.

Nach der Zahnleiste und den Übergängen zur Zahnkappe folgt die **Zahnglocke.** Hier unterscheidet man den Abschnitt, in dem noch keine Zahnhartsubstanzen gebildet werden (➤ Abb. 7.22a, b) von dem Abschnitt, in dem bereits Prädentin, Dentin und Schmelz gebildet werden (➤ Abb. 7.22c, d).

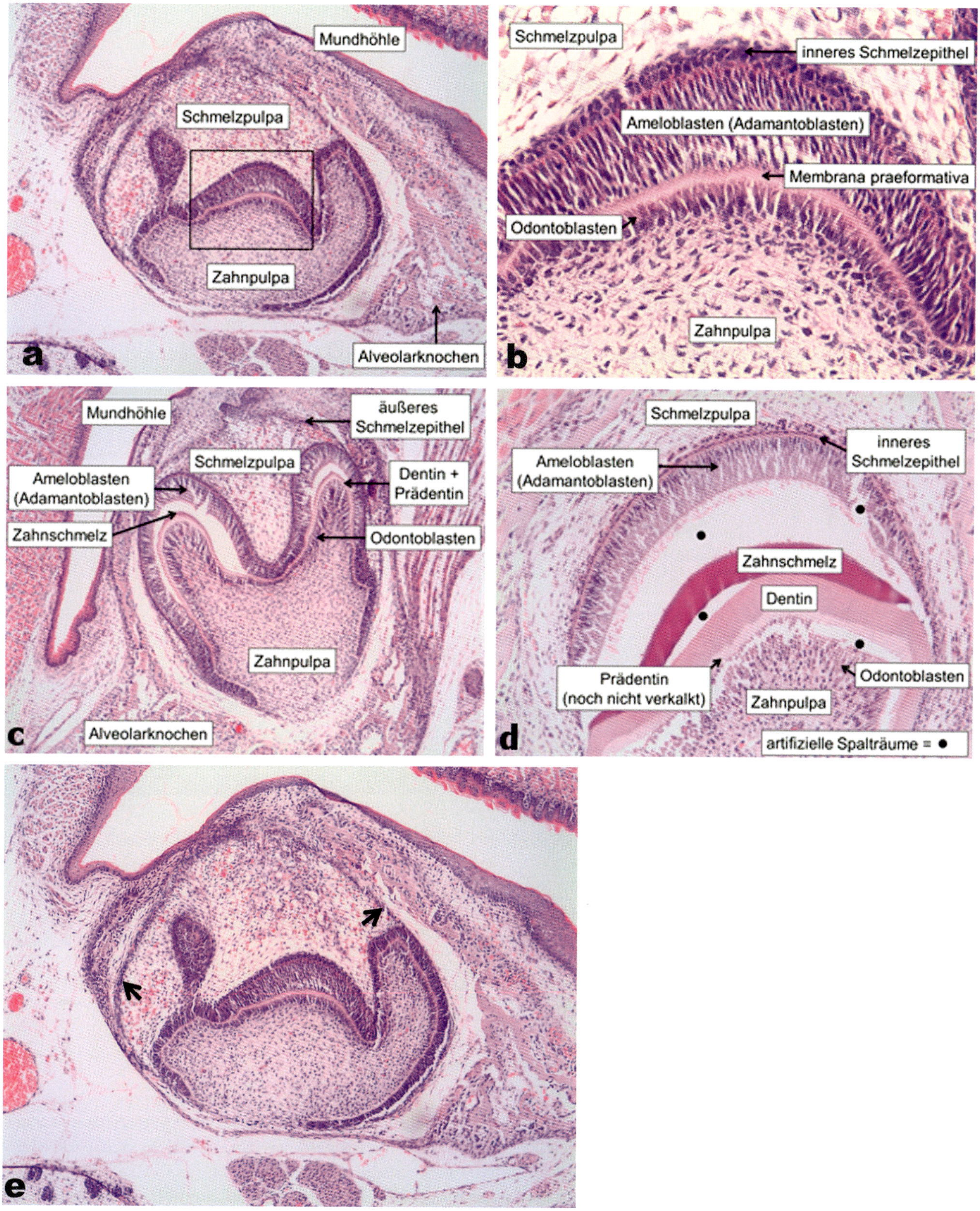


**Abb. 7.22 Zahnglocke (HE-Färbung). a** Übersicht. **b** Vergrößerung des Rechtecks aus a. **c, d** Bildung von Dentin und Schmelz: c Übersicht, d Vergrößerung aus c. **e** In der Zahnentwicklung entsteht aus den Mesenchymzellen eine Verdichtung (Pfeil), die sich zum Zahnsäckchen/HE entwickelt. Der innere Anteil, der dem Zahn aufliegt, wandelt sich in Zement um. Der mittlere Anteil wird zum Desmodont (Wurzelhaut oder Peridontium) mit den darin befindlichen Sharpey-Fasern und der äußere Anteil zum Alveolarknochen. Der Alveolarknochen ist seinerseits in den Kieferknochen eingebettet.

## Adulter Zahn

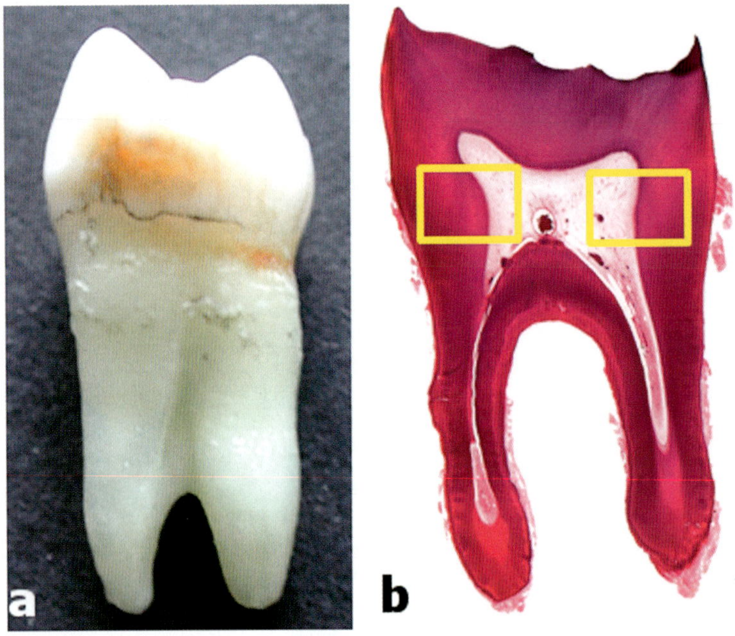


Abb. 7.23 **Zahn.** **a** Kompletter Zahn nach der Extraktion und **b** gefärbter Schnitt (HE-Färbung). Die markierten Felder zeigen die Grenze von der Zahnpulpa zum Dentin hin (➤ Abb. 7.24).

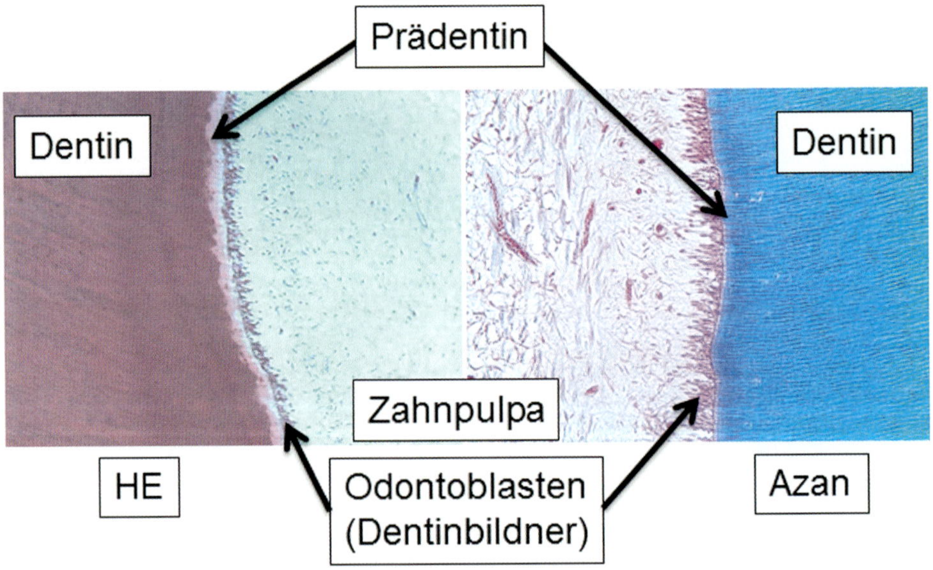


Abb. 7.24 **Zahnpulpa-Dentin-Grenze**

Die Odontoblasten liegen der inneren Zahnpulpa auf und bilden in Richtung des Kieferknochens und der Mundhöhle zunächst Prädentin (nicht mineralisiert), das dann durch Einlagerung von hauptsächlich Hydroxylapatit-Kristallen gehärtet wird (Dentin). Innerhalb des Dentins sieht man eine radiäre Streifung, die Tomes-Fasern. Die **Tomes-Fasern** sind Zellfortsätze der Odontoblasten und reichen bis zur Dentin-Schmelz-Grenze. Ameloblasten findet man nur in der Zahnentwicklung. Ist der Zahn durch die Mundschleimhaut gedrungen, verschwinden die Ameloblasten. Der Zahnschmelz muss lebenslang halten, während Dentin zeitlebens nachproduziert wird (➤ Tab. 7.3). Um einen Zahn zu schneiden, wird er meist durch Säuren entkalkt, was zur Folge hat, dass auf den Schnittpräparaten kein Schmelz mehr zu sehen ist. (Ameloblasten werden auch Adamantoblasten genannt!)

7

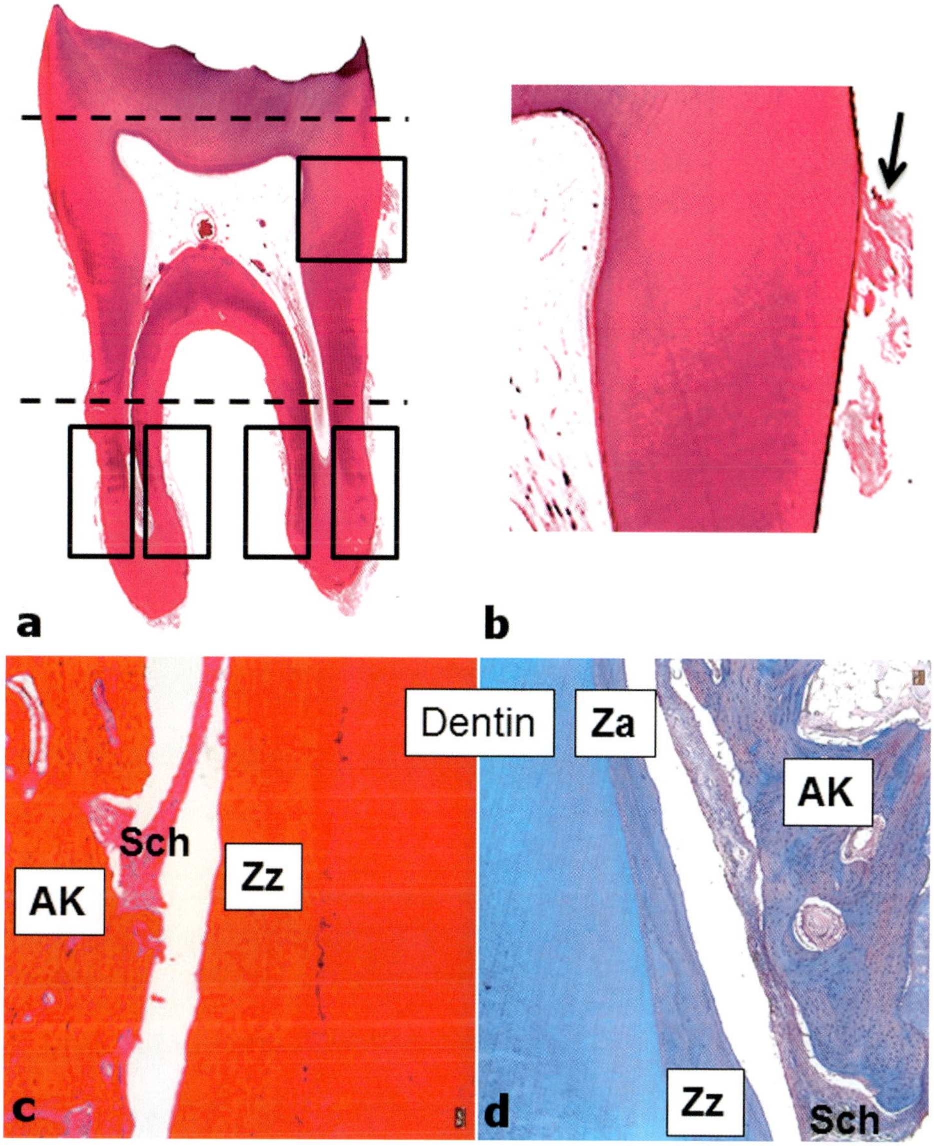


**Abb. 7.25 Zahnaufbau (HE-Färbung). a** Überblick. **b** Vergrößerung des quadratischen Ausschnitts aus a: Sharpey-Fasern. **c** und **d** Vergrößerung der vier markierten Rechtecke aus a: Zusammenspiel von Alveolarknochen, Desmodontium, Zement und Dentin. Die Zahnwurzel ist rundum von Zement umgeben. Im unteren Bereich des Zahns (a; unter gestrichelter schwarzer Linie) handelt es sich um zellulären Zement (Zz), in dem die Zementozyten sind. Im oberen Bereich (a; zwischen den beiden gestrichelten Linien) gibt es den azellulären Zement (Za), d. h. ohne Zementozyten. Der Zement ist fest mit dem Zahn bzw. Dentin verbunden. Ganz außen liegt der Kieferknochen (Alveolarknochen = AK). Zement und Alveolarknochen sind wiederum über das Desmodont (Wurzelhaut) miteinander verbunden. Im Desmodont gibt es besonders starke Kollagenfaserbündel, die Sharpey-Fasern (Sch). Sie halten den Zahn federnd im Alveolarknochen und regeln über sensible Nervenendigungen den Kaudruck. Bei einer Extraktion des Zahns müssen die Sharpey-Fasern zunächst durch eine Drehung des Zahns zerrissen werden, bevor man ihn in Richtung Mundhöhle extrahieren kann (siehe Pfeil).

7

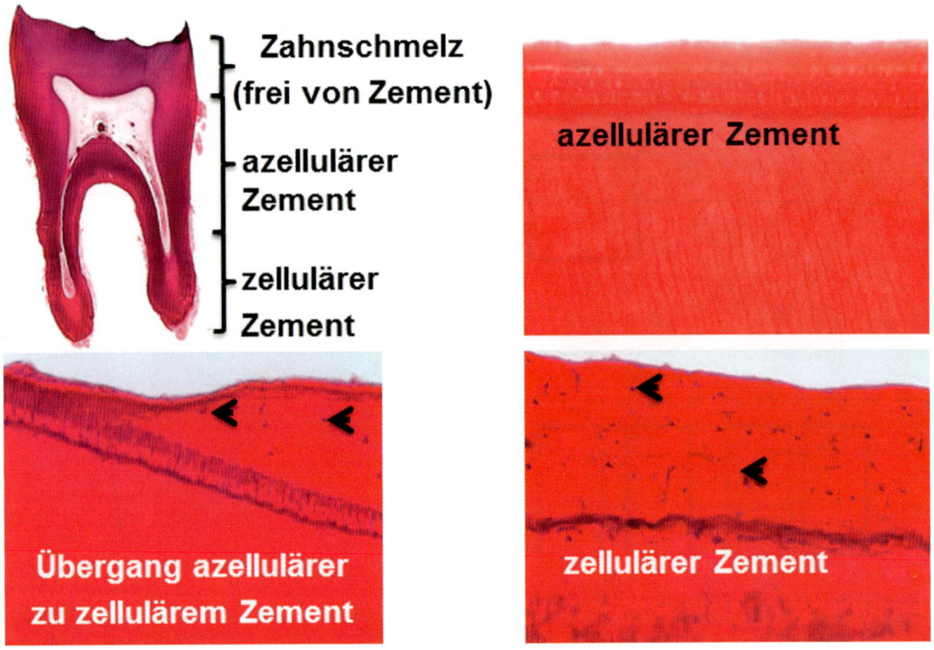


**Abb. 7.26 Lokalisation von Zementozyten (Pfeilköpfe) und azellulärem Zement.** Da Zähne zur Schnittherstellung entkalkt werden müssen, sieht man nur das Kollagen des Zahns.

Der Zahnschmelz geht bei der Entkalkung verloren und ist im Schnittpräparat daher nicht zu sehen!

**Tab. 7.3** Hartsubstanzen des Zahns

| Hartgewebe | Bestandteile in % | | | Zellenbezeichnung | Wichtig! |
|---|---|---|---|---|---|
| | Anorganisch | Organisch | Wasser | | |
| Schmelz | 95 | 1 | 4 | Ameloblasten (Adamantoblasten) | • Nur während der Zahnentwicklung<br>• Prismenstruktur |
| Dentin | 70 | 20 | 10 | Odontoblasten | • Werden zeitlebens gebildet<br>• Dentin von Tomes-Fasern durchsetzt |
| Zement | 60 | 30 | 10 | Zementozyten | • Werden zeitlebens gebildet<br>• Knochenähnlich<br>• Zellulärer Zement nur um die Wurzel<br>• Azellulärer Zement, aufsteigend bis zum Schmelz |

7

KAPITEL

# 8 Verdauungstrakt

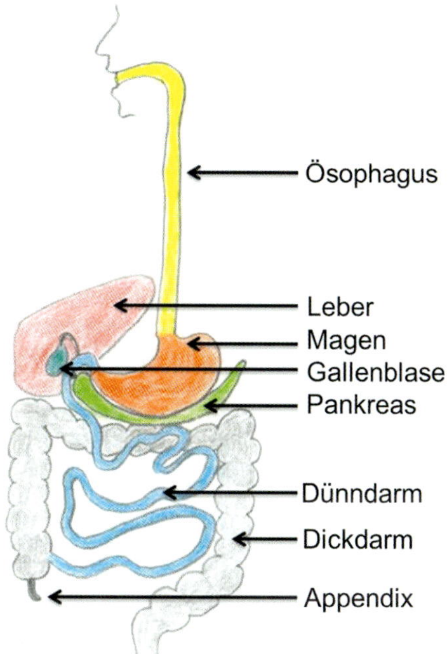


**Abb. 8.1 Abschnitte von Verdauungstrakt und Anhangsorganen** [P668]

Der Verdauungstrakt beginnt mit der Mundhöhle, also der Zerkleinerung der Speise mittels der Zähne, bei gleichzeitiger Anreicherung mit dem Sekundärspeichel aus den Kopfdrüsen (Glandula parotidea [Parotis], Glandula submandibularis und Glandula sublingualis). Das Enzym α-Amylase aus den Kopfdrüsen ist für die Proteinvorverdauung im Mund beim Kauen zuständig. Der Speisebrei (Chymus) gelangt dann über den Transportweg Speiseröhre in den Magen. Die Salzsäure des Magens zersetzt und desinfiziert den Chymus und sorgt dafür, dass das Enzym Pepsinogen zum aktiven eiweißspaltenden Enzym Pepsin wird. Die oberflächliche Magenschleimhaut besteht aus Zellen, die Muzine (Schleim) bilden, um den Magen vor Selbstverdauung zu schützen. Aus dem Magen gelangt der Chymus in den ersten Abschnitt des Dünndarms, das Duodenum. Enzyme aus der Gallenblase und des Pankreas gelangen über Ausführungsgänge (Ductus) in das Duodenum und sind für die Aufspaltung von Proteinen, Lipiden und Kohlenhydraten zuständig. Die Brunner-Drüse des Duodenums schützt die Epitheloberfläche mit einem muzinhaltigem Sekret auch hier vor Eigenverdauung. Nachdem im Duodenum die Sekrete aus der Gallenblase und dem Pankreas den Chymus aufgespalten haben, erfolgt die Resorption im Jejunum und Ileum des Dünndarms. Der Dickdarm, im Speziellen das Kolon, sorgt für die Resorption des Restwassers und sezerniert über viele Becherzellen in der Kolonschleimhaut Muzine, die die Gleitfähigkeit des eingedickten Chymus gewährleisten. Die Appendix ist ein Anhang am Dickdarm, genauer des Zäkums. Sie gehört mit ihren zahlreichen Lymphfollikeln zu den lymphatischen Organen und dient der Immunabwehr. Sogenannte Anhangsorgane des Verdauungstrakts sind die Leber mit der Gallenblase und das Pankreas.

## 8.1 Schichtenbau des Verdauungstrakts

Der Schichtenbau ist in allen Abschnitten des Verdauungstrakts gleich. Erwähnenswert ist, dass Stratum circulare und longitudinale immer außen im Präparat zu finden sind, sowie die Lamina muscularis mucosae, und dass es sonst keine Organe mit dieser Schichtung gibt **(Differenzialdiagnose = DD).**

1. **Tunica mucosa** (Schleimhaut):
   - Lamina epithelialis mucosae, verankert mit der Basallamina
   - Lamina propria mucosae (zahlreiche freie Zellen der Immunabwehr)
   - Lamina muscularis mucosae (glatte Muskulatur)
2. **Tela submucosa** (mit Plexus submucosus internus und externus, Blut- und Lymphgefäßen, freien Zellen der Immunabwehr)
3. **Tunica muscularis** (mit Plexus myentericus, der sich zwischen Stratum circulare und Stratum longitudinale befindet):
   - Stratum circulare (Ringmuskelschicht)
   - Stratum longitudinale (Längsmuskelschicht)
4. **Tela subserosa** (Bindegewebsschicht mit Nerven und Blutgefäßen)
5. **Tela serosa:**
   - Lamina propria serosae (Subserosa)
   - Lamina epithelialis serosae (Mesothel, einschichtiges Plattenepithel)

Bei extraperitoneal gelegenen Abschnitten des Verdauungstrakts wird die Serosa durch eine Adventitia (abgeschnittenes oder abgerissenes Bindegewebe) ersetzt.

## 8.2 Epithelien und Oberflächendifferenzierung des Verdauungstrakts

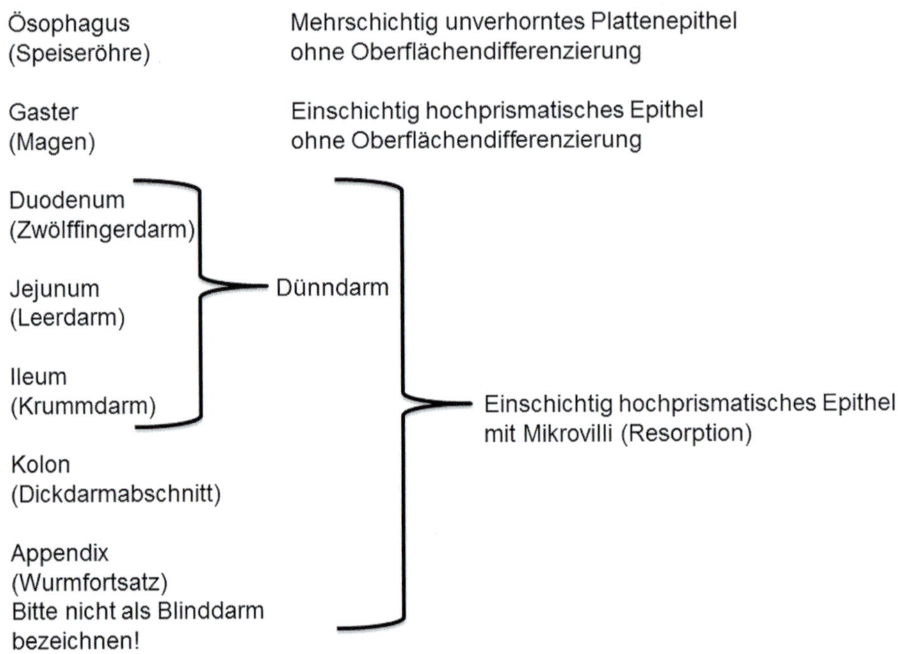


**Abb. 8.2 Epithelien und Oberflächendifferenzierung des Verdauungstrakts** [P668]

## 8.3 Ösophagus

Der Ösophagus ist ca. 25 cm lang mit einem sternförmigen Lumen (Längsfalten). Das mehrschichtig unverhornte Plattenepithel ist das differenzialdiagnostische Kriterium für diesen Abschnitt des Verdauungstrakts. In der Submukosa findet man die mukösen Glandulae oesophageae, die den Gleitschleim produzieren, sowie die Plexus submucosi für die Innervation. Eine weitere differenzialdiagnostische Besonderheit ist in der Tunica muscularis zu finden: Im oberen Drittel findet man nur quergestreifte Skelettmuskulatur, im mittleren Drittel ist glatte und quergestreifte Muskulatur gemischt, während im unteren Drittel nur glatte Muskulatur vorkommt.

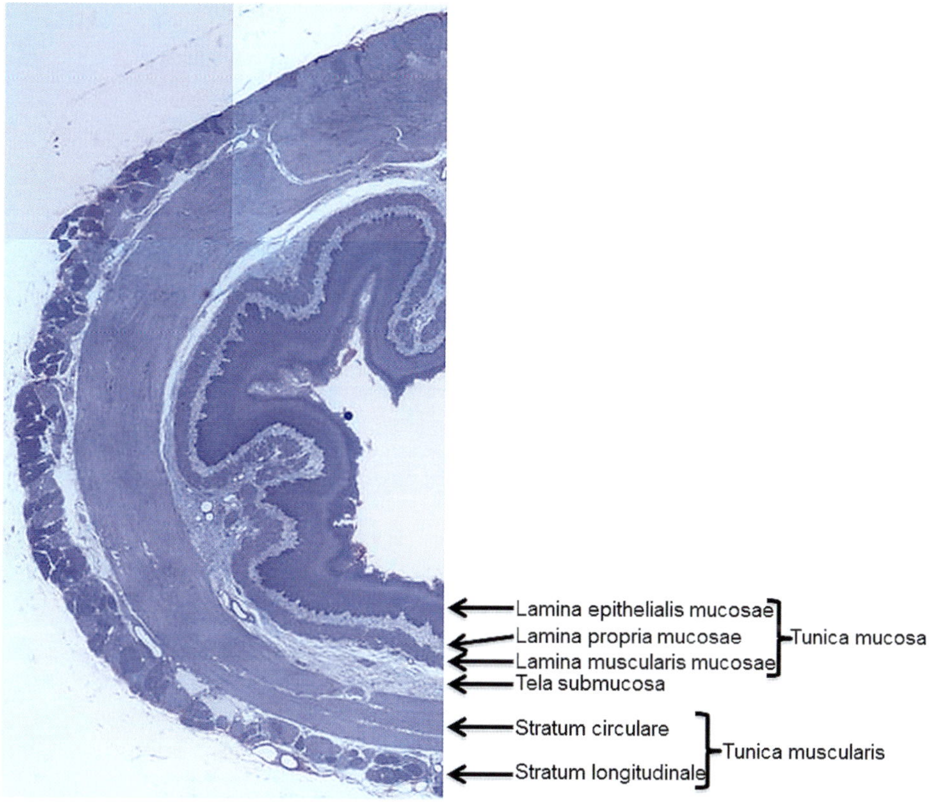


Abb. 8.3 **Semidünnschnitt (Toluidinblau-Färbung)**

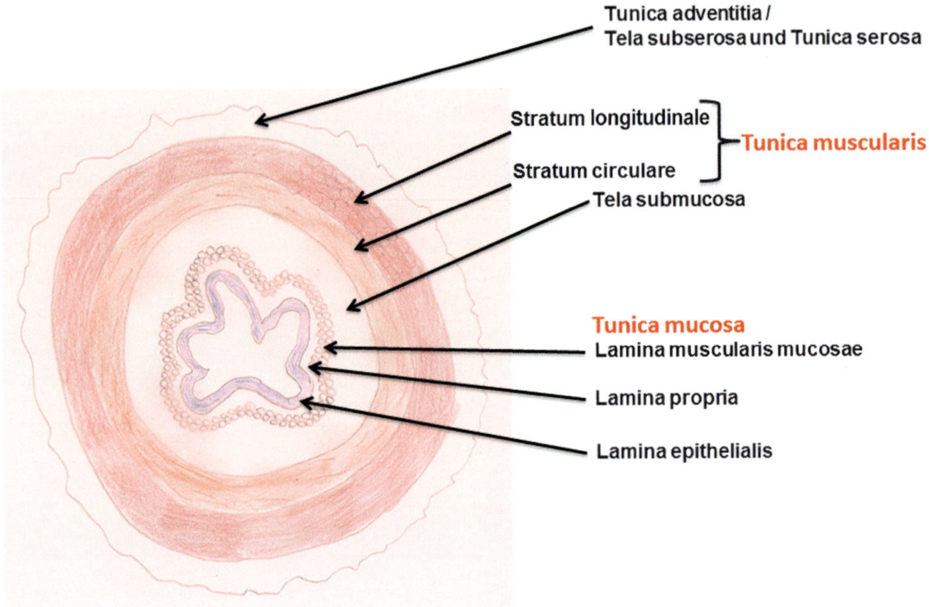


**Abb. 8.4 Schichtung des Verdauungstrakts.** Tunica = Gewebsschicht/verschiedene. Tela = (meist) Bindegewebsschicht. Lamina = plattenförmige Gewebsschichten. Stratum = Zellschicht-identisches Gewebe. [P668]

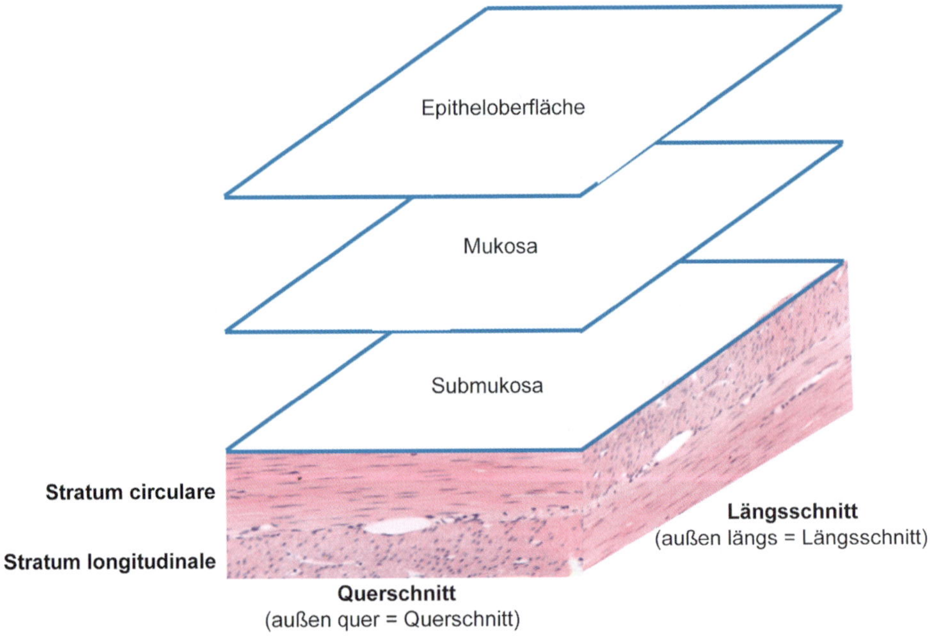


**Abb. 8.5 Quer- und Längsschnitt der Tunica muscularis.** Um zu entscheiden, ob insgesamt ein Quer- oder Längsschnitt durch das Hohlorgan vorliegt, betrachtet man die Tunica muscularis. Liegt die longitudinale Schicht im Querschnitt vor, ist es insgesamt auch ein Querschnitt durch das Hohlorgan. Umgekehrt gilt das für den Längsschnitt auch [P668].

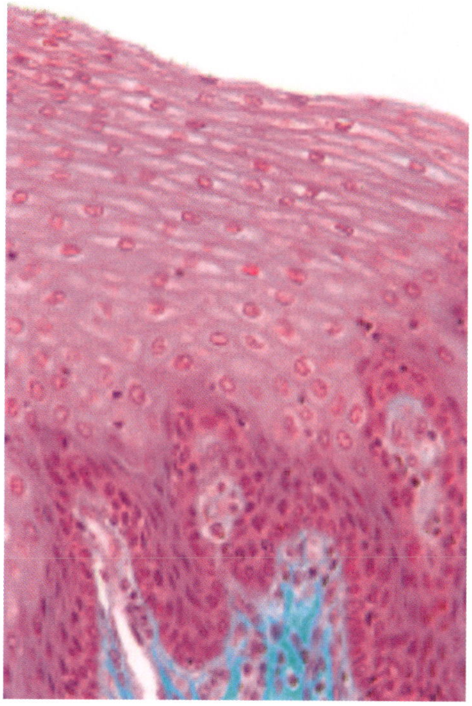

Abb. 8.6 Mehrschichtig unverhorntes Plattenepithel (Goldner-Färbung)

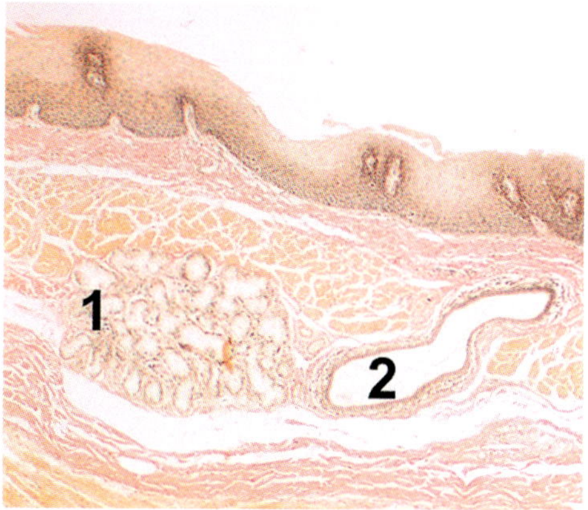


Abb. 8.7 Glandulae oesophageae (1) und Ausführungsgang der Glandulae (2) (HvG-Färbung)

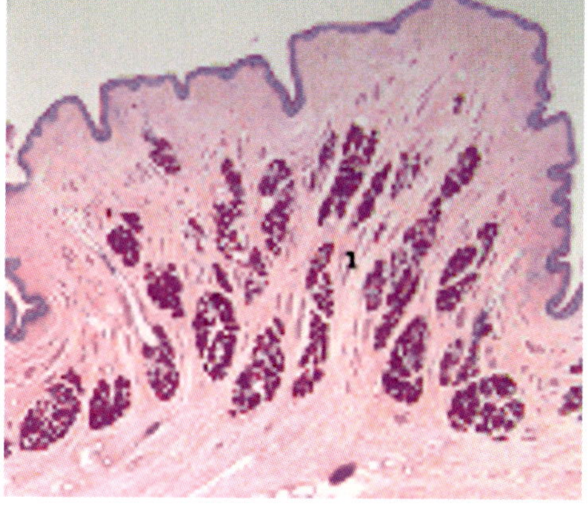


Abb. 8.8 Glandulae oesophageae (1) (PJS-Färbung, Schleimdarstellung)

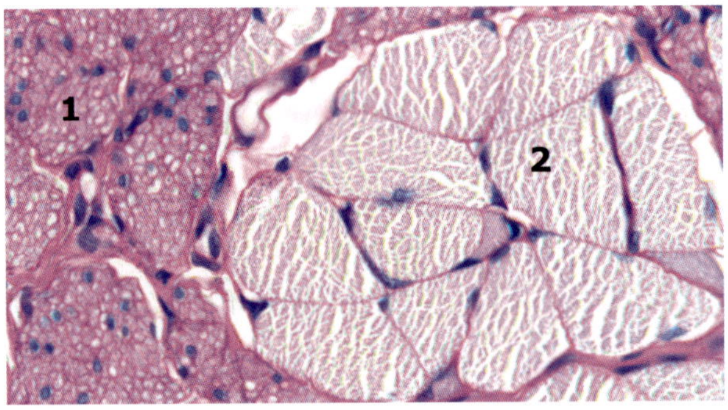


**Abb. 8.9 Glatte Muskulatur (1) und Skelettmuskulatur (2) (PJS-Färbung).** Mit der PJS-Färbung lässt sich nicht nur der Schleim darstellen, sondern darüber hinaus werden auch die Basalmembranen dargestellt!

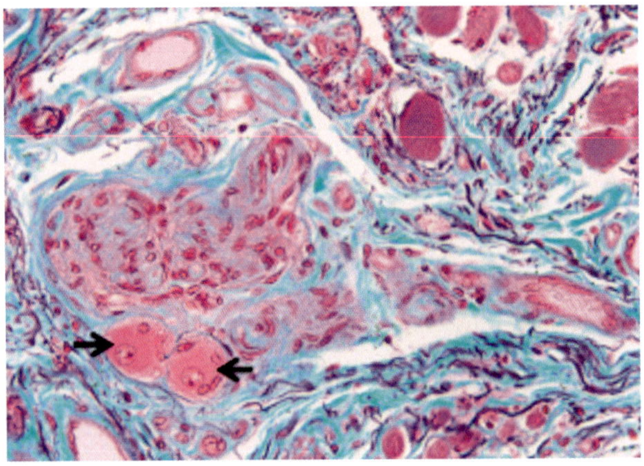

**Abb. 8.10 Plexus myentericus zwischen Stratum circulare und Stratum longitudinale; Nervenzellen (Perikarya = Pfeile)**

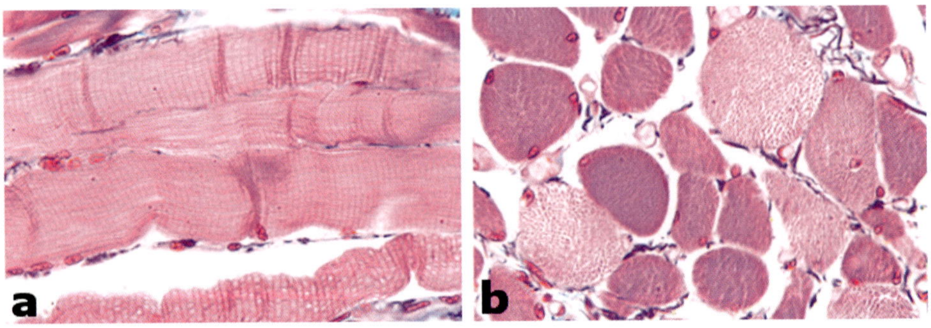


**Abb. 8.11 Skelettmuskulatur der Tunica muscularis im Längsschnitt (a) und Querschnitt (b) (Goldner-Färbung)**

## 8.4 Magen (Gaster)

Im Magen wird die Nahrung zunächst gespeichert, durchmischt, durch die Salzsäure zersetzt und durch proteolytische Enzyme (Pepsin) angedaut. Das Magenrelief wird aus drei Zellarten gebildet:

- Schleim produzierende Nebenzellen
- Salzsäure- und Intrinsic-Faktor-bildende Belegzellen (Parietalzellen)
- Pepsinogen-bildende Hauptzellen

Betrachtet man allerdings die Gesamtheit des Magens, so gibt es lokale Unterschiede der Zellpopulationen (siehe unten).

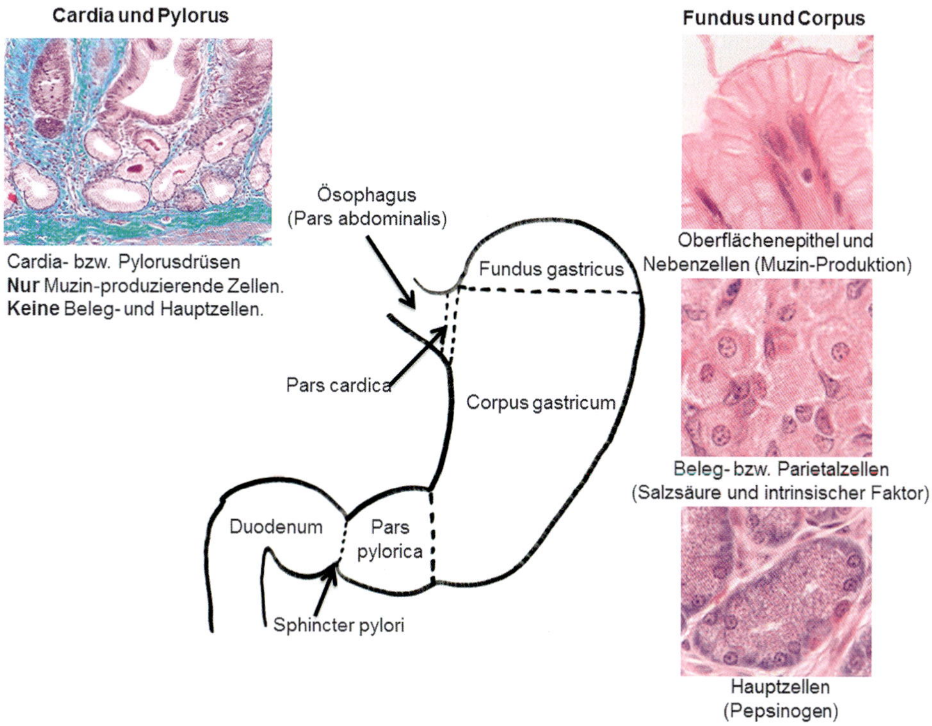


**Abb. 8.12 Magen: Cardia und Pylorus vs. Fundus und Corpus**

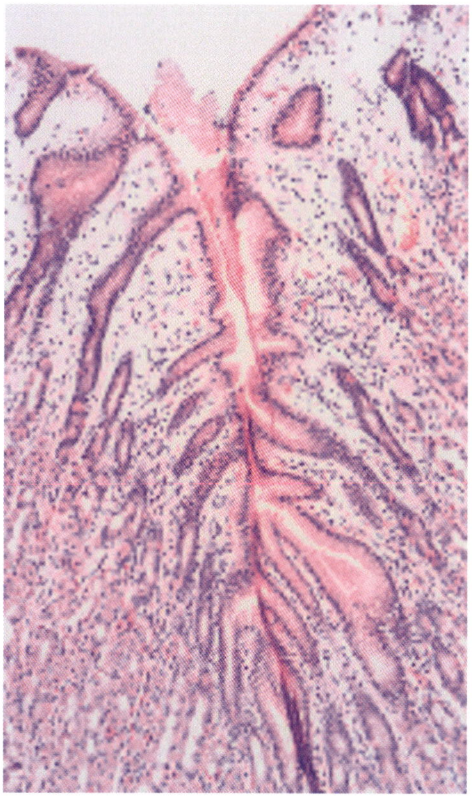

**Abb. 8.13 Das hier abgebildete krakenförmige Gebilde ist die Foveola gastrica, die sich in mehrere Glandulae gastricae aufteilt (HE-Färbung).** Die Foveola ist von Schleim produzierenden Nebenzellen ausgekleidet, die Glandulae sind mittig mit Belegzellen und an ihrer Basis von Pepsinogen-bildenden Hauptzellen ausgekleidet.

8

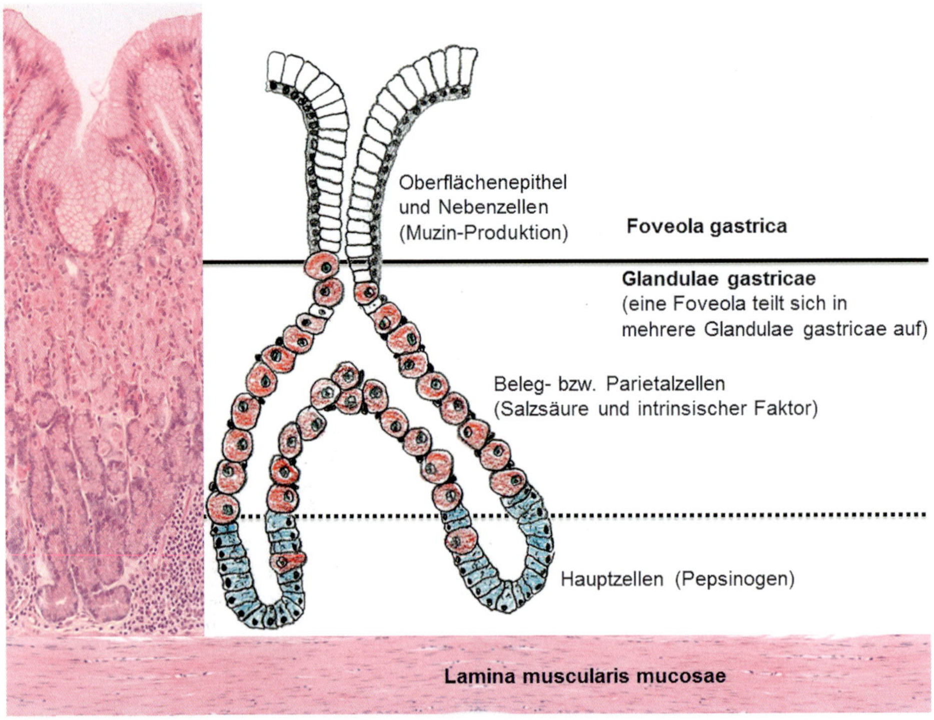


Abb. 8.14 Foveola und Glandulae gastricae

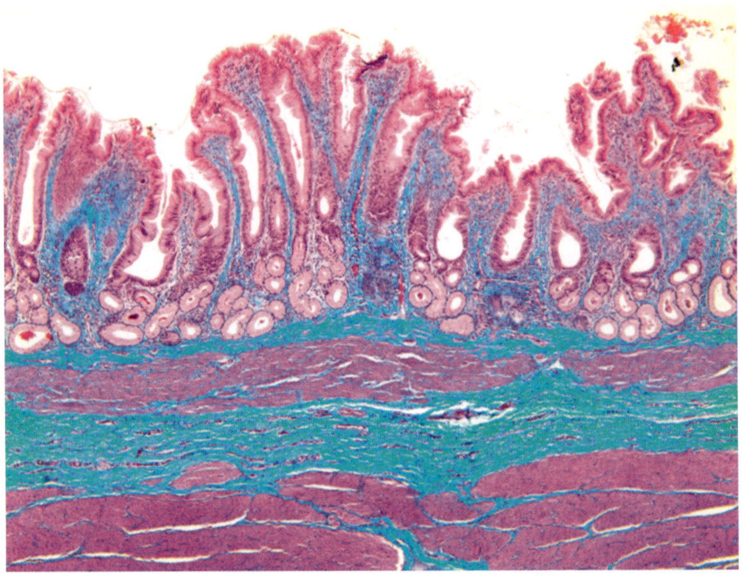

Abb. 8.15 Cardia und Pylorus des Magens (Goldner-Färbung)

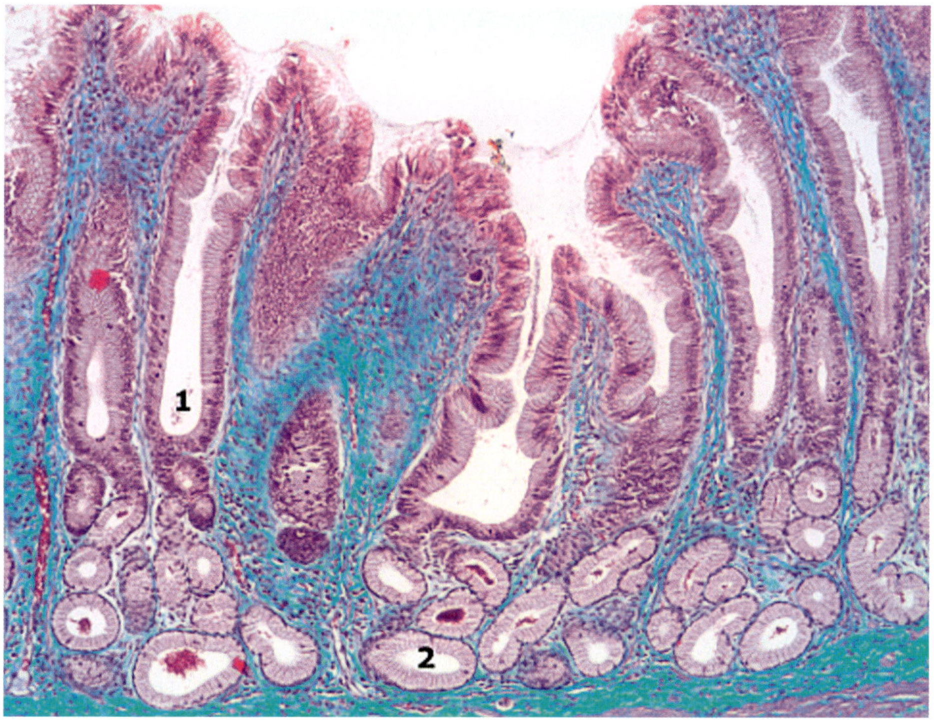


Abb. 8.16 **Die Nebenzellen bilden nicht nur die Foveolae (1), sondern auch die Cardia- bzw. Pylorusdrüsen (2).** Das heißt, in Cardia und Pylorus findet man keine Beleg- und auch keine Hauptzellen. Die Cardia ist mechanisch und der Pylorus, durch die permanente Anwesenheit von Salzsäure, chemisch stark beansprucht. Aus diesem Grund findet man in beiden Bereichen nur Schleim produzierende Nebenzellen.

# 8.5 Dünndarm

## Zotten und Krypten

Nur im Dünndarm gibt es Zotten (DD).

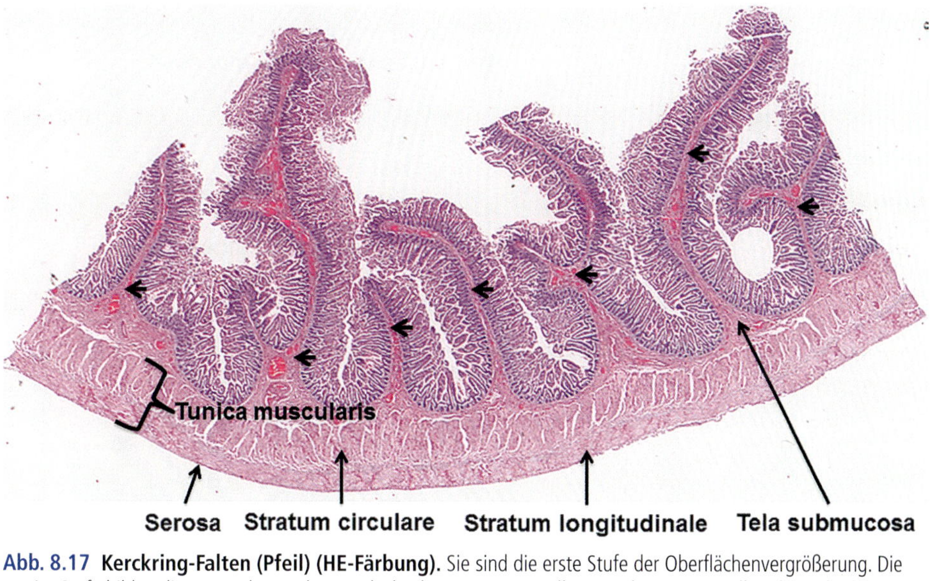


Abb. 8.17 **Kerckring-Falten (Pfeil) (HE-Färbung).** Sie sind die erste Stufe der Oberflächenvergrößerung. Die zweite Stufe bilden die Zotten (Ausstülpungen), die ihrerseits neue Zellen aus den Reservezellen der Lieberkühn-Krypten erhalten. Die dritte Stufe der Oberflächendifferenzierung bilden die Mikrovilli, die in ihrer Gesamtheit (Mikrovilli- oder Bürstensaum) wie eine Staubschicht auf den Mukosa-Zellen aussehen.

Der makroskopisch sichtbare Anteil (betrachten Sie das Präparat ohne Mikroskop) besteht aus den Kerckring-Falten, die im Mittel ca. 1 cm lang sind. Auf diesen befinden sich Ausstülpungen in Form von Zotten und Einstülpungen, den Krypten.

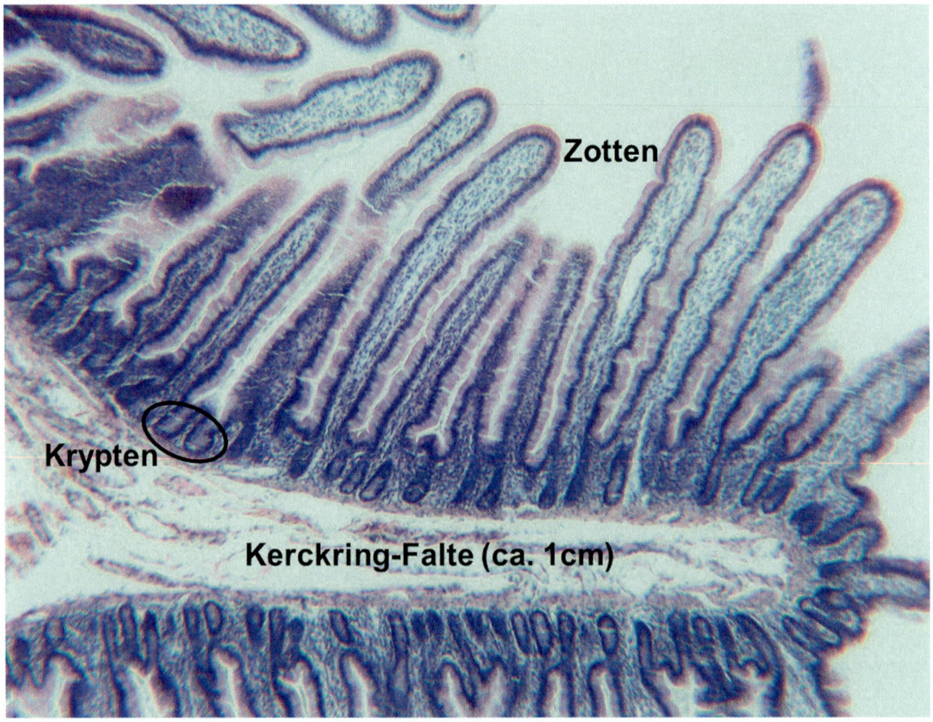


Abb. 8.18 **Zotten und Krypten im Längsschnitt (HE-Färbung)**

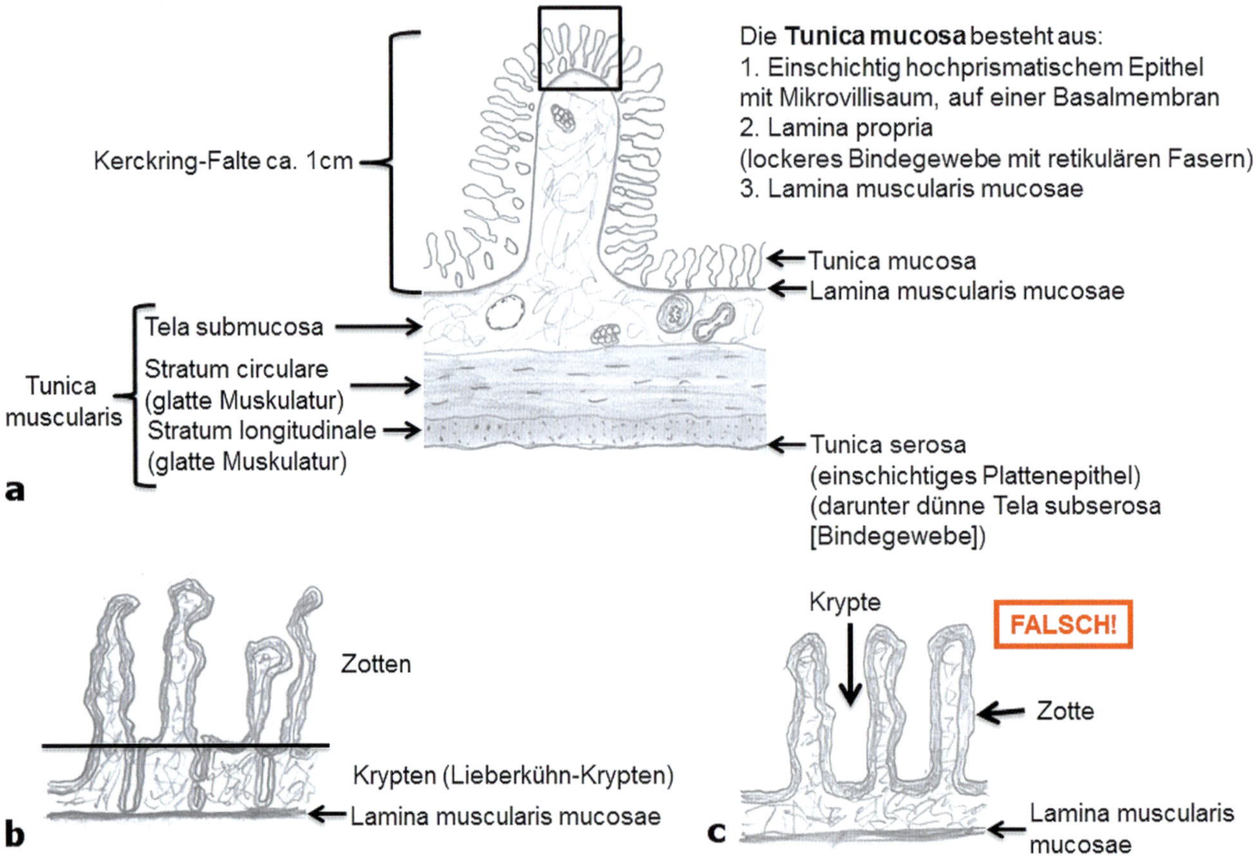


Abb. 8.19 **Dünndarm. a** Kerckring-Falten (Plicae circulares) finden sich in allen Dünndarmabschnitten. **b, c** Nicht die Kluft zwischen den Bergen (Zotten) wird als Krypte bezeichnet, sondern das tiefe Flussbett (Krypte)! [P668]

Vergleichen Sie in ➤ Abb. 8.20 und ➤ Abb. 8.21 die Oberfläche der Kerckring-Falten (Plicae circulares) im Dünndarm mit den Plicae semilunares im Dickdarm. Der Dünndarm zeigt deutlich Zotten und nur kurze Krypten. Der Dickdarm besteht nur aus langen Krypten, somit erscheint eine nahezu gerade Oberfläche. Bei der mittleren Vergrößerung sieht man die Fülle an Becherzellen (➤ Abb. 8.29).

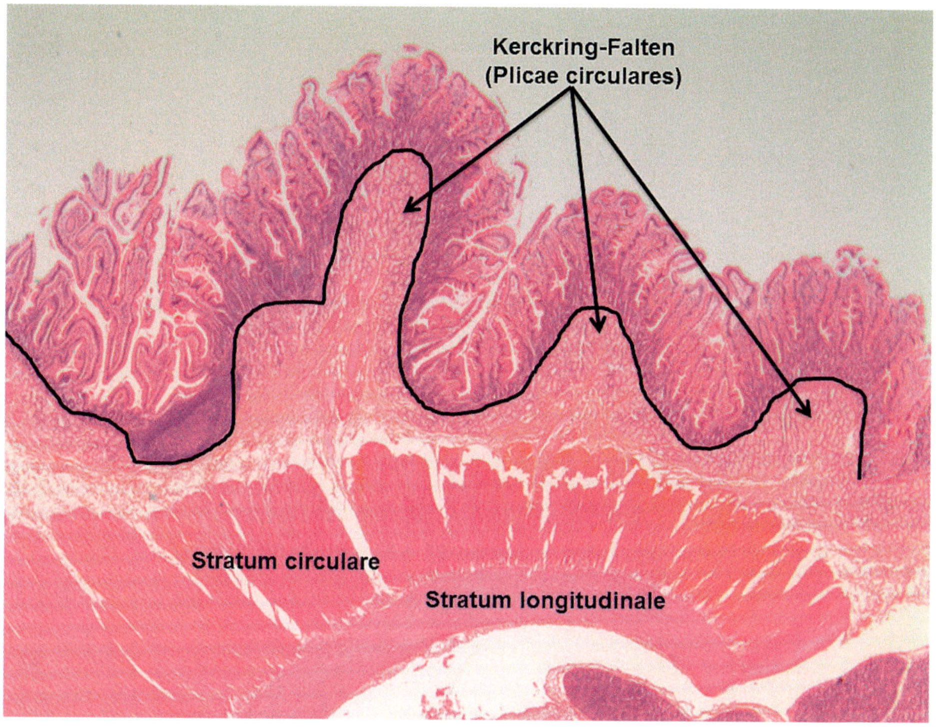


**Abb. 8.20** Plicae circulares = Kerckring-Falte im Dünndarm (HE-Färbung)

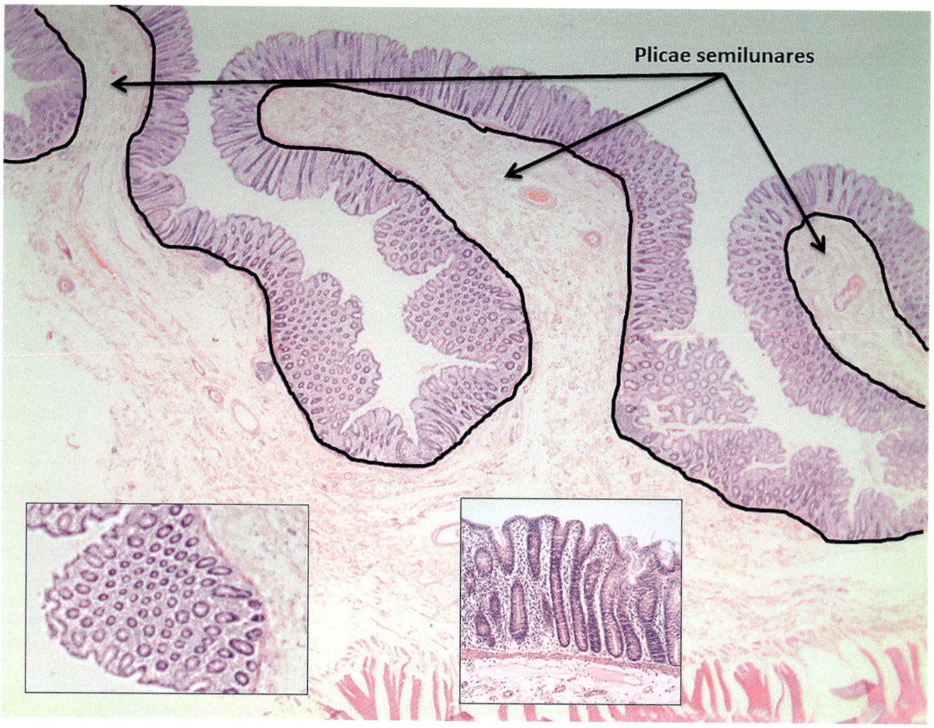


**Abb. 8.21** Plicae semilunares im Dickdarm (Kolon) (HE-Färbung)

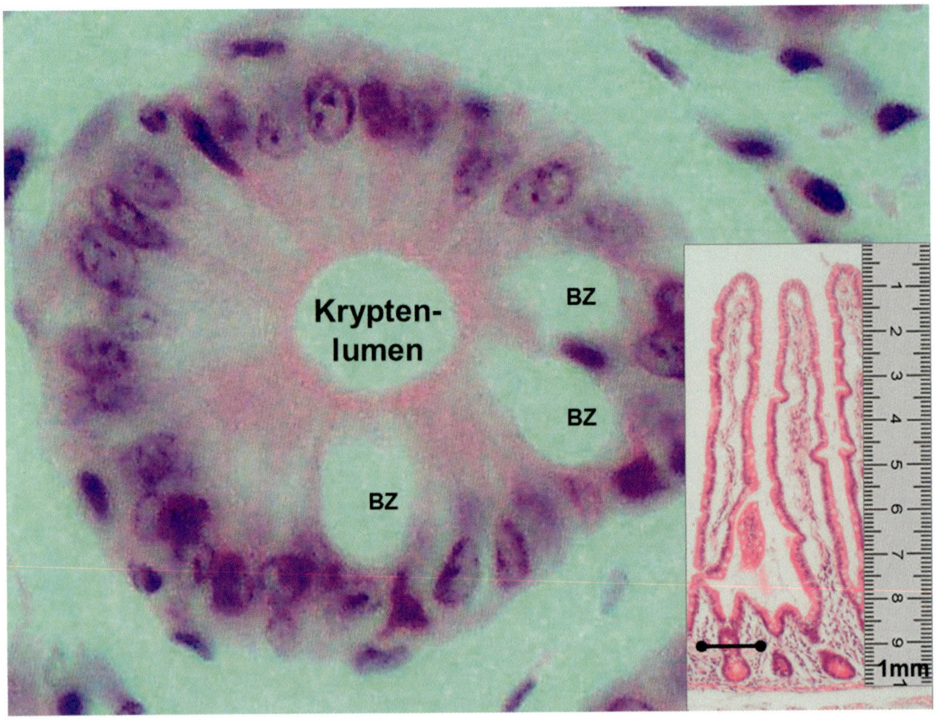


Abb. 8.22 **Krypte im Querschnitt, mittig das Lumen, BZ = Becherzelle (HE-Färbung)**

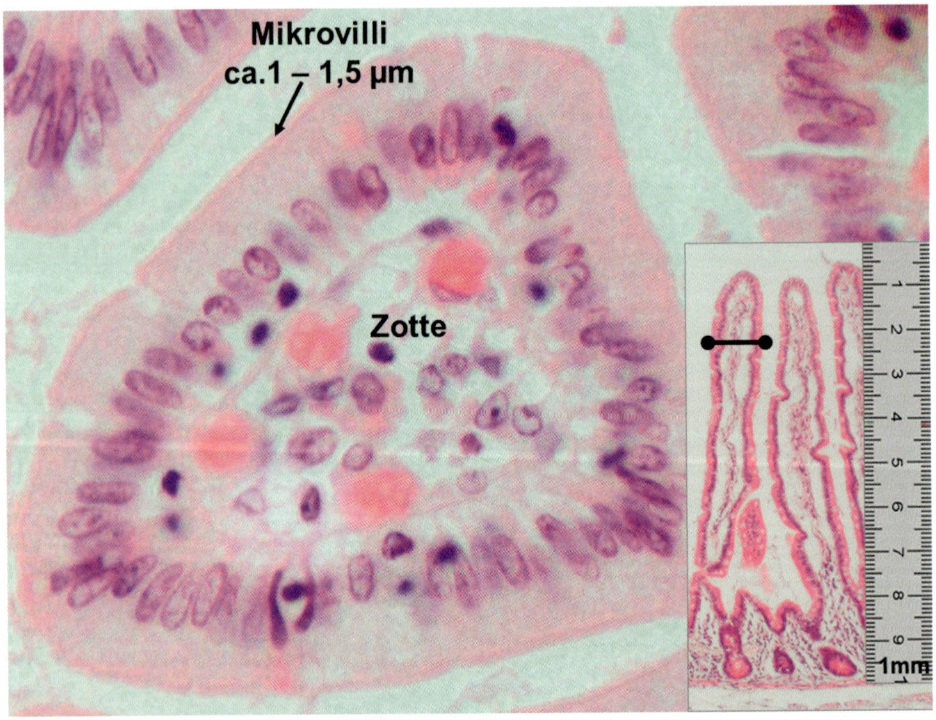


Abb. 8.23 **Zotte im Querschnitt.** Mittig gefüllt mit der Lamina propria: lockeres Bindegewebe mit vielen retikulären Fasern, freien Zellen der Immunabwehr und zahlreichen Blutgefäßen (Resorption der Nährstoffe). Nur im Dünndarm gibt es Zotten (DD).

Im Dünndarm wie auch im Dickdarm gibt es Krypten. Die drei Dünndarmabschnitte mit Zotten sind das Duodenum, Jejunum und Ileum.

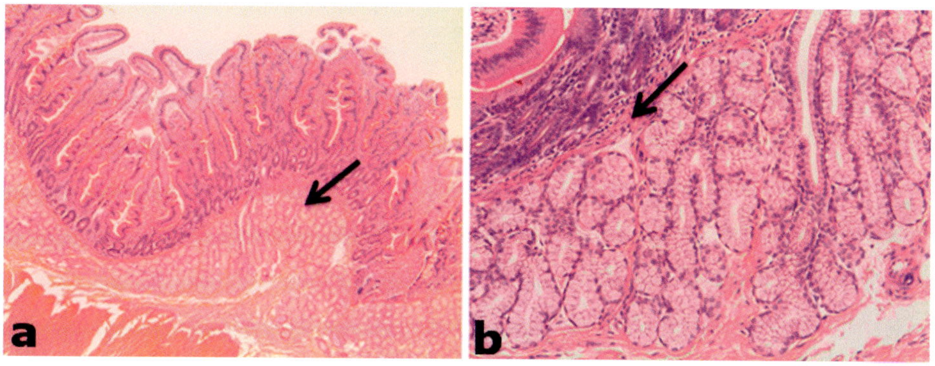


**Abb. 8.24 Duodenum (HE-Färbung). a** Übersicht. In der Submukosa der Kerckring-Falte kann man die Brunner-Drüsen (Pfeil) erkennen. **b** Der Pfeil markiert die Lamina muscularis mucosae. Oberhalb sieht man die Kryptenquerschnitte, unterhalb die helleren Brunner-Drüsen in der Submukosa des Duodenums (DD).

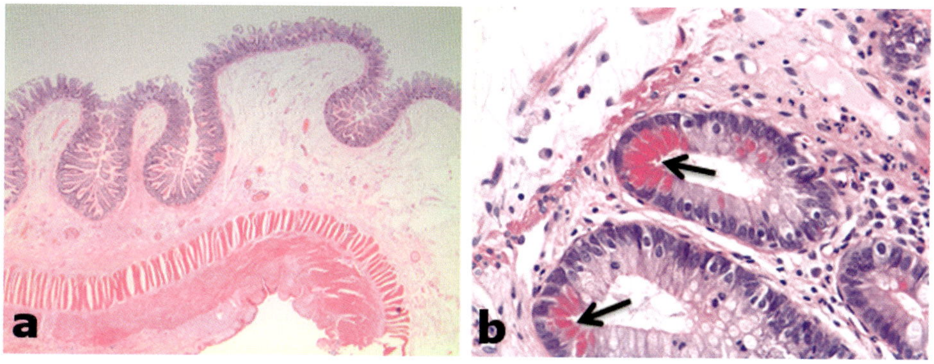


**Abb. 8.25 Jejunum (HE-Färbung). a** Übersicht. Die Submukosa ist frei von Brunner-Drüsen (Duodenum) und die Lamina propria zeigt keine Ansammlung von Lymphfollikeln (Peyer-Plaques des Ileums). **b** Im Jejunum treten gehäuft die Paneth-Körnerzellen am Kryptengrund in der Nähe der Lamina muscularis mucosae auf (Pfeil), aber keine Brunner-Drüsen und keine Peyer-Plaques.

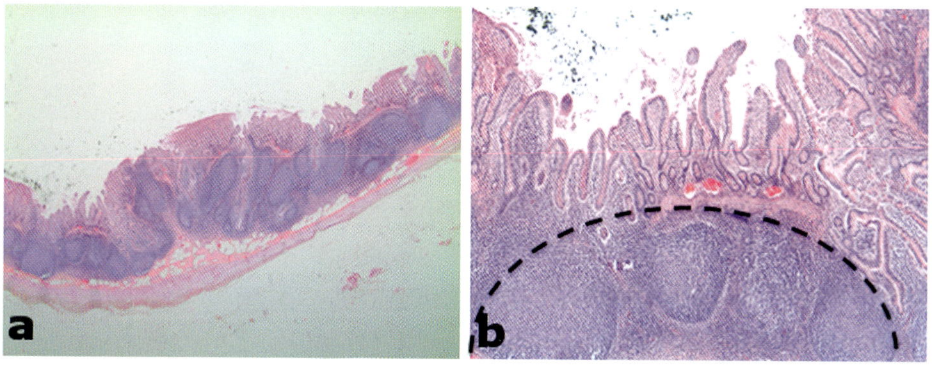


**Abb. 8.26 Ileum (HE-Färbung). a** Übersicht. In der Lamina propria sieht man die Noduli/Folliculi lymphatici aggregati (Peyer-Plaques). **b** Peyer-Plaques unter dem gestrichelten Bogen. Peyer-Plaques (DD) befinden sich gegenüber dem Mesenterialansatz. Die Betonung liegt hier auf mehreren Lymphfollikeln, da im gesamten Darm und auch anderen Organen sog. Solitärfollikel (einzeln vorkommende Lymphfollikel) zu finden sind.

8

## 8.6 Dickdarm (Kolon)

Der Dickdarm hat **„keine"** Zotten. Die Krypten haben Becherzellen, die vom Anfangsteil (Colon ascendens) bis zum Rektum deutlich zunehmen. Das Kolon übernimmt den Weitertransport der Faeces, parallel dazu werden weiterhin Wasser und NaCl entzogen. Die vielen Becherzellen bilden den Gleitschleim für die eingedickte Faeces.

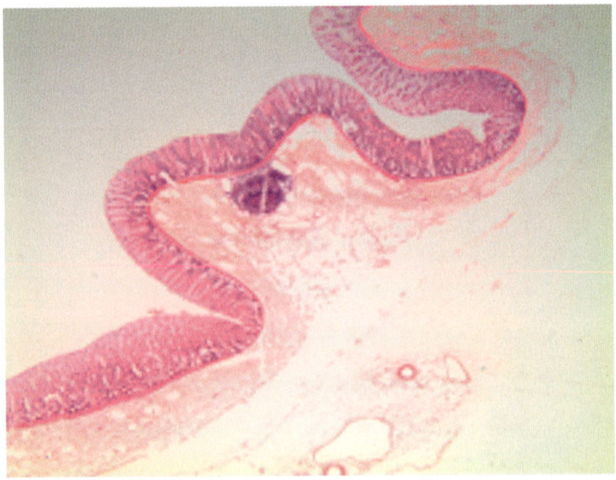

**Abb. 8.27 Kolon-Präparat (HE-Färbung).** Man sieht einen Solitärfollikel (kein Peyer-Plaque), die Mukosa ist zum Lumen hin gerade ohne Ausstülpungen (Zotten).

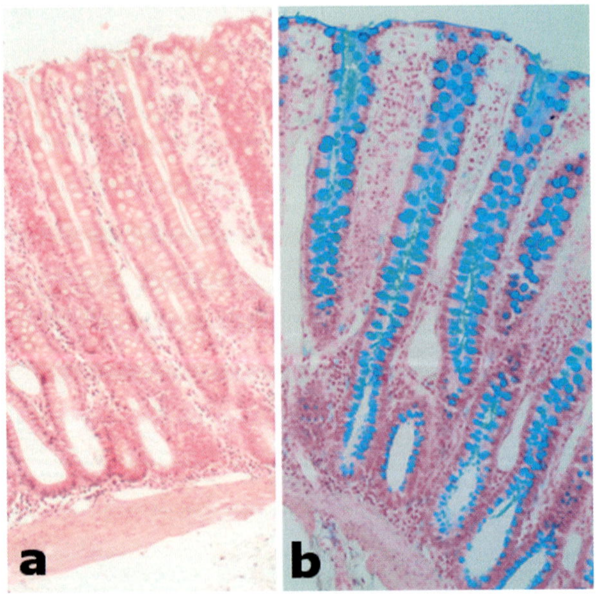


**Abb. 8.28 Becherzellen. a** Ausschnittvergrößerung von ➤ Abb. 8.27 (HE-Färbung). **b** Schleimdarstellung (Alzianblau-Färbung). In beiden Bildern sieht man deutlich die ovalen Becherzellen zwischen den Mukosazellen. In Abbildung a ungefärbt, in Abbildung b wird der Schleim apikal in der Becherzelle hellblau dargestellt. Achte auf die große Anzahl der Becherzellen und das Fehlen der Zotten!

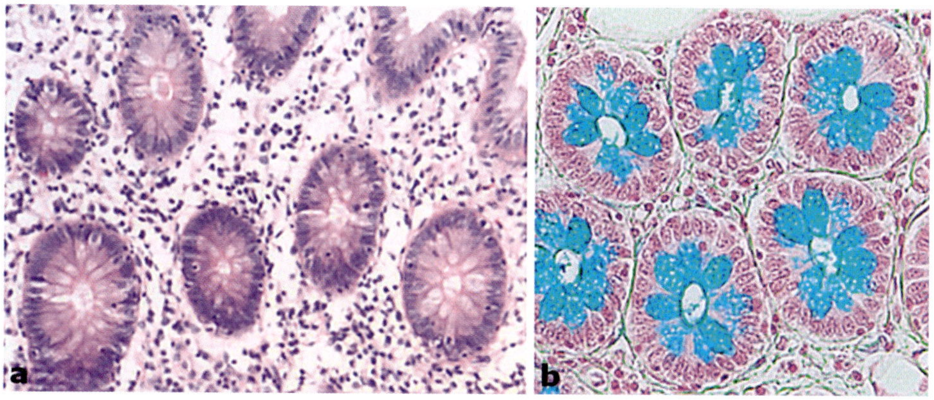

Abb. 8.29 **Kryptenquerschnitte mit relativ deutlichem Lumen. a** Die Becherzellen erscheinen als nahezu ungefärbte ovale Gebilde innerhalb der Mukosa (HE-Färbung). **b** Die Becherzellen erscheinen als ovale hellblaue Gebilde (Alzianblau-Färbung).

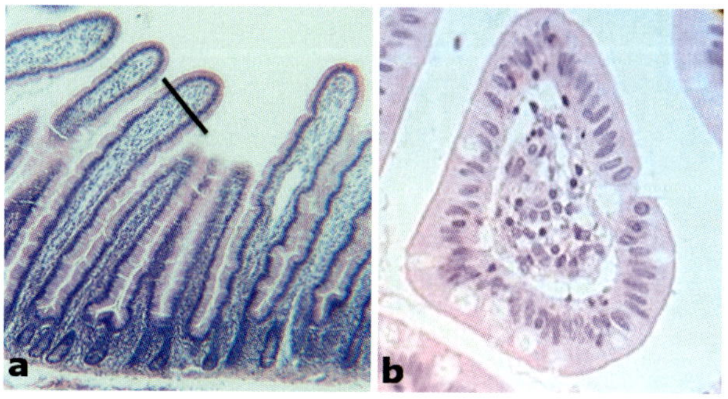

Abb. 8.30 **DD. a** Zotte im Längsschnitt. **b** Zotte im Querschnitt. **Diese Gebilde sind ein absolutes Ausschlusskriterium für das Kolon!**

## 8.7 Appendix

Die Appendix verfügt weder über Solitärfollikel noch über Peyer-Plaques. Ihre zahlreichen Lymphfollikel kommen überall (ubiquitär) vor, d.h. in der Lamina propria und in der Submukosa, was es schwierig macht, eine Lamina muscularis mucosae zu finden. Die Appendix gehört auch zu den lymphatischen Organen (Darmtonsille).

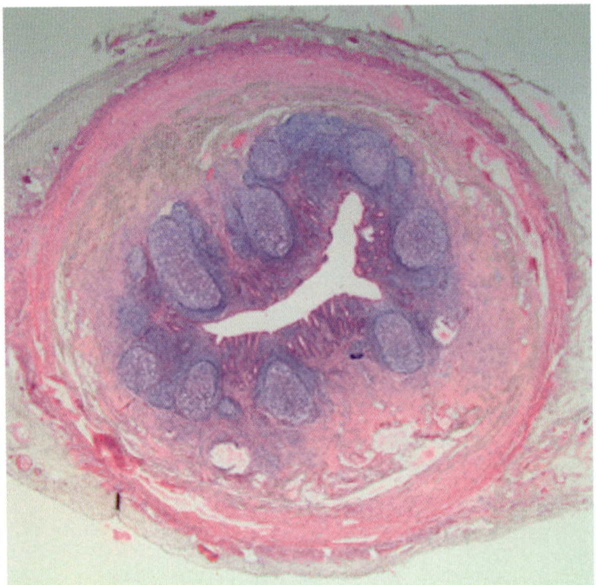

**Abb. 8.31 Appendix (HE-Färbung).** Die ovalen Gebilde in der Lamina propria und in der Submukosa sind Lymphfollikel (B-Lymphozyten). Die dunkleren Zellen in unmittelbarer Umgebung sind T-Lymphozyten.

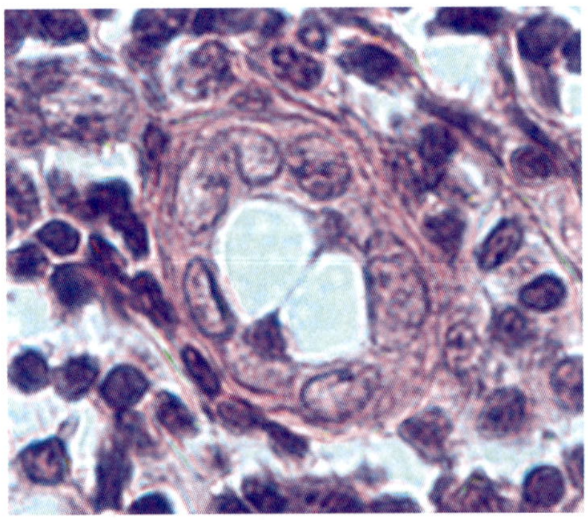

**Abb. 8.32 In der Umgebung der ovalen Lymphfollikel befindet sich der T-Lymphozyten-Bereich, wo die hoch endothelialen Venolen (HEV) vorkommen.** Die Endothelzellen der HEV sind isoprismatisch und nicht wie in anderen Gefäßen platt. Sie haben spezifische Oberflächenmoleküle (Homing-Rezeptoren), die es den Lymphozyten ermöglichen, durch Diapedese aus diesen Blutgefäßen ins Gewebe zu wandern und umgekehrt. Immunkompetente T-Lymphozyten konzentrieren sich an Orten, wo ihr Antigen bereits präsentiert worden ist.

## 8.8 Differenzialdiagnose des Verdauungstrakts

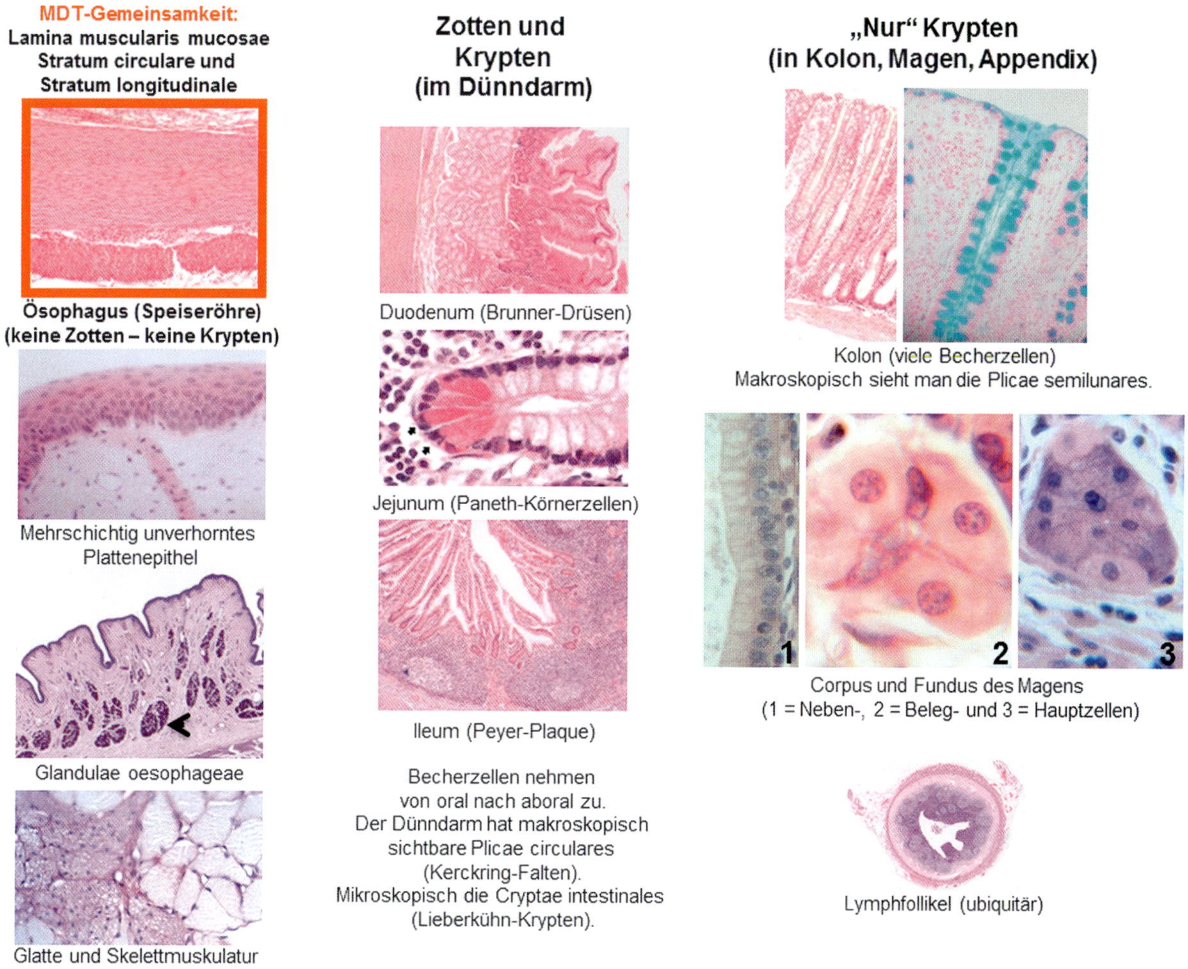


Abb. 8.33 **Zusammenfassung: Verdauungstrakt**

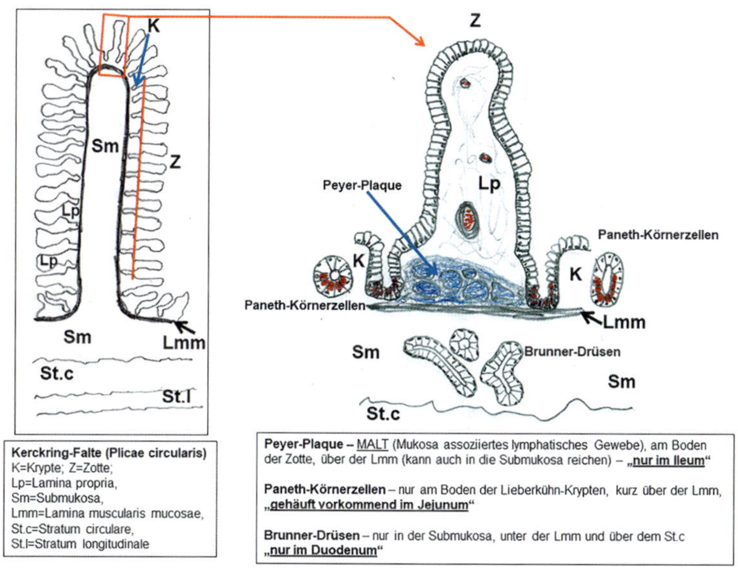


Abb. 8.34 **Charakteristische Strukturen der einzelnen Dünndarmabschnitte**

## 8.9 Histophysiologie

**Tab. 8.1** Histophysiologische Besonderheiten des Verdauungstrakts

| Zellen | Merkmale |
|---|---|
| Glandulae oesophageae | • Extraepithelial<br>• Rein muköser Gleitschleim |
| Magen: Nebenzellen | • Einschichtig hochprismatisch<br>• Kern basal<br>• Liegen an der Oberfläche (Magenschleimhaut)<br>• Bilden einen rein mukösen Schleim zum Schutz vor Selbstverdauung |
| Magen: Belegzellen | • (Parietalzellen) spiegeleierförmig<br>• Azidophil (rötlich) durch Mitochondrien-Reichtum<br>• Bilden Salzsäure (HCl) und Intrinsic-Faktor (für die Vitamin-$B_{12}$-Resorption) |
| Magen: Hauptzellen | • Isoprismatisch, basophil (basal reichlich raues endoplasmatisches Retikulum)<br>• Vorwiegend am Drüsengrund<br>• Apikal Zymogengranula mit Pepsinogen, das erst im Magen durch die Salzsäure aktiviert wird |
| Glandulae duodenales (Brunner-Drüsen) | • Bikarbonatreicher alkalischer Schleim: Neutralisation des Magensafts, Schutz der Duodenalschleimhaut vor den Sekreten aus Pankreas und Gallenblase |
| Paneth-Zellen | • Jejunum<br>• Zymogengranula enthält Lysozym und Defensine<br>• Unspezifische Immunabwehr |
| Peyer-Plaques | • Ileum<br>• Noduli/Folliculi lymphatici aggregati<br>• Spezifische Immunabwehr |
| Becherzellen | • Dünn- und Dickdarm<br>• Intraepithelial<br>• Schutz- und Transportschleim |

KAPITEL

# 9 Organe, die ins Duodenum sezernieren

## 9.1 Leber (Hepar)

Die Leber ist mit ca. 1,5 kg die größte Drüse des Körpers. Drei Viertel ihres Gewichts bilden die Hepatozyten, die endo- und exokrine Sekrete produzieren.

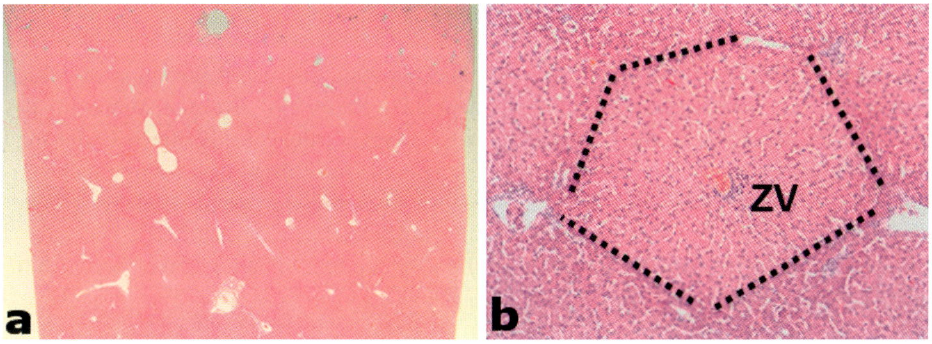


**Abb. 9.1 Leber (HE-Färbung). a** Im Leberparenchym sieht man diverse Hohlräume. Hierbei handelt es sich um Zentralvenen, Lebervenen (Vereinigung mehrere Zentralvenen), Vv. interlobulares (Äste der V. portae) und Aa. interlobulares (Äste der A. hepatica). **b** Klassisches Leberläppchen (= Zentralvenenläppchen). Die Literatur zeigt gerne sechseckige Gebilde, die mittig eine Zentralvene (ZV) haben und von sechs Glisson-Trias umgeben sind. Im Präparat findet man ein solches Hexagon eher selten.

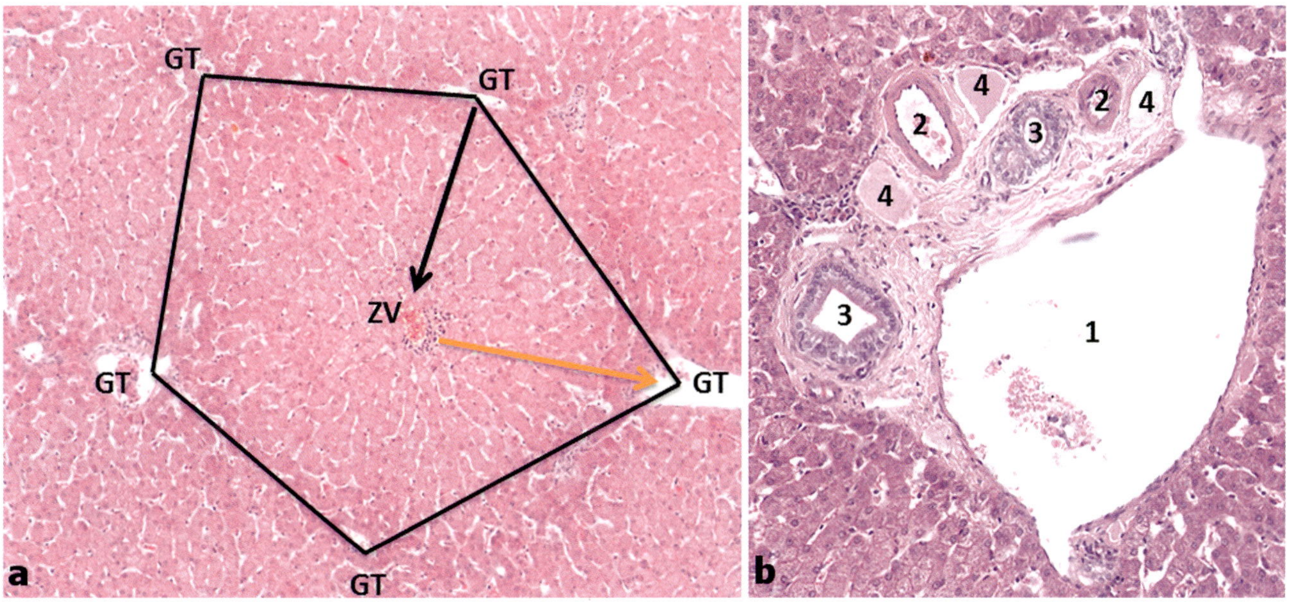


**Abb. 9.2 Glisson-Trias (HE-Färbung). a** Anordnung der Glisson-Trias (GT) um die Zentralvene. Orangener Pfeil = Weg des Gallensekrets aus den Hepatozyten bzw. deren Gallenkapillaren von der Zentralvene in Richtung Glisson-Trias. Schwarzer Pfeil = Weg des arteriellen und venösen Mischblutes in Richtung auf die Zentralvene (ZV). **b** Eine Glisson-Trias besteht immer aus Vene, Arterie und Gallengang. Es kommen aber auch mehrere Anschnitte einer Struktur vor. 1 = V. interlobularis (Ast der V. portae), 2 = A. interlobularis (Ast der A. hepatica propria), 3 = Ductus biliferi interlobularis (interlobulärer Gallengang), 4 = Lymphgefäße.

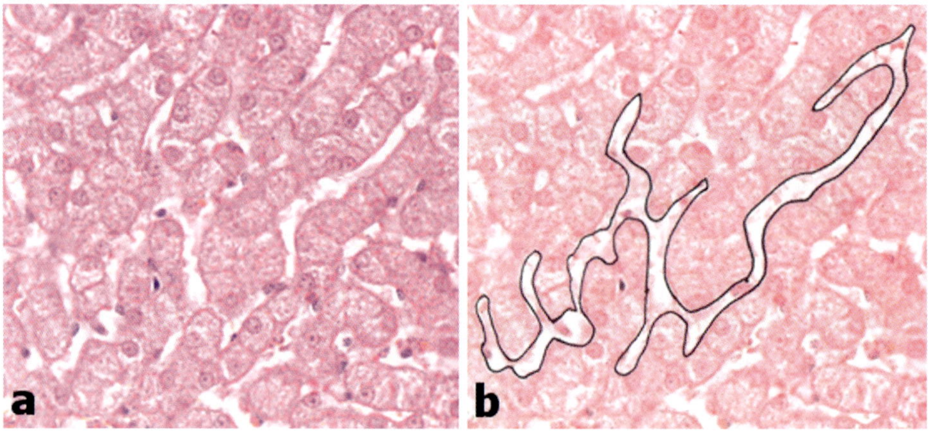


**Abb. 9.3 Lebersinusoide (HE-Färbung).** Aus dem Mischblut, das von der A. und V. interlobularis aus durch die Lebersinusoide (in Abbildung b zeichnerisch hervorgehoben) in die Zentralvene fließt, werden Nährstoffe aus dem Darm von den Hepatozyten aufgenommen und dann verwertet, gespeichert, umgewandelt oder abgebaut. Diese Vorgänge laufen im Disse-Raum ab.

Der **Disse-Raum** ist diskontinuierlich durch Endothel, das den Lebersinusoid bildet, begrenzt. Nur das Blutplasma gelangt in den Disse-Raum, wo von den Mikrovilli der Hepatozyten die Stoffe in die Leberzellen transportiert werden. Des Weiteren findet man Ito-Zellen dort, die als Vitamin-A-Speicher fungieren. **Ito-Zellen** produzieren auch retikuläre Fasern, unter pathologischen Bedingungen werden diese Fasern vermehrt gebildet und führen zunächst zur Fibrosierung der Leber, schließlich zur Leberzirrhose. Die Makrophagen der Leber, die **Kupffer-Zellen,** sind meist in den Sinusoiden, können aber auch im Disse-Raum vorkommen.

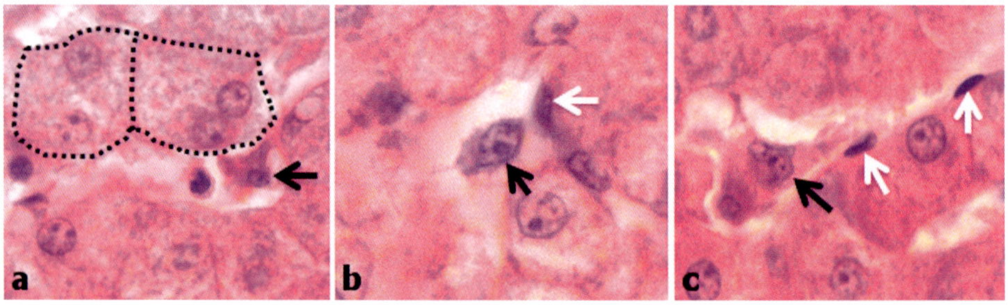


**Abb. 9.4 Kupffer-Zellen (HE-Färbung).** Schwarze Pfeilköpfe zeigen auf die Kupffer-Zellen (Makrophagen). **a** Zwei Hepatozyten (Leberzellen; gestrichelt umrandet), in denen man je zwei Kerne sieht, was man nicht selten in Hepatozyten findet. **b, c** Die weißen Pfeilköpfe zeigen auf die Endothelzellen, die den Disse-Raum begrenzen.

9

## ITO-ZELLEN

*(nach Toshio Ito 1904–1991, Japan; publiziert 1951)*
Heute werden Ito-Zellen auch **„Hepatische Sternzellen"** genannt. Sie sind unter anderem für die Vitamin-A-Speicherung zuständig. Nun musste auch für die ehemalige „Kupffersche Sternzelle" ein neuer Begriff her: Sie heißt jetzt „Kupffer-Zelle" und ist eine Makrophage in den Lebresinusoiden.

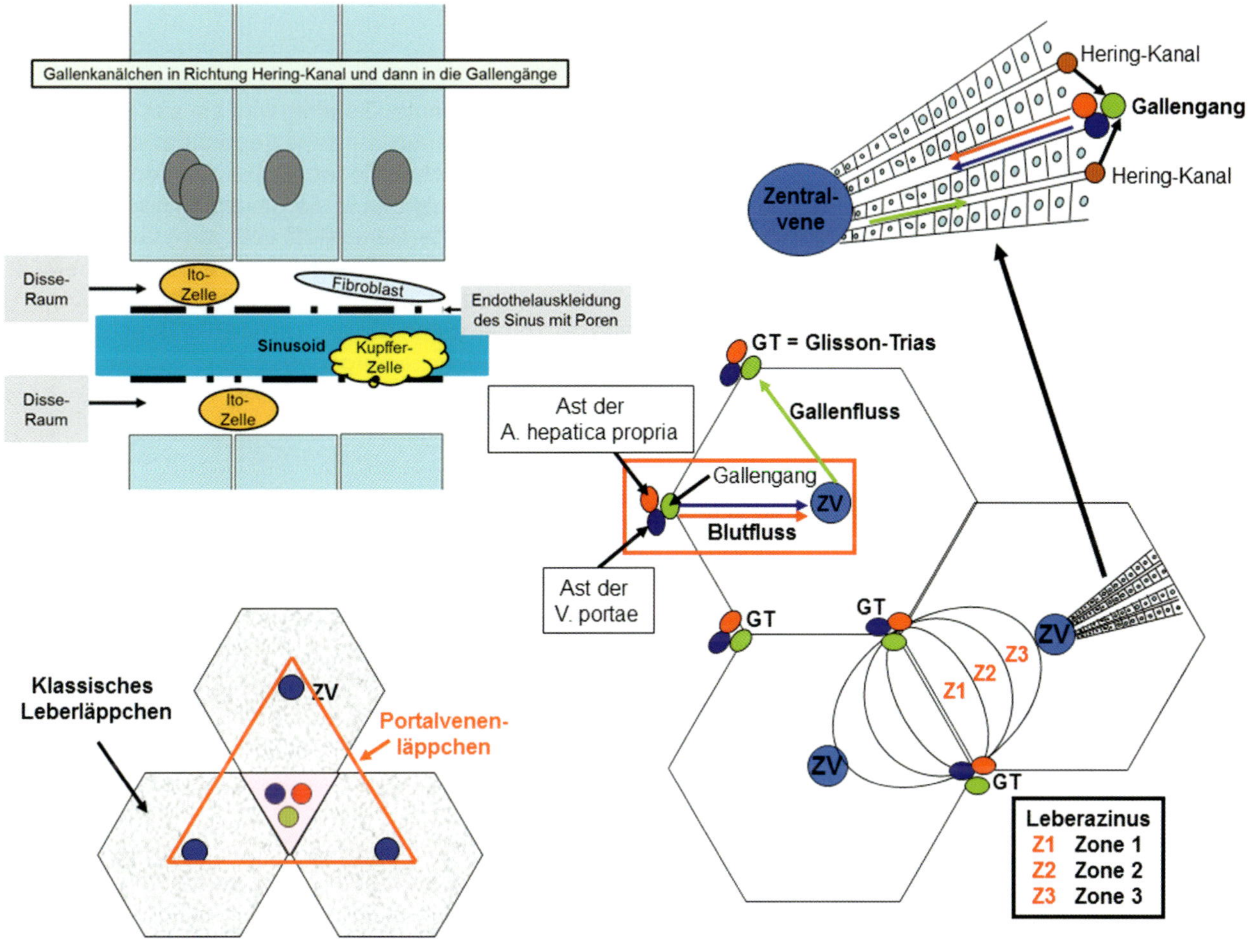


**Abb. 9.5 Schematische Darstellung eines klassischen Leberläppchens, eines Leber-Azinus und des Disse-Raums.** Die Darstellung ist nicht maßstabsgerecht [P668].

9

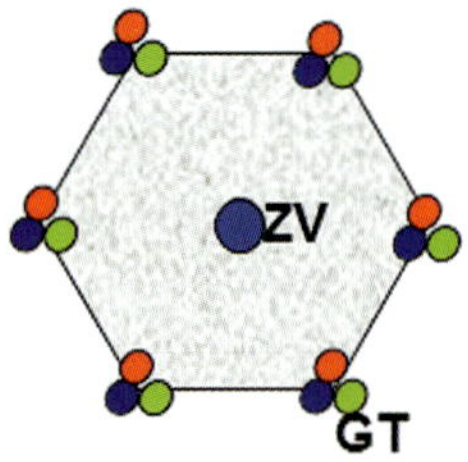


**Klassisches Leberläppchen**
Es handelt sich hierbei um ein Modell. Ein Hexagon ist im Präparat nur selten zu finden, auch ist nicht an jeder Ecke eine Glisson-Trias zu finden.

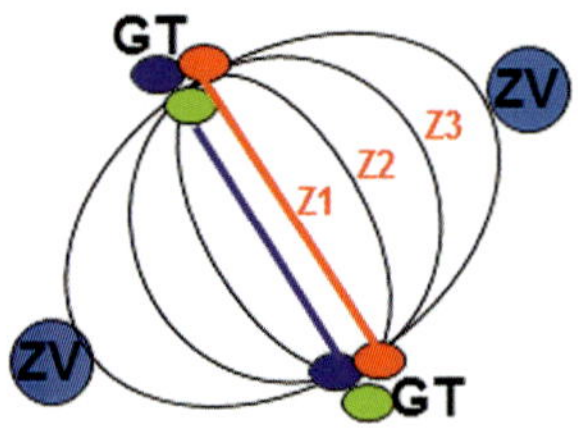


**Leber-Azinus**
Der Leberazinus ist eine Art Raute. Gebildet wird sie aus zwei gegenüberliegenden Zentralvenen und zwei gegenüberliegenden Glisson-Trias. Hierdurch entstehen Zonen, wobei aus den Aa. und Vv. interlobulares das gemischte Blut in die Sinusoide fließt. Die Zonen 1 – 3 erhalten Nährstoffe, Sauerstoff, aber auch Giftstoffe nacheinander. Das bedeutet, dass die erste Zone am meisten erhält und die Zone 3 am wenigsten. Die periportalen Hepatozyten (Zone 1) und die perivenösen Hepatozyten (Zone 2) erfüllen unterschiedliche, teilweise sogar entgegengesetzte Aufgaben.

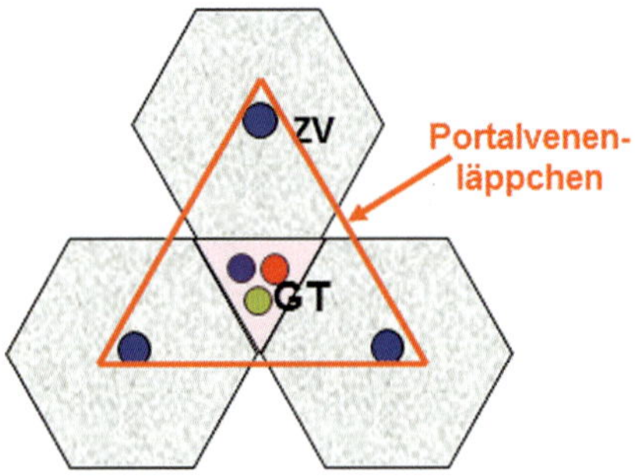


**Portalläppchen**
Es wird von drei Zentralvenen in einer Dreiecksform gebildet. Die Betonung liegt hier auf der Funktion der Leber als exokrine Drüse (Gallenproduktion). Die Ausrichtung des Gallenflusses geht von der Zentralvene in Richtung auf die Gallengänge (Glisson-Trias).

Abb. 9.6 **Struktur und Funktion eines klassischen Leberläppchens, eines Leber-Azinus und eines Portalläppchens** [P668]

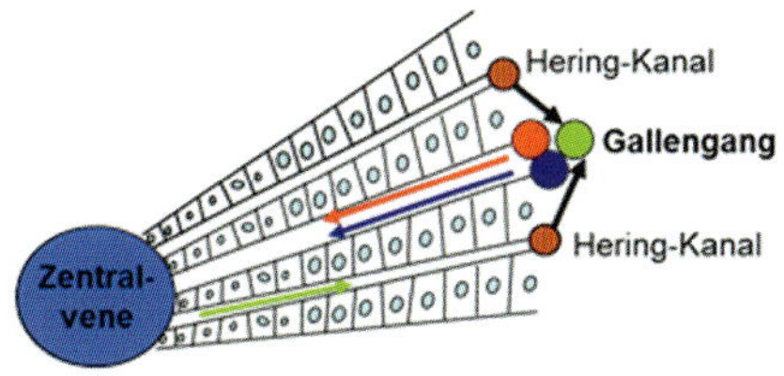


## Zentralvene und Glisson-Trias

Der Blutfluss geht von der Glisson-Trias aus, genauer von der A. und der V. interlobularis. Das nährstoffreiche / sauerstoffarme Blut aus der Vene und das nährstoffarme/ sauerstoffreiche Blut der Arterie vereinen sich in den Sinusoiden zwischen den Hepatozyten-straßen. Nähr- und Giftstoffe diffundieren in den Disse-Raum und können von den Hepatozyten aufgenommen werden, um diese zu speichern (z.B. Glukose) oder zu entgiften (z.B. Alkohol). In der Gallenkapillare, zwischen den Leberzellbalken, fließt die Galle in Richtung Glisson-Trias. Jede Gallenkapillare drainiert zunächst in einen Hering-Kanal und dieser wiederum in den Gallengang (Ductus interlobularis).

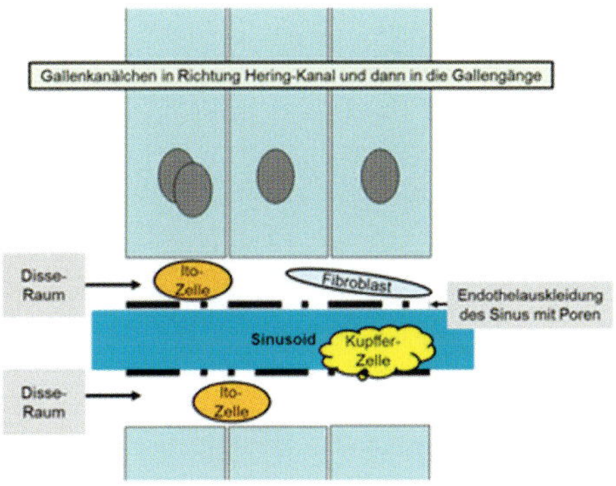


## Disse-Raum

Er ist ein nur elektronenmikroskopisch sichtbarer Spaltraum und wird einerseits von den Hepatozyten, andererseits von dem diskontinuierlichen Endothel der Sinusoide gebildet. Der Sinusoid ist eine weitlumige Kapillare, die Blut aus der A. und V. interlobularis führt, die ihrerseits Äste der A. hepatica und der V. portae sind. Im Disse-Raum gibt es Fibroblasten und Ito-Zellen. Ito-Zellen können Vitamin A speichern und spielen eine Rolle bei der Leberzirrhose, da sie bei Erkrankung unkontrolliert Bindegewebe produzieren.

**Abb. 9.7 Struktur und Funktion von Zentralvene und Glisson-Trias sowie des Disse-Raums.** Die Darstellung des Disse-Raums ist nicht maßstabsgerecht [P668].

### Pathologische Leber

Die Leber ist einfach zu diagnostizieren. Bei einer pathologischen Leber sieht man jedoch ein völlig anderes Bild, wie hier am Beispiel der Leberzirrhose (➤ Abb. 9.8). Man geht davon aus, dass bei dauerhafter Vergiftung (z. B. durch Alkohol) oder viralen Erkrankungen die Ito-Zellen im Disse-Raum unkontrolliert Bindegewebe produzieren **(Fibrosierung).** Immer mehr Hepatozyten sterben ab und werden durch Bindegewebe ersetzt. Der Zustand der Leberzirrhose ist irreversibel. Da die Leber nicht nur produziert (z. B. Galle, Gerinnungsfaktoren etc.), sondern ihre Hauptaufgabe in der Entgiftung körperfremder und körpereigener Giftstoffe besteht, kommt es zur schleichenden Vergiftung des Körpers (Leberkoma).

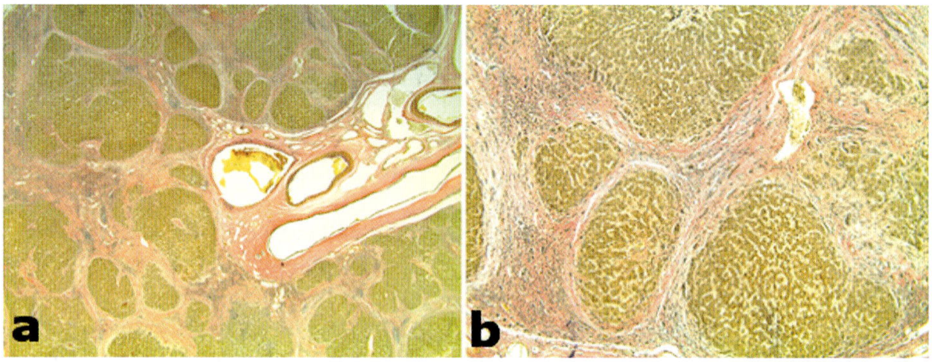


**Abb. 9.8 Pathologische Leber (Leberzirrhose) (HvG-Färbung).** In der Übersicht (**a**) und in der Vergrößerung (**b**) erkennt man rundliche Inseln von Hepatozyten und breite Bindegewebssepten.

## 9.2 Gallenblase (Vesica fellea)

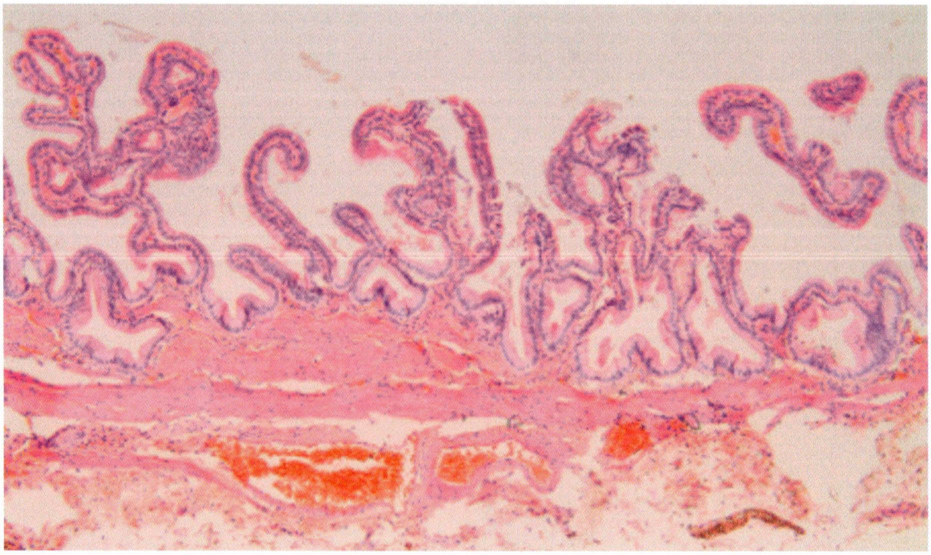

**Abb. 9.9 Gallenblase in der Übersicht (HE-Färbung)**

Bei der Gallenblase gibt es **kein** Stratum circulare und **kein** Stratum longitudinale der Tunica muscularis und auch **keine** Lamina muscularis mucosae (**DD** Dünndarm).

Die Gallenblase hat ein einschichtiges hochprismatisches Epithel mit Mikrovilli und dickt die Gallenflüssigkeit aus der Leber bis auf 10 % ihres ursprünglichen Volumens ein.

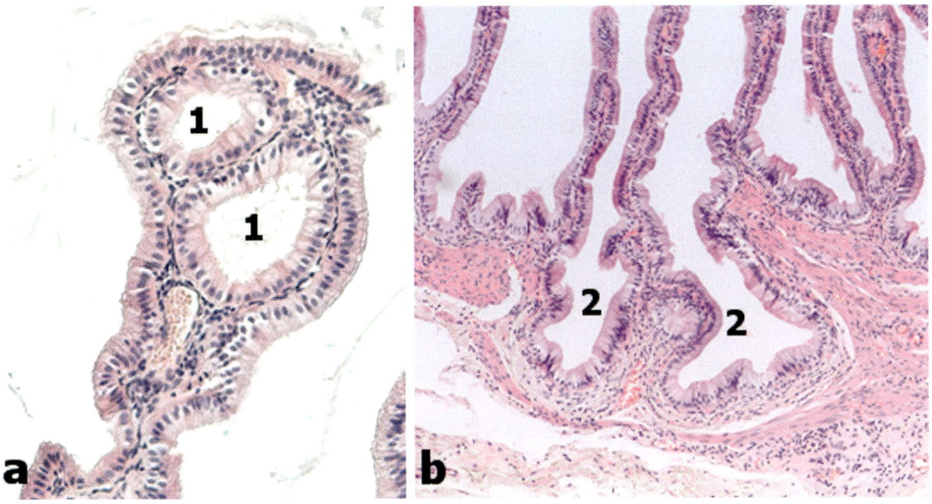


**Abb. 9.10 Gallenblase. a** In der Mukosa findet man Schleimhautbrücken (1 = Luschka-Gänge). **b** Einstülpungen der Mukosa in die Muskulatur bezeichnet man als Rokitansky-Aschoff-Krypten (2).

## 9.3 Pankreas

Das Pankreas besteht aus einem exokrinen und endokrinen Anteil. Der exokrine Teil ist rein serös, die Azini bilden eine Vielzahl von Enzymen. Der endokrine Teil beansprucht nur ca. 2 % des gesamten Organs. Die rundlichen reich vaskularisierten Langerhans-Inseln kommen zu 70 % im Schwanzbereich und zu 30 % im Corpus vor. In einem Pankreas-Kopf-Präparat findet man nur selten eine Langerhans-Insel. Differenzialdiagnostisch wichtig ist hier das Fehlen von Streifenstücken **(DD)!**

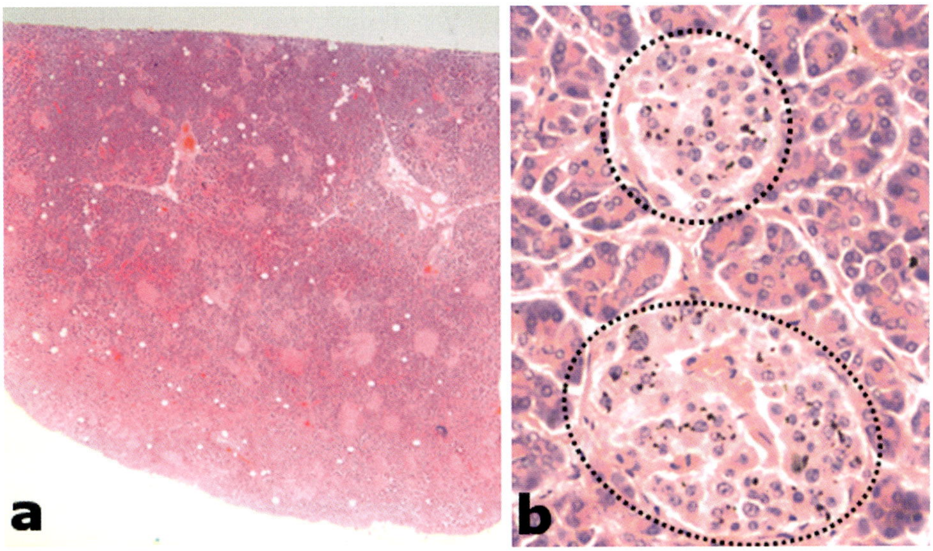


**Abb. 9.11 Pankreas. a** Übersicht. **b** Vergrößerung der Langerhans-Inseln (eingekreist).

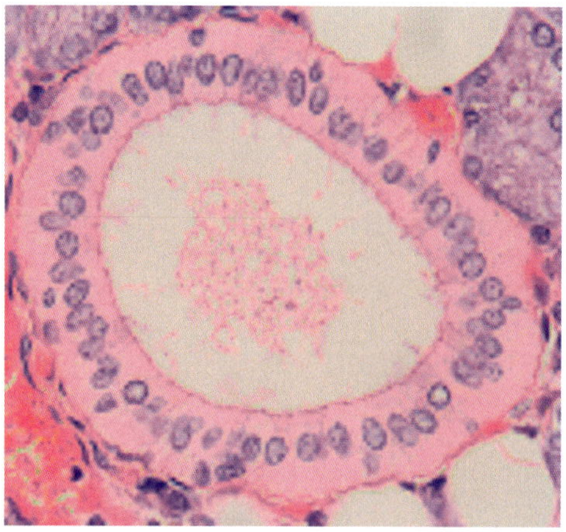

Abb. 9.12 **Streifenstück (HE-Färbung).** Das Pankreas hat „keine" Streifenstücke!

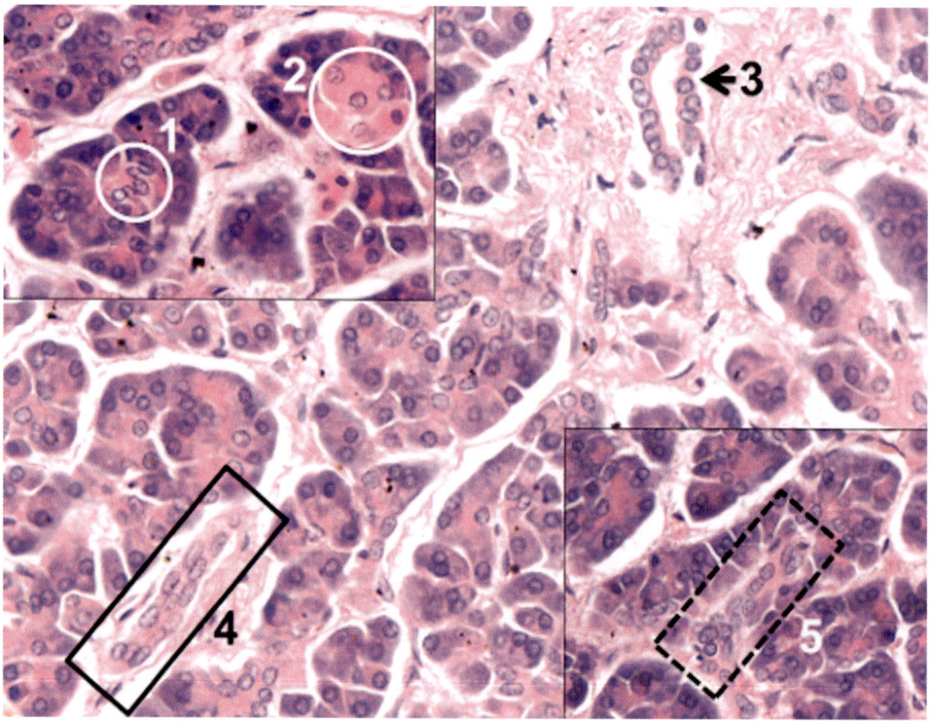


Abb. 9.13 **Zellen und Gangsystem des Pankreas.** 1 = zentroazinäre Zellen (Bikarbonat-haltiges Sekret), 2 = zentroazinäre Zellen (Insulin-Produktion), 3 = interlobulärer Ausführungsgang, 4 = Schaltstück, 5 = Schaltstück zieht ins Endstück.

KAPITEL

# 10 Endokrine Organe

## 10.1 Hypophyse

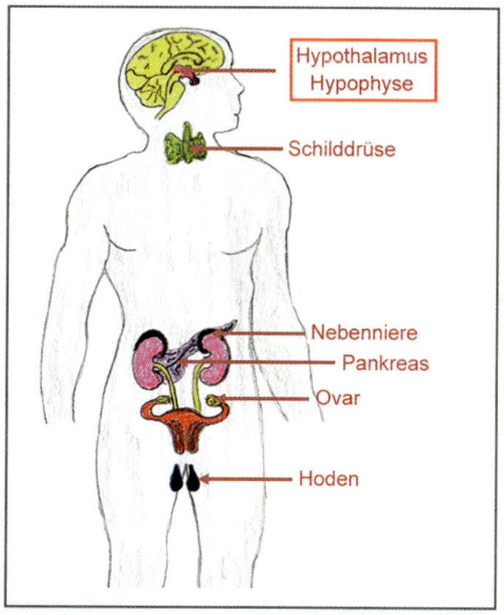


**Abb. 10.1 Lokalisation der Hypophyse** [P668]

Die Hypophyse ist das übergeordnete endokrine Organ, unterteilt in **Adeno- und Neurohypophyse.** Die Adenohypophyse entsteht aus der Rathke-Tasche des ektodermalen Rachendachs, die Neurohypophyse ist eine Ausstülpung des Zwischenhirns.

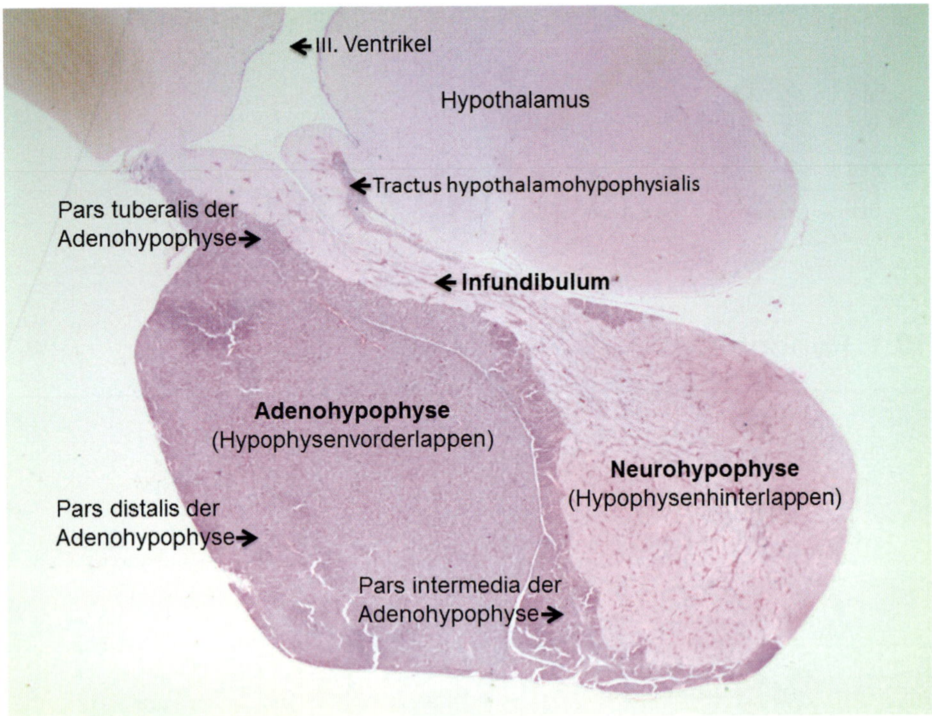


Abb. 10.2 **Hypophyse in der Übersicht (HE-Färbung)**

## Hormone der Adenohypophyse

**Glandotrope Hormone** sind Steuerhormone des Hypophysenvorderlappens. Sie regulieren die Hormonproduktion anderer endokriner Organe:

- **TSH** (Thyroidea-stimulierendes Hormon oder Thyreotropin): stimuliert die Schilddrüse (Glandula thyroidea)
- **ACTH** (adrenokortikotropes Hormon): stimuliert die Nebennierenrinde
- **FSH** (follikelstimulierendes Hormon): stimuliert die Gonaden
- **LH** (luteinisierendes Hormon): stimuliert die Gonaden
  FSH und. LH werden auch als gonadotrope Hormone bzw. Gonadotropine bezeichnet.

**Nicht-glandotrope Hormone** sind Effektorhormone, die nicht auf endokrine Drüsen, sondern direkt auf Erfolgsorgane wirken:

- **STH** (somatotropes Hormon oder Somatotropin): fördert u. a. das Knochen- und Muskelwachstum
- **Prolaktin:** Wachstum und Sekretion der weiblichen Brustdrüse
- **MSH** (Melanozyten-stimulierendes Hormon oder Melanotropin): wird **nur** im Hypophysenmittellappen (Pars intermedia) produziert

STH und Prolaktin werden in azidophilen Zellen, alle anderen Hormone in basophilen gebildet.

10

## Hormone der Neurohypophyse

**In der Neurohypophyse werden „keine" Hormone produziert,** sondern nur aus Kerngebieten des Hypothalamus gespeichert und in die Blutbahn abgegeben. Die Kerngebiete sind Nucleus supraopticus (ADH) und Nucleus paraventricularis (Oxytocin).

- **Antidiuretisches Hormon** (ADH auch Adiuretin oder Vasopressin genannt): regelt die Wasserresorption in den Nieren an den Sammelrohren. Der Urin wird stärker konzentriert und gleichzeitig steigt der Blutdruck.

- **Oxytocin** bewirkt das Zusammenziehen der glatten Muskulatur der Gebärmutter während der Geburt, regt in der Milchdrüse die Milchausschüttung an, wirkt positiv auf menschliche Interaktionen (Mutter-Kind-Verhalten, Mann-Frau) und wird in hohen Dosen beim Orgasmus freigesetzt, was zur Entspannung und Müdigkeit führt.

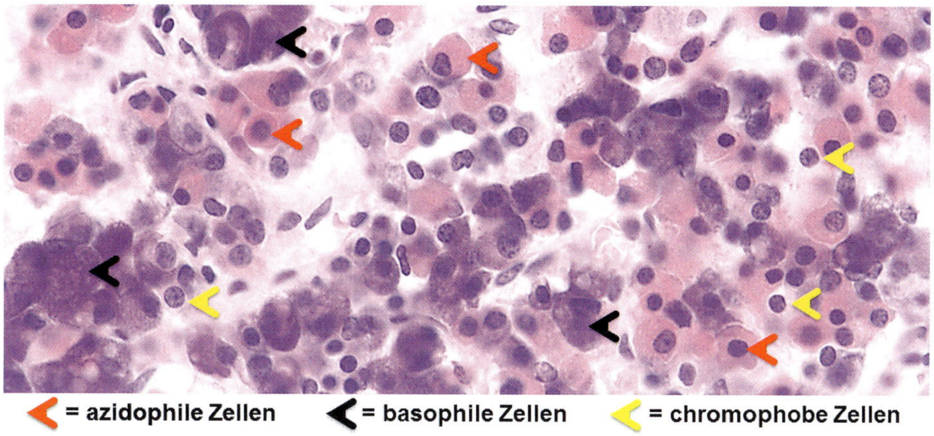


Abb. 10.3 **Zellarten der Hypophyse (HE-Färbung).** Chromophobe Zellen sind wahrscheinlich inaktive bzw. hormonentleerte Zellen.

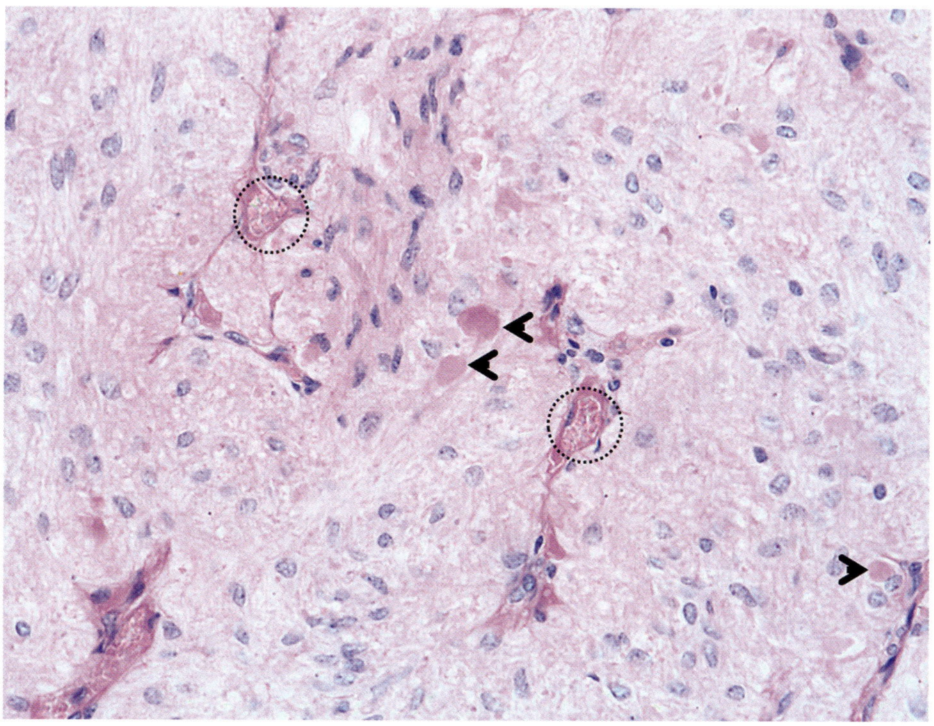

Abb. 10.4 **Neurohypophyse (HE-Färbung).** Herring-Körper (Pfeilköpfe) sind Ansammlungen von Sekretgranula der Hormone ADH und Oxytocin. Diese Sekretgranula lagern sich um die Axone als Herring-Körper. Die gestrichelten Kreise zeigen ein Geflecht von Venen, die nur durch die Neurohypophyse ziehen. Die meisten Kerne sind Pituizytenkerne (Pituizyten = Gliagewebe der Neurohypophyse; von „Glandula pituitaria").

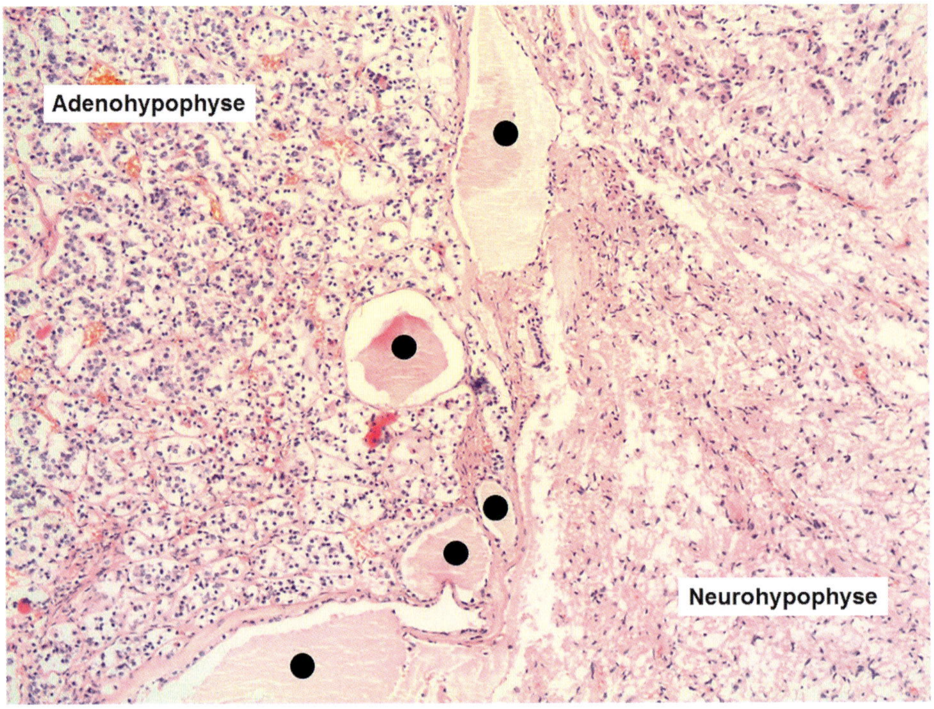


Abb. 10.5 **Zwischen Adeno- und Neurohypophyse gibt es oft Kolloid- oder auch Rathke-Zysten (schwarzer Punkt) (HE-Färbung).** Sie werden als Reste der Rathke-Tasche angesehen, scheinen aber funktionslos zu sein.

## 10.2 Glandula thyroidea (Schilddrüse)

Die Schilddrüse besteht aus Follikeln, die ca. 50–1000 µm groß sind. Das Epithel ist immer einschichtig. Es kann aber je nach Funktionszustand, angepasst an die zirkadiane Rhythmik bei einer aktivierten Form, hochprismatisch mit vielen kleinen Follikeln oder am Ende der Nacht platt in Form einer Stapel- bzw. Speicherschilddrüse sein. Im Tagesverlauf ist sie überwiegend durch isoprismatisches Epithel gekennzeichnet. Das in den Follikeln enthaltene Thyroglobulin wird von den Follikelepithelzellen aufgenommen und in $T_3$ (Triiodthyronin) und $T_4$ (Thyroxin) umgewandelt, wobei $T_3$ wirksamer ist als $T_4$. $T_4$ wird jedoch in vielen Zielzellen zu $T_3$ umgewandelt. Das schollenartige Aussehen des Kolloids ist zwar ein Fixierungsartefakt, hilft aber trotzdem bei der Differenzialdiagnose, da es fast immer zu sehen ist.

10

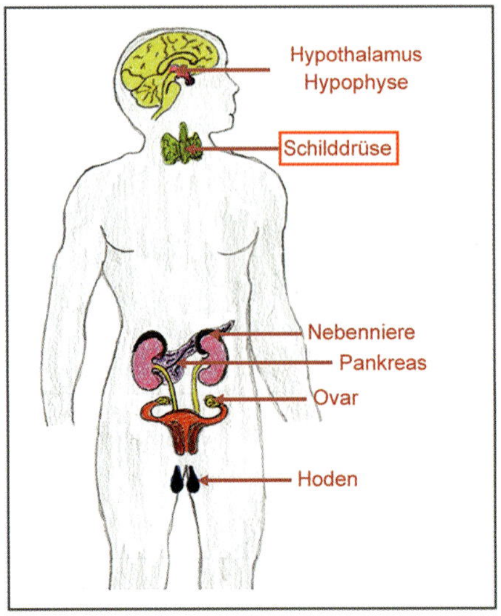


Abb. 10.6 **Lokalisation der Schilddrüse** [P668]

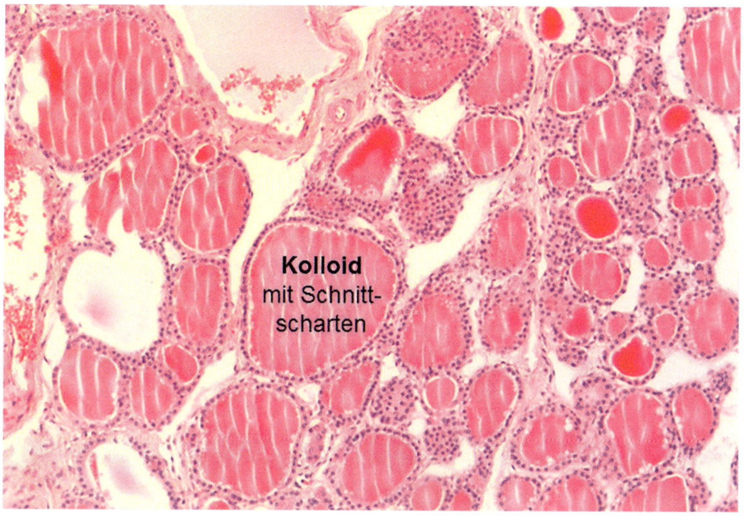


**Abb. 10.7 Schilddrüse in der Übersicht (HE-Färbung)**

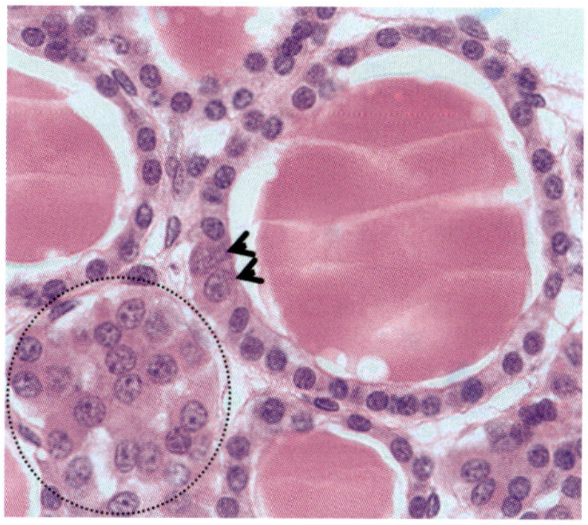

**Abb. 10.8 Ein weiteres Hormon ist das Calcitonin, das in den C-Zellen (parafollikuläre Zellen) gebildet wird.** Diese liegen in kleinen Gruppen (gestrichelter Kreis), aber auch einzeln im Follikelepithel (schwarzer Pfeil) vor. Sie sezernieren allerdings nicht ins Kolloid, sondern direkt in umliegende Blutgefäße. Calcitonin hemmt die Osteoklasten und senkt damit den Blut-Kalzium-Spiegel. (HE-Färbung).

## 10.3 Glandula parathyroidea (Nebenschilddrüse)

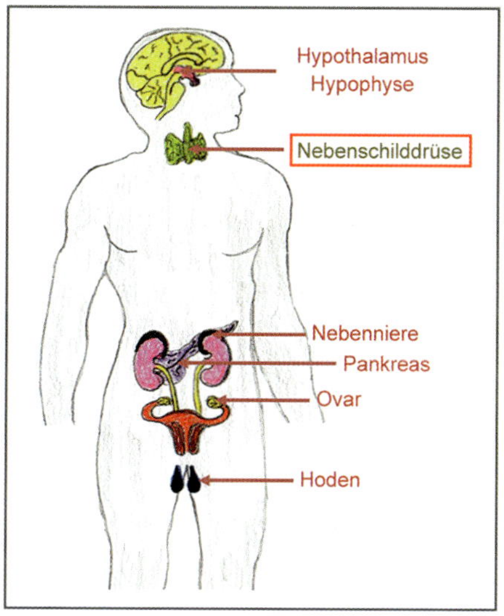


**Abb. 10.9 Lokalisation der Nebenschilddrüse.** Sie liegt hinter einem Schilddrüsenlappen am oberen und unteren Pol. Daraus resultieren insgesamt vier Nebenschilddrüsen [P668].

10

Die Nebenschilddrüse besteht aus vielen Epithelzellen, weshalb sie auch als „Epithelkörperchen" bezeichnet wird. Es handelt sich um Hauptzellen und oxyphile Zellen. Hauptzellen können basophil (dunkel) gefärbt und hell bzw. ungefärbt sein. Es wird davon ausgegangen, dass helle Hauptzellen momentan entleert und inaktiv sind, während die dunklen Zellen gerade das Parathormon bilden. Das **Parathormon** aktiviert indirekt die Osteoklasten, die Kalzium aus dem Knochen lösen und den Blut-Kalzium-Spiegel heben. Die Aufgabe der oxyphilen Zellen ist unklar. Eine Hypothese spricht jedoch von nur einem Zelltyp in verschiedenen Funktionszuständen.

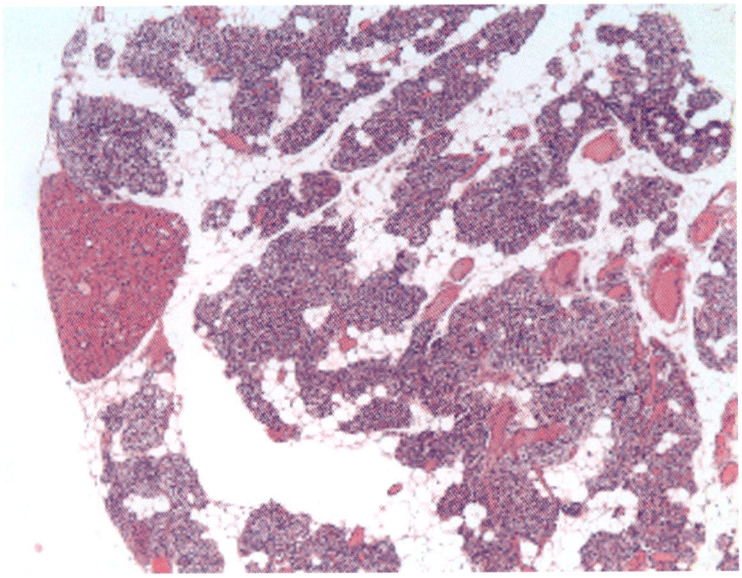

Abb. 10.10 **Nebenschilddrüse in der Übersicht (HE-Färbung)**

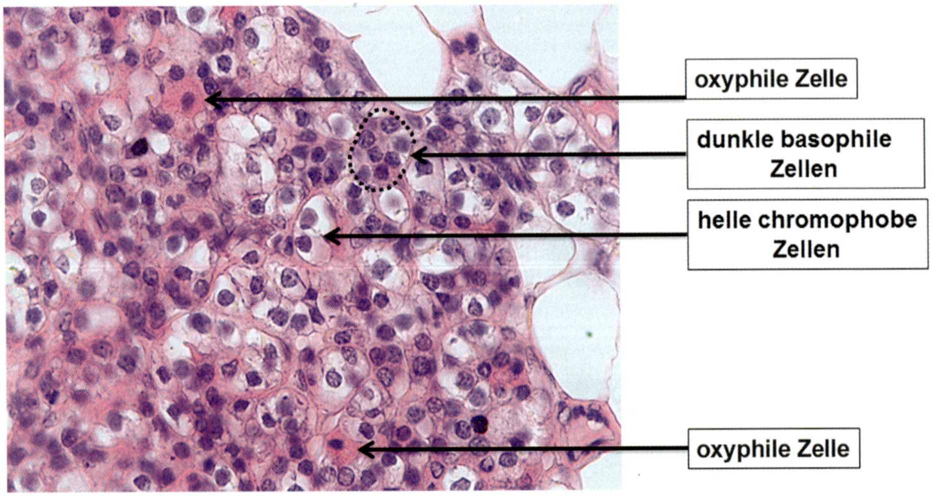


Abb. 10.11 **Zellarten der Nebenschilddrüse (HE-Färbung)**

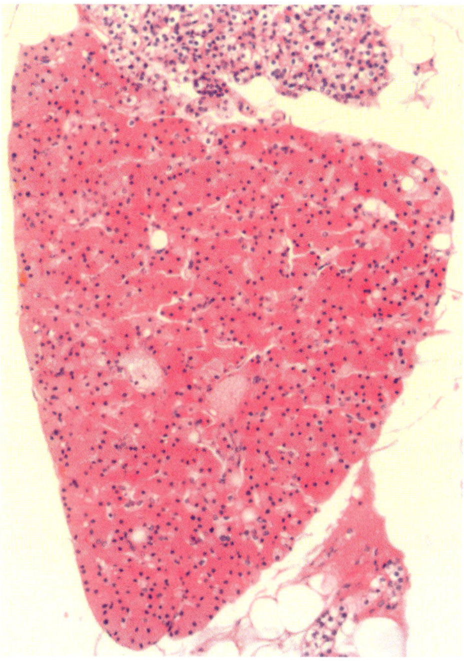

Abb. 10.12 **DD: Cluster (Zellansammlungen) von oxyphilen Zellen.** Diese sind umgeben von zahlreichen Fettzellen (HE-Färbung). Beides ist typisch für die Nebenschilddrüse.

## 10.4 Glandula suprarenalis (Nebenniere)

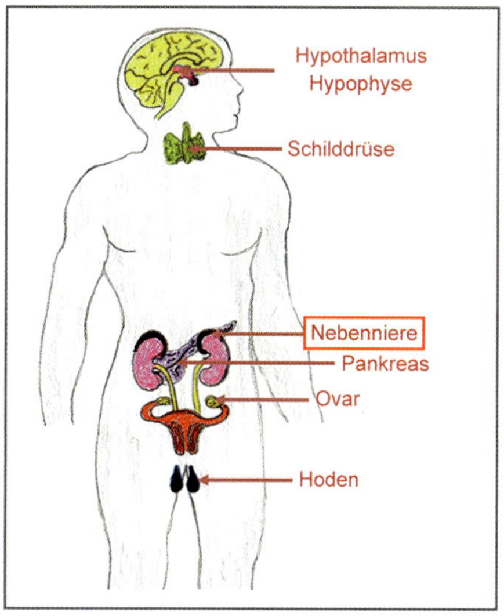


Abb. 10.13 **Lokalisation der Nebenniere** [P668]

Die Nebenniere ist in Rinde und Mark gegliedert.

## Nebennierenrinde

Die Nebennierenrinde unterteilt sich nochmals in drei Zonen:

- **Zona glomerulosa:** Bildung der Mineralokortikoide (z. B. Aldosteron). Diese bewirken die Natrium-Rückresorption und die Kalium-Sekretion.
- **Zona fasciculata:** Bildung der Glukokortikoide (z. B. Cortisol). Diese steigern die Glukoneogenese bzw. Glukosebildung.
- **Zona reticularis:** Bildung der Androgene (Hormonvorläufer für Testosteron und Östrogen).

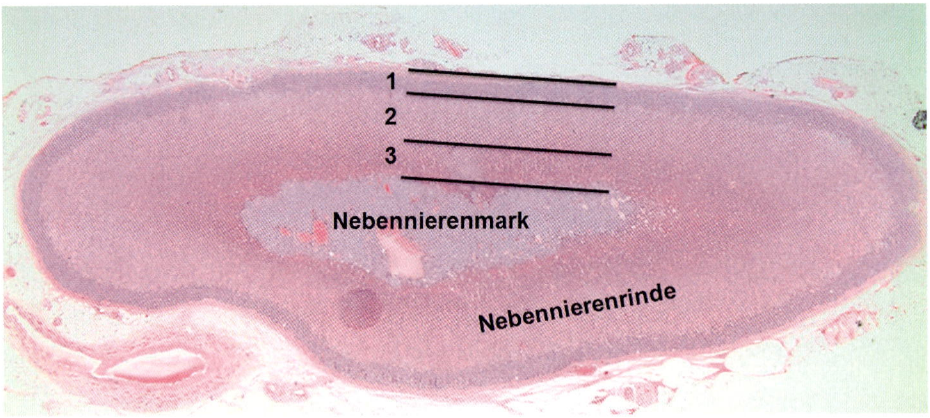


**Abb. 10.14 Nebenniere in der Übersicht (HE-Färbung).** Zonen der Nebennierenrinde: 1 = Zona glomerulosa, 2 = Zona fasciculata und 3 = Zona reticularis.

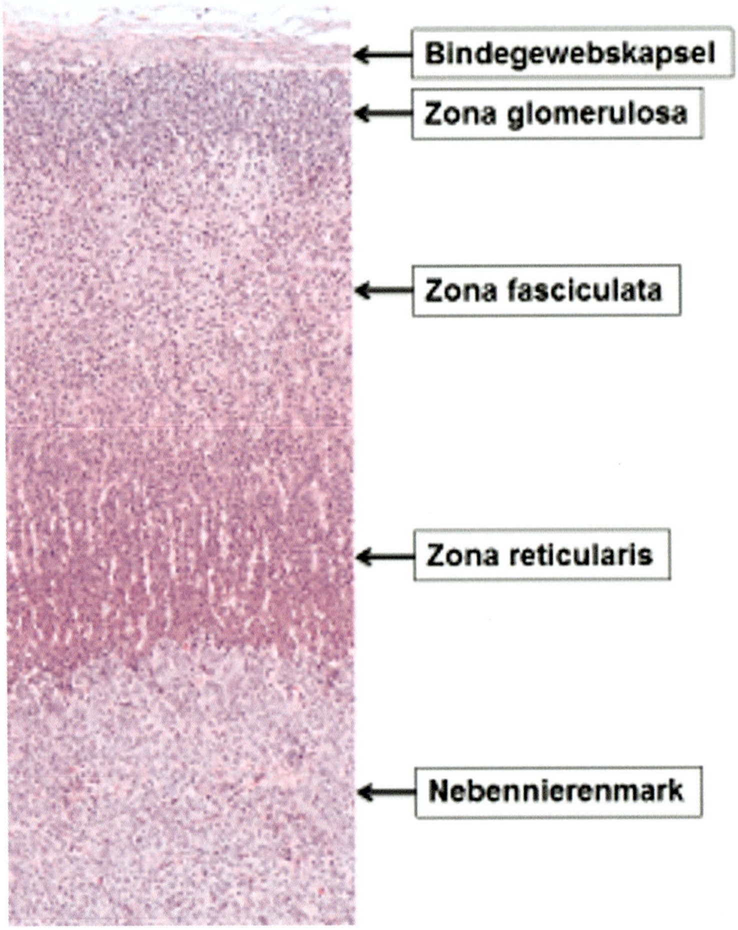


**Abb. 10.15 Zonen der Nebennierenrinde in der Vergrößerung**

## Nebennierenmark

Das Nebennierenmark bildet Katecholamine, das Adrenalin und das Noradrenalin. Das Mark besteht aus modifizierten Nervenzellen und man spricht von einer neuroendokrinen Sekretion. Typ-1- oder A-Zellen kommen zu ca. 80 % vor und bilden Adrenalin. Typ-2- oder N-Zellen (20 %) bilden Noradrenalin. Die Wirkung der beiden Hormone ist ähnlich. Sie führen zu einer allgemeinen Aktivierung des Organismus. Die Freisetzung der Hormone erfolgt über die Drosselvene, die neben einer glatten zirkulären auch eine longitudinale Muskulatur hat. Kontrahiert durch einen nervalen Reiz die longitudinale glatte Muskulatur, verkürzt sich die Drosselvene, das Lumen wird dadurch vergrößert, wodurch mehr Adrenalin und Noradrenalin in die periphere Blutbahn gelangen.

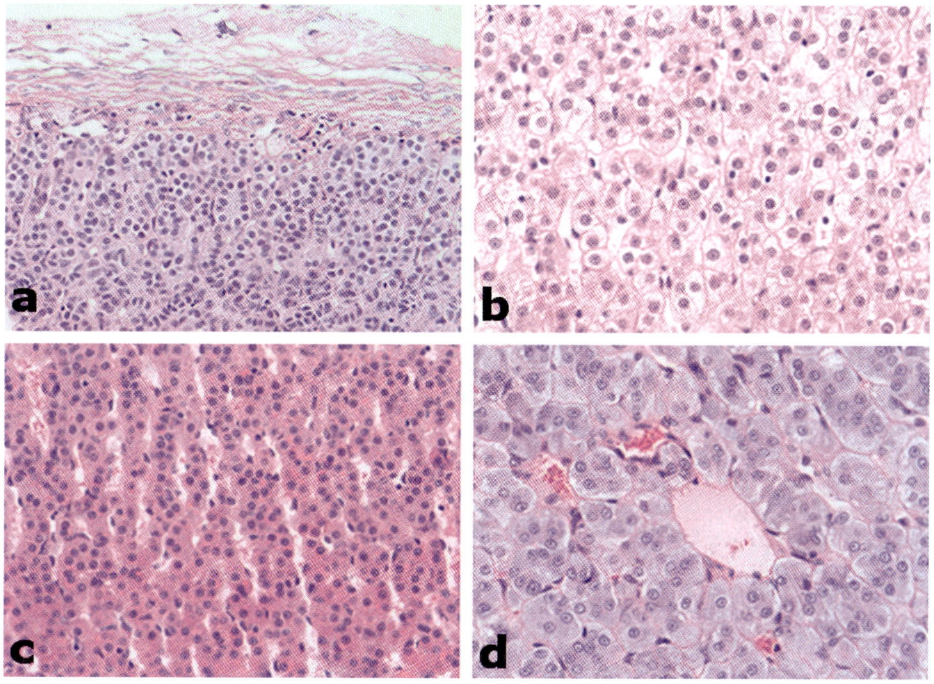


**Abb. 10.16 Schichten der Nebenniere (HE-Färbung).** **a** Zona glomerulosa. **b** Zona fasciculata. **c** Zona reticularis. **d** Nebennierenmark. Zentral ein Sinus, dessen Blut sich mit Adrenalin und Noradrenalin anreichert.

# 10.5 Pankreas (endokrin)

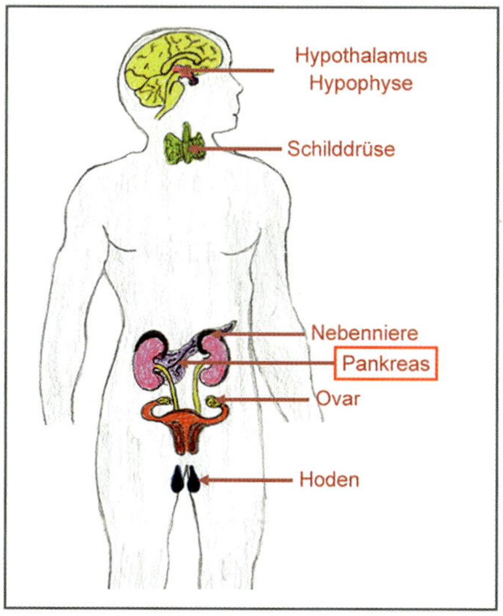


**Abb. 10.17 Lokalisation des Pankreas** [P668]

10

Der endokrine Anteil des Pankreas wird von den **Langerhans-Inseln** gebildet.

### ZELLTYPEN DER LANGERHANS-INSELN

**A**-Zellen: **A**m **Ra**nd bilden Gluk**A**gon
**B**-Zellen: zentral; bilden Insulin
**D**-Zellen: bilden Somatostatin
**PP**-Zellen: bilden **p**ankreatisches **P**olypeptid

- **Insulin** bewirkt primär die Speicherung der Glukose in der Leber und senkt damit den Blutzuckerspiegel, während **Glukagon** die Glukose wieder aus der Leber freisetzt und somit den Blutzuckerspiegel anhebt. Beide Hormone regeln je nach Nahrungsaufnahme und Bedarf den Glukosespiegel im Blut.
- **Somatostatin** hemmt den endokrinen Anteil des Pankreas. Die Konzentration von PP im Blut steigt nach eiweißreicher Nahrung sowie Fettaufnahme an (Sättigungsgefühl).
- **Pankreatisches Polypeptid (PP)** hemmt die Enzym- und Hydrogencarbonat-Produktion des exokrinen Pankreas. Die Motilität des Darms und der Gallenfluss werden herabgeregelt.

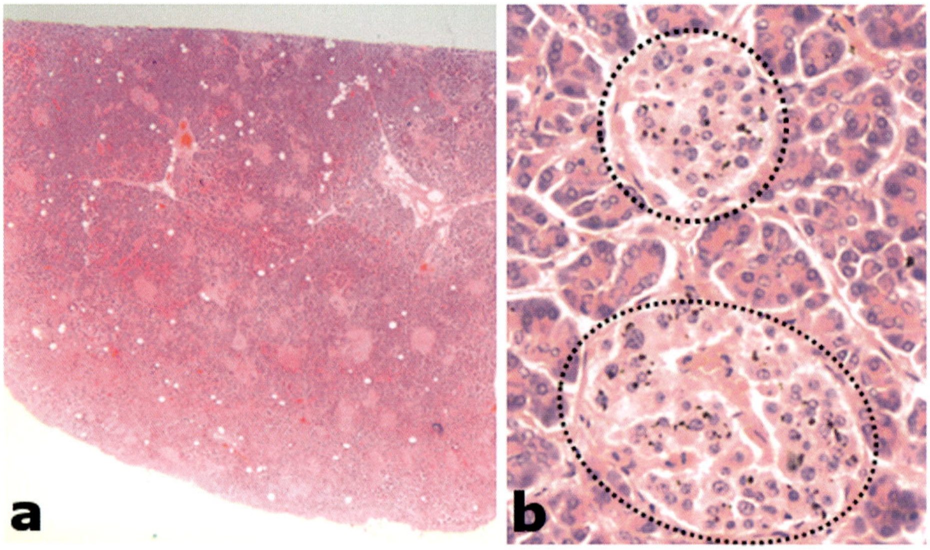


Abb. 10.18 **Pankreas: Langerhans-Inseln (HE-Färbung). a** Übersicht. In Übersichtsfärbungen ist es nicht möglich, eine Zelldifferenzierung vorzunehmen. Es fallen jedoch die hellen rundlichen Bezirke auf. **b** Vergrößerung. Die reich vaskularisierten Gebilde sind deutlich zu sehen.

## 10.6 Hoden und Ovar

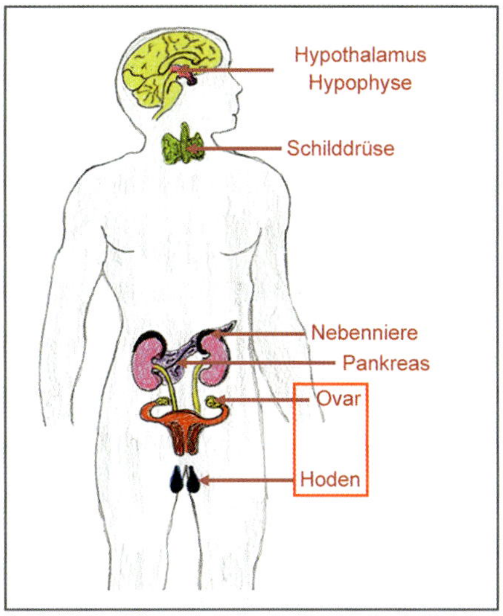


**Abb. 10.19 Lokalisation von Hoden und Ovar** [P668]

Endokrin aktive Anteile findet man auch im Hoden und Ovar, wobei beide keine rein endokrinen Organe sind.

- **Testosteron:** wird in den Leydig-Zellen des Hodens produziert. Es bewirkt die Entstehung des männlichen Phänotyps, die Spermienproduktion und ist mit am Wachstum beteiligt.
- **Östrogen:** wird im Ovar im Corpus luteum von Granulosaluteinzellen gebildet. Östrogen und Progesteron sorgen für die Entwicklung und Reifung der befruchteten Eizelle.
- **Progesteron:** wird von Thekaluteinzellen gebildet. Das Progesteron versetzt die weiblichen Geschlechtsorgane in einen für die Befruchtung und anschließende Einnistung der Eizelle bzw. Blastozyste bestmöglichen Zustand.

(Weitere Informationen im ➤ Kap. 14 und ➤ Kap. 15, männliche und weibliche Geschlechtsorgane)

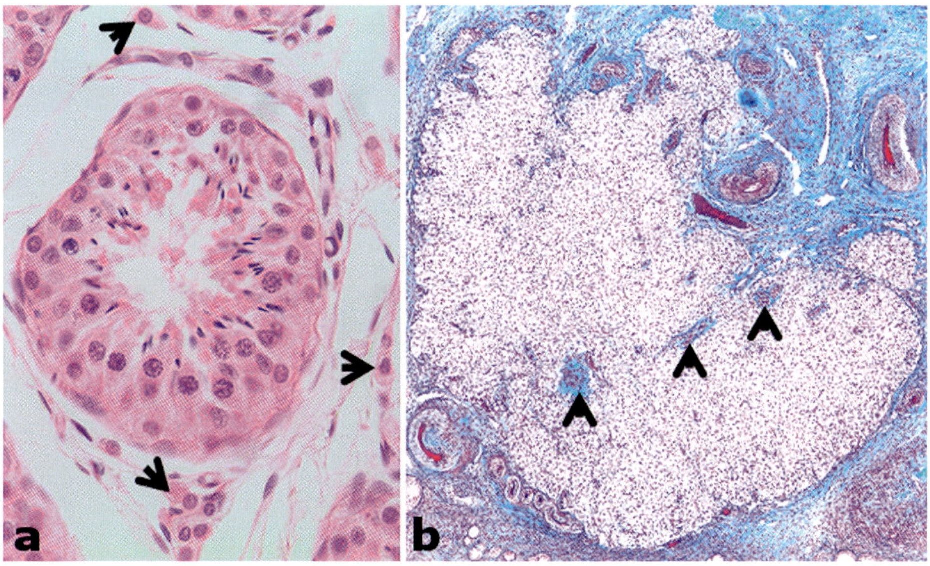


**Abb. 10.20 Hoden (a) (HE-Färbung) und Ovar (b) (Azan-Färbung). a** Zentral ein Tubulus seminiferus, Leydig-Zellen (Pfeile). **b** Corpus luteum: „Wolke" von Granulosaluteinzellen und Thekaluteinzellen (Pfeilköpfe).

10

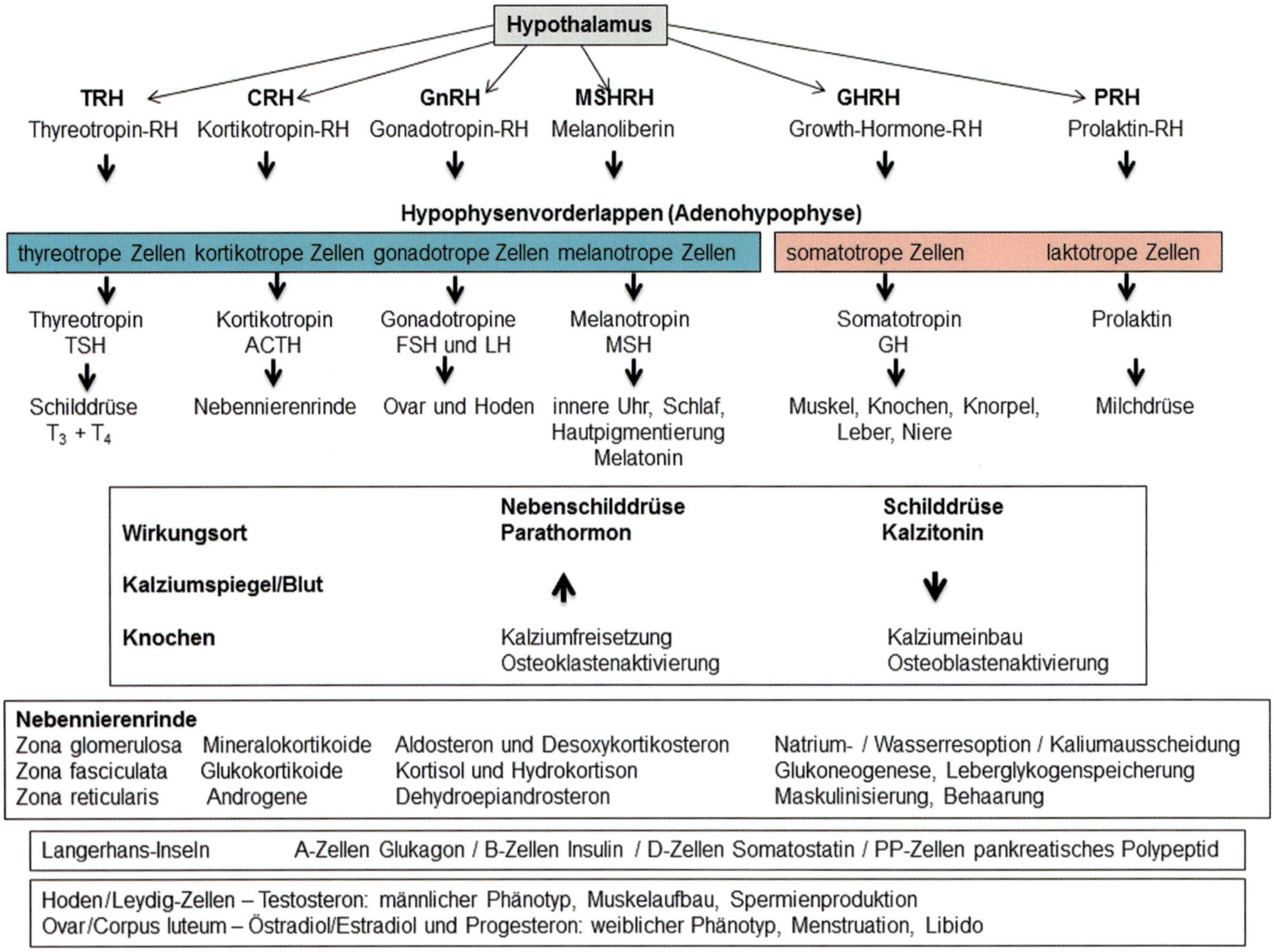


**Abb. 10.21 Hormonproduzierende Organe** [P668]

| Hormon | Abkürzung | Bildungsorgan | Erfolgsorgan | Funktion |
|---|---|---|---|---|
| Adrenalin (Epiphrin) | | Nebennierenmark | z. B. Herz, Lunge, Leber, Fettgewebe | Aktivierung des Organismus |
| Adrenokortikotropes Hormon | ACTH | Adenohypophyse | Nebenniere | Ausschüttung der Nebennierenrindenhormone |
| Aldosteron ist ein Mineralokortikoid | | Nebennierenrinde / Zona glomerulosa | Niere / Sammelrohre | Wasserrückresorption und Kaliumsekretion |
| Androgene | | Nebennierenrinde / Zona reticularis | Hoden und Ovar | Umwandlung zu Testosteron bzw. Östrogen |
| Antidiuretisches Hormon / Adiuretin / Vasopressin | ADH | Hypothalamus | Niere / Sammelrohre | Wasserrückgewinnung aus Primärharn |
| Calcitonin | | Schilddrüse | Knochen | Osteoklastenbremse / Blutkalziumspiegel-senkend |
| Kortisol | | Nebennierenrinde / Zona fasciculata | Leber / Nebenniere (in Mitochondrien und gER) | Glukoneogenese / immunsupressiv |
| Follikel-stimulierendes Hormon | FSH | Adenohypophyse | Hoden und Ovar | Spermatogenese / Follikelwachstum |
| Glukagon | | Bauchspeicheldrüse / Langerhans-Insel / A-Zellen | Leber | Glukosefreisetzung / Blutzuckeranstieg |
| Insulin | | Bauchspeicheldrüse / Langerhans-Insel / B-Zellen | Leber | Glukosespeicherung / Blutzuckersenkung |
| Luteinisierendes Hormon | LH | Adenohypophyse | Hoden und Ovar | Testosteronproduktion / Ovulation |
| Melanozyten-stimulierendes Hormon | MSH | Adenohypophyse | Melanozyten | Melaninsynthese / Haut und Haare |
| Noradrenalin (Norepinephrin) | | Nebennierenmark | Herz-Kreislauf-System | Blutdrucksteigerung durch Gefäßverengung |
| Östrogen (Estrogen) | | Ovar | Ovar und andere weibliche Geschlechtsorgane | Eizellreifung / Vorbereitung auf Befruchtung |
| Oxytocin | | Neurohypophyse | Primär Uterus | Einleitung Geburtsprozess / Kuschelhormon |
| Pankreatisches Polypeptid | PP | Bauchspeicheldrüse / Langerhans-Insel / PP-Zellen | Bauchspeicheldrüse (exokrin) | Hemmung exokriner Pankreas |
| Parathormon | PTH | Nebenschilddrüse | Knochen | Osteoklastenaktivierung / Blutkalziumspiegel-hebend |
| Progesteron | | Ovar (Plazenta) | weibliche Geschlechtsorgane | Vorbereitung auf die Eizelleinnistung |
| Prolaktin | | Adenohypophyse | weibliche Brustdrüse | Wachstum Brustdrüse / Milchsekretion |
| Somatostatin | | Bauchspeicheldrüse / Langerhans-Insel / D-Zellen | Bauchspeicheldrüse (endokrin) | Hemmung endokriner Pankreas |
| Somatotropes Hormon | STH | Adenohypophyse | Muskel / Knochen | Wachstum Brustdrüse / Milchsekretion |
| Testosteron | | Hoden / Ovar / Nebennierenrinde | überwiegend männliche Geschlechtsorgane | Spermatogenese / Aufrechterhaltung sekundärer Geschlechtsmerkmale |
| Thyroidea-stimulierendes Hormon | TSH | Adenohypophyse | Schilddrüse | Freisetzung der Schilddrüsenhormone / $T_3$ und $T_4$ |
| Thyroxin | $T_4$ | Schilddrüse | überwiegender Teil des Organismus | Erhöhung des Energiestoffwechsels |
| Triiodthyronin | $T_3$ | Schilddrüse | überwiegender Teil des Organismus | Erhöhung des Energiestoffwechsels / wirksamer als $T_4$ |

**Abb. 10.22 Hormone des menschlichen Organismus** [P668]

10

KAPITEL

# 11 Lymphatische Organe

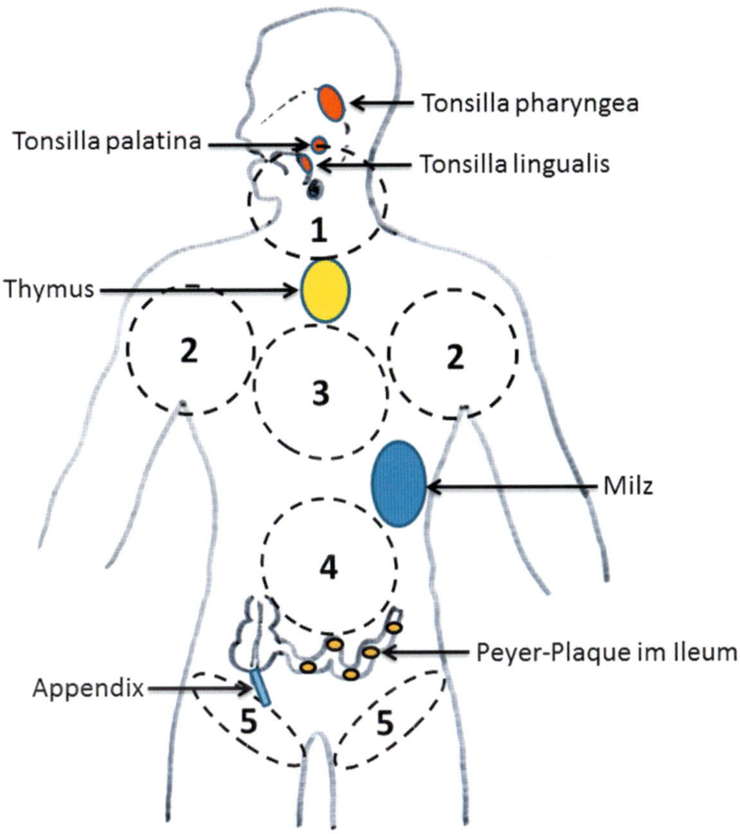


**Abb. 11.1 Lage der lymphatischen Organe**. 1 = Halslymphknoten, 2 = Achsellymphknoten, 3 = Thorakallymphknoten, 4 = Abdominallymphknoten, 5 = Leistenlymphknoten. Es handelt sich hierbei nur um die großen Stationen der regionären Lymphknoten! [P668]

## 11.1 T- und B-Lymphozyten

**Lymphknoten, Thymus und Milz** haben an der Oberfläche eine Bindegewebskapsel. Die **Tonsillen** haben an der Oberfläche Epithel. Tonsilla pharyngea hat respiratorisches Epithel, während Tonsilla palatina und Tonsilla lingualis mehrschichtig unverhorntes Plattenepithel haben. Die **Appendix** und das **Ileum (Peyer-Plaque)** erkennt man am Schichtenbau des Verdauungstrakts (➤ Kap. 8).

Lymphatische Organe dienen der spezifischen Immunabwehr, dies funktioniert im Wesentlichen über zwei Zellarten: die T- und die B-Lymphozyten.

### T-Lymphozyten

Die Unterarten der T-Lymphozyten (Thymus-Lymphozyten) dienen der zellulären spezifischen Abwehr:

- **T-Helferzellen** (CD4-Lymphozyten): produzieren Zytokine. Aus einer aktivierten TH-0 (T-Helferzelle 0) entwickeln sich je eine TH-1 für die zelluläre Immunantwort (Aktivierung der Makrophagen und Entstehung der T-Gedächtniszelle) und eine TH-2 für die humorale Immunantwort (Aktivierung der B-Lymphozyten zu Plasmazellen).
- **Zytotoxische T-Zellen** (früher Killerzellen; CD8-Lymphozyten): lösen in viral infizierten Zellen und Tumorzellen den programmierten Zelltod aus.
- **Regulatorische T-Zellen** (früher Suppressorzellen): sorgen für eine kontrollierte Immunantwort (Selbsttoleranz) und verhindern dadurch Autoimmunerkrankungen.
- **T-Gedächtniszellen:** Nach erneuter Infektion mit demselben Erreger bieten sie verbesserten Schutz durch schnelle und effektive Immunantwort. Die antigenspezifische T-Zellvermehrung wird durch die T-Gedächtniszelle um das 10- bis 100-Fache gesteigert **(immunologisches Gedächtnis).**
- **NK-T-Zellen (N**atürliche T-**K**illerzelle): spezifische Immunantwort. Diese Zellen erkennen auch fremde Lipide auf virusinfizierten und Krebszellen. Sie lösen programmierten Zelltod aus, auch über eine Interaktion mit sog. Todesrezeptoren. Kontrolle von Autoimmunerkrankungen. Die NK-T-Zellen sind nicht zu verwechseln mit „Natürlichen Killerzellen". Diese Lymphozyten sind größer als T- und B-Lymphozyten und gehören zur unspezifischen Abwehr.
- **Antigenrezeptor-positive T-Lymphozyten:** finden sich gehäuft in Epithelien und der Haut, wo sie sowohl die spezifische als auch die unspezifische Immunantwort anregen sollen.

## B-Lymphozyten

B-Lymphozyten übernehmen die humorale spezifische Abwehr. Nach Aktivierung wandeln sie sich in Plasmazellen um und bilden Antikörper. Aufgrund von aktuellen Forschungen unterliegen Auflistung und Beschreibung einem kontinuierlichen Wandel!

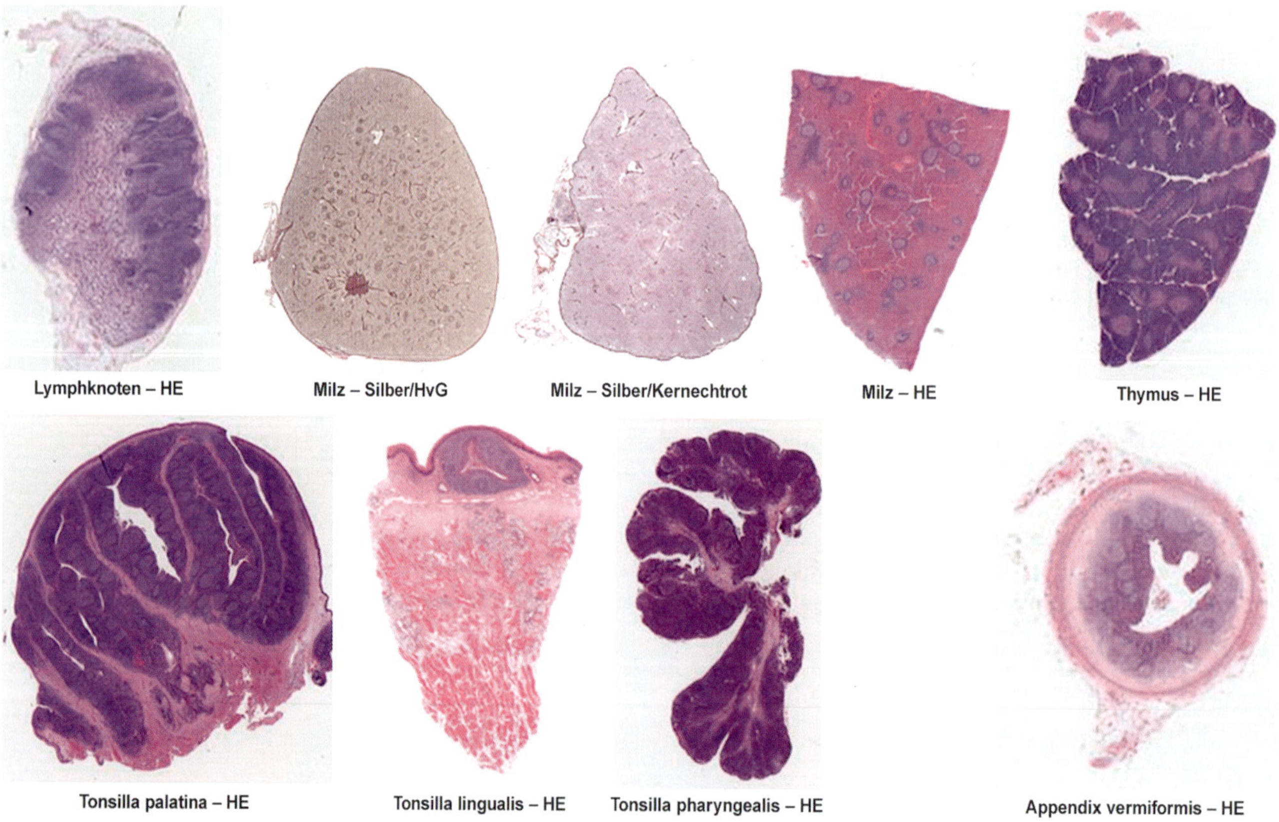


**Abb. 11.2 Lymphatische Organe.** Es ist nicht möglich, T- und B-Lymphozyten aufgrund der Färbung zu unterscheiden. Man sollte aber wissen, wie die Verteilung in den einzelnen Organen ist.

## 11.2 Lymphknoten

Lymphknoten haben eine Gliederung in **Rinde** und **Mark.** Die Rinde unterteilt sich in den Kortex (Zone der Lymphfollikel aus B-Lymphozyten) und den Parakortex (Zone der T-Lymphozyten). Der Lymphknoten stellt eine Filterstation für die Lymphe dar. Ein Teil der Lymphe fließt über die Vasa afferentia in den Randsinus **(DD),** weiter in den Intermediärsinus, den Marksinus und verlässt den Lymphknoten über das Vas efferens. Ein anderer Teil der Lymphe sickert vom Randsinus aus durch das lymphatische Gewebe, also zunächst durch die B-Zell-Lymphfollikel, dann durch die T-Zell-Region im Parakortex, bevor sie durch den Marksinus aus dem Vas efferens den Lymphknoten verlässt. Die Lymphe wird auf diesem Wege gereinigt und immunologisch modifiziert. Bei Anwesenheit von Antigenen wird die Differenzierung von Lymphozyten angeregt.

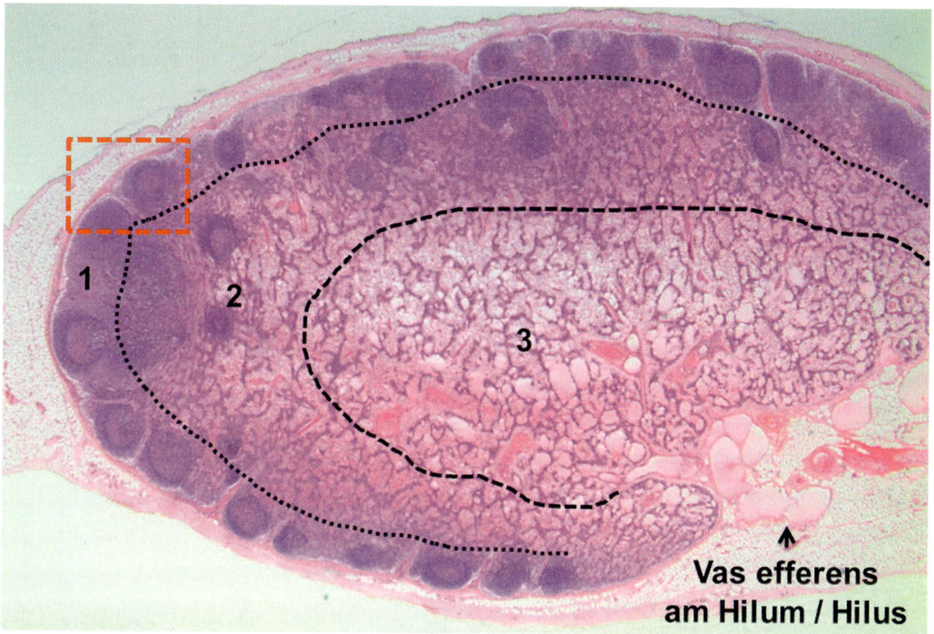


**Abb. 11.3 Lymphknoten in der Übersicht (HE-Färbung).** 1 = Kortex, 2 = Parakortex, 3 = Mark.

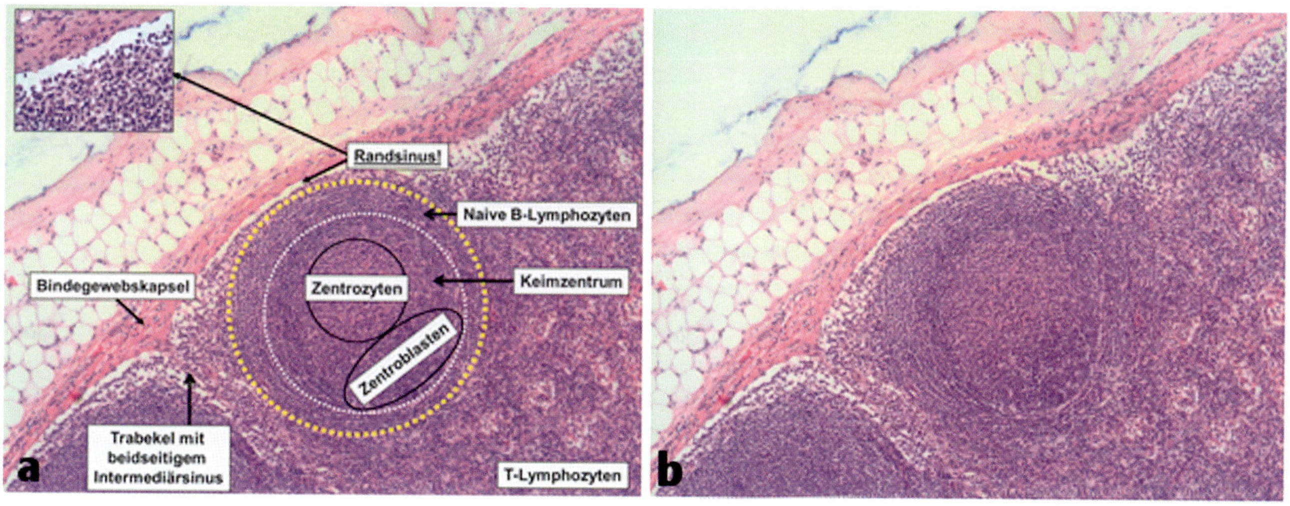


**Abb. 11.4 Randsinus DD. b** Die einzelnen Strukturen lassen sich im unbeschrifteten Bild besser erkennen. Der dargestellte Lymphfollikel (HE-Färbung: nur B-Lymphozyten) gliedert sich in den Lymphozytenmantel (Ort der naiven B-Lymphozyten), die Zentrozyten-hellere Region (Differenzierung) und die Zentroblasten-dunkle Region (Proliferation).

Die Lymphfollikel im Lymphknoten bestehen überwiegend aus B-Lymphozyten. Zentroblasten sind teilungsfähige aktivierte B-Zellen. Zentrozyten sind nicht teilungsfähig und interagieren mit CD4-T-Lymphozyten. Anschließend wandern sie in die Mantelzone, um dort zur Gedächtniszelle zu werden oder als Plasmazelle Antikörper herzustellen.

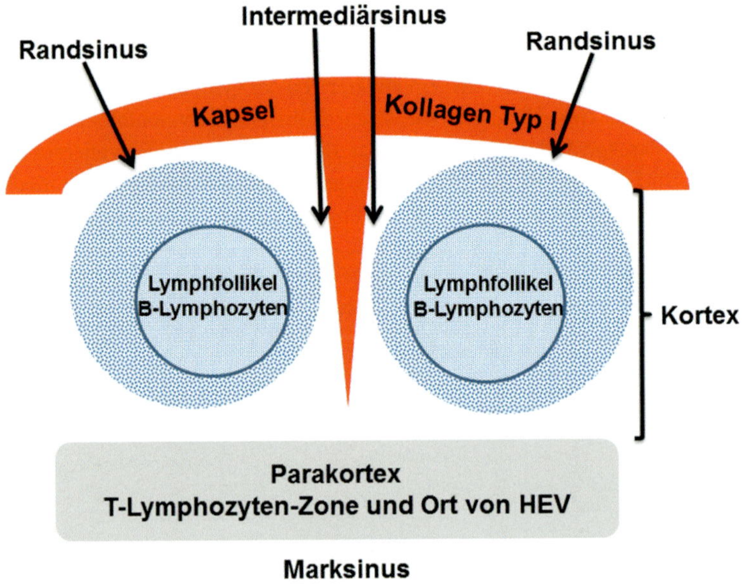


**Abb. 11.5 Randsinus, Intermediärsinus und Marksinus.** Der Keil zwischen den beiden Intermediärsinus wird im Lymphknoten wie auch in der Milz als „Trabekel" oder „Balken" bezeichnet. Trabekel bedeutet „strangartiges Gebilde aus Gewebe", in diesem Fall handelt es sich um straffes geflechtartiges Bindegewebe vom Kollagen Typ I [P668].

Wichtig für die Differenzialdiagnose ist der Randsinus, der sonst in keinem lymphatischen Organ vorkommt. Im Parakortex im T-Zellbereich findet man **h**och**e**ndotheliale **V**enolen (HEV, ➤ Kap. 8).

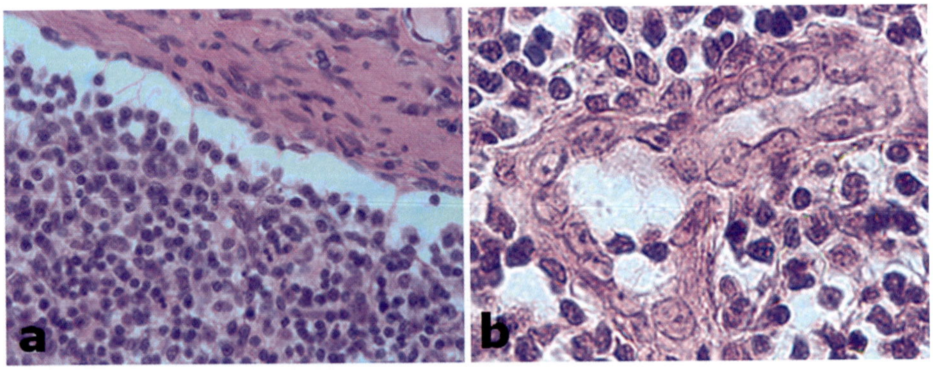


**Abb. 11.6 DD Lymphknoten (HE-Färbung). a** Vergrößerung Randsinus. **b** Hochendotheliale Venole (HEV).

## 11.3 Milz

Der Lymphknoten filtriert die Lymphe, die Milz jedoch das Blut. In der roten Pulpa findet die sog. Blutmauserung statt, d. h., Erythrozyten, die zu alt oder deformiert sind, werden hier phagozytiert. In der Übersicht in einer Versilberung/Kernechtrot-Färbung erkennt man die Lymphfollikel, die hier den Eigennamen „Malpighi-Körper" haben und deren Aufbau sich vom Lymphknoten unterscheidet.

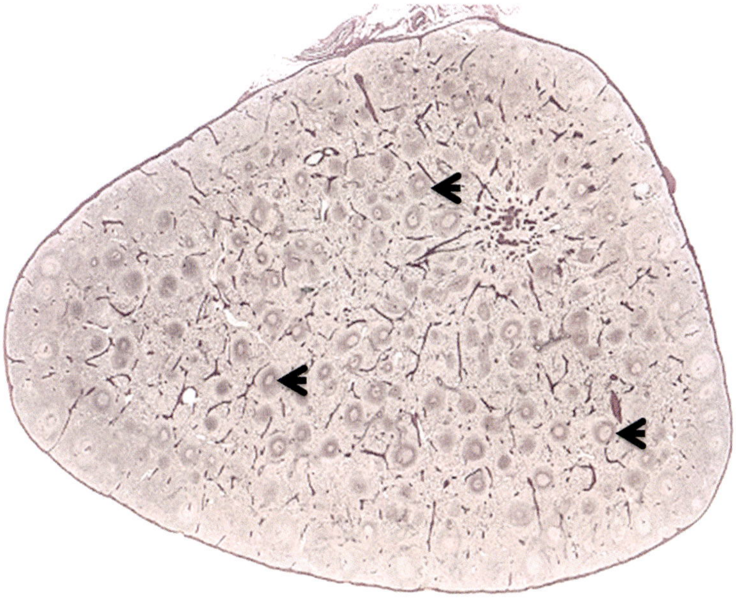

**Abb. 11.7 Milz in der Übersicht (Kernechtrot-Färbung/Versilberung).** Man erkennt viele rundliche Gebilde mit einem hellen Zentrum und einem dunklen Rand, die Malpighi-Körper (Pfeilspitze)!

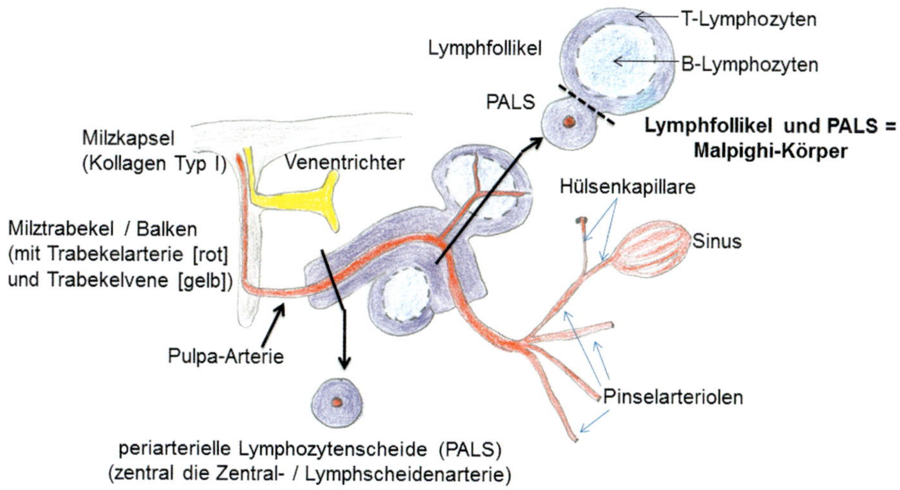


**Abb. 11.8 Die Zeichnung gibt die Struktur der Milz in Nagern wieder.** Unterschiede in der Literatur erklären sich durch zwei Faktoren: Zu einem ist die Forschung noch nicht abgeschlossen, zum anderen stammen die ersten Ergebnisse von Nagetiermilzen. [P668]

11

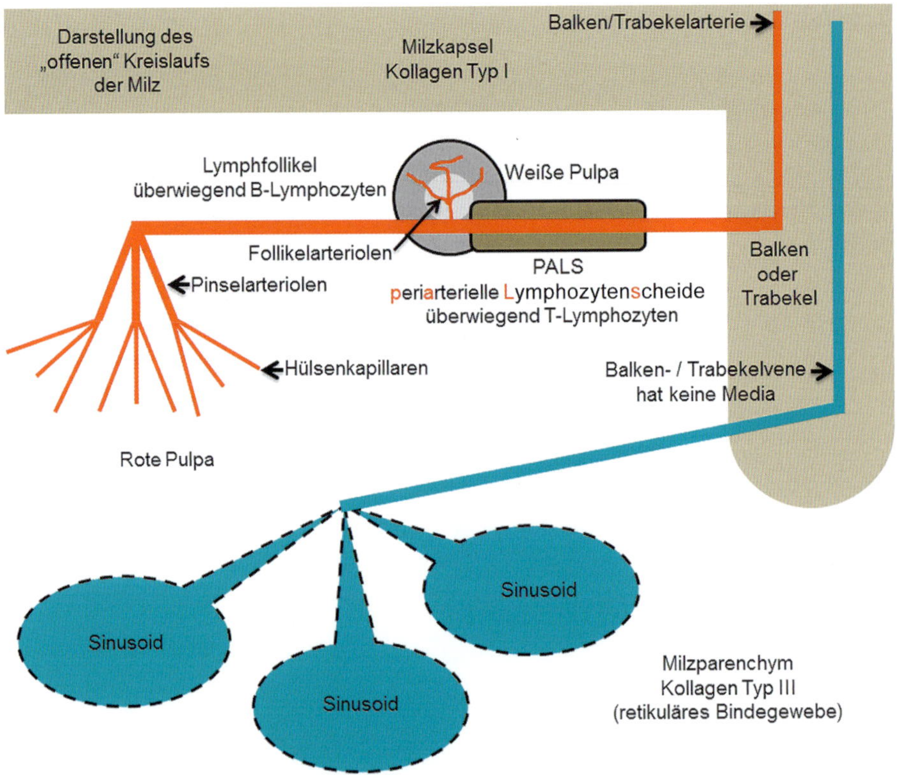


**Abb. 11.9 Diese Zeichnung orientiert sich an der Struktur einer menschlichen Milz.** Noch ist nicht geklärt, ob es einen nennenswerten geschlossenen Kreislauf in der menschlichen Milz gibt. Bei diesem offenen Kreislauf müssen die Erythrozyten aus den Hülsenkapillaren durch die rote Pulpa ihren Weg in die venösen Sinusoide finden, bevor sie in die Balken-/Trabekelvene gelangen. [P668]

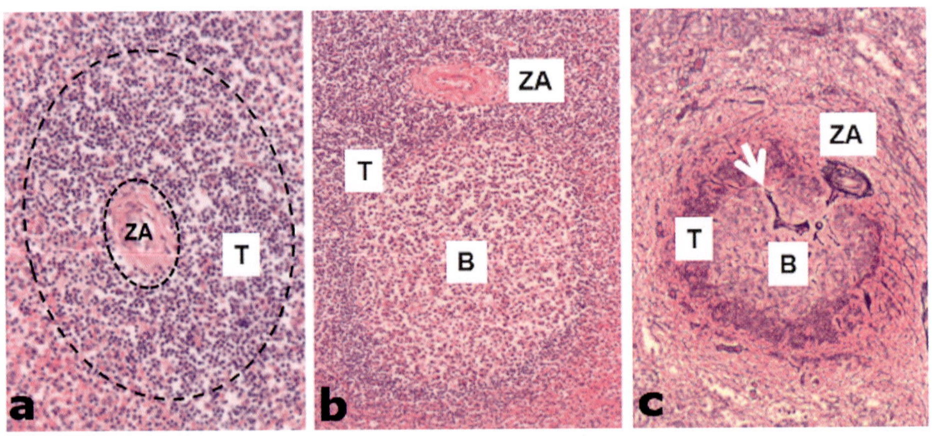


**Abb. 11.10 Weiße Pulpa. a** PALS (HE-Färbung). **b** Malpighi-Körper (HE-Färbung). **c** Malpighi-Körper, Follikelarteriole = weißer Pfeil (Versilberung/Kernechtrot-Färbung).
Abkürzungen: B = B-Lymphozyt, T = T-Lymphozyt, ZA = Zentralarterie

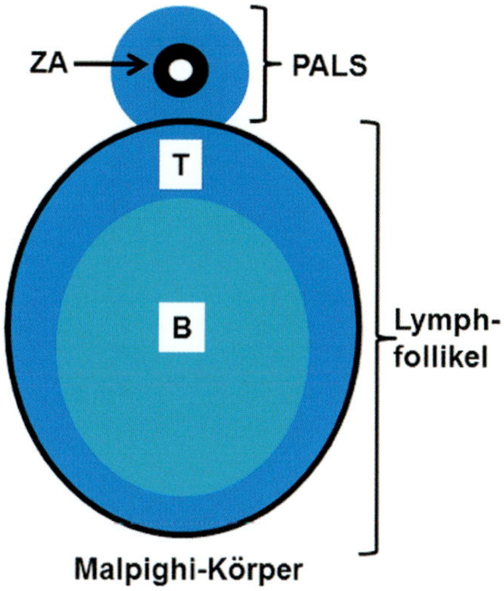


**Abb. 11.11 Zeichnung eines Malpighi-Körpers** [P668]

## Blutkreislauf in der Milz (Weg der Erythrozyten)

Milzarterie (A. splenica) → Trabekel/Balkenarterie → Pulpa-Arterie → Zentral-/Lymphscheiden-Arterie (PALS) → Pinselarteriole → Hülsenkapillare und Sinus → rote Pulpa → Pulpavene → Milzvene (V. splenica).

**Blutmauserung** Über die hier beschriebene Gefäßstraße durchlaufen die Erythrozyten den Weg bis entweder in die Hülsenkapillare oder in den Sinus. Im Sinus müssen die Erythrozyten durch ein feines Maschenwerk aus retikulären Fasern. Zu alte oder deformierte Erythrozyten bleiben im Maschenwerk hängen und werden von Makrophagen abgebaut. Gesunde Erythrozyten zirkulieren in der roten Pulpa und werden durch den nachkommenden arteriellen Druck in die Venen gepresst. Die immunologische Funktion der Milz bzw. der weißen Pulpa (Malpighi-Körper + PALS) besteht in der Produktion von Makrophagen sowie einem Teil der B- und T-Lymphozyten.

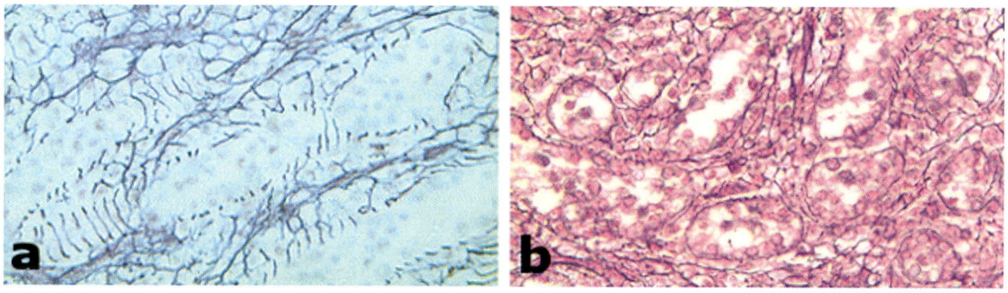


**Abb. 11.12 Milzsinus. a** Längsschnitt (Versilberung/HvG-Färbung). **b** Querschnitt (Versilberung/Kernechtrot-Färbung). In der Versilberung werden die retikulären Fasern (Kollagen Typ III) dargestellt. Die sog. argyrophilen (silberliebenden) Fasern werden mit Silbersalzen beladen und dadurch sichtbar.

## 11.4 Thymus

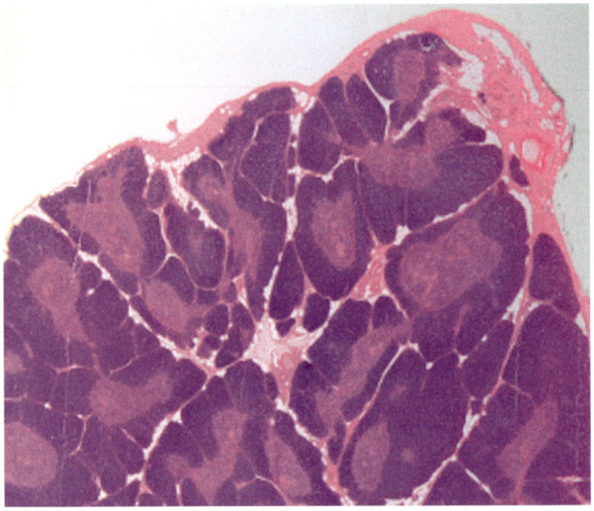

**Abb. 11.13 Thymus in der Übersicht (HE-Färbung)**

Der Thymus nimmt in vielfacher Hinsicht eine Sonderstellung unter den lymphatischen Organen ein. Während der Embryonalentwicklung besteht er ausschließlich aus Epithelzellen, deshalb ist er das einzige **lymphoepitheliale Organ.** Alle anderen lymphatischen Organe sind lymphoretikulär. Im Thymus gibt es „keine Lymphfollikel" und somit auch keine B-Lymphozyten. Jedoch hat man bei Mäusen eine geringe Menge B-Lymphozyten im Thymus isolieren können. Der Thymus hat eine pseudolobuläre Struktur, d. h., er besitzt eine blumenkohlartige Struktur, bei der sich alle Septen im Hilus treffen. Statt der Lymphfollikel hat er eine Rinden-Mark-Gliederung, wobei die dunklen Rindenbereiche die unreifen Thymozyten tragen, die hellen Markanteile sind mit immunkompetenten T-Lymphozyten ausgestattet. Mit Einsetzen der Pubertät bildet sich der Thymus zurück und wird sukzessive durch Fettgewebe ersetzt (Thymus-Involution). Die sekundärlymphatischen Organe übernehmen dann die Produktion der T-Lymphozyten durch Klonierung (Mitose). Man spricht dann von einem Thymusrestkörper (retrosternaler Fettkörper). Im Mark findet man schon in der mittleren Vergrößerung die Hassall-Körper, die hauptsächlich aus epithelialen Retikulumzellen bestehen, wobei die älteren innen meist abgestorben sind. Ihre Funktion ist noch unklar, obwohl man in ihnen den Nachweis von Zytokinen erbracht hat.

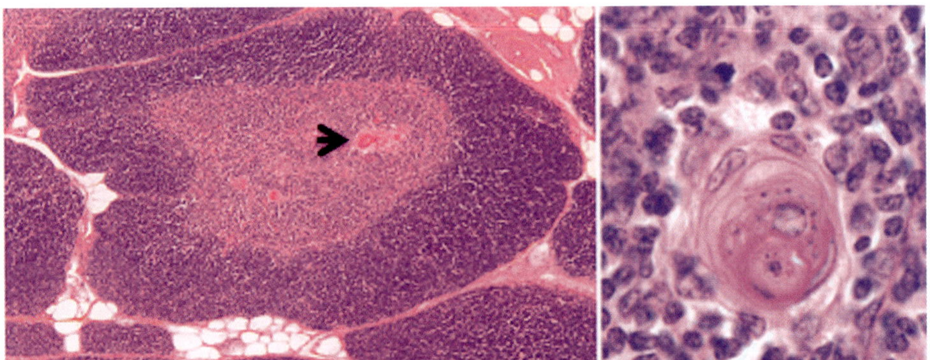


**Abb. 11.14 Thymus (HE-Färbung). a** Die **Rinden-Mark-Gliederung** ist deutlich zu sehen (Pfeil = Hassall-Körper). **b** Der **Hassall-Körper** ist als Ausschnittvergrößerung zu sehen.

**DD – WICHTIG!**

Rinden-Mark-Gliederung, Pseudoläppchen-Bildung, „keine" Lymphfollikel (keine B-Lymphozyten), Hassall-Körper nur im Mark.

## 11.5 Tonsillen

Im Folgenden betrachten wir die Tonsillen:

- **Tonsilla palatina**
- **Tonsilla lingualis**
- **Tonsilla pharyngea**

Die Tonsillen gehören zum Waldeyer-Rachenring und sorgen für die Immunabwehr im Mund- und Rachenbereich.

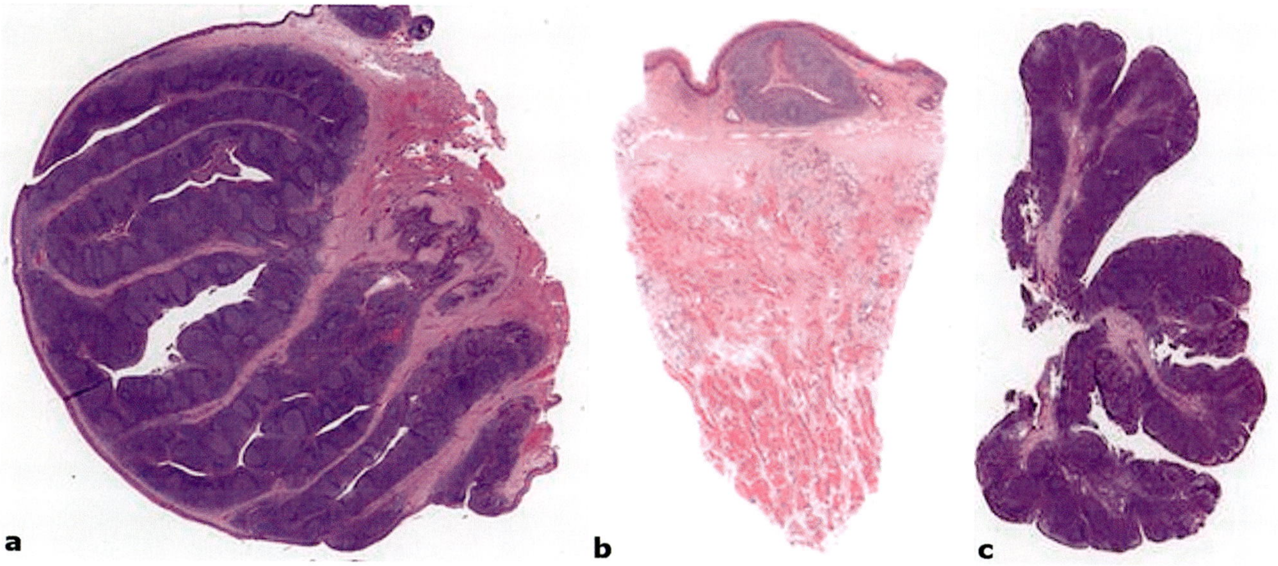

a b c

**Abb. 11.15 Tonsillen in der Übersicht (HE-Färbung). a** Tonsilla palatina, **b** Tonsilla lingualis, **c** Tonsilla pharyngea. Die Gemeinsamkeit besteht in einem Epithelüberzug. Palatina und Lingualis tragen mehrschichtig unverhorntes Plattenepithel, die Pharyngealis hat respiratorisches Epithel (mehrreihig hochprismatisches Epithel mit Kinozilien).

## Tonsilla palatina

Die Palatina hat an der Oberfläche und in den Krypten eine Bekleidung mit mehrschichtig unverhorntem Plattenepithel. Im Verlauf der Krypte hat das Epithel immer weniger Schichten, bis es schließlich am Kryptengrund oft ganz fehlt. Somit gibt es im Entzündungsfall eine direkte Möglichkeit einer Antigen-Antikörper-Reaktion. Bei einer Gesamtgröße von ca. 2–2,5 cm hat sie etwa 10–15 tiefe Epitheleinsenkungen (Krypten: **DD**) von ca. 1 cm. In der Übersicht als auch in der Vergrößerung sieht man, dass die naiven B-Lymphozyten sich in Form einer Kappe auf das Reaktionszentrum setzen und immer lumenwärts gerichtet sind. Im Falle einer Tonsillitis kann sie sich deutlich vergrößern und erzeugt durch Öffnen der Krypten mehr Oberfläche zur Immunabwehr.

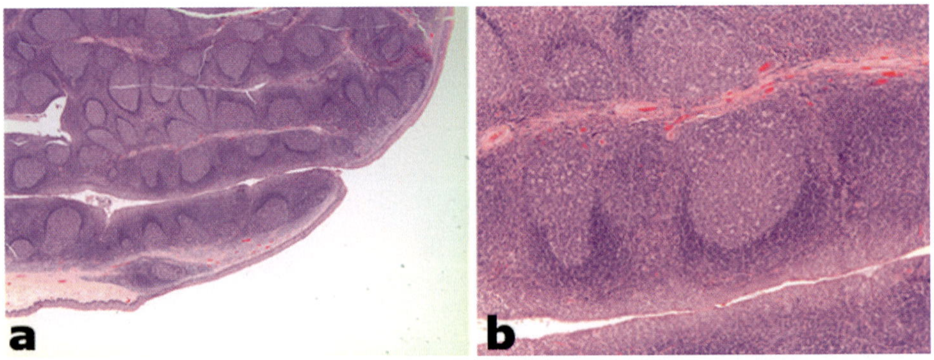


**Abb. 11.16 Tonsilla palatina (HE-Färbung). a** Ausschnitt aus der Tonsilla palatina mit einer deutlichen Krypte und den Follikeln. **b** Lymphfollikel mit hellem Keimzentrum und dunkler Kappe aus naiven B-Lymphozyten.

## Tonsilla lingualis

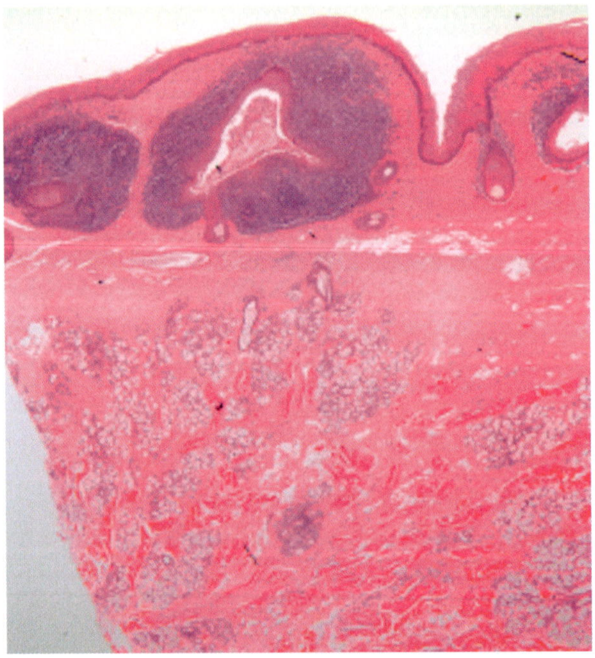

**Abb. 11.17 Tonsilla lingualis (HE-Färbung).** Die Tonsilla lingualis hat relativ wenig lymphatisches Gewebe (Lymphfollikel) unter dem mehrschichtig unverhornten Plattenepithel der Zunge. Meist besteht ein großer Teil des Präparats aus: „DD"-mukösen und serösen Drüsen, Ausführungsgängen, Skelettmuskulatur, Fett- und Bindegewebe. Die Lingualis zeigt „keine" tiefen Krypten, sondern hat nur wenige flache Epitheleinsenkungen.

## Tonsilla pharyngea (Synonym: Pharyngealis)

Die Pharyngealis ähnelt vom Grundaufbau der Palatina, hat jedoch an der Oberfläche mehrreihig hochprismatisches Epithel mit Kinozilien (Flimmerepithel/respiratorisches Epithel **DD**).

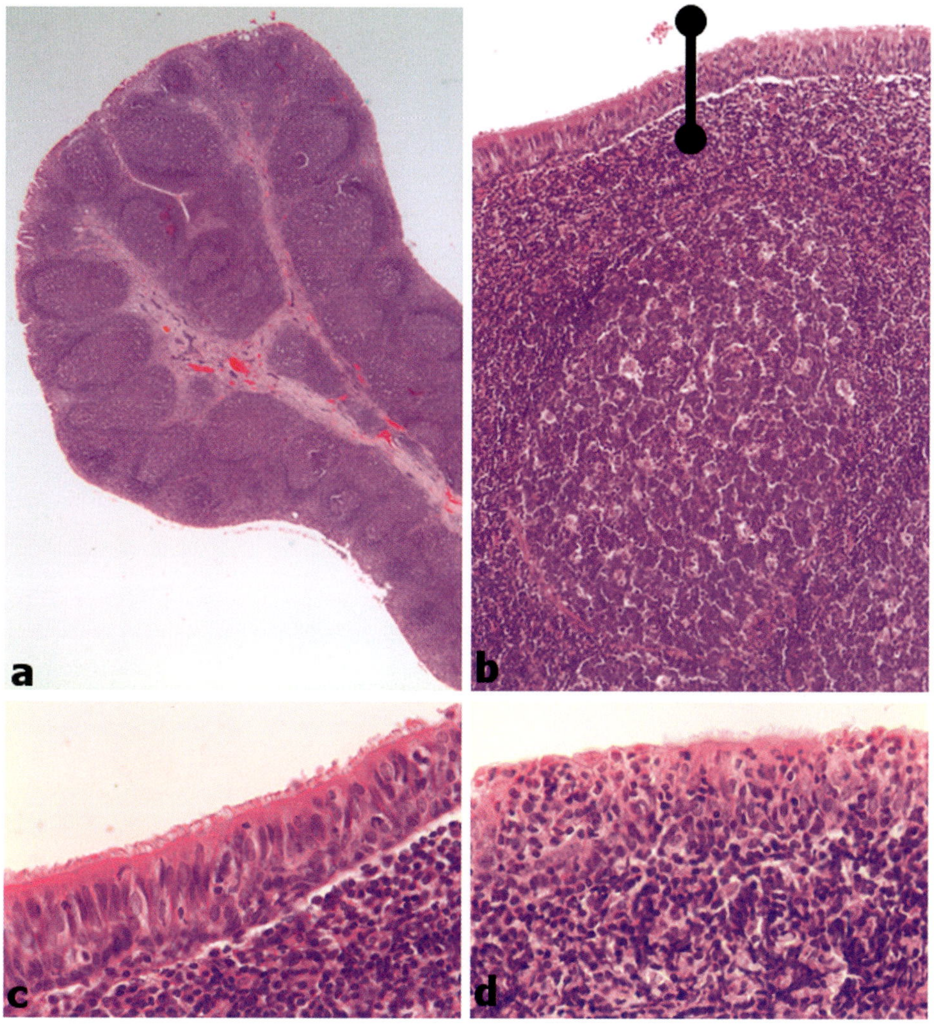


Abb. 11.18 **Tonsilla pharyngea** (HE-Färbung). **a** Übersicht. **b** Respiratorisches Epithel. **c** Bereich mit gut differenzierbarem Flimmerepithel. **d** Bereich, in dem das Flimmerepithel massiv mit Lymphozyten durchzogen und somit schwer zu erkennen ist; nur einige Kinozilien helfen bei der Diagnose.

**FAZIT**

Bei der Diagnose ist es notwendig, es nicht bei einem „First Look" zu belassen. Wichtig ist also, dass man die Oberfläche an mehreren Stellen im Präparat ansehen muss, um das Epithel zweifelsfrei zu bestimmen!

## Appendix vermiformis

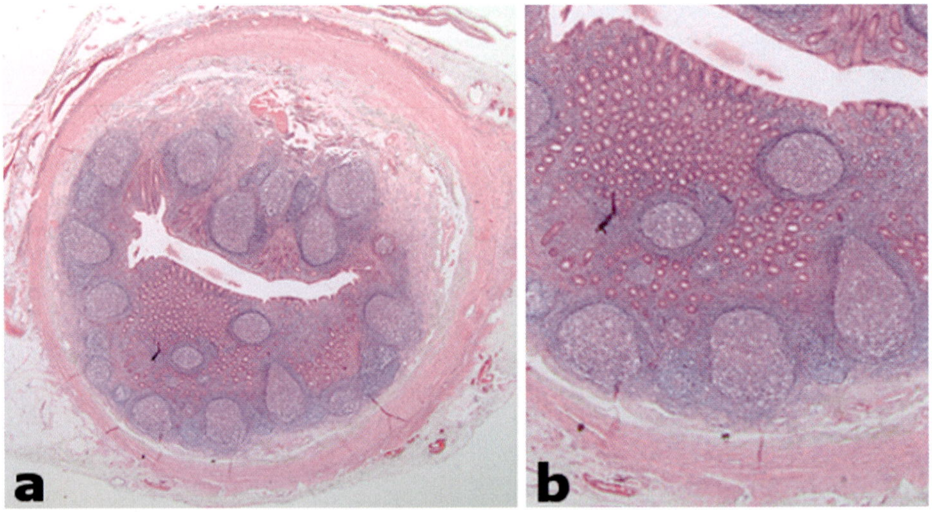


**Abb. 11.19 Appendix vermiformis (HE-Färbung).** Bei der Appendix (Darmtonsille) erkennt man schon in der Übersicht (**a**) und deutlich in der Vergrößerung (**b**) ein ubiquitäres Vorkommen der Lymphfollikel. Sie sind in der Lamina propria zu finden und reichen bis in die Submukosa, was das Auffinden der Lamina muscularis mucosae erschwert und an vielen Stellen unmöglich macht.

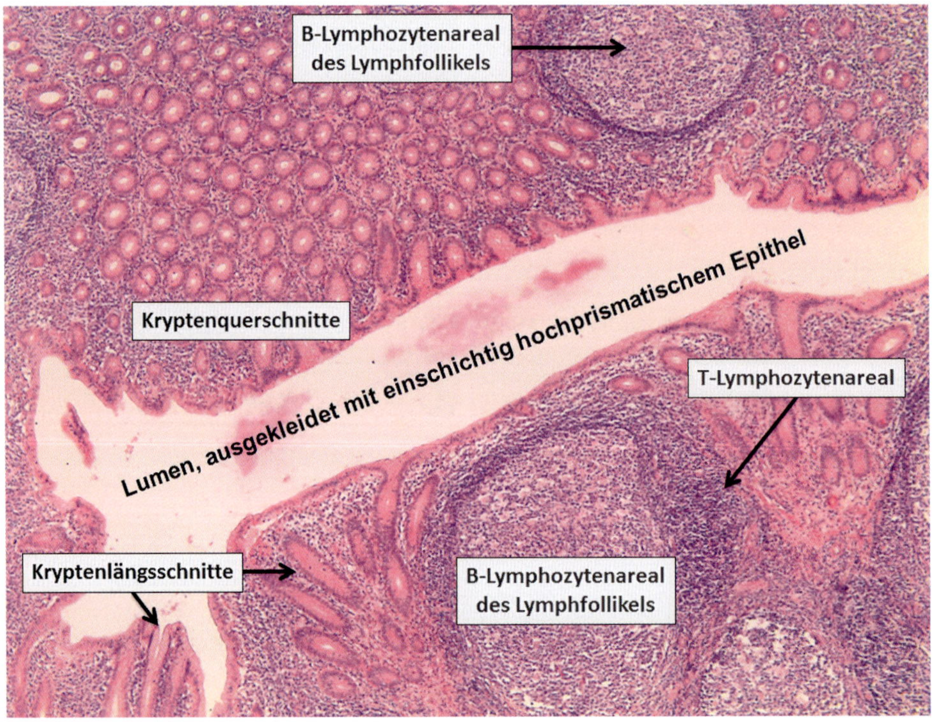


**Abb. 11.20 DD.** Schichtenbau des Verdauungstrakts. Lumen, Krypten in Längs- und Querschnitt, keine Zotten, ubiquitär vorkommende Lymphfollikel nicht nur punktuell an einer Stelle unter dem Epithel wie bei einem Peyer-Plaque (➤ Abb. 11.21).

## 11.6 Peyer-Plaque im Ileum

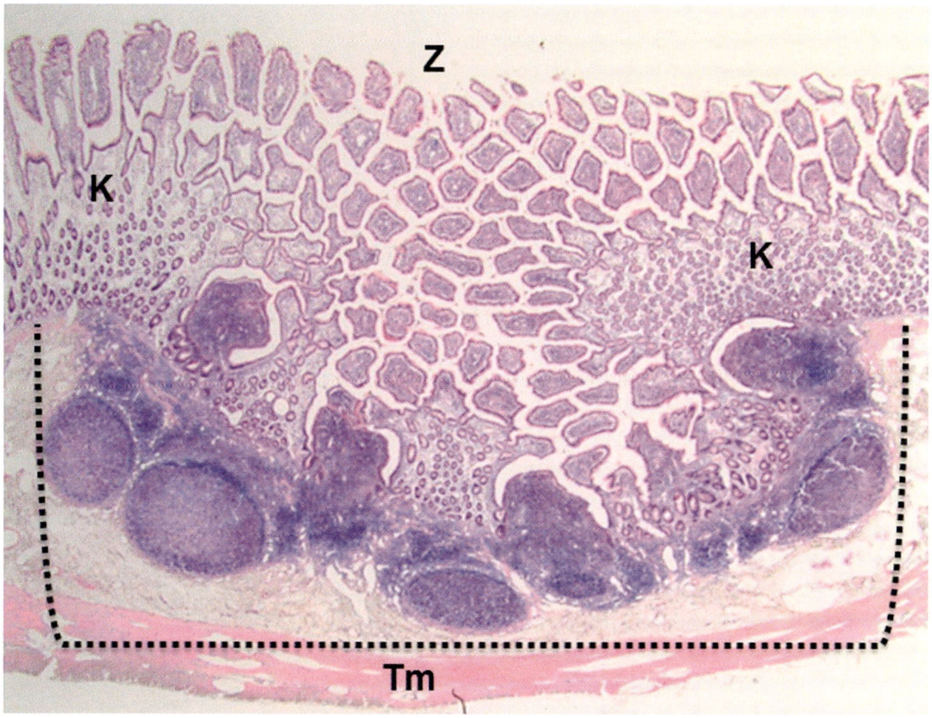


**Abb. 11.21 Peyer-Plaques: DD (HE-Färbung).** K = Kryptenanschnitte, Z = Zottenanschnitte, Tm = Tunica muscularis. Die gestrichelte Linie umschließt den Peyer-Plaque, bestehend aus mehreren Lymphfollikeln.

Die Peyer-Plaques liegen in der Lamina propria immer gegenüber des Mesenterialansatzes. Der lateinische Name „Noduli lymphatici aggregati" besagt, dass mehrere Lymphfollikel an einer Stelle in der Lamina propria eine Ansammlung bilden. Die Literatur ist in dieser Frage sehr variabel, weshalb hier die oberen und unteren Werte des Peyer-Plaque gezeigt werden: Ein Peyer-Plaque besteht aus 5–400 Lymphfollikeln, Längsdurchmesser 1–12 cm, Querdurchmesser ca. 1 cm, Dicke nur wenige Millimeter.

**Arbeitsblatt zur Differenzialdiagnose**

Sie haben jetzt das Grundwissen zu den lymphatischen Organen. Nun gilt es, diese auseinanderzuhalten bzw. die Differenzialdiagnose zu starten. Wenn Sie viele Punkte, sprich Lymphozyten (siehe Bild), in typischer Anordnung (meist Lymphfollikel) sehen, suchen Sie als Nächstes außen nach einer Kapsel oder einem Epithelüberzug. Im folgenden Schritt gilt es, die übrig gebliebenen lymphatischen Organe anhand ihrer differenzialdiagnostischen Kriterien zu bestimmen.

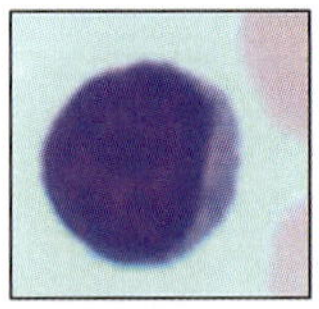


**Epithel** = Tonsillen

**Epithelüberzug außen:**

**Tonsilla palatina**
mehrschichtig unverhorntes Plattenepithel und tiefe Krypten

**Tonsilla lingualis**
mehrschichtig unverhorntes Plattenepithel und viel Skelettmuskulatur und muköse/seröse Drüsen im Untergrund

**Tonsilla pharyngealis**
respiratorisches Epithel

**Kapsel** = Lymphknoten, Milz und Thymus

**Bindegewebskapsel außen:**

**Lymphknoten**
Randsinus

**Milz**
Malpighi-Körper (Milzknötchen)

**Thymus**
Hassall-Körper im Mark,
„keine" Lymphfollikel,
Rinden-Mark-Gliederung

**Schichtenbau des Magen-Darm-Trakts**
Appendix vermiformis = Lumen innen und Tunica muscularis außen
Peyer-Plaque = mehrere Lymphfollikel in der Lamina propria des Ileums

MALT (Mucosa Associated Lymphoid Tissue) bzw. im Magen-Darm-Trakt das GALT (Gut Associated Lymphoid Tissue)
MALT = „Schleimhaut-assoziiertes lymphatisches Gewebe" als Überbegriff / GALT = auf den Magen-Darm-Trakt bezogen

**Abb. 11.22** Der Weg zur Differenzialdiagnose! [P668]

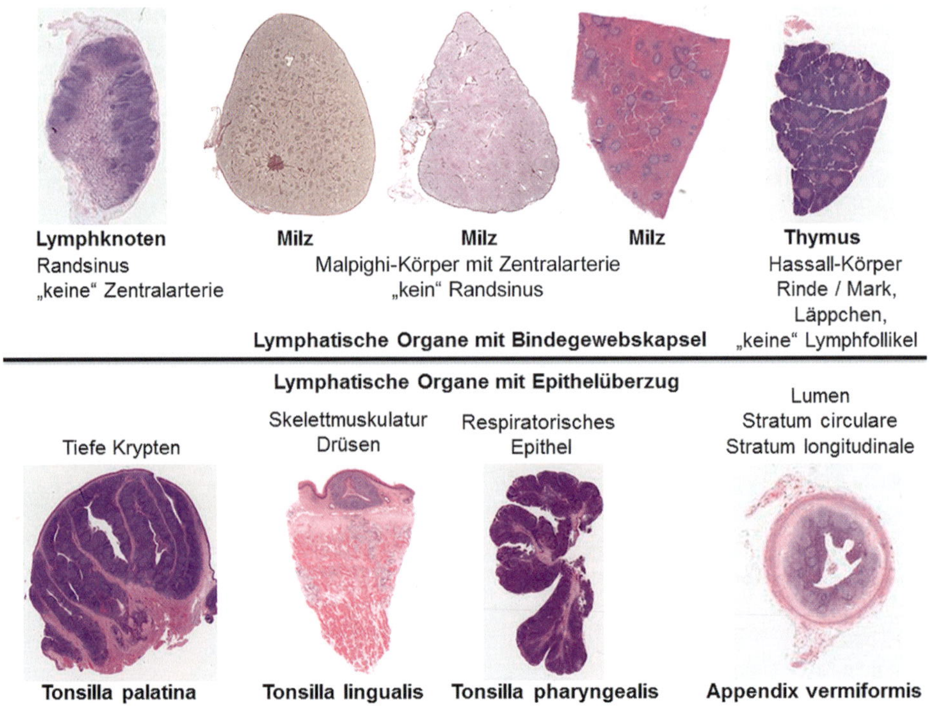


**Abb. 11.23** Differenzialdiagnose lymphatische Organe

KAPITEL

# 12 Respirationstrakt

## 12.1 Epiglottis

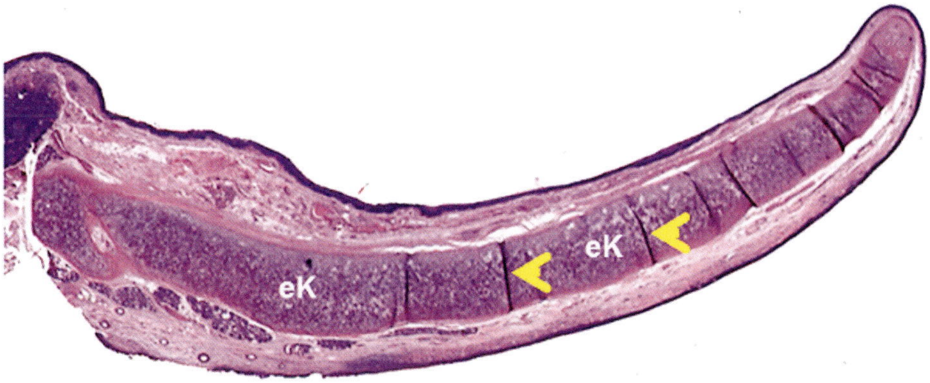


**Abb. 12.1 Epiglottis in der Übersicht (HE-Färbung).** Die Epiglottis ist auf der lingualen kranialen Seite (oben im Bild) und teilweise auch auf der laryngealen kaudalen Seite (unten im Bild) mit mehrschichtig unverhorntem Plattenepithel überzogen. Der Rest bzw. der Teil, welcher der Trachea aufliegt, besteht aus mehrreihigem hochprismatischem Epithel mit Kinozilien (auch respiratorisches Epithel oder Flimmerepithel genannt). Die Mitte der Epiglottis besteht aus elastischem Knorpel (eK), bei dem man fixierungsbedingt artifizielle Falten findet (gelbe Pfeile). In der Lamina propria, also zwischen Oberflächenepithel und elastischem Knorpel, findet man gemischte Drüsen (Glandulae epiglotticae), die je nach Anschnitt mal mehr seröse Anteile, mal mehr muköse Anteile haben. Auch lymphatische Zellen (meist Lymphozyten) sind unter dem Epithel zu finden.

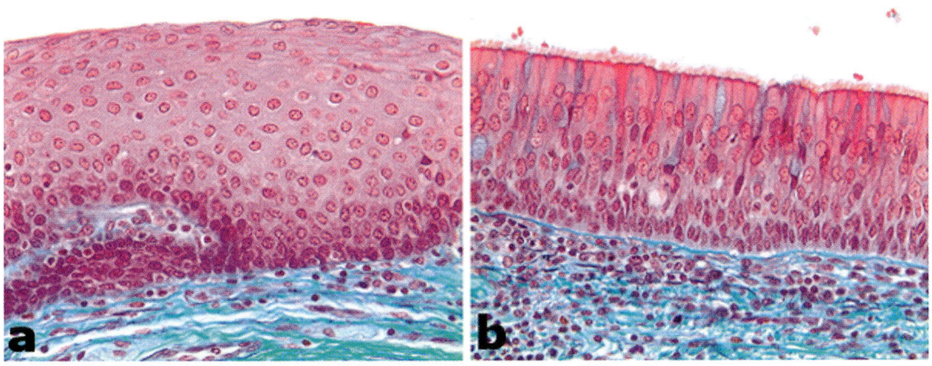


**Abb. 12.2 Epithelien der Epiglottis (HE-Färbung).** **a** Linguale kraniale Seite = mehrschichtig unverhorntes Plattenepithel. **b** Laryngeale kaudale Seite = respiratorisches Epithel.

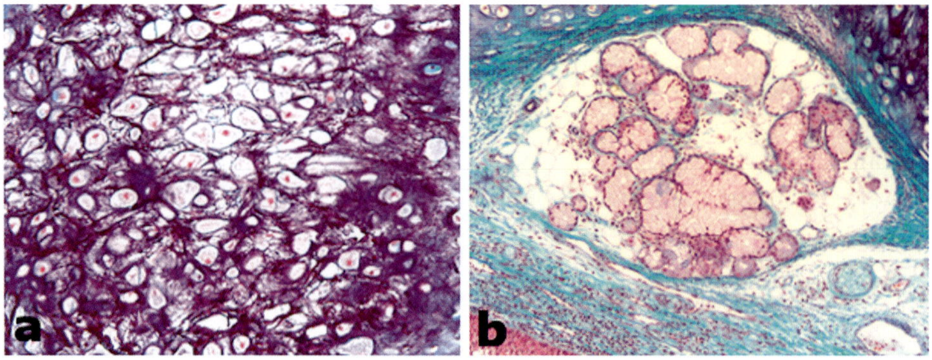


**Abb. 12.3 Knorpel und Drüsen der Epiglottis (HE-Färbung). a** Elastischer Knorpel. **b** Gemischte Drüsen (seröse und muköse Anteile).

## 12.2 Trachea

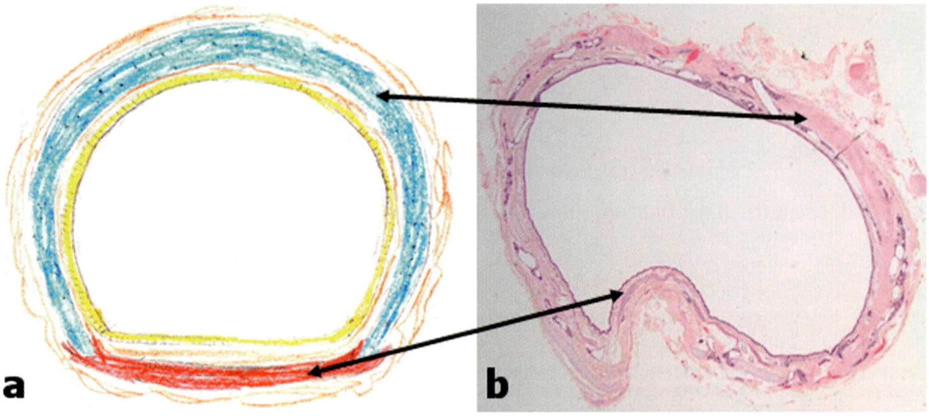


**Abb. 12.4 Trachea in der Übersicht (b: HE-Färbung).** Bei optimaler Fixierung und Schnittherstellung erhält man einen hufeisenförmigen hyalinen Knorpel (wie in a). Oft sieht es in der Realität wie in **b** aus. Der hyaline Knorpel ist mit dem oberen Pfeil markiert, die Paries membranaceus (= M. trachealis und umgebendes Bindegewebe) ist an der dorsalen Seite (dem Ösophagus zugewandte Seite) der Trachea zu finden (unterer schwarzer Pfeil). In der Lamina propria, zwischen Mukosa und hyalinem Knorpel, befinden sich seromuköse Drüsen (Glandulae tracheales). Den Stützapparat der Trachea, bestehend aus der Paries membranaceus und dem hufeisenförmigen hyalinen Knorpel, bezeichnet man als Tunica fibro-musculo-cartilaginea (fibro = Bindegewebe, musculo = M. trachealis, cartilaginea = Knorpel).

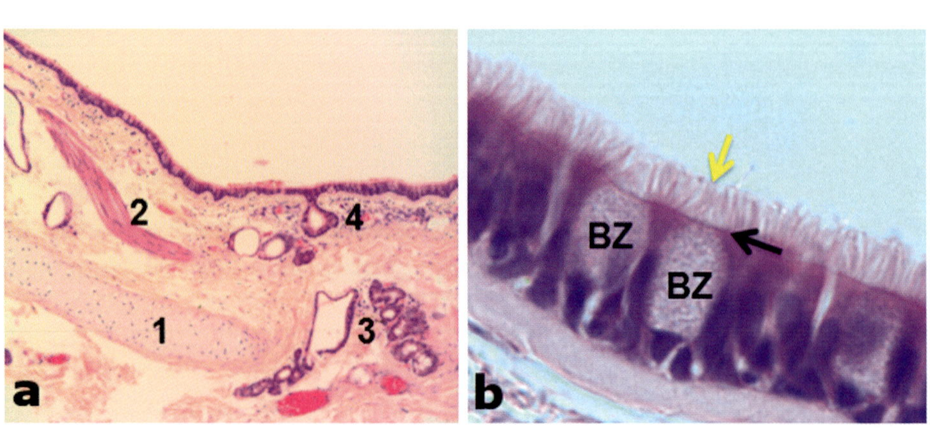


**Abb. 12.5 Trachea (HE-Färbung). a** Detail der Trachea. 1 = hyaliner Knorpel, 2 = M. trachealis, 3 = Glandula trachealis (gemischte Drüse), 4 = Ausführungsgang der gemischten Drüsen. **b** Mehrreihiges respiratorisches Epithel in der Vergrößerung. BZ = Becherzellen, schwarzer Pfeil = Kinetosomensaum, gelber Pfeil = Kinozilien.

## 12.3 Bronchus

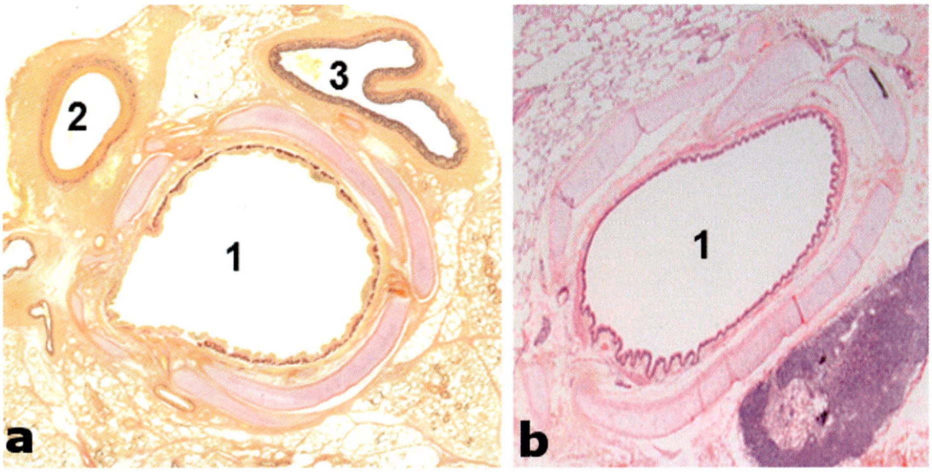


**Abb. 12.6 Bronchus in El-HvG-Färbung (a) und HE-Färbung (b).** Der Bronchus (1) hat respiratorisches Epithel mit Becherzellen und ist von mehreren sich überlappenden Knorpelspangen umgeben. In den meisten Anschnitten sieht man die begleitenden Blutgefäße (2 = Arterie, 3 = Vene – viele elastische Fasern in der Media).

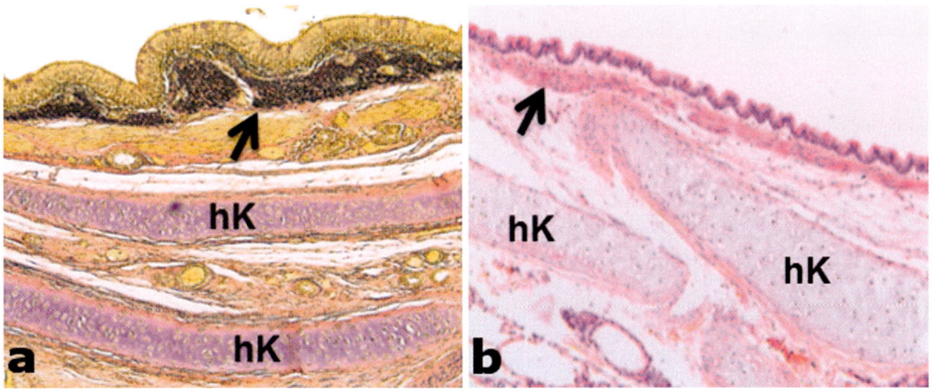


**Abb. 12.7 Aufbau eines Bronchus.** Unter dem Epithel, in der Lamina propria, sieht man elastische Fasern (**a** Pfeil/El-HvG-Färbung), einen Ring glatter Muskulatur (**b,** Pfeil/HE-Färbung), der den kompletten Bronchus umschließt. Die umgebenden hyalinen Knorpelspangen (hK) können sich bei Inspiration auseinanderziehen und das Bronchiallumen vergrößern. Bei der Exspiration verhindern sie das Kollabieren und schieben sich ineinander. Außerhalb des Knorpels findet man das Lungengewebe in Form der Sacculi alveolares und der Bronchioli.

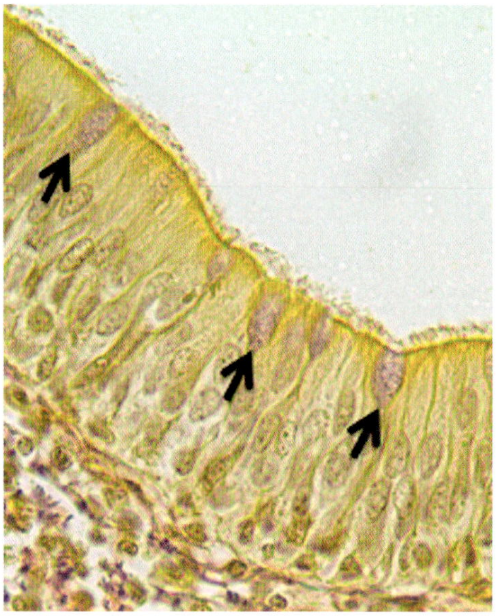

**Abb. 12.8 Bronchus-Epithel (El-HvG-Färbung).** In der maximalen Vergrößerung erkennt man deutlich die Mehrreihigkeit und die Kinozilien. Apikal im Epithel sieht man dunkle ovale Strukturen (schwarze Pfeile). Hierbei handelt es sich um den Schleim in den Becherzellen.

## 12.4 Bronchioli

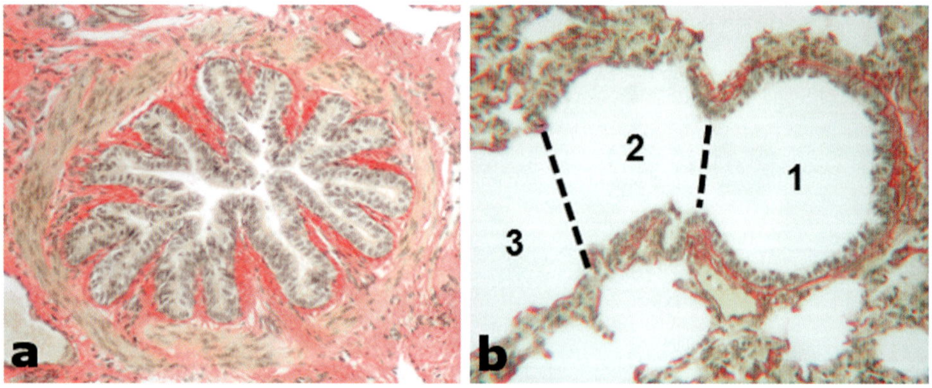


**Abb. 12.9 Bronchiolus (El-HvG-Färbung). a** Der Querschnitt zeigt ein sternförmiges Lumen, da keine Knorpelspangen in seiner Umgebung vorhanden sind, die das Lumen offen halten könnten. Während der Bronchus noch Knorpelspangen hat, ist der Bronchiolus lediglich von glatter Muskulatur umgeben (DD). Beim Asthma zieht sich die glatte Muskulatur zusammen und verengt das Lumen. **b** Im Längsschnitt sieht man den Übergang vom Bronchiolus terminalis (1) in den Bronchiolus respiratorius (2) und weiter in den Ductus alveolares (3). Alle diese Abschnitte sind frei von Knorpel und Drüsen. Der Bronchiolus terminalis hat meist ein einschichtig hochprismatisches Epithel mit wenigen Kinozilien und Becherzellen. Der Bronchiolus respiratorius wechselt in der Epithelhöhe, sodass am Anfang noch hochprismatische Zellen zu finden sind, im Mittelteil überwiegend isoprismatische Zellen und am Ende, im Übergang zum Ductus alveolaris, platte Epithelzellen.

Sowohl der Bronchiolus terminales als auch der Bronchiolus respiratorius verfügen über viele **Clara-Zellen**. Zu den vielfältigen Funktionen der Clara-Zellen in der Lunge gehören: Homöostase, sie spielen eine Rolle im Fremdstoffmetabolismus, Regulierung des Immunsystems und Vorläuferzellaktivität.

## 12.5 Sacculus alveolaris und Ductus alveolaris

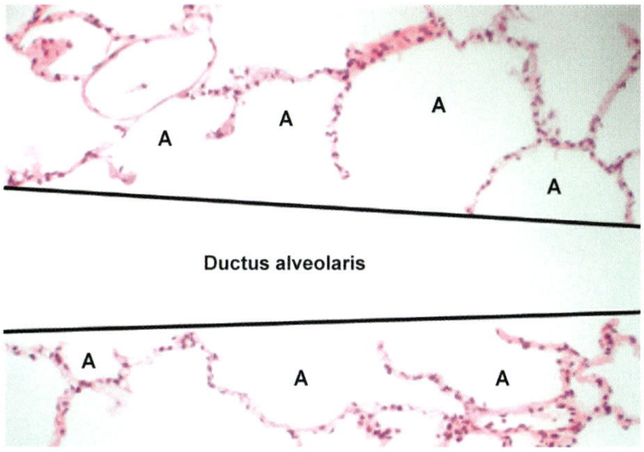


**Abb. 12.10 Sacculus alveolaris (HE-Färbung).** Der Ductus alveolaris ist ein imaginärer Gang zwischen der Gesamtheit der Alveolen eines Sacculus alveolaris. Nur hier gibt es Gasaustausch. Alle vorherigen Abschnitte des Respirationstrakts sind lediglich luftleitend.

## 12.6 Alveolen: Pneumozyten

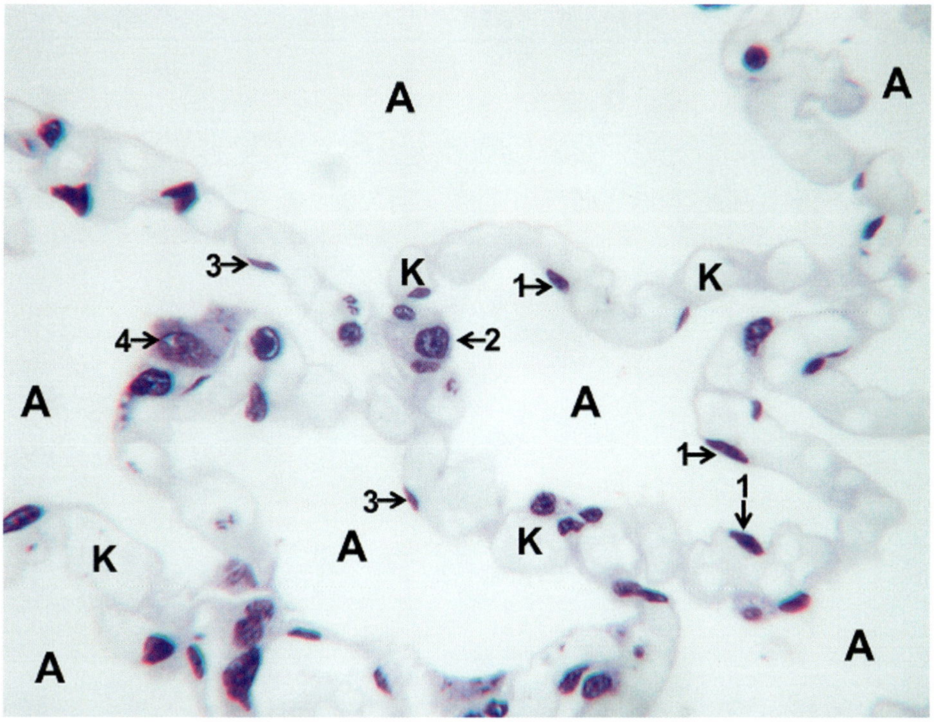


**Abb. 12.11 Zellen der Alveolen (HE-Färbung).** Die mit A bezeichneten leeren Räume sind Alveolen. Die Abgrenzung erfolgt durch eine Wand aus aneinandergereihten Kapillaren (K). Zwischen dem Erythrozyt und der Alveole wird beim Gasaustausch die dünnste Stelle der Kapillar-Endothelzelle (3) und des Pneumozyten I (1), die auf einer gemeinsamen Basalmembran sitzen, durchdrungen. Die Pneumozyten II (2) sitzen meist in der Mitte von mehreren aufeinandertreffenden Alveolarwänden, weshalb sie auch Nischenzellen genannt werden. Sie produzieren Surfactant, das die Oberflächenspannung des Flüssigkeitsfilms auf den Alveolen herabsetzt und somit bei der Ausatmung das Kollabieren der Alveolen verhindert. Der Alveolarmakrophage (4) dient der unspezifischen Abwehr von eingeatmeten korpuskulären Partikeln.

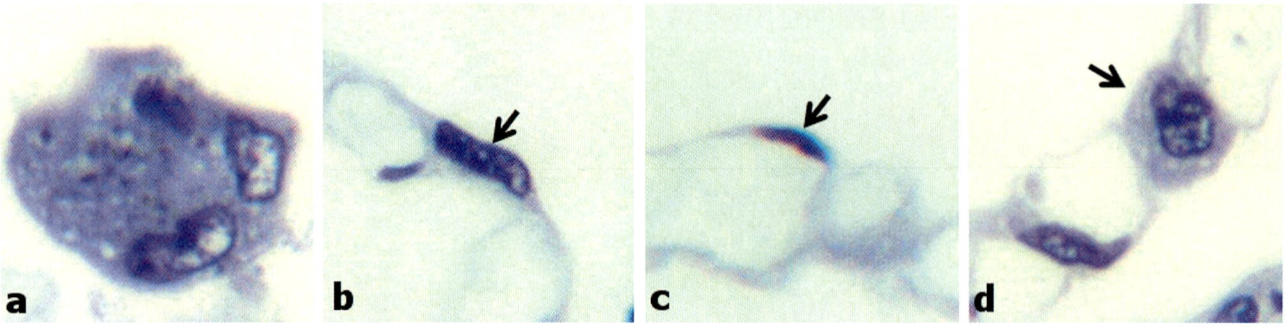

Abb. 12.12 **Zellen der Alveolen im Detail (HE-Färbung).** **a** Alveolarmakrophage (Phagozytose), **b** Pneumozyt Typ I (Blut-Luft-Schranke), **c** Endothelzellkern (Blut-Luft-Schranke), **d** Pneumozyt Typ II (Surfactant).

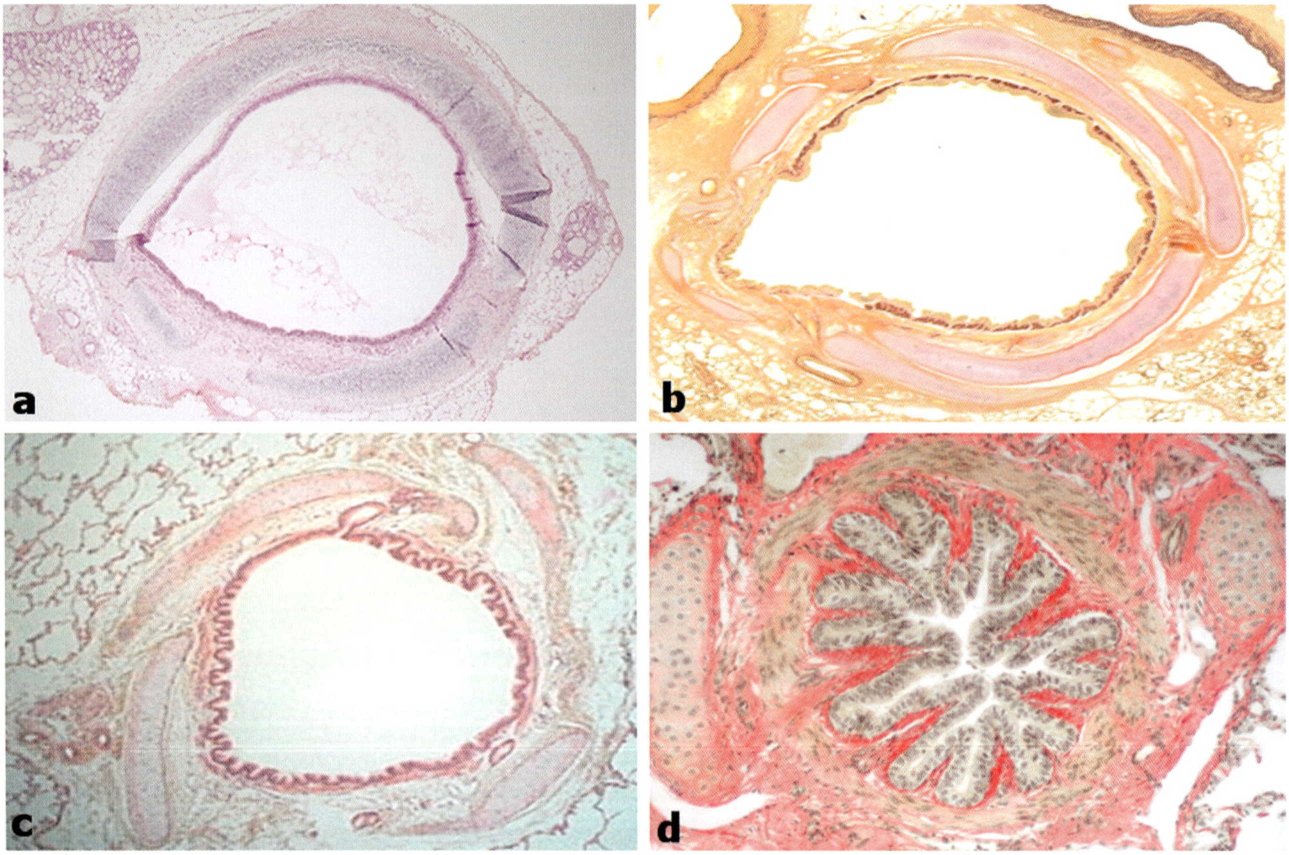

Abb. 12.13 **Lungenabschnitte mit Knorpel.** **a** Trachea: mehrreihig hochprismatisches Epithel mit Kinozilien und Becherzellen, bei orthogradem Schnitt. Hyaliner Knorpel in Hufeisenform, Glandulae tracheales. **b** Großer Bronchus: mehrreihig hochprismatisches Epithel mit Kinozilien und Becherzellen, gestapelte hyaline Knorpelplatten. **c** Mittlerer Bronchus: mehrreihig hochprismatisches Epithel mit Kinozilien und Becherzellen, gestapelte hyaline Knorpelplatten, beginnende Mukosafaltung. **d** Kleiner Bronchus: einschichtig hochprismatisches Epithel, weniger Kinozilien, selten Becherzellen, kleine hyaline Knorpelplatten, sternförmiges Lumen.

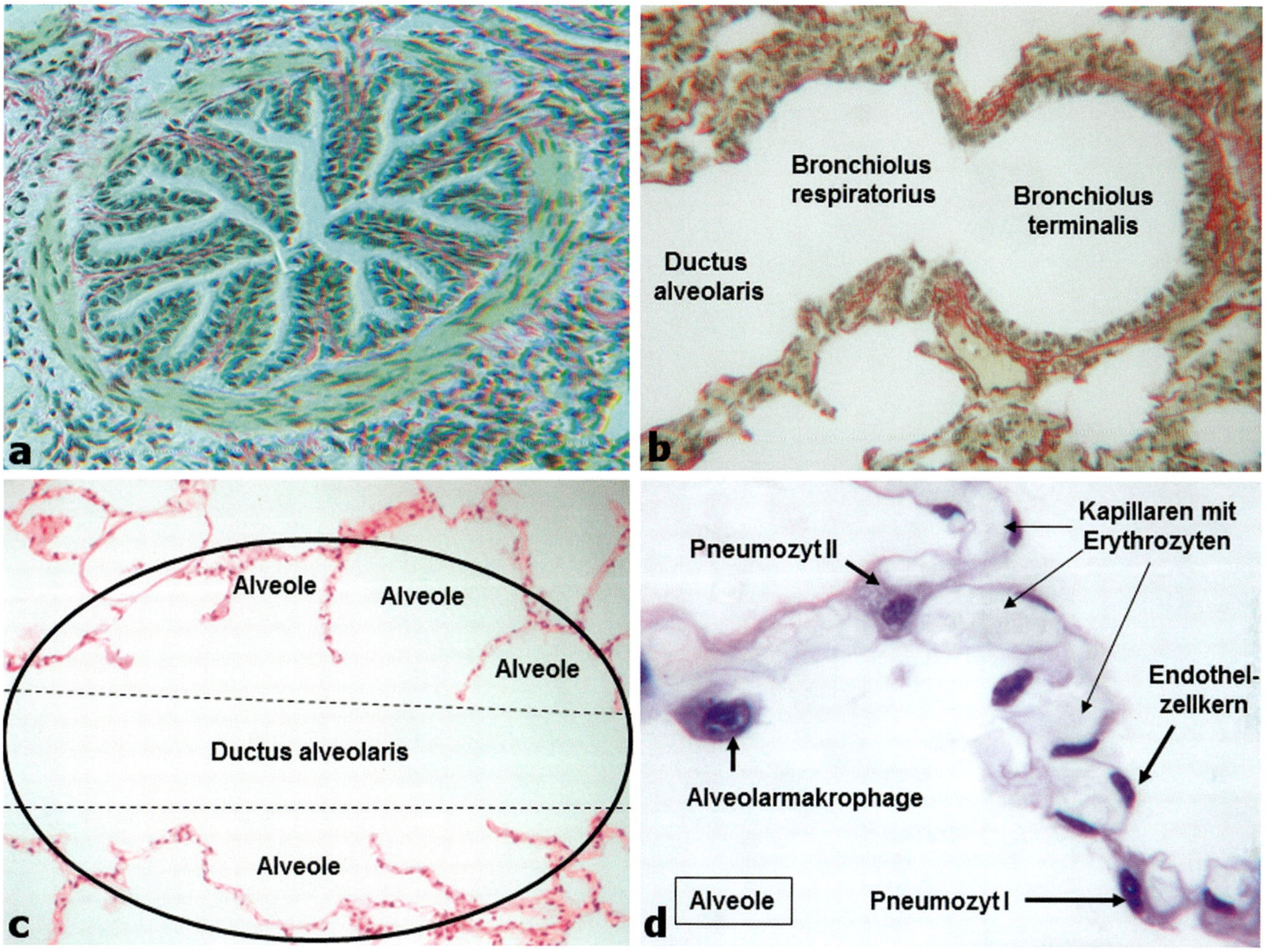


**Abb. 12.14 Lungenabschnitte ohne Knorpel. a** Bronchiolus terminalis: einschichtig hochprismatisches Epithel mit wenigen Kinozilien, kein Knorpel, keine Drüsen. **b** Fließender Übergang der Epithelien von Bronchiolus terminalis zu Bronchiolus respiratorius zu Ductus alveolaris. **c** Sacculus alveolaris (oval). **d** Pneumozyten Typ I und II.

KAPITEL

# 13 Harnorgane

## 13.1 Niere

Die Niere ist in Rinde und Mark gegliedert. Das Mark unterteilt sich in eine äußere Zone, die wiederum aus Außen- und Innenstreifen besteht, und eine innere Zone (Nierenpapille/-pyramide). Bei einem menschlichen Präparat, das aufgrund der Größe nicht komplett auf einen Objektträger passt, findet man meist nur keilförmige Schnitte. Die menschliche Niere ist so groß, dass meist nur dieser eingezeichnete Keil (Pizza-Scheibe) auf dem Objektträger ist.

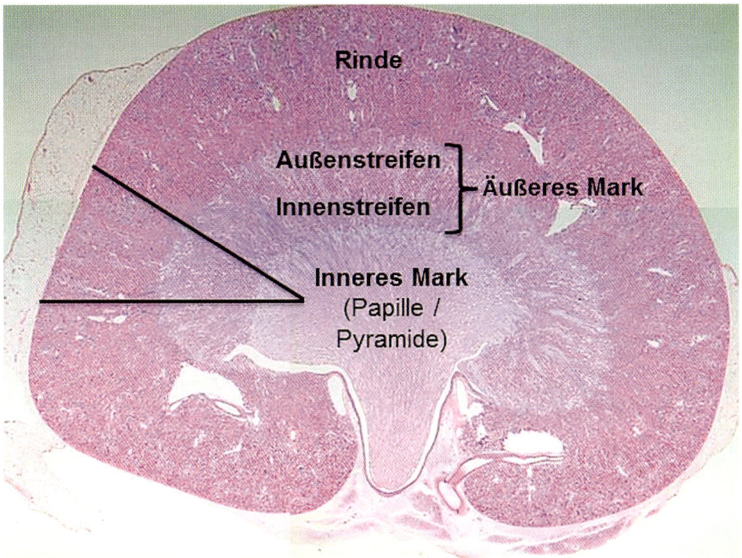


**Abb. 13.1 Niere in der Übersicht (HE-Färbung).** Am Beispiel dieser Nagerniere sind die unterschiedlichen Rinden-Mark-Anteile deutlich zu erkennen.

**Tab. 13.1** Struktur der Niere

| Rinde | Äußeres Mark: Außenstreifen | Äußeres Mark: Innenstreifen | Inneres Mark (Papille/Pyramide) |
|---|---|---|---|
| Nierenkörperchen (Corpusculum renale) | | | |
| Proximale Tubuli Pars convoluta + recta | Proximale Tubuli Pars recta | | |
| Distale Tubuli Pars convoluta + recta | Distale Tubuli Pars recta | Distale Tubuli Pars recta | |
| Sammelrohre | Sammelrohre | Sammelrohre | Sammelrohre |
| | | Intermediäre Tubuli | Intermediäre Tubuli |

Ein **Nephron** besteht aus dem Nierenkörperchen, gefolgt vom proximalen, intermediären und distalen Tubulus. Welche Anteile des Nephrons wo zu finden sind, entnehmen Sie ➤ Abb. 13.2.

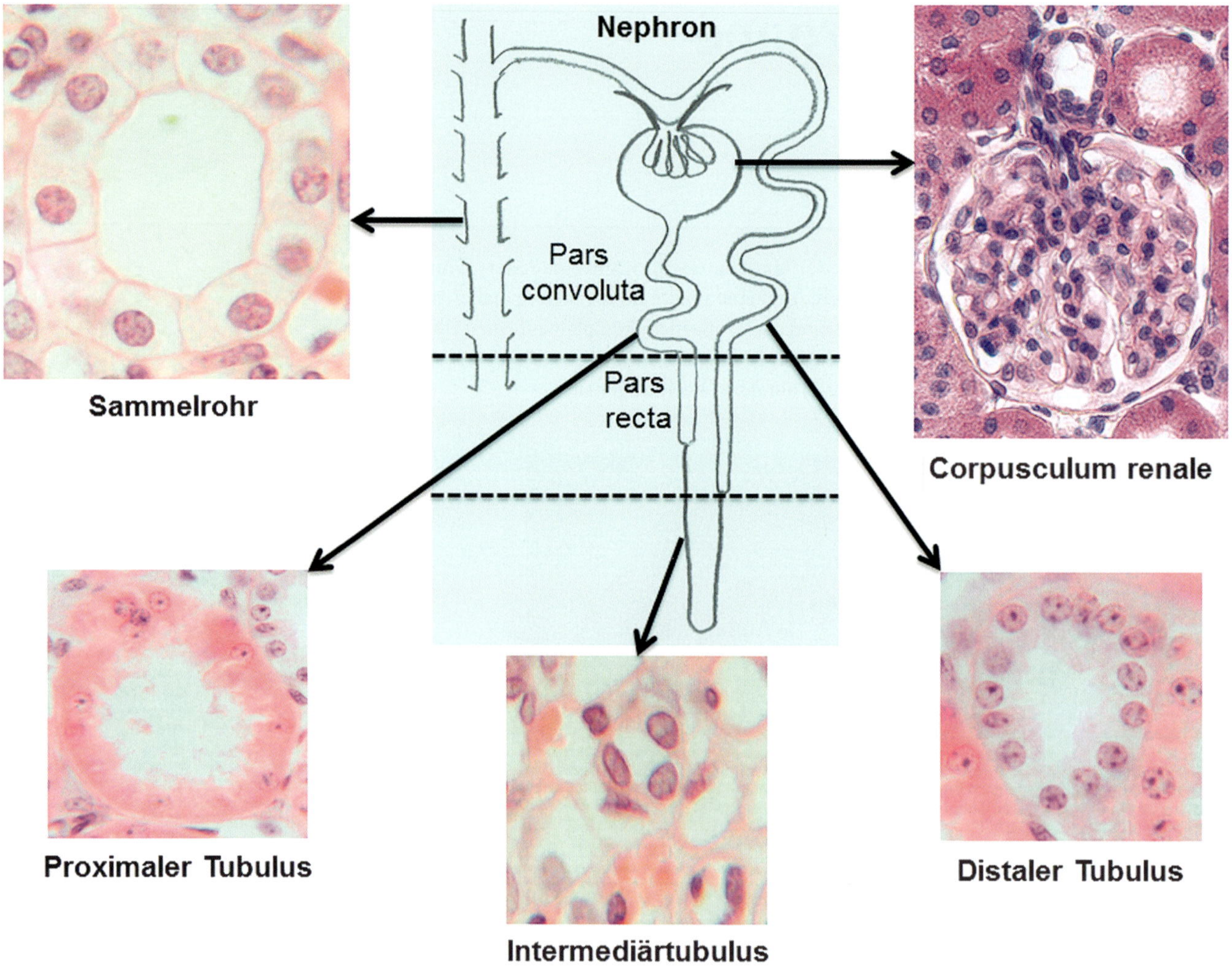


**Abb. 13.2 Aufbau eines Nephrons**

Das **Nierenkörperchen (Corpusculum renale)** besteht aus dem Glomerulum (Kapillarknäuel), dem das viszerale Blatt der Bowman-Kapsel in Form der Podozyten aufgelagert ist, und dem parietalen Blatt der eigentlichen **Bowman-Kapsel.** Im mikroskopischen Bild erscheinen im Glomerulum drei Zellarten bzw. deren Zellkerne: Kapillarendothelzellkerne, Podozytenkerne und Mesangiumzellkerne. Die Differenzierung ist aber im Allgemeinen nicht Gegenstand der Histokurse.

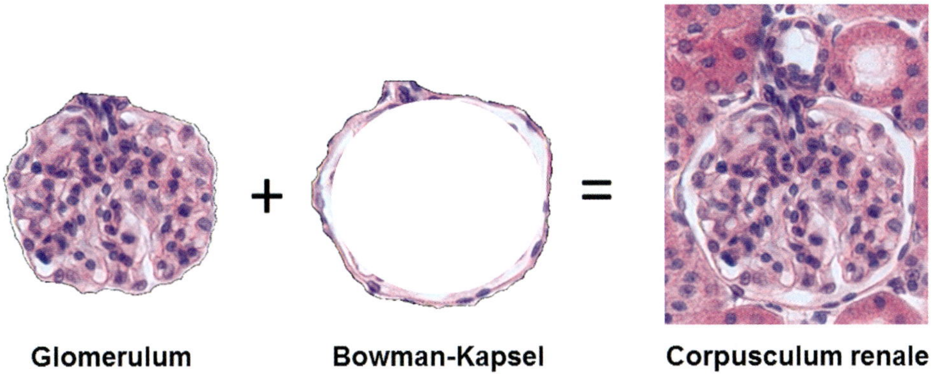


**Abb. 13.3** **Aufbau eines Corpusculum renale (HE-Färbung)**

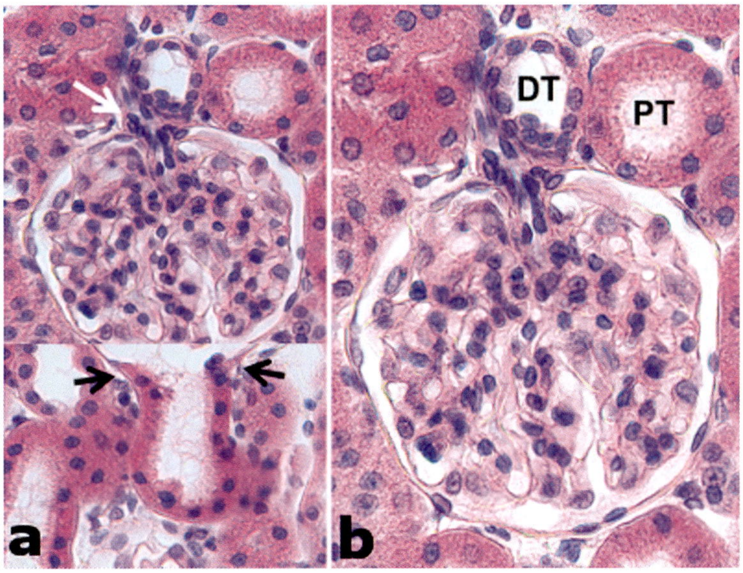


**Abb. 13.4** **Strukturen des Nierenkörperchens (HE-Färbung). a** Weißer Pfeil = Gefäßpol, schwarze Pfeile = Harnpol. **b** DT = distaler Tubulus, PT = proximaler Tubulus. **DD:** Suchen Sie ein Glomerulum mit Gefäßpol. Oft finden Sie hier den distalen Tubulus (DT) mit Macula densa. In der Nachbarschaft finden Sie dann die proximalen Tubuli (PT). Sammelrohre findet man gut in der Nierenpapille, mit einem großen scharf begrenzten Lumen und deutlichen Zellgrenzen. Intermediärtubuli erkennt man ebenfalls in der Papille. Sie haben einen ähnlichen Durchmesser wie Blutkapillaren und sind selten Gegenstand des Kurses bzw. einer Prüfung.

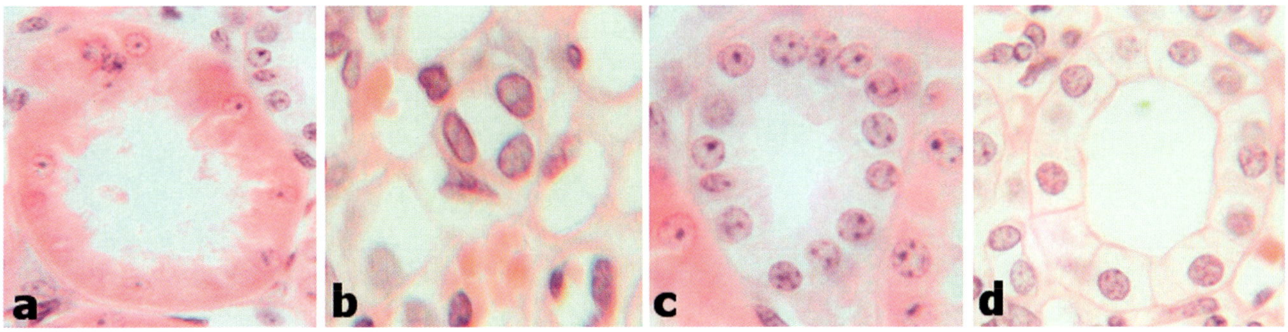


**Abb. 13.5** **Tubuli und Sammelrohr (HE-Färbung). a** Proximaler Tubulus. **b** Intermediärtubulus. **c** Distaler Tubulus. **d** Sammelrohr.

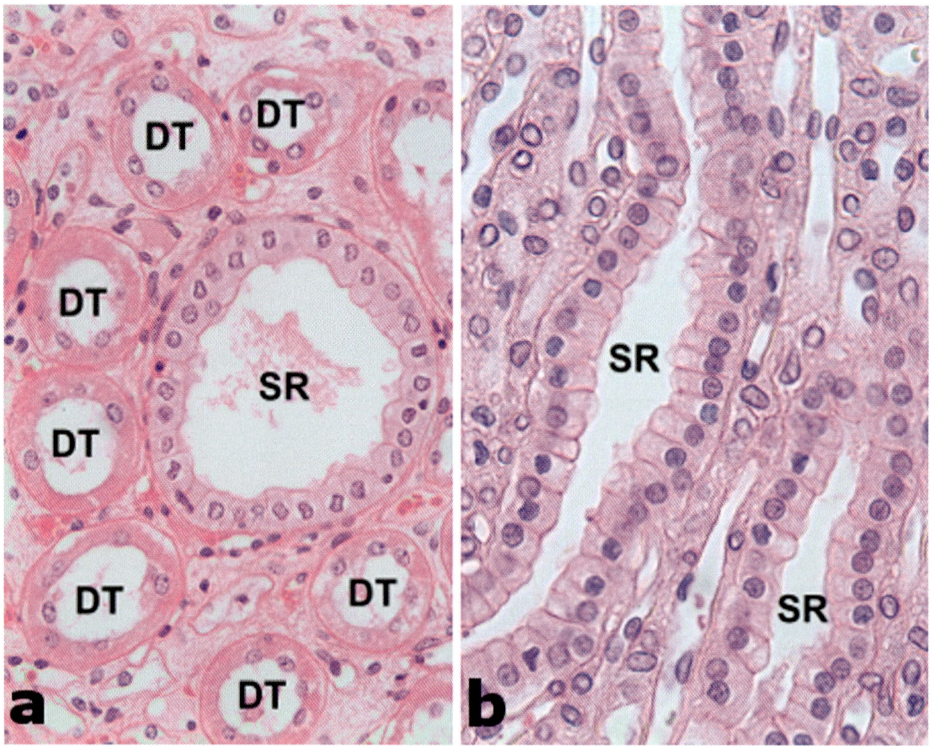


**Abb. 13.6 Sammelrohr (HE-Färbung). a** Querschnitt durch die Nierenpapille/-pyramide. DT = distaler Tubulus, nicht proximaler Tubulus, SR = Sammelrohr. **b** Längsschnitt durch die Nierenpapille/-pyramide. SR = Sammelrohr. Achte auf die deutlichen Zellgrenzen, man findet sie im menschlichen Organismus selten!

## 13.2 Ureter (Harnleiter)

Der Harnleiter hat eine spiralförmige Tunica muscularis, bei der gelegentlich kleine Verbände glatter Muskelzellen außerhalb und innerhalb der Tunica muscularis zu finden sind. Diese glatten Muskelzellen sind quergeschnitten, was zur Bezeichnung „Längs-Ring-Längsschichtung" geführt hat. In den meisten Präparaten ist es schwierig, eine innere und äußere Muskelschicht zu finden, da man meistens nur die dominante zirkuläre Schicht erkennen kann! Es existiert **keine** Lamina muscularis mucosae. Das Bindegewebe unter dem Epithel/Urothel wird meist als Lamina propria, seltener als Submukosa bezeichnet oder auch einfach als subepitheliales Bindegewebe.

Das **Urothel/Übergangsepithel** nimmt eine Sonderform innerhalb der Epithelien ein. Verschiedene Lehrmeinungen bezeichnen es als mehrschichtig oder mehrreihig oder beides. Deutlich sind aber vor allem die großen Deckzellen (Umbrella Cells), die mehrere darunter liegende Zellen überdecken. Sie können zweikernig sein, sich ins Lumen vorwölben, isoprismatisch im ungedehnten und flach im gedehnten Zustand sein. Gelegentlich, je nach Präparat, sieht man in den Deckzellen apikal unter der lumenwärts gerichteten Zellmembran die Crusta. Die **Crusta** besteht aus Intermediär- und Aktinfilamenten sowie Membranproteinen, den Uroplakinen.

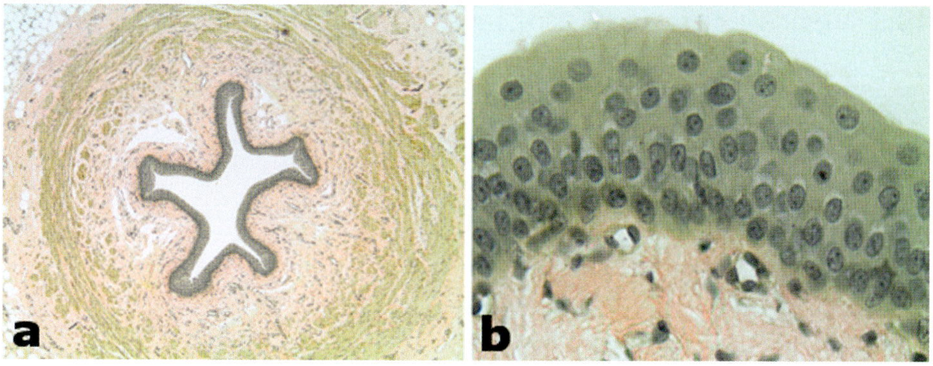


**Abb. 13.7 Ureter (Harnleiter) (HvG-Färbung). a** Übersicht. **b** Urothel/Übergangsepithel.

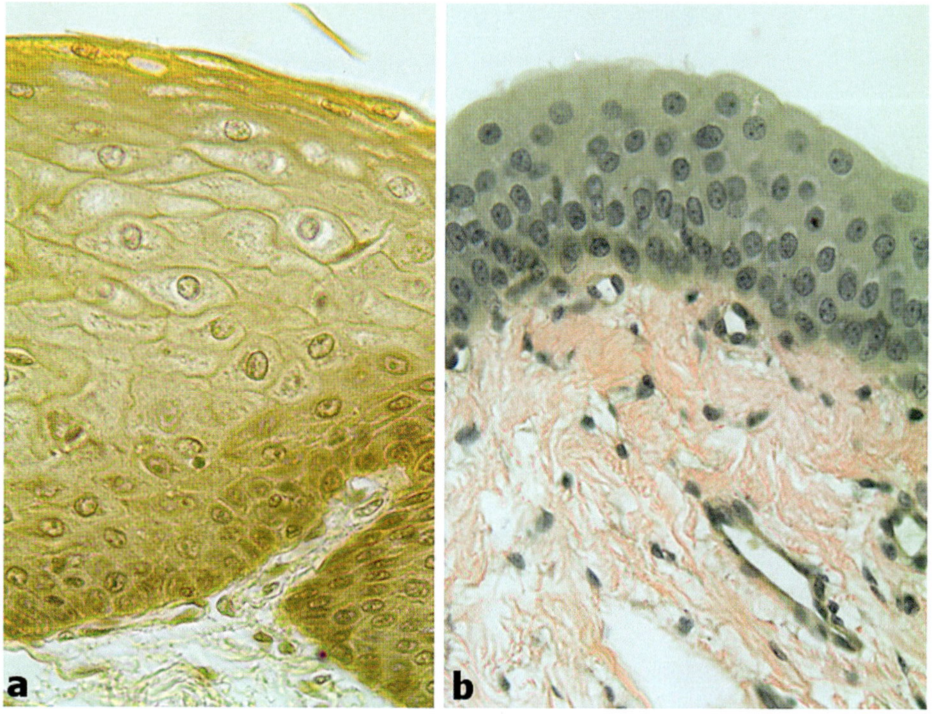


**Abb. 13.8 Vergleich. a** Mehrschichtig unverhorntes Plattenepithel. **b** Urothel (HvG-Färbung). **DD:** Beim mehrschichtig unverhornten Plattenepithel sind die obersten Zelllagen platt so wie auch der Zellkern. Die Deckzellen (Umbrella Cells) sind an der Oberfläche isoprismatisch mit zentralem rundem Zellkern und wölben sich leicht ins Lumen vor.

## 13.3 Vesica urinaria (Harnblase)

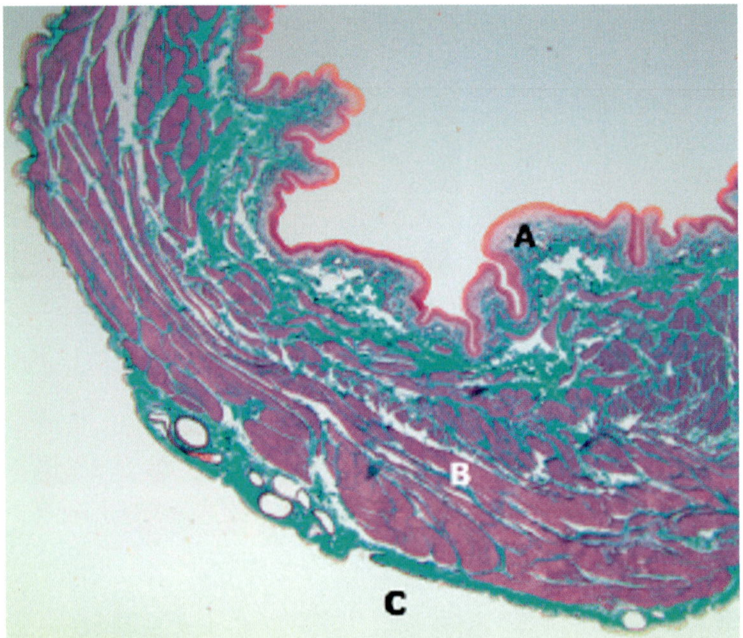


**Abb. 13.9 Harnblase in der Übersicht (Goldner-Färbung).** Man sieht eine dicke Schicht glatter Muskulatur (B), wobei sich Anschnitte in allen Richtungen finden (Quer-, Längs- und Schrägschnitte). Oben im Bild befindet sich die Mukosa (A). In diesem Fall besteht die Unterseite aus einer Serosa (C) (Mesothel = einschichtiges Plattenepithel). Die ventrale Seite der Harnblase hat eine Adventitia, die dorsale eine Serosa. Die Mukosa hat auch hier Übergangsepithel (Urothel).

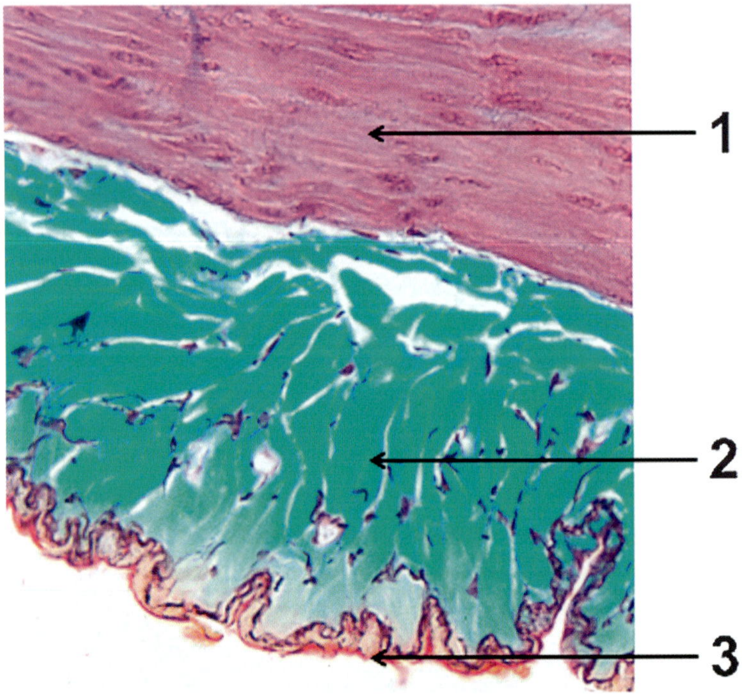


**Abb. 13.10 Dorsale Seite der Harnblase (Goldner-Färbung).** 1 = glatte Muskulatur, 2 = Subserosa (Bindegewebsschicht zwischen Tunica muscularis und Tunica serosa), 3 = Serosa (= Mesothel = Peritonealüberzug).

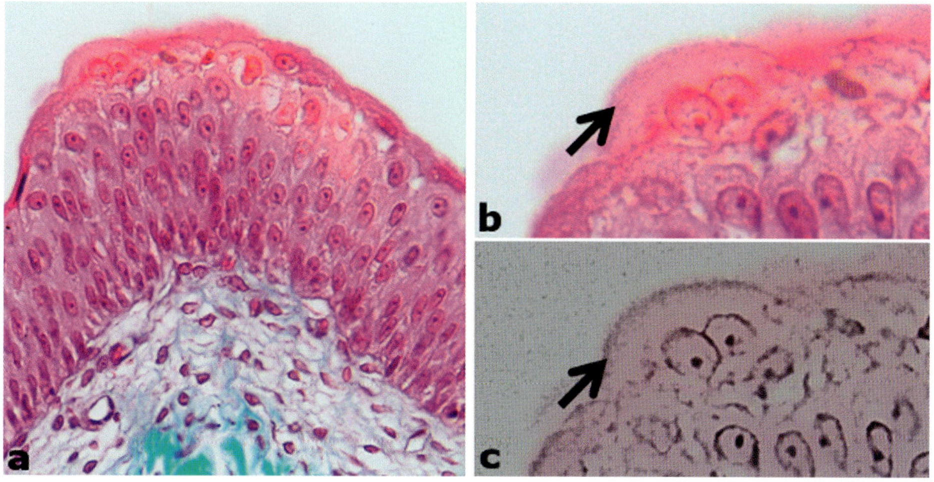

Abb. 13.11 **Urothel. a, b** Man sieht deutlich die oberflächlichen Deckzellen, die auch zweikernig sein können (Pfeil in b) (Goldner-Färbung). **c** Durch einen fotografischen Trick wurde die Crusta besser zur Geltung gebracht. In b und c erkennt man oberhalb des Zellkerns, aber unter der apikalen Zellmembran, eine zarte dunkle Bande, die Crusta (Pfeilspitze). Hier ist der Begriff „Umbrella Cell" sehr passend. Der Regenschirmeffekt entsteht durch Aktin- und Intermediärfilamente sowie die Uroplakine, die zusammen die Crusta bilden und somit eine Diffusionsbarriere schaffen. So kann weder der hyper- noch der hypotone Urin in die Urothelzelle eindringen.

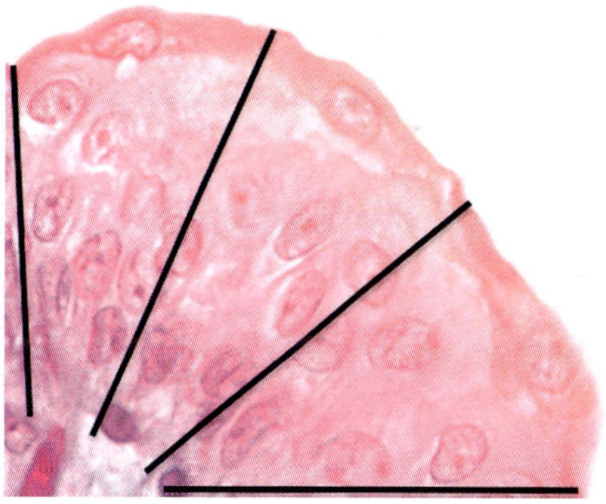

Abb. 13.12 **In dieser Abbildung wird der Begriff „Deckzelle" nachvollziehbar (Goldner-Färbung).** Eine Deckzelle überlagert mehrere darunter befindlichen Zellen (die schwarzen Linien symbolisieren die ungefähren Zellgrenzen der einzelnen Deckzellen). Es ist nur gut in einer optimalen Färbung zu sehen.

KAPITEL

# 14 Männliche Geschlechtsorgane

## 14.1 Hoden (Testes)

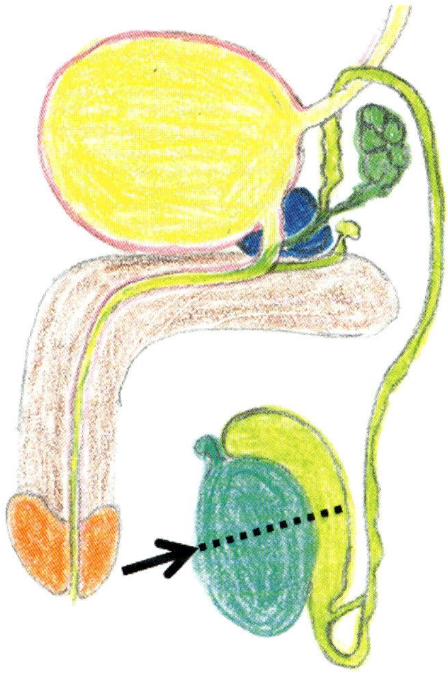

Abb. 14.1 **Lokalisation des Hodens** [P668]

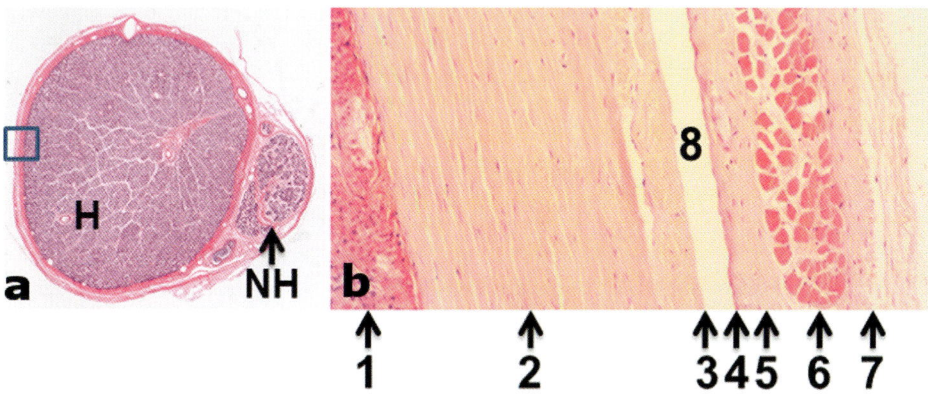


Abb. 14.2 **Hodenhüllen (HE-Färbung). a** Übersicht. Querschnitt des Hodens (H) und des Nebenhodens (NH) mit den Hodenhüllen. **b** Hodenhüllen in einer Ausschnittvergrößerung. 1 = Tubuli seminiferi contorti, 2 = Tunica albuginea, 3 = Epiorchium, 4 = Periorchium, 5 = Fascia spermatica interna, 6 = M. cremaster, 7 = Fascia spermatica externa, 8 = Cavum serosum testis. Auf der Fascia spermatica externa liegt die Tunica dartos und dann die Skrotalhaut, hier nicht im Bild. Die Tubuli seminiferi, Tunica albuginea und das Epiorchium bilden den Hoden, der frei beweglich in den äußeren Hodenhüllen (Schichten 4–7) ist.

Der Hoden regelt auf zwei Arten die Temperatur auf ca. 35 °C herunter. Die Fascia spermatica interna und die Tunica albuginea haben jeweils eine Oberfläche aus einschichtigem Plattenepithel. Sie bilden seröse Flüssigkeit, die im Cavum serosum testis als Gleitmittel und Verschiebeschicht dient. So kann der Hoden im Skrotum gleiten und durch Absenken der Hoden die Temperatur erniedrigen oder durch Aufsteigen die Temperatur erhöhen. Der bedeutendere Anteil der Temperaturregulation findet mithilfe des Plexus pampiniformis statt. Dieses Geflecht aus Venen gruppiert sich um eine zentrale Arterie und kühlt so im Gegenstromprinzip das arterielle Blut herunter.

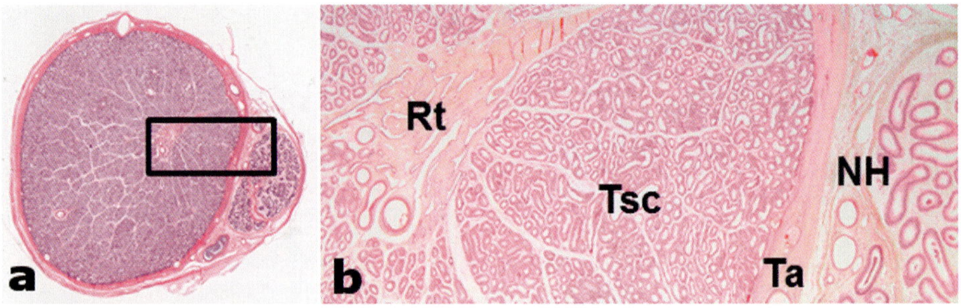


**Abb. 14.3 Hoden in der Übersicht (HE-Färbung). a** Überblick. **b** Ausschnittvergrößerung von a (Rechteck). Die Tunica albuginea (Ta) übt Druck auf die Tubuli seminiferi contorti (Tsc) aus. Druck und Temperatur sorgen gemeinsam für eine funktionierende Spermatogenese. Alle Tubuli seminiferi contorti münden in den Rete testis (Rt). Von dort gelangen die Spermien in den Nebenhoden (NH).

Der Hoden ist durch Bindegewebssepten (Septula testis) in bis zu ca. 400 Partitionen aufgeteilt. In jeder Partition können mehrere Hodenkanälchen (Tubuli seminiferi contorti) verlaufen. Ein Hodenkanälchen kann bis zu ca. 70 cm lang sein, ist aber stark aufgeknäuelt. Im Querschnitt durch ein Hodenkanälchen sieht man die verschiedenen Stadien der Spermatogenese bzw. bestimmte Zellen: die Sertoli-Zellen (Stützfunktion, Ernährung, Blut-Hoden-Schranke, Rezeptorzellen für FSH und Testosteron, Bildung von Inhibin und Aktin-FSH-Regulator), die Keimzellen (Spermatogenese-Stadien) und außerhalb der Hodenkanälchen die Leydig-Zellen (Testosteronproduktion).

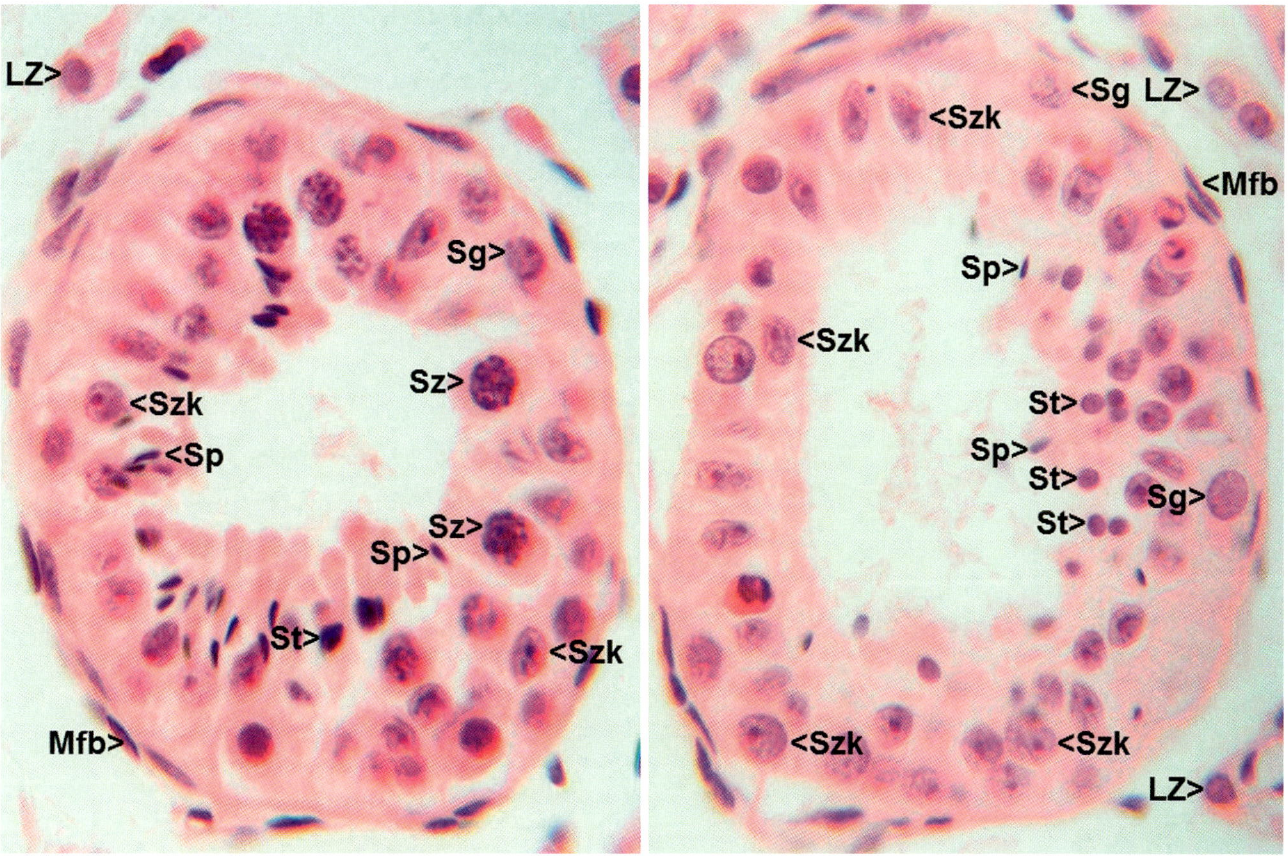


**Abb. 14.4 Zellen des Hodens im Detail (HE-Färbung).** Sg = Spermatogonie, Sp = Spermatozoe (Spermium), LZ = Leydig-Zelle, Sz = Spermatozyt, Szk = Sertoli-Zellkern, St = Spermatide.

## 14.2 Epididymis (Nebenhoden)

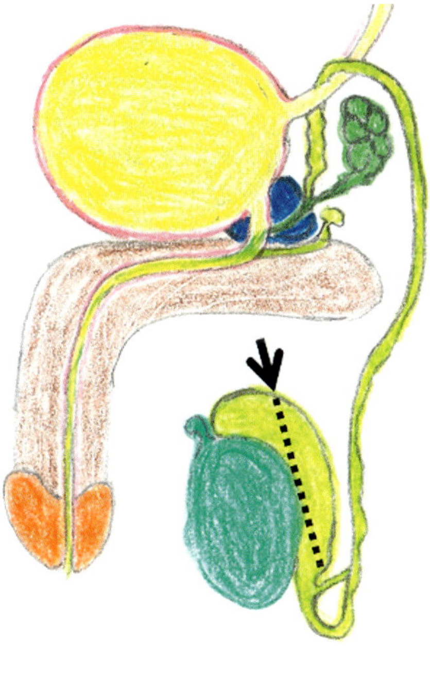

**Abb. 14.5 Lokalisation des Nebenhodens** [P668]

Die Spermien aus dem Hoden sind noch nicht befruchtungsfähig. Zu diesem Zweck reifen sie im Nebenhoden. Der Nebenhoden besteht aus drei Anteilen: Caput (Kopf), Corpus (Körper) und Cauda (Schwanz). Aus dem Rete testis werden die Spermien aktiv über ca. 10–20 Ductuli efferentes (Caput) in einen Ductus epididymidis (Corpus: Reifung der Spermien) transportiert. In der Cauda des Nebenhodens liegt der Anfangsteil des Ductus deferens (Samenleiter), der dann weiter aszendiert (aufsteigt) in den Funiculus spermaticus.

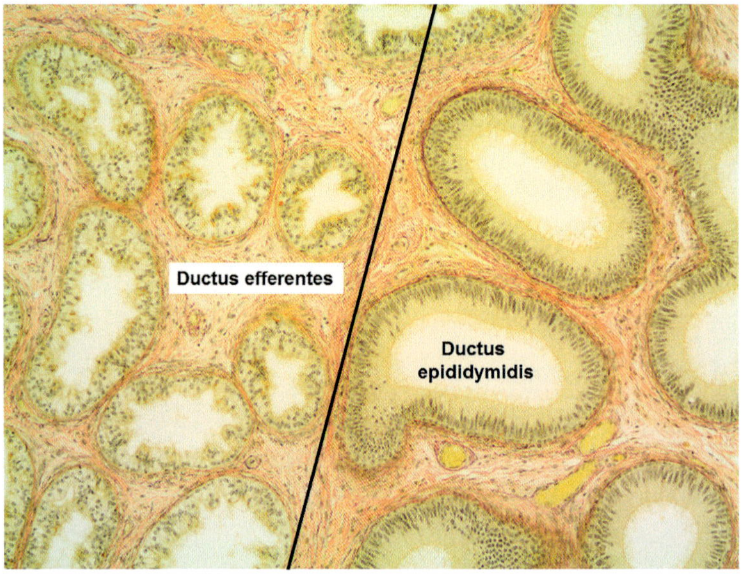


**Abb. 14.6 Übersicht der Ductus im Nebenhoden (HvG-Färbung)**

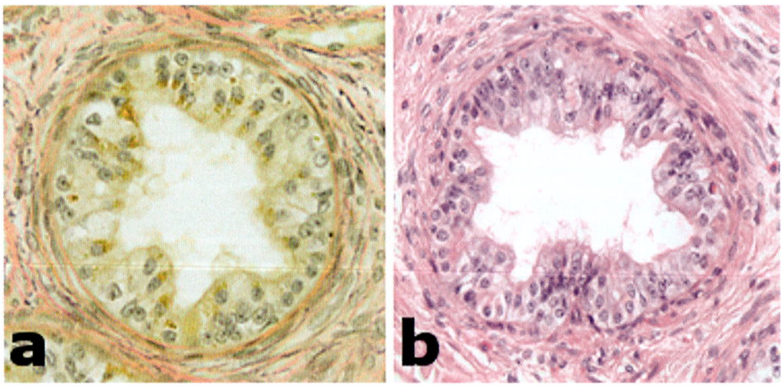


**Abb. 14.7 Ductus efferens. a** HvG-Färbung. **b** HE-Färbung. Berg- und Talrelief des wechselnden hochprismatischen und niedrigen Epithels. Auf den Bergen gibt es Kinozilien für den Spermientransport, in den Tälern sind es Mikrovilli, um die Spermiensuspension durch Wasserentzug zu konzentrieren.

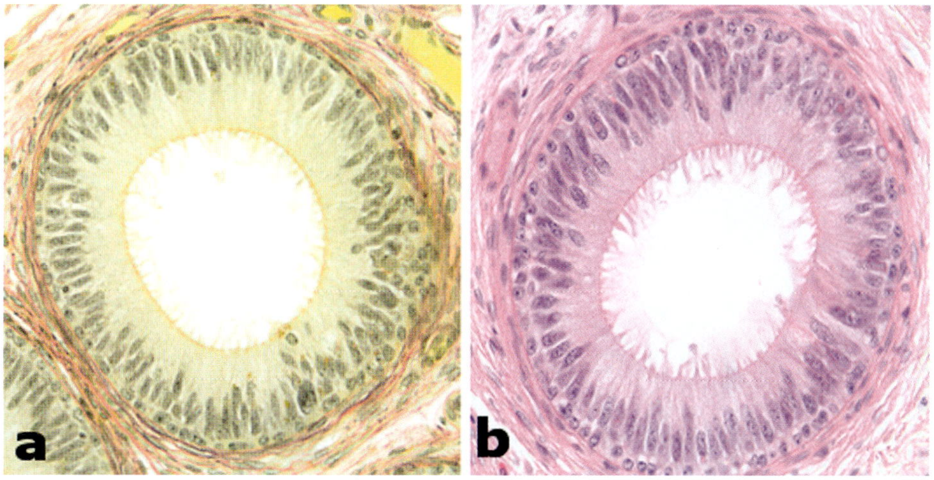


Abb. 14.8 **Ductus epididymidis. a** HvG-Färbung. **b** HE-Färbung. Hochprismatisches zweireihiges Epithel mit scharf begrenztem kreisrundem Lumen. Die oberflächlichen Stereozilien sezernieren Glykoproteine, die bei der weiteren Spermienreifung helfen. Das Sekret hält die Spermien durch ein leicht saures Milieu in einer Säurestarre.

## 14.3 Ductus deferens (Samenleiter)

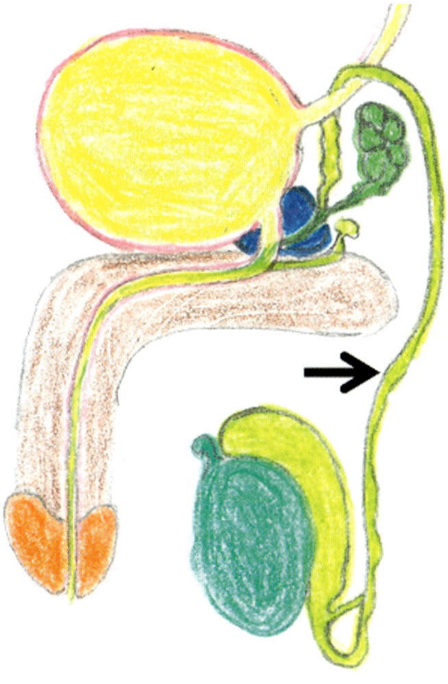

Abb. 14.9 **Lokalisation des Samenleiters** [P668]

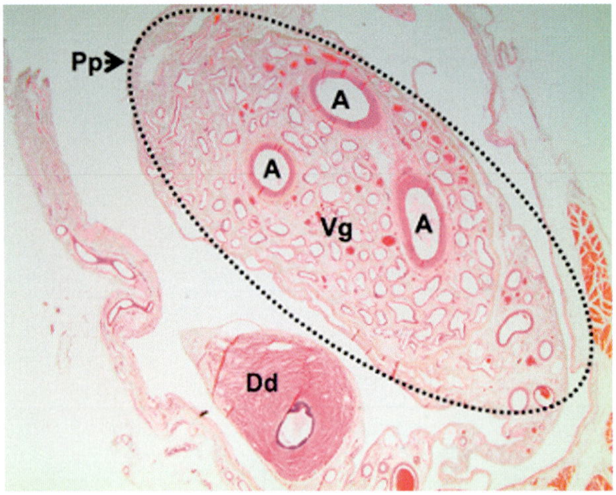


**Abb. 14.10 Plexus pampiniformis und Ductus deferens (HE-Färbung).** Wie eingangs erwähnt, dient der Plexus pampiniformis (Pp) der Temperaturregelung. Mehrere Anschnitte einer Arterie (A) werden von dem Venengeflecht (Vg) umspült und so gekühlt. Ebenfalls im Funiculus spermaticus verläuft der Ductus deferens (Dd).

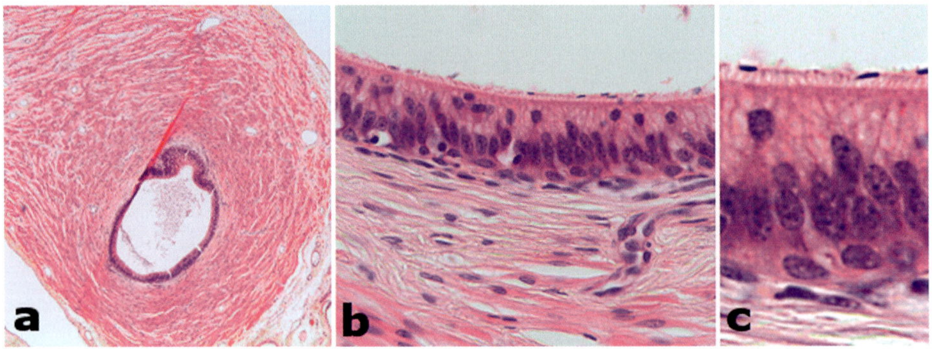


**Abb. 14.11 Samenleiter (HE-Färbung). a** Querschnitt Samenleiter in der Übersicht. **b** Epithel in der Vergrößerung. **c** Epithel Detailvergrößerung (mehrreihig hochprismatisch mit Kinozilien).

Um die Tubuli seminiferi contorti befinden sich, beginnend im Hoden, Myofibroblasten. Dabei handelt es sich um kontraktile Zellen, die den Transport unterstützen. Im Rete testis, den Ductuli efferentes und dem Ductus epididymidis nehmen die Myofibroblasten kontinuierlich zu, um schließlich ab dem kaudalen Anteil des Nebenhodens, also dem Beginn des Ductus deferens, durch glatte Muskulatur ersetzt zu werden. Der Ductus deferens hat mehrere Lagen glatte Muskulatur, die spiralförmig angeordnet ist und somit gelegentlich die Formation einer Längs-, Ring-, Längsmuskulatur zeigt.

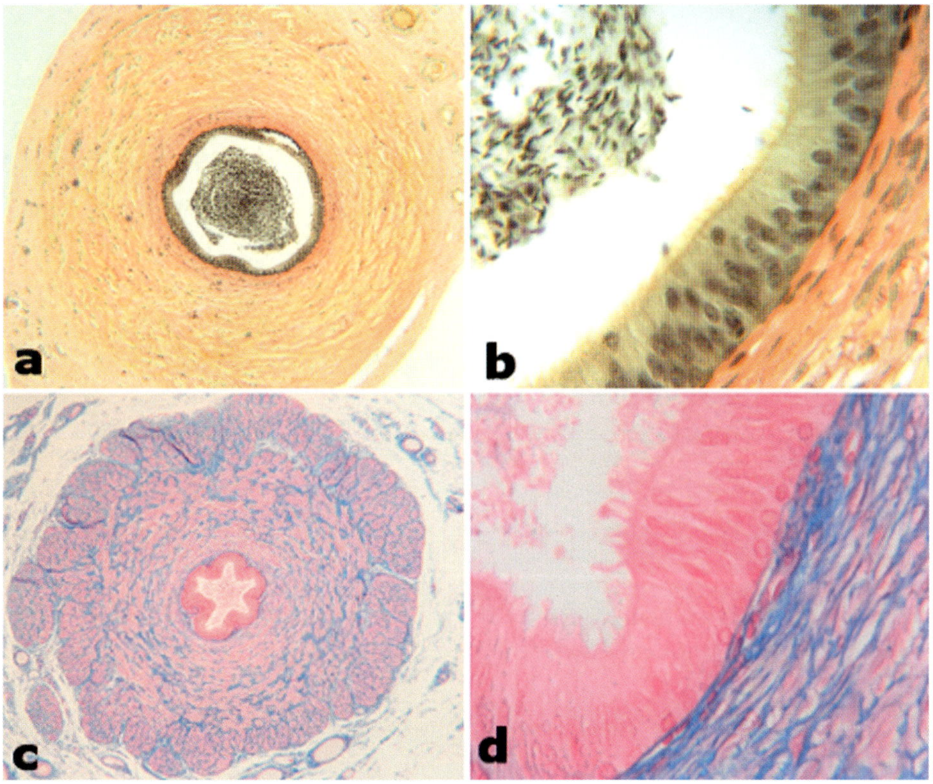


**Abb. 14.12 Samenleiter. a** Querschnitt Samenleiter in der Übersicht (HvG-Färbung). **b** Epithel in der Vergrößerung von a (hier Kinozilien als Oberflächenvergrößerung). **c** Querschnitt Samenleiter in der Übersicht (Azan-Färbung). **d** Epithel in der Vergrößerung von c (hier Stereozilien als Oberflächenvergrößerung). Der Samenleiter (Ductus deferens) kann, je nach Spezies, eine unterschiedliche Oberflächendifferenzierung haben: Mensch – Stereozilien, Tier – Kinozilien.

## 14.4 Glandula vesiculosa (Samenblase)

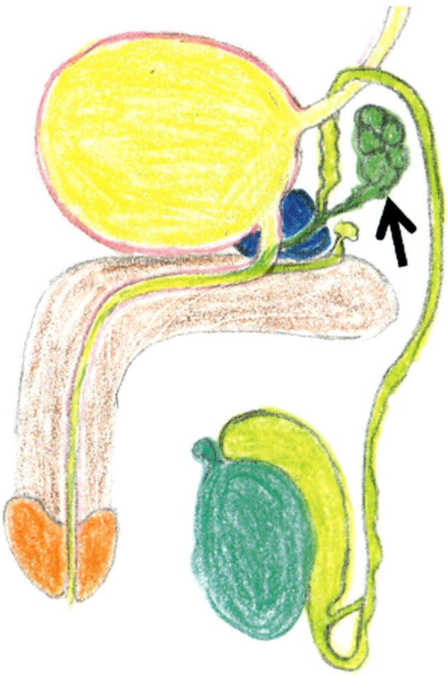

**Abb. 14.13 Lokalisation der Samenblase** [P668]

Die Samenblase ist ein schlauchförmig gewundenes Gebilde. In ihr wird der Hauptanteil des Ejakulats gebildet. Das Sekret ist leicht alkalisch, es enthält Proteine und Fruktose zur Ernährung der Spermien. Das sezernierende Epithel ist einschichtig isoprismatisch. Es kann im Präparat auch zweireihig isoprismatisch aussehen, was aber nach Entleerung der Samenblase durch Zusammenschieben des Epithels nur so wirken könnte.

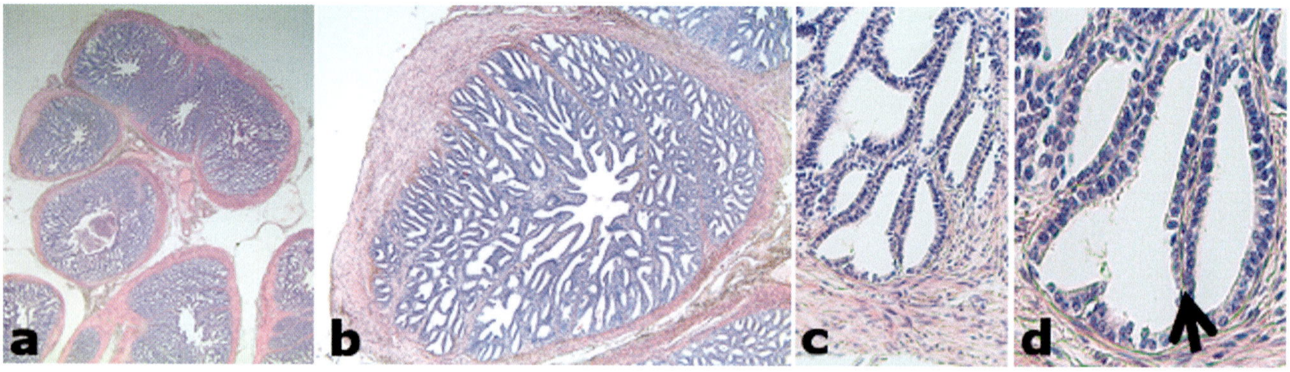


**Abb. 14.14 Samenblase (HE-Färbung). a** Mehrfach angeschnittener Drüsenschlauch in der Übersicht. **b** Querschnitt eines Drüsenschlauchs. **c** Epithel in der Vergrößerung. **d** Der Pfeil zeigt auf die extrem dünne Schicht aus Lamina propria. Beidseits davon ist das Epithel zu sehen, so kam es zur Bezeichnung „Schleimhautbrücken".

## 14.5 Prostata (Vorsteherdrüse)

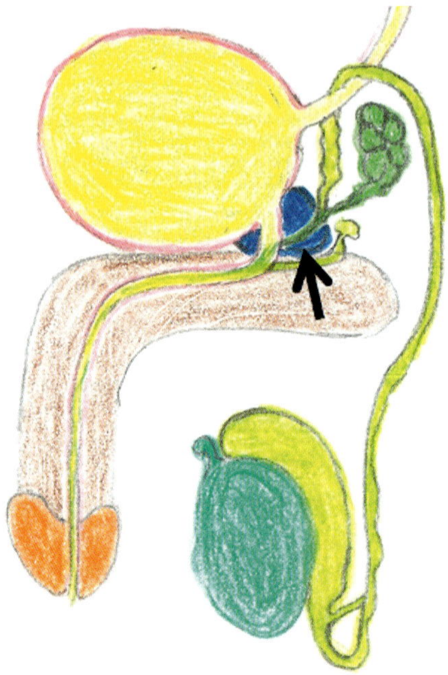

**Abb. 14.15 Lokalisation der Prostata** [P668]

Die Prostata ist eine tubuloalveoläre Drüse, die aus bis zu 50 Einzeldrüsen besteht. Da sie tubuloalveolär ist, gibt es kleine runde und größere ovale Anschnitte. Zwischen den einzelnen Drüsenendstücken liegt Bindegewebe, das stark mit glatter Muskulatur durchzogen ist (fibromuskuläres Grundgerüst). Bei anderen männlichen Geschlechtsorganen liegt die Muskulatur als äußerer Ring um die Organe. Die Prostata bildet also eine Ausnahme in Bezug auf die glatte Muskulatur, die ubiquitär zwischen den Drüsen liegt **(DD).**

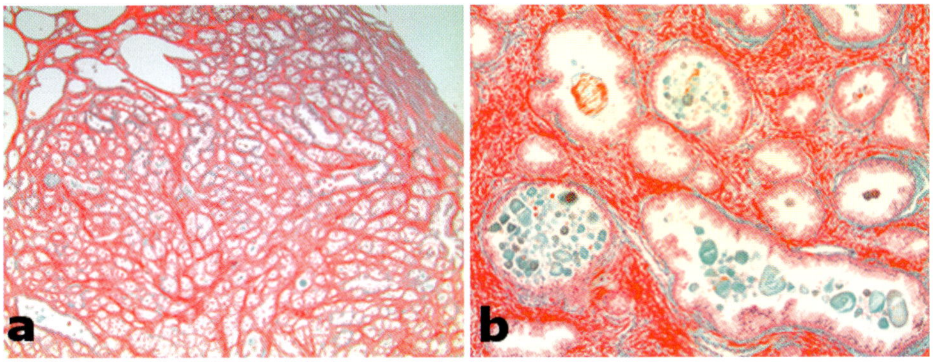

**Abb. 14.16 Prostata (Goldner-Färbung). a** Prostata in der Übersicht. **b** Die stark rötlichen Strukturen im Bindegewebe bestehen aus glatter Muskulatur (fibromuskuläres Grundgerüst), in den Alveolen befinden sich regelmäßig Prostatasteine, allerdings sind es in dieser Abbildung pathologisch viele Steine. Fast immer kann man kleine Steine oder zumindest Konkremente (sandartige kleinste Kristalle) finden.

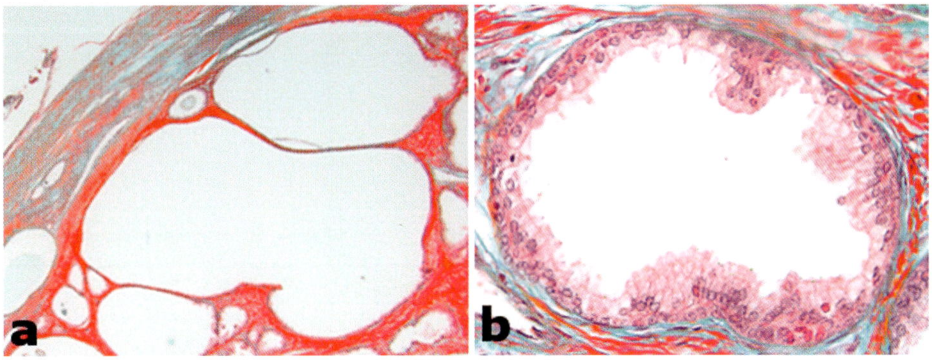

**Abb. 14.17 Prostata (Goldner-Färbung).** Das Epithel der Drüsen wechselt je nach Funktionszustand, hormonellem Status und Alter von flach (**a**) bis mehrreihig hochprismatisch (**b**) und produziert u. a. Spermin für die Beweglichkeit der Spermien und das prostataspezifische Antigen (PSA). PSA wird immer im Blut gemessen. Sowohl bei einer gutartigen Prostatahypertrophie als auch bei Prostatakrebs sind die Werte erhöht, allerdings steigt der Wert auch mit zunehmendem Alter. Prostatasteine sind zwar kein differenzialdiagnostisches Kriterium, sind aber bei Vorkommen eine hilfreiche Ergänzung zum fibromuskulären Grundgerüst.

KAPITEL

# 15 Weibliche Geschlechtsorgane

## 15.1 Ovar (Eierstock)

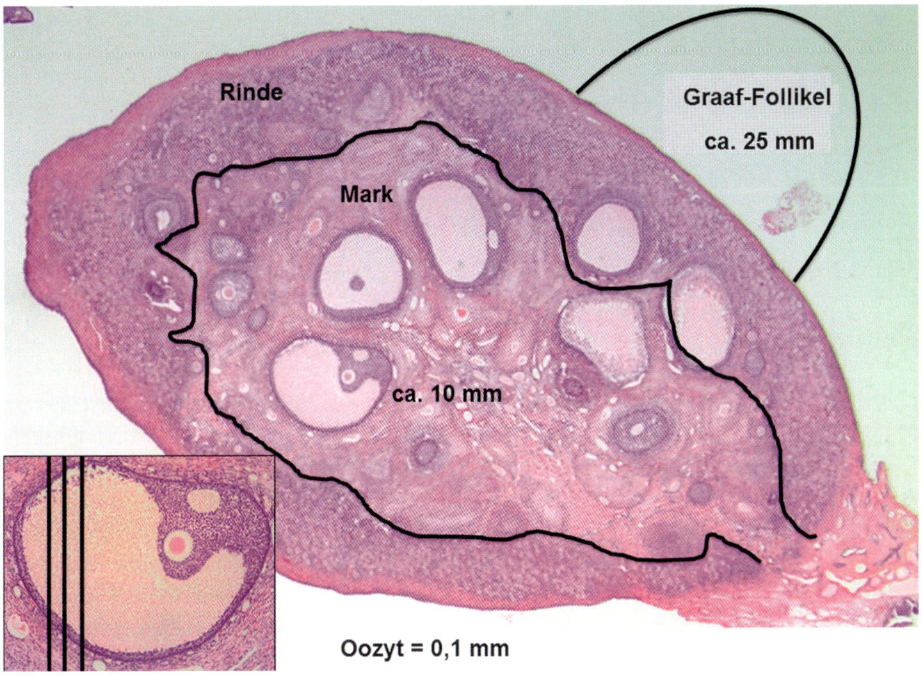


**Abb. 15.1 Ovar in der Übersicht (HE-Färbung).** Das Ovar hat einen Peritonealüberzug (Serosa) aus einschichtigem Platten- bis isoprismatischem Epithel. Darunter eine Tunica albuginea (wesentlich dünner als beim Hoden), gefolgt von der Rinde aus spinozellulärem Bindegewebe, in dem die verschiedenen Follikelstadien zu finden sind. Das Mark des Ovars enthält lockeres Bindegewebe mit zahlreichen Blut- und Lymphgefäßen (FSH und LH fließen auf dem Blutweg zum Ovar, Progesteron [Gelbkörperhormon] und Östrogen nehmen den umgekehrten Weg), aber auch größere Follikelstadien finden sich im Mark. Meistens findet man reife Tertiärfollikel ohne Oozyte. Bei mehreren Schnitten durch einen Tertiärfollikel liegt die Wahrscheinlichkeit, die Eizelle zu treffen, bei ca. 1 : 100 oder mehr (siehe links unten im Bild). Ein sprungreifer Graaf-Follikel beult deutlich die Kapsel des Ovars aus (siehe Halbkreis rechts oben im Bild). Bei einer Größe des Ovars von ca. 2,5–5 cm Länge und 1,5–3 cm Breite kommt ein Graaf-Follikel auf ca. 2–3,5 cm Größe.

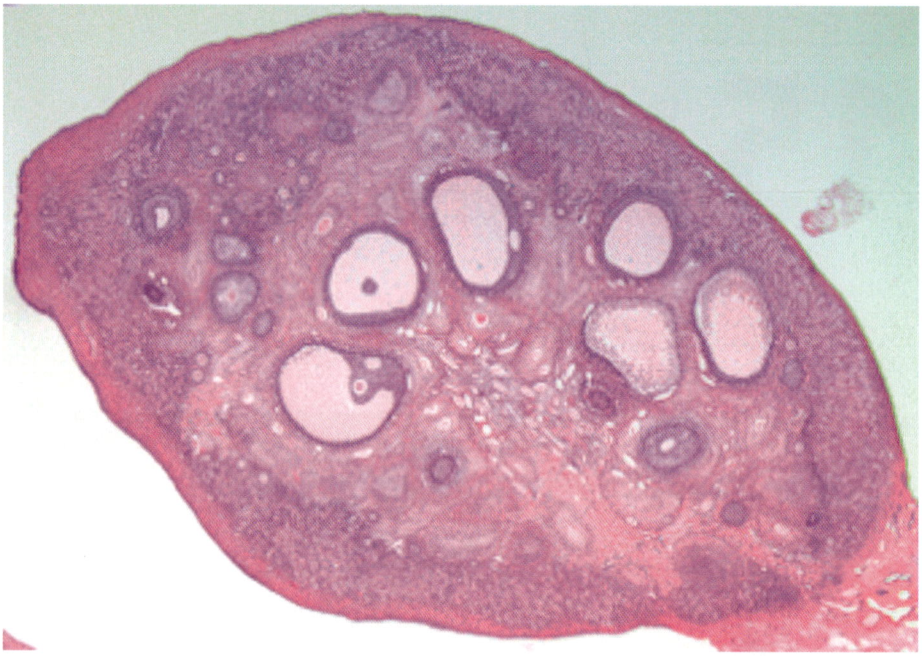

**Abb. 15.2 Ovar in der Übersicht (HE-Färbung).** Ohne Beschriftung zur besseren Orientierung.

## Follikelstadien

In der Follikelphase reifen die Follikel unter FSH-Einfluss heran. Aus einem Primordialfollikel zum Primärfollikel, zum Sekundärfollikel, weiter zum Tertiärfollikel. Erst wenn der Tertiärfollikel die Kapsel des Ovars deutlich ausgebeult hat (ca. 2,5 cm), spricht man von einem Graaf-Follikel. Nach der Ovulation kommt es zur Einblutung in den Rest des Graaf-Follikels (Corpus rubrum). Im frühen Stadium des Corpus luteum produzieren Granulosa-Lutein-Zellen Progesteron. Etwas später stellen die Theca-Lutein-Zellen aus der Theca interna Androgene her, die zu Östrogenen umgebaut werden. Ab dem ca. 22. Tag bildet sich das Corpus luteum zurück und es entsteht das Corpus albicans (Bindegewebsnarbe). Da es aus einem derben Bindegewebe besteht, das sich nicht gut anfärben lässt, nennt man es „albicans" (= weiß). Die anderen herangereiften Follikel werden unter dem Einfluss von Progesteron zu atretischen Follikeln (ca. 99 %). Progesteron fördert die Transsudation (Befeuchtung) der Vagina, verflüssigt den Zervixschleim am Gebärmuttermund, damit die Spermien passieren können, und überführt die Uterusschleimhaut in die Sekretionsphase, damit sich die Blastozyste einnisten kann. Des Weiteren wird in der Tuba uterina von sekretorischen Zellen ein optimales Milieu für die Befruchtung hergestellt und im Ovar gehen die herangereiften Follikel zugrunde (Follikel-Atresie). Ebenfalls durch die Anwesenheit von Progesteron kann sich die Brustdrüse etwas vergrößern (Spannungsgefühl, Mamillenüberempfindlichkeit).

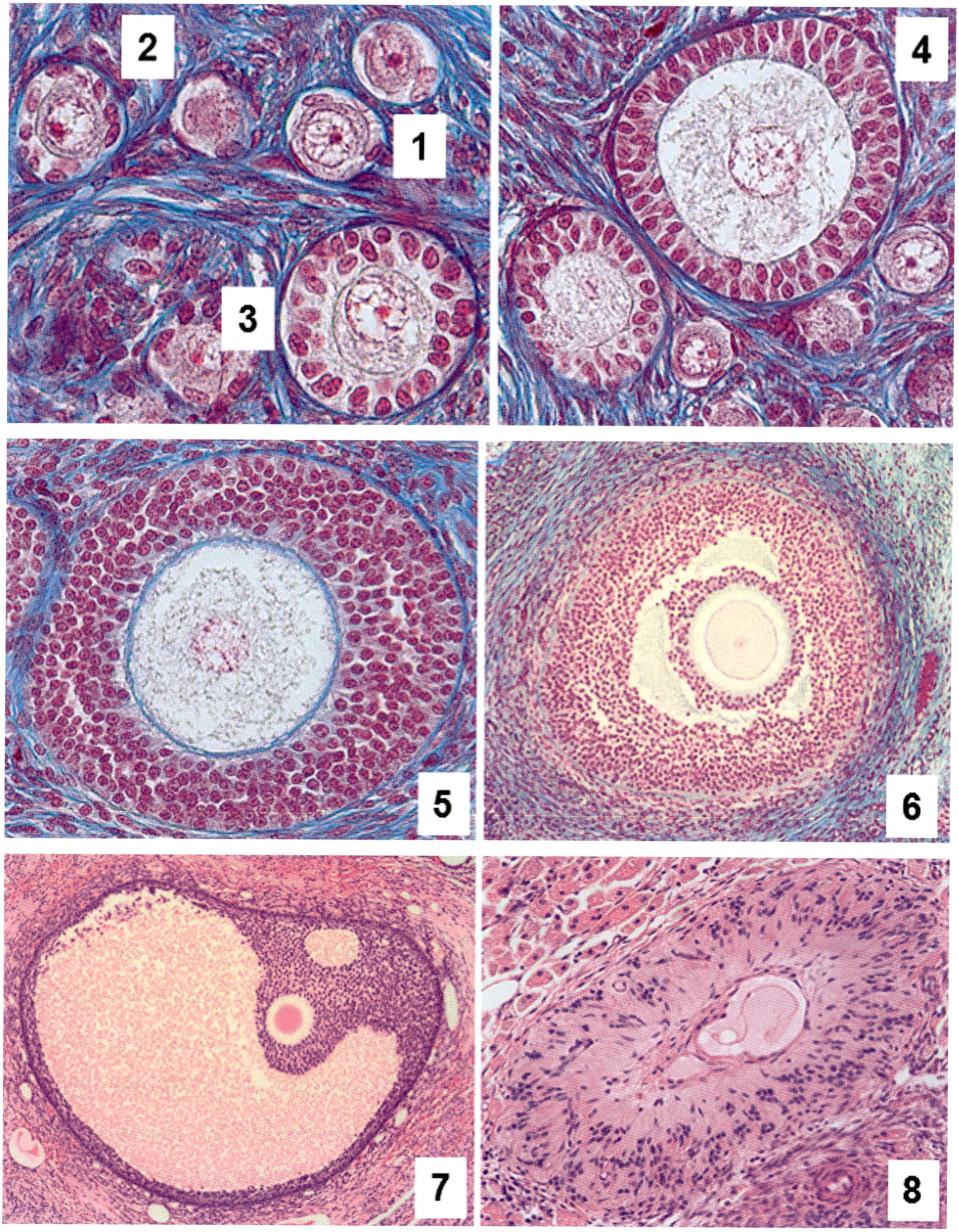


**Abb. 15.3 Follikulogenese (HE-Färbung).** 1 = Primordialfollikel, 2 = Primärfollikel, 3 = Übergang Primär- zu Sekundärfollikel, 4 = früher Sekundärfollikel, 5 = später Sekundärfollikel, 6 = früher Tertiärfollikel, 7 = reifer Tertiärfollikel, 8 = atretischer Follikel.

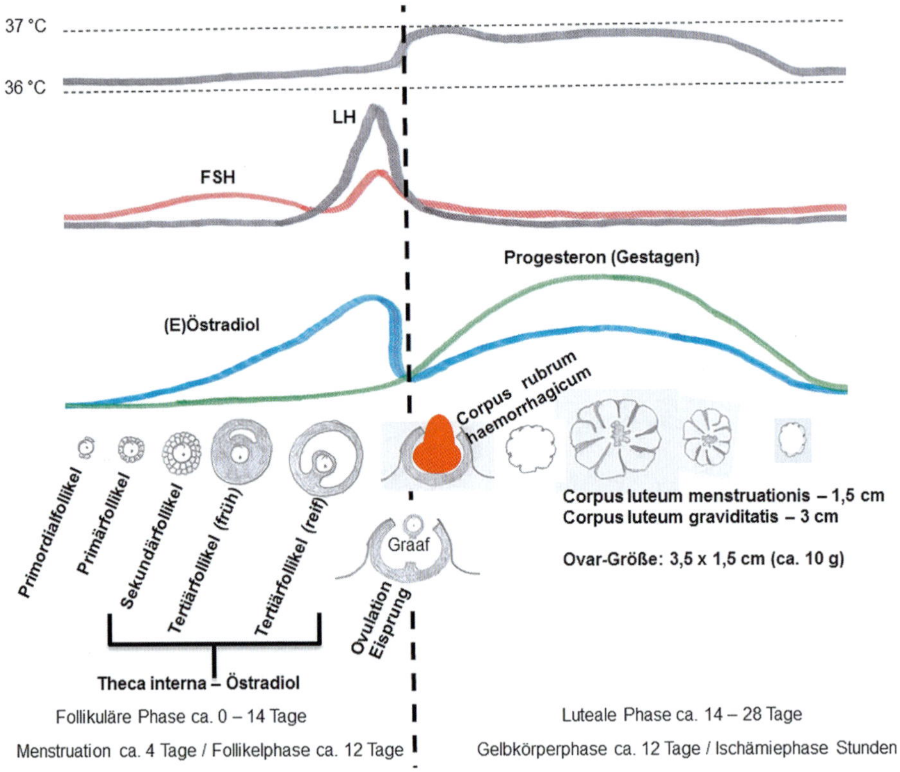


Abb. 15.4 **Menstruationszyklus**

- **FSH:** zu Beginn der Follikelphase und kurz vor der Ovulation hohe FSH-Werte. Der FSH-Peak vor der Ovulation geht zielgerichtet an den Follikel mit den meisten FSH-Rezeptoren.
- **LH:** kontinuierlicher Anstieg bis ca. 12–24 h vor der Ovulation. LH unterstützt die Ovulation und steigert indirekt die Östrogenproduktion.
- **Östrogen:** In der Follikelphase werden ab dem Tertiärfollikel in der Theca interna und in der Lutealphase nach der Ovulation Androgene produziert und in den Granulosazellen zu Östrogen umgewandelt. Nach der Ovulation werden aus den Theca-interna-Zellen die Theca-Lutein-Zellen.
- **Progesteron:** wird in den Granulosa-Lutein-Zellen gebildet und bereitet den weiblichen Organismus auf eine mögliche Befruchtung vor.

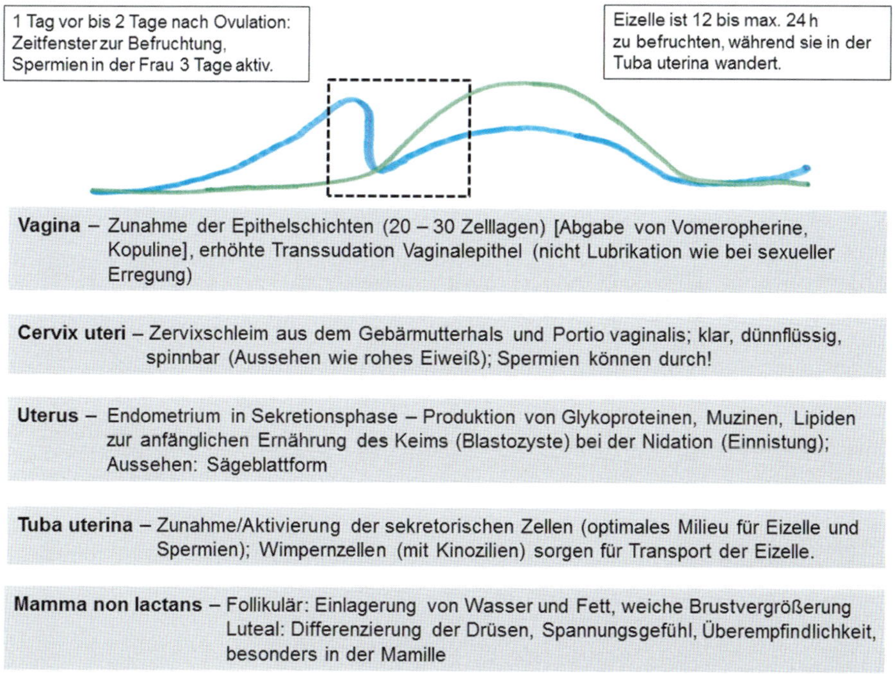


**Abb. 15.5 Auswirkung von Progesteron auf die weiblichen Geschlechtsorgane** [P668]

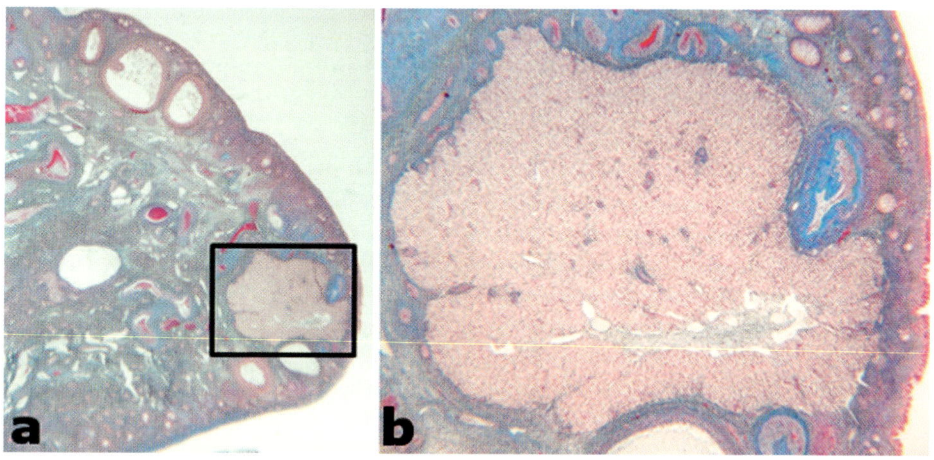


**Abb. 15.6 Corpus luteum (Azan-Färbung). a** Frühes Corpus luteum am Rand des Ovars. **b** Vergrößerung des Corpus luteum, das noch hauptsächlich aus Granulosa-Lutein-Zellen besteht.

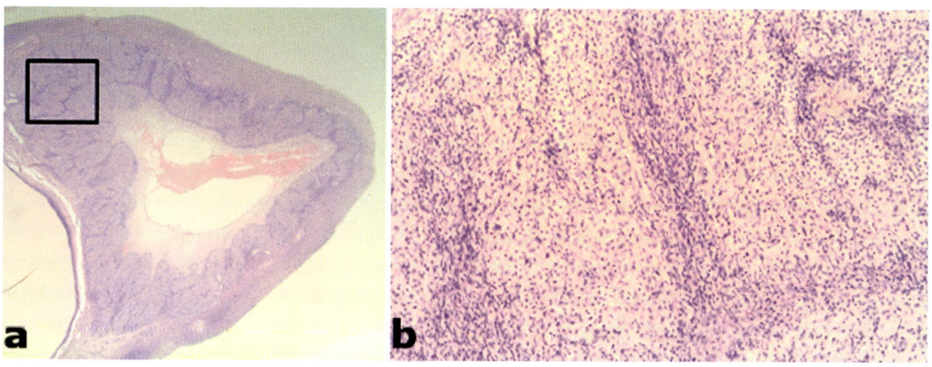


**Abb. 15.7 Corpus luteum (HE-Färbung). a** Ausgereiftes Corpus luteum. **b** Helle Bereiche: Progesteron, zeitlich etwas später auch dunkle Bereiche: Androgene bzw. nach Umwandlung Östrogen.

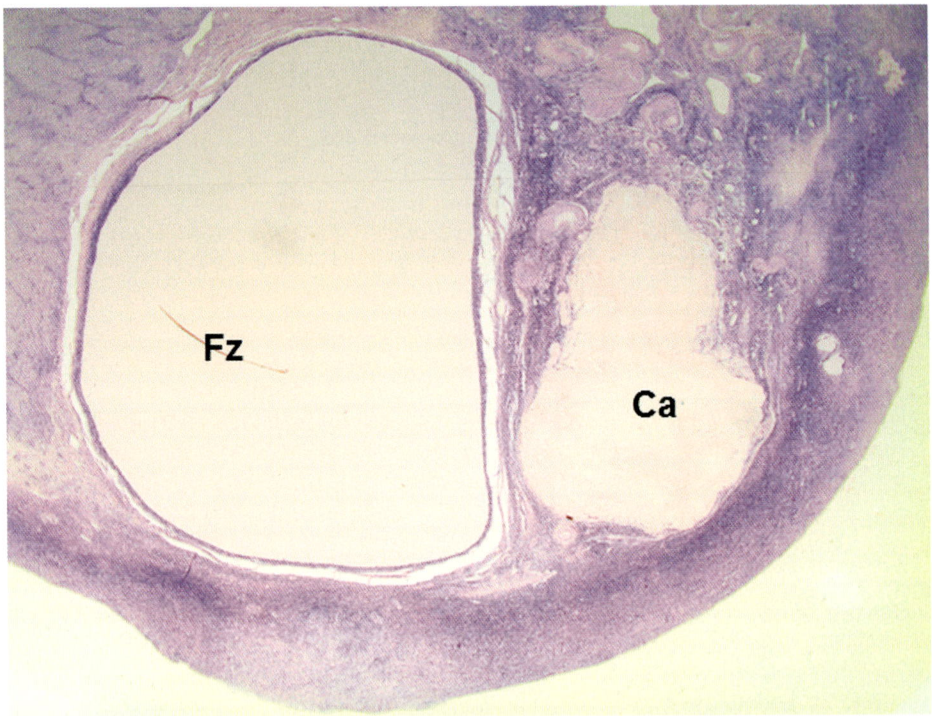


**Abb. 15.8 Corpus albicans und Follikelzyste (HE-Färbung).** Nach der Ovulation wird der kleine Riss der Kapsel durch Bindegewebe ersetzt. Dieses Narbengewebe, das immer nur an der Stelle der Ovulation entsteht, nimmt keine Farbe an. Deshalb wird es Corpus albicans (Ca; „Weißkörper") genannt. Wenn ein Graaf-Follikel nicht platzt, was meistens hormonelle Gründe bei jungen Frauen hat, können die Granulosazellen weiter Flüssigkeit produzieren. Ein solcher Follikel kann dann 2–3 cm und größer werden und wird als die häufigste Zystenart im Ovar angesehen, die Follikelzyste (Fz). Meist kommt es zur spontanen Rückbildung der Follikelzyste.

## 15.2 Tuba uterina (Eileiter)

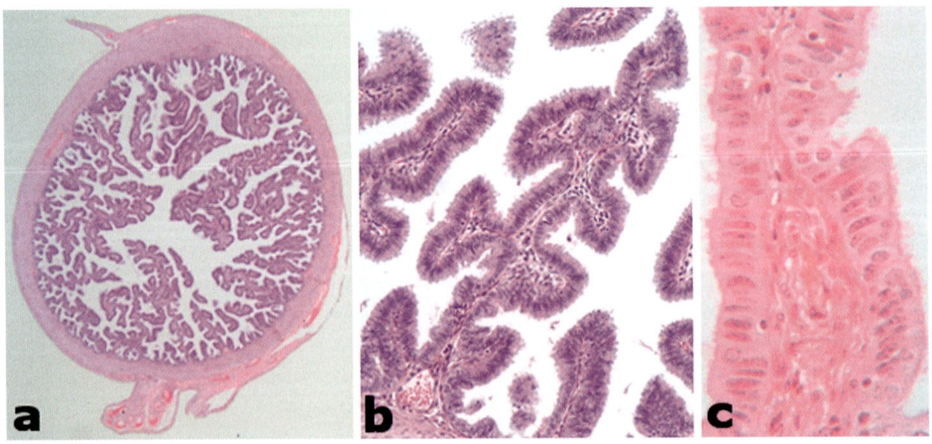


**Abb. 15.9 Tuba uterina (HE-Färbung).** **a** Übersicht. **b** Farnartige Falte der Mukosa. **c** Detail der Zellen in der Tuba uterina.

Die Tube hat eine äußere spiralförmige glatte Muskulatur (die Literatur spricht von drei unscharf getrennten Schichten), umgeben von einer Subserosa und Serosa. Von den Fimbrien aus über das Infundibulum, die Ampulla, den Isthmus bis zur Pars uterinae nimmt die Dicke der Muskulatur kontinuierlich zu. Im Gegenzug nehmen die farnförmigen Falten immer weiter ab.

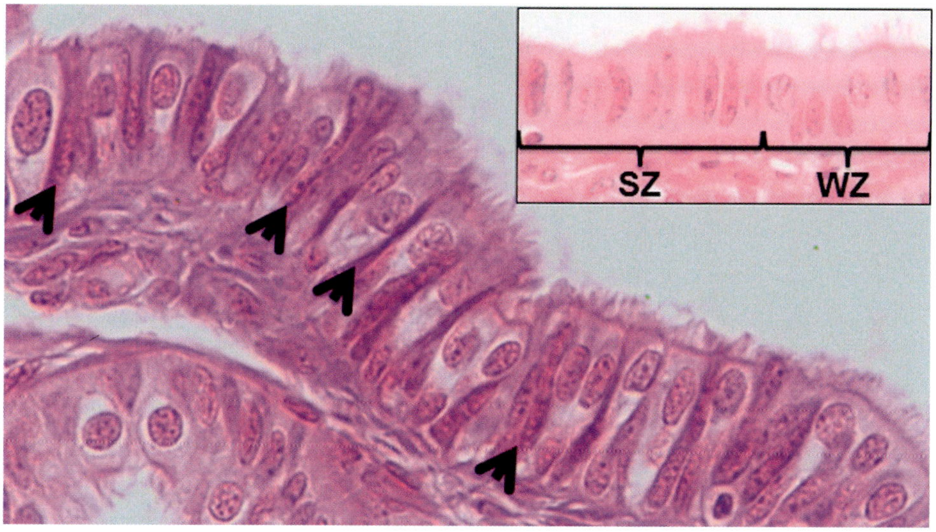


**Abb. 15.10 Zellen der Tuba uterina (HE-Färbung).** Auf den Falten sind helle Kinozilien-tragende Wimpernzellen (WZ) zu sehen. Oft erkennt man den Kinetosomensaum. Die dunkleren sekretorischen Zellen (SZ) sorgen für das Tubenmilieu. Sekretorische Zellen findet man gehäuft nach der Ovulation. Ein weitere Zellart sind die Stiftchenzellen (schwarze Pfeile). Man vermutet, dass es sich hier um inaktive sekretorische Zellen handelt.

## 15.3 Uterus (Gebärmutter)

Der Uterus besteht aus ca. 2 cm Myometrium (glatte Muskulatur) und maximal 1 cm Endometrium (je nach Zyklusphase). Die glatten Muskelzellen des Myometriums sind ca. 50 µm lang. Während der Schwangerschaft kommt es zur Vermehrung und Vergrößerung auf mindestens die 10-fache Länge. Das Endometrium besteht aus dem oberflächlichen Stratum functionale (in der Desquamationsphase wird es bei der Regelblutung abgestoßen [5–8 mm]) und dem Stratum basale (aus dieser Schicht wird in der Proliferationsphase das Endometrium wieder aufgebaut [ca. 1 mm]). Das Stratum functionale gliedert sich in:

- Stratum compactum: oberflächlich, hauptsächlich spinozelluläres Bindegewebe mit Einmündungen der Glandulae uterinae
- Stratum spongiosum: locker gebaut mit vielen Endungen der Glandulae uterinae und Spiralarterien

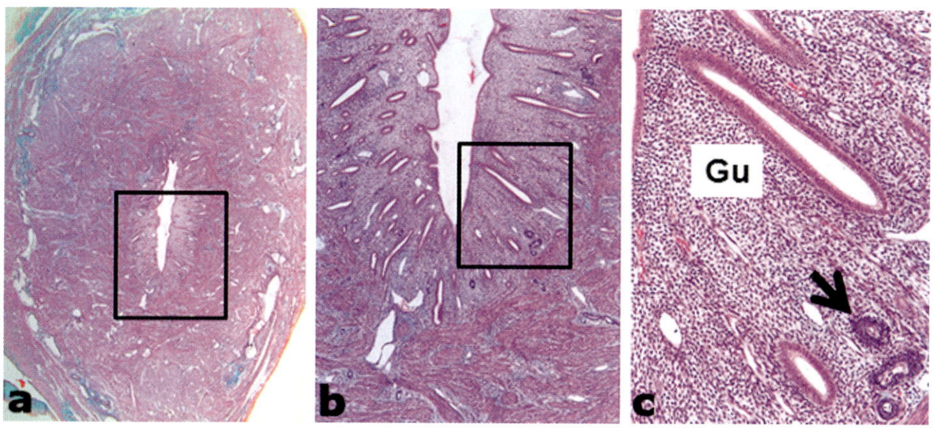


**Abb. 15.11 Uterus (Goldner-Färbung). a** Querschnitt durch den Uterus. **b** Vergrößerung des Endometriums. **c** Glandula uterina (Gu), der Pfeil zeigt auf die Spiralarterien.

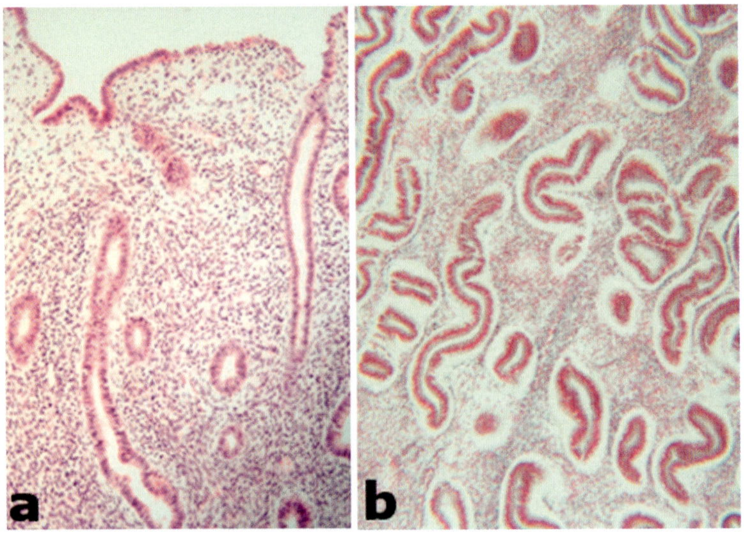


**Abb. 15.12 Uterus: Endometrium.** Im Endometrium muss man Proliferations- und Sekretionsphase differenzieren können. **a** Die Proliferationsphase hat gerade Drüsenschläuche. **b** Bei der Sekretionsphase sind diese stark gewunden (Sägeblatt-Form).

Im Bereich der **Cervix uteri (Gebärmutterhals)** kann es zur Überlagerung der Drüsenschläuche mit dem mehrschichtig unverhornten Plattenepithel der Vagina kommen. Das Epithel der verlegten Drüsenschläuche der Zervix produziert den Zervixschleim. Die Drüsenschläuche, die mit dem Vaginalepithel verschlossen sind, produzieren eine Zeit lang weiter Sekret und werden dadurch rundlich. Um 1700 hat der Leipziger Arzt, Martin Naboth, diese Retentionszysten entdeckt. Fälschlicherweise hielt er sie für Eizellen und nachträglich wurden diese Gebilde (➤ Abb. 15.13, rundliche Struktur im Bild) nach ihm in „Ovula nabothi" benannt. Sie haben keinen Krankheitswert und sind auch kein differenzialdiagnostisches Merkmal für den Bereich Portio vaginalis im Übergang zur Cervix uteri. Sind sie aber im spinozellulären Bindegewebe neben den Plicae palmatae (Zervixschleimdrüsen) zu finden, hilft es erheblich bei der Diagnostik. Das Sekret der Plicae palmatae ändert Viskosität und ph-Wert im Laufe des Zyklus und verhindert aufsteigende Infektionen. Nur 3–4 Tage nach der Ovulation ist dieser Schleim dünnflüssig und nur dann können die Spermien durch den Schleim in den Uterus und weiter in die Tuba uterina eindringen.

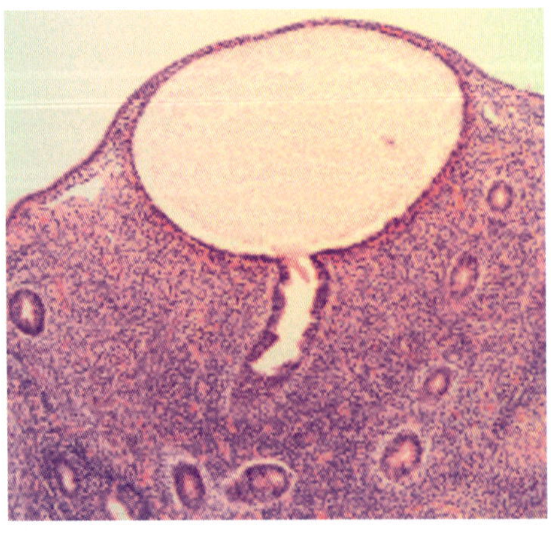

**Abb. 15.13 Ovula nabothi (HE-Färbung)**

## 15.4 Portio vaginalis (Gebärmuttermund)

Die Portio vaginalis hat an der Oberfläche ein mehrschichtig unverhorntes Plattenepithel, das deutlich mit dem darunterliegenden Bindegewebe, in Form von Bindegewebspapillen, verzahnt ist. Das Epithel ist gleichmäßig bis in die oberste Zelllage (Stratum superficiale) gefärbt. Der Zervixschleim auf dem Epithel der Portio vaginalis verhindert, dass der *Lactobacillus vaginalis* in das Epithel eindringen kann. Der Zervixschleim ist nur für einige Tage nach der Ovulation dünnflüssig (spinnbar). Nur in dieser Zeit können Spermien, aber auch Bakterien in die Gebärmutter eindringen.



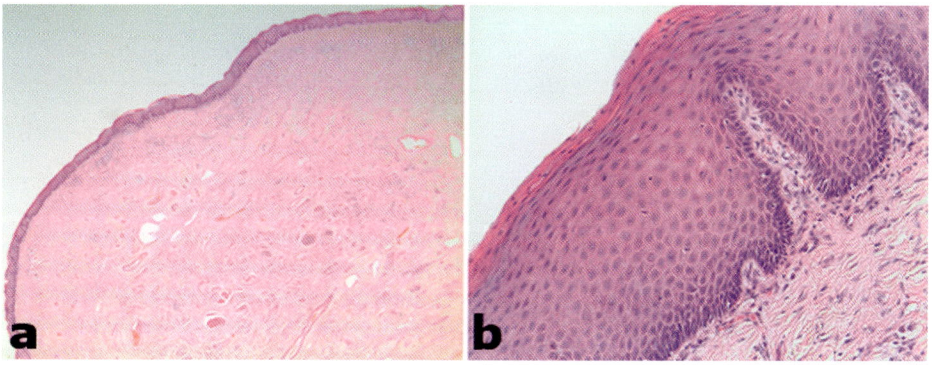


**Abb. 15.14 Portio vaginalis (HE-Färbung). a** Übersicht. **b** Epithel in der Detailaufnahme: deutliche Verzahnung mit dem darunterliegenden Bindegewebe (Lamina propria).

## 15.5 Vagina

Die Vagina verfügt nicht über eine ausgeprägte Verzahnung mit dem Bindegewebe, und das Epithel der oberflächlichen Zellen ist blass. Das hier vorhandene Döderlein-Bakterium *(Lactobacillus vaginalis)* entzieht den Epithelzellen des Stratum superficiale das Glykogen und wandelt es in Milchsäure um. Die Milchsäure ist für den pH-Wert von ca. 4,0 verantwortlich, der allerdings zyklusabhängig schwankt.

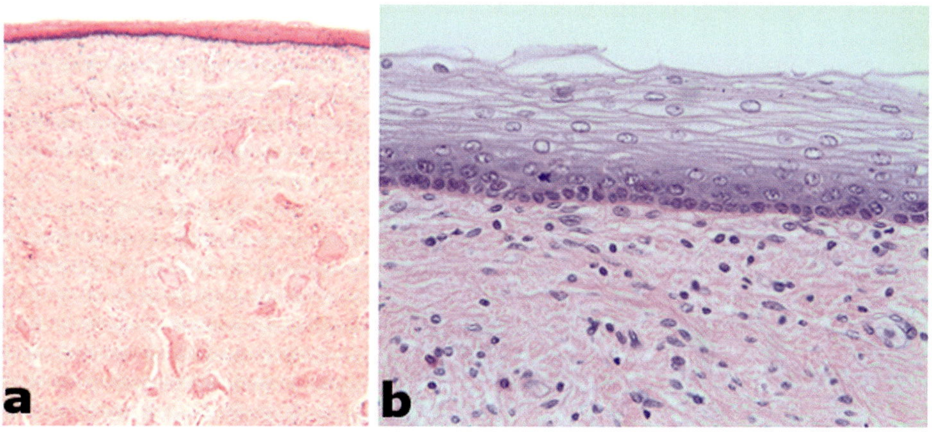


**Abb. 15.15 Vagina (HE-Färbung). a** Übersicht. **b** Epithel in der Detailaufnahme: gerades Stratum basale ohne Bindegewebspapillen. Oberflächliche Epithelzellen sind blass und ausgewaschen mit kleinen Spalträumen.

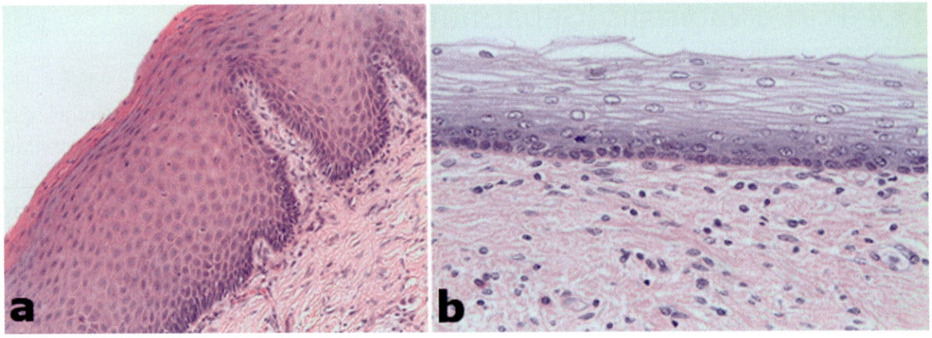


**Abb. 15.16 Differenzierung von Portio vaginalis und Vagina (HE-Färbung).** **a** Portio vaginalis: Verzahnung durch Bindegewebspapillen, gleichmäßig gefärbtes Plattenepithel bis in die oberste Lage (Stratum superficiale). **b** Vagina: „keine" Bindegewebspapillen. Epithelzellen des Stratum superficiale sind nahezu glykogenfrei, somit blass und wirken ausgewaschen und schilfern ab.

## 15.6 Plazenta

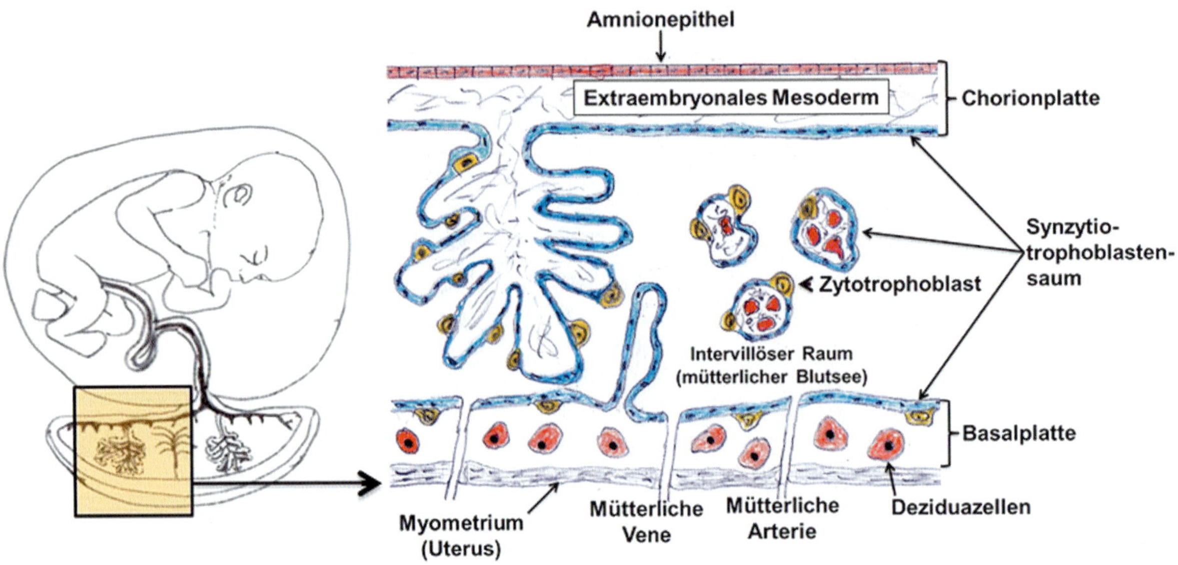


**Abb. 15.17 Aufbau der Plazenta** [P668]

Wenn die Plazenta entsteht, befinden sich an der Oberfläche der kindlichen Zotten viele Zytotrophoblasten unter der Synzytiotrophoblastenschicht. Innerhalb der ersten 3 Monate kommt es zur kontinuierlichen Umwandlung der einzelnen Zytotrophoblasten durch Synzytienbildung in den Synzytiotrophoblasten. Dies liegt darin begründet, dass die Zotten weiter wachsen, um eine deutliche Oberflächenvergrößerung zu erzielen (vermehrter Bedarf an Sauerstoff und Nährstoffen). Nach dem 4. Monat verschwinden die Zytotrophoblasten fast vollständig und die Blut-Plazenta-Schranke ist stabiler und dichter geworden, sodass sich die Diffusionsstrecke zwischen kindlichem und mütterlichem Blut verringert und somit ein größerer Stoffaustausch in kürzerer Zeit möglich ist. Giftstoffe wie Alkohol, Nikotin und Medikamente sind nach wie vor plazentagängig (wenn auch in geringerem Maße als zuvor) und nehmen Einfluss auf die Entwicklung des Kindes.

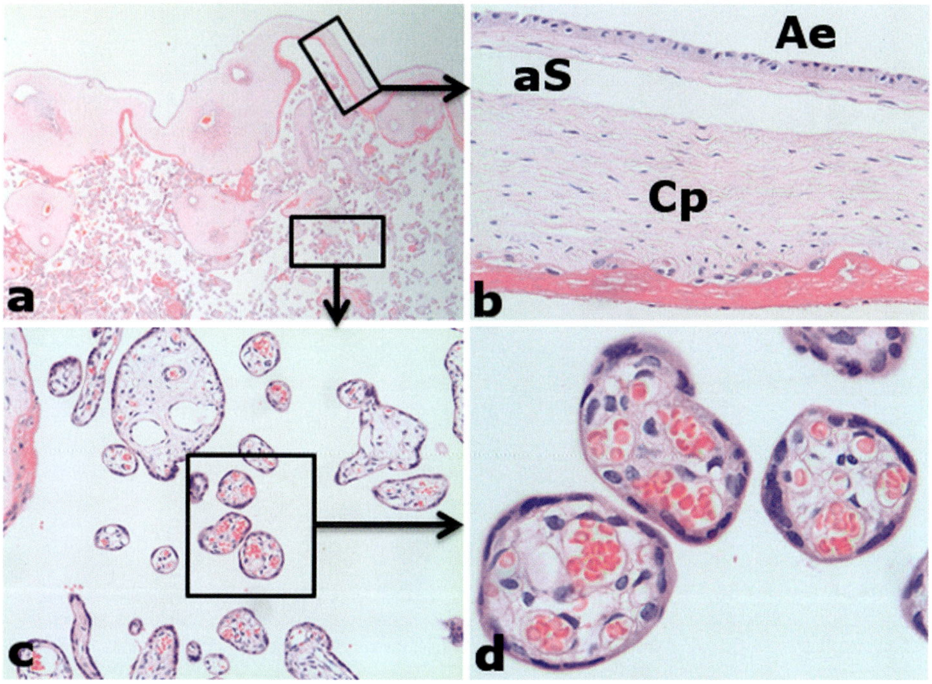


**Abb. 15.18 Plazenta (HE-Färbung).** **a** Plazenta in der Übersicht. **b** Amnionepithel (Ae) und Chorionplatte (Cp). Zwischen beiden Strukturen liegt ein artifizieller Spaltraum (aS). Unter der Chorionplatte und dem darunter liegenden Chorionepithel ist das Langhans-Fibrinoid aufgelagert. Es handelt sich hierbei um eine Fibrinoid-Art, die physiologisch in einer reifen Plazenta entsteht. **c** In der Ausschnittvergrößerung sind kindliche Zotten dargestellt. **d** Innerhalb der Zotten sieht man viele kindliche Blutgefäße mit rötlichen Erythrozyten. Die äußere Begrenzung besteht aus Synzytiotrophoblasten. In einer geburtsreifen Plazenta sieht man kaum noch Zytotrophoblasten (vergleiche die kindlichen Zotten einer unreifen Plazenta, ➤ Abb. 15.19).

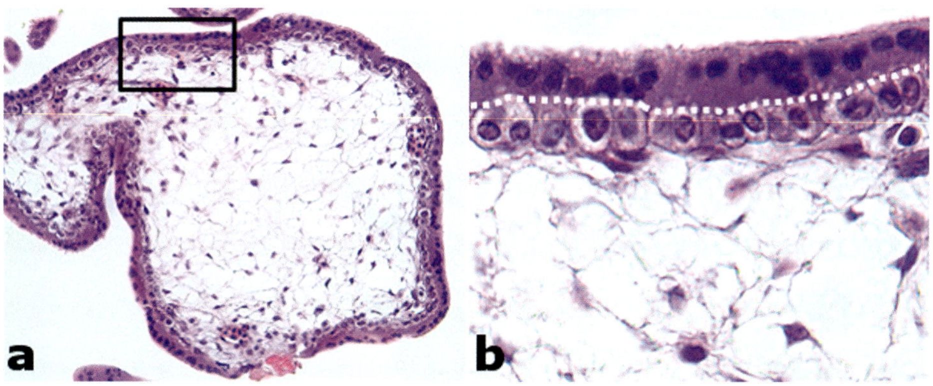


**Abb. 15.19 Plazenta: kindliche Zotte (HE-Färbung).** **a** Übersicht: deutlich größere Zotte mit viel mesenchymalem Bindegewebe gefüllt. **b** Ausschnittvergrößerung: gestrichelte weiße Linie trennt die oberhalb gelegenen Synzytiotrophoblasten von den unterhalb gelegenen Zytotrophoblasten.

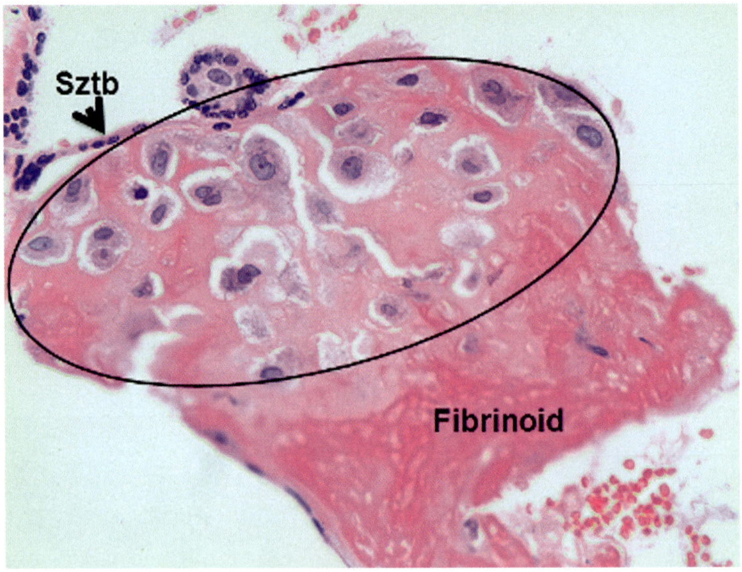


Abb. 15.20 **Decidua basalis (HE-Färbung).** Auf der mütterlichen Seite gibt es die Decidua basalis. In der geburtsreifen Plazenta kann man noch Reste der Deciduazellen finden (siehe Oval), hier noch mit Überzug von Synzytiotrophoblasten (Sztb). Darunter eine weitere Fibrinoid-Art, das Rohr-Fibrinoid.

## 15.7 Mamma (non) lactans und Mamma lactans

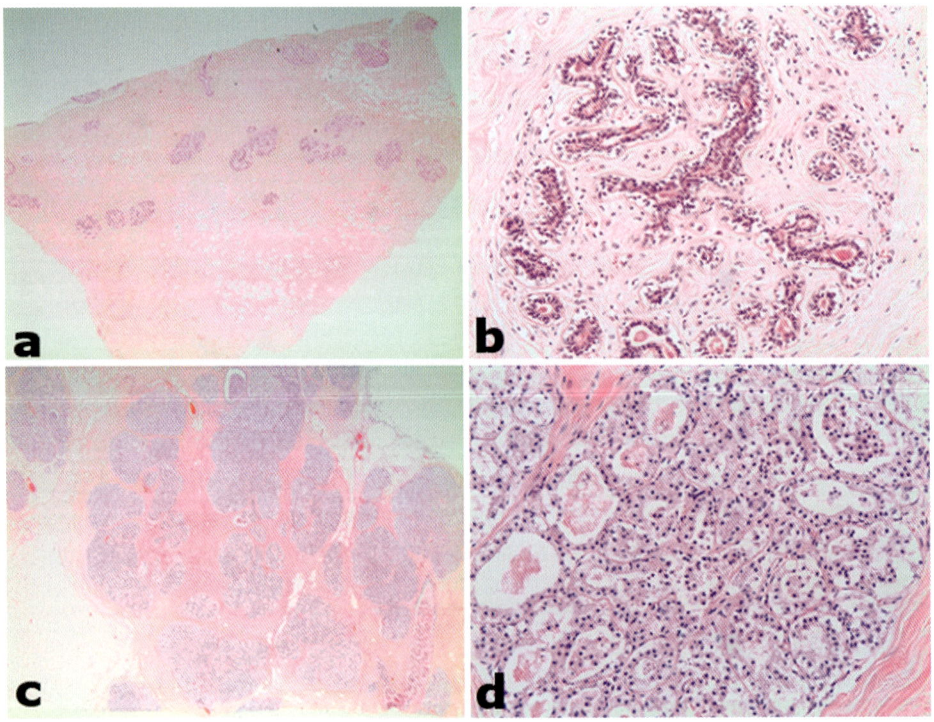


Abb. 15.21 **Mamma (HE-Färbung): a, b** Mamma non lactans. **c, d** Mamma lactans. In der Übersicht sieht man in der Mamma non lactans (a) überwiegend kollagenes Bindegewebe mit viel eingelagertem Fettgewebe. In der Übersicht der Mamma lactans (c) ist das Bindegewebe zu Septen zusammengeschoben und das Fettgewebe befindet sich nur noch als äußere Umhüllung der tubuloalveolären Drüsen und ist meist im Präparat kaum noch zu finden. In den Ausschnittvergrößerungen sieht man bei der Mamma non lactans (b) ein kleines Areal von ruhenden tubuloalveolären Drüsen und intralobulären Milchgängen. d) Die Ausschnittvergrößerung eines Lobus aus der Mamma lactans zeigt die entfalteten tubuloalveolären Drüsen mit Sekret und Zellen.

In der Milch der ersten Tage nach der Geburt (Kolostrum) befinden sich unter anderem Immunglobuline und Leukozyten zur Unterstützung des kindlichen Immunsystems. Sie ist außerdem wichtig für die kindliche Darmflora. Im 2. Schwangerschaftsmonat vergrößern sich die Milchgänge unter der Anwesenheit von Östrogen (Ovar). Durch Progesteron (Ovar) bilden sich die tubuloalveolären Drüsenendstücke aus. Das Bindegewebe wird zurückgedrängt. Zirka ab dem 8. Schwangerschaftsmonat stimuliert Prolaktin (Adenohypophyse) die Vormilchbildung (Kolostrum). Erst durch das Saugen des Kindes werden mehr Prolaktin und Oxytocin (Neurohypophyse) freigesetzt und die Milchproduktion gesteigert. In der produzierenden Mamma lactans gibt es bis zu 20 Drüsenlappen (Lobi), die wiederum aus mehreren Drüsenläppchen (Lobuli) aufgebaut sind. Ein Lobus sezerniert in einen Ductus lactiferus, mehrere Lobi bzw. Ducti lactiferi sezernieren in einen Ductus lactiferus colligens, weiter in einen Sinus lactiferus und münden in einem Ausführungsgang (Ductus excretorius/Ductus papillaris) in der Brustwarze (Mamille). Die Sekretionsart ist apokrin für Fette und merokrin für die Proteine. Das Epithel der tubuloalveolären Endstücke der Mamma lactans schwankt zwischen einschichtig iso- und hochprismatisch. Das Epithel der Ducti ist zweischichtig isoprismatisch, die Sinus lactiferi sind mindestens einschichtig hochprismatisch und gehen im Bereich der Mamille in ein mehrschichtig unverhorntes Plattenepithel über. Es gestaltet sich meist schwer, in der laktierenden Mamma das Epithel in Höhe und Schichtung auszumachen.

**DD:** Die Prostata hat zwischen den Drüsen reichlich Bindegewebe, in dem viel glatte Muskulatur enthalten ist. Bei der Schilddrüse sind die Drüsen mit Kolloid gefüllt, sehr oft mit Schnittscharten, die alle in die gleiche Richtung verlaufen, während in der Mamma lactans in den Drüsen aufgrund der herausgelösten Fetttröpfchen ein schwammiges Sekret zu finden ist.

## 15.8 Nabelschnur

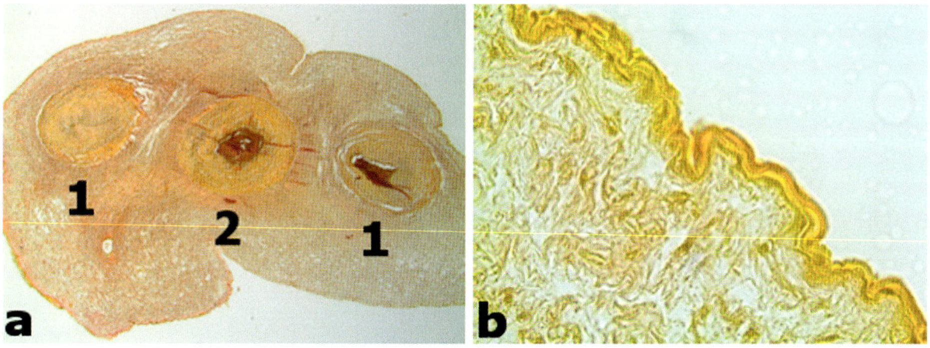


**Abb. 15.22 Nabelschnur (HvG-Färbung).** Die Nabelschnur besteht aus dem gallertigen Bindegewebe, umgeben vom Amnionepithel. **a** Zwei Aa. umbilicales (1) leiten das sauerstoffarme Blut und Stoffwechselabbauprodukte vom Embryo in die Plazenta. Die Vv. umbilicales (2) bringen sauerstoffreiches Blut und Nährstoffe aus der Plazenta zum Embryo. **b** Ausschnittvergrößerung des gallertigen Bindegewebes mit Amnionepithel.

KAPITEL

# 16 Haut: Drüsen, Haare, Mechanorezeptoren

Folgende Hautarten sind zu differenzieren: Leistenhaut, Felderhaut des Körpers, Felderhaut des Kopfes und Felderhaut mit Duftdrüsen (Achsel-, Genital- und Analbereich). Vergleichen wir zunächst Felder- und Leistenhaut:

- Die **Felderhaut** bedeckt den restlichen Teil des Körpers und fällt sofort durch ihre Haare auf (➤ Abb. 16.1a). Haare sind immer mit Talgdrüsen assoziiert.
- **Leistenhaut** befindet sich nur an den Palmar- und Plantarflächen (Handinnenfläche [➤ Abb. 16.1b] und Fußsohle). Der Leistenhaut fehlen Haare und Talgdrüsen.

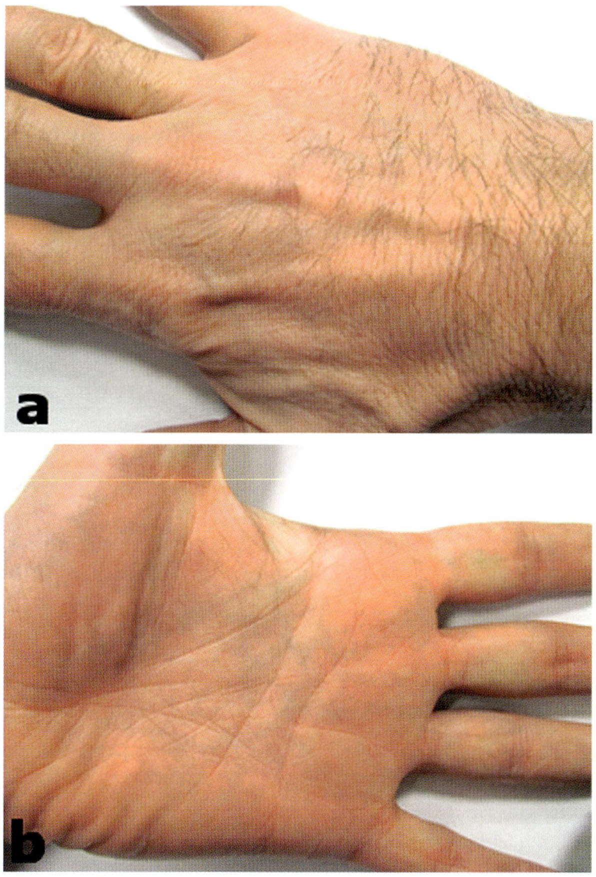


**Abb. 16.1 Felderhaut (a) und Leistenhaut (b)** [P668]

## 16.1 Leistenhaut

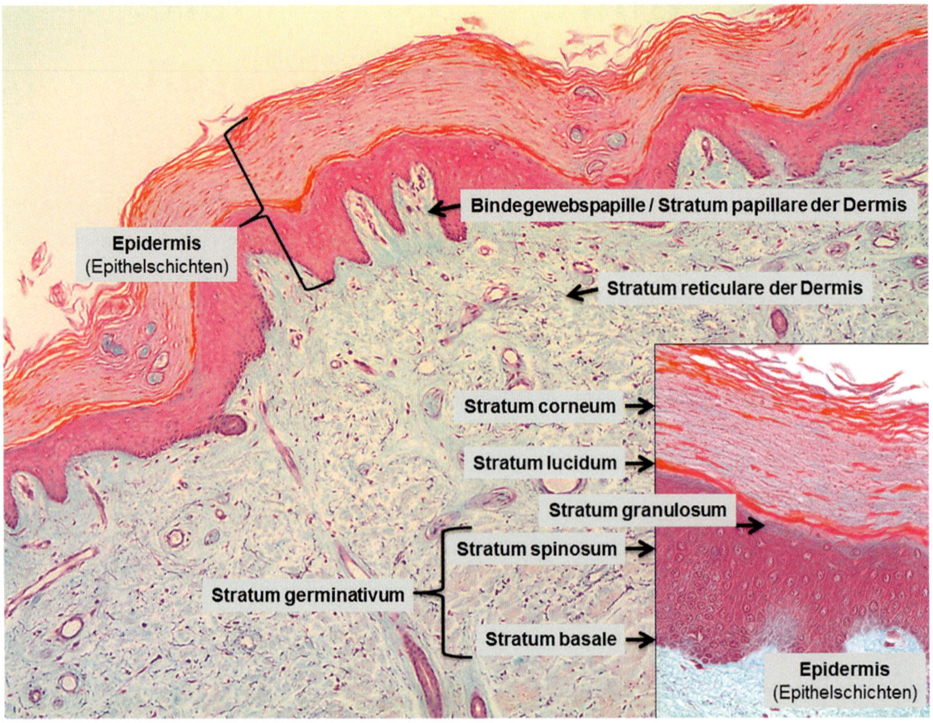


**Abb. 16.2 Leistenhaut (Goldner-Färbung).** Betrachtet man Leistenhaut mikroskopisch, sieht man ein relativ dickes Stratum corneum (Hornschicht [großer Pfeil] bis ca. 150 µm).

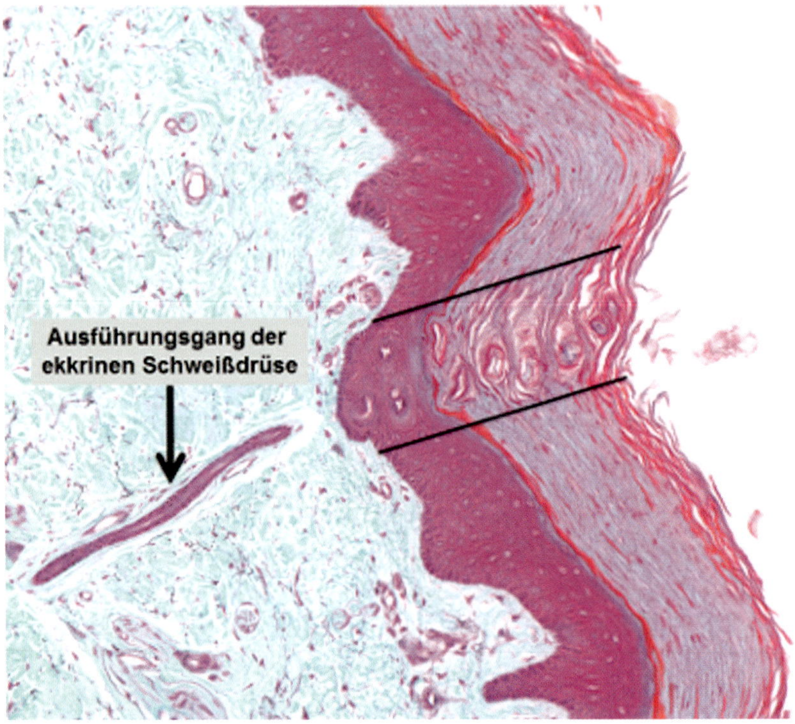


**Abb. 16.3 Leistenhaut: Hautporen (Goldner-Färbung).** Bei den rundlich-ovalen Querschnitten zwischen den Linien in der Epidermis handelt es sich um den geschlängelten Verlauf eines Ausführungsgangs der Schweißdrüsen an die Hautoberfläche (Hautpore).

## 16.2 Felderhaut

Im nächsten Schritt werden die unterschiedlichen Arten der Felderhaut differenziert, die aus verschiedenen Körperregionen stammen:

- Felderhaut, die den überwiegenden Teil des Körpers bedeckt
- Kopfhaut
- Felderhaut mit Duftdrüsen aus dem Achsel-, Scham- und Analbereich

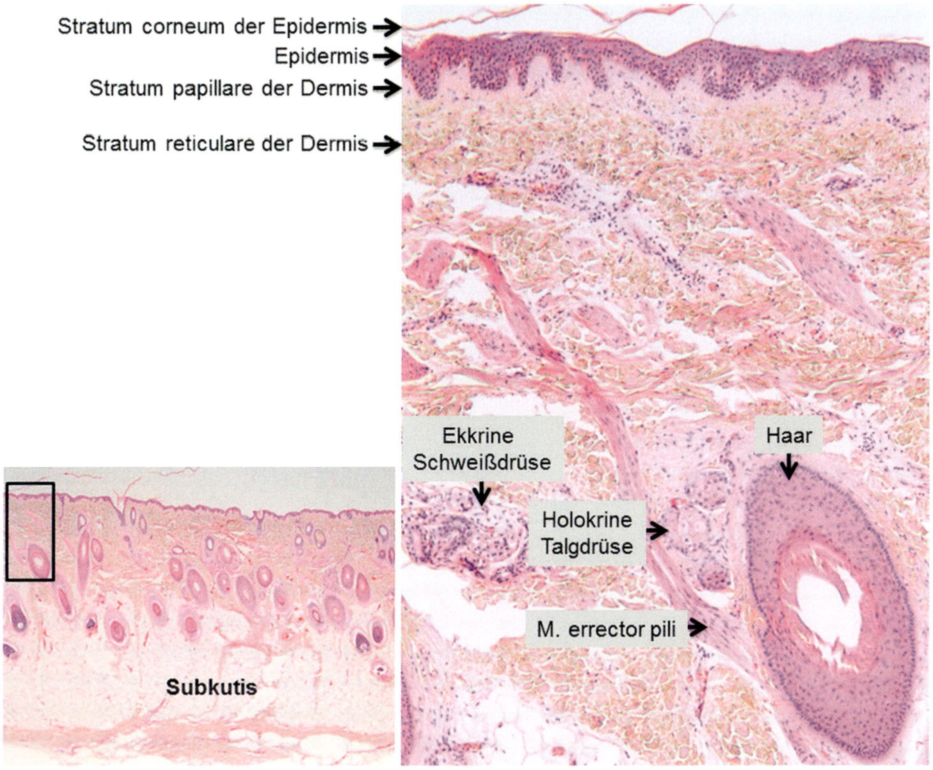


**Abb. 16.4 Felderhaut (HE-Färbung).** Mehrschichtig schwach verhorntes Plattenepithel. Die Felderhaut hat ein sehr dünnes Stratum corneum (10–50 μm je nach Hautregion), das sich bei der Schnittherstellung oft ablöst. Außerdem sieht man in Dermis und Subkutis Haaranschnitte und Talgdrüsen. Epidermis = Epithelschicht, Dermis = Bindegewebsschichten, Stratum papillare und Stratum reticulare, Epidermis und Dermis = Kutis, Subkutis = Fettgewebe – regional unterschiedlich.

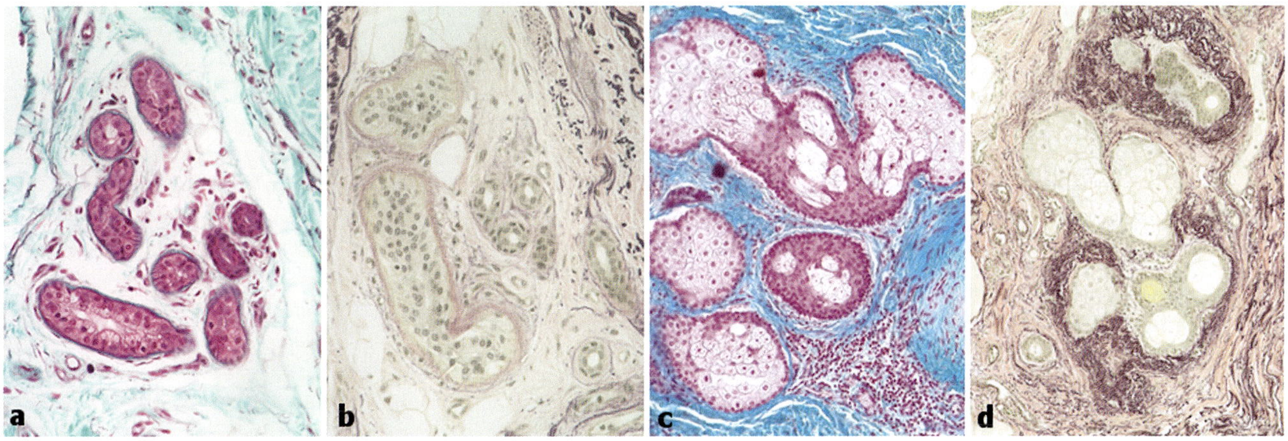


**Abb. 16.5 In der Felderhaut gibt es immer: Schweißdrüsen (a und b) und Talgdrüsen (c und d), hier jeweils in Goldner (a, c) und HvG (b, d).** Des Weiteren ist eine Talgdrüse in der Felderhaut immer mit einem Haar assoziiert (Abhandlung Haar folgt später).

16

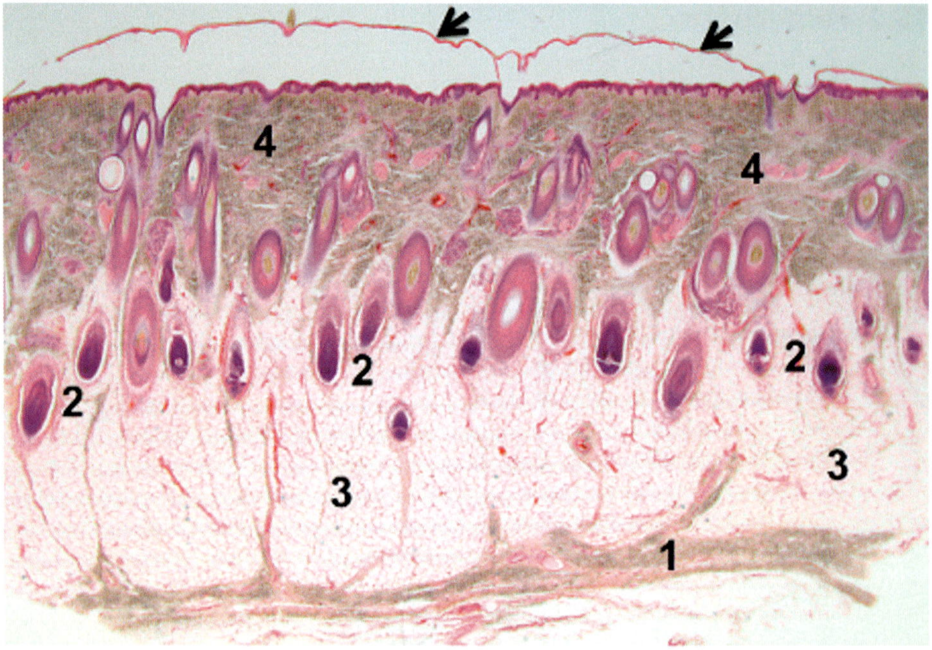


**Abb. 16.6 Felderhaut: Kopfhaut (HE-Färbung).** Die Kopfhaut erkennt man an: Galea aponeurotica (1, Sehnenplatte aus straffem Bindegewebe), den Haarbulbi (2, Haarzwiebeln) mit der Haarpapille, die fast ausschließlich in der Subkutis (3) liegen und dem oberflächlich liegenden kollagenfaserreichen Bindegewebe (4). Die Galea aponeurotica ist fest mit der Schädelkalotte verwachsen und die darüber befindliche Kopfschwarte ist gegen den Untergrund verschieblich. Die Oberfläche besteht aus zart verhorntem Plattenepithel mit einem dünnen Stratum corneum, das sich auch in diesem Präparat durch die Fixation fast überall abgelöst hat (Pfeile).

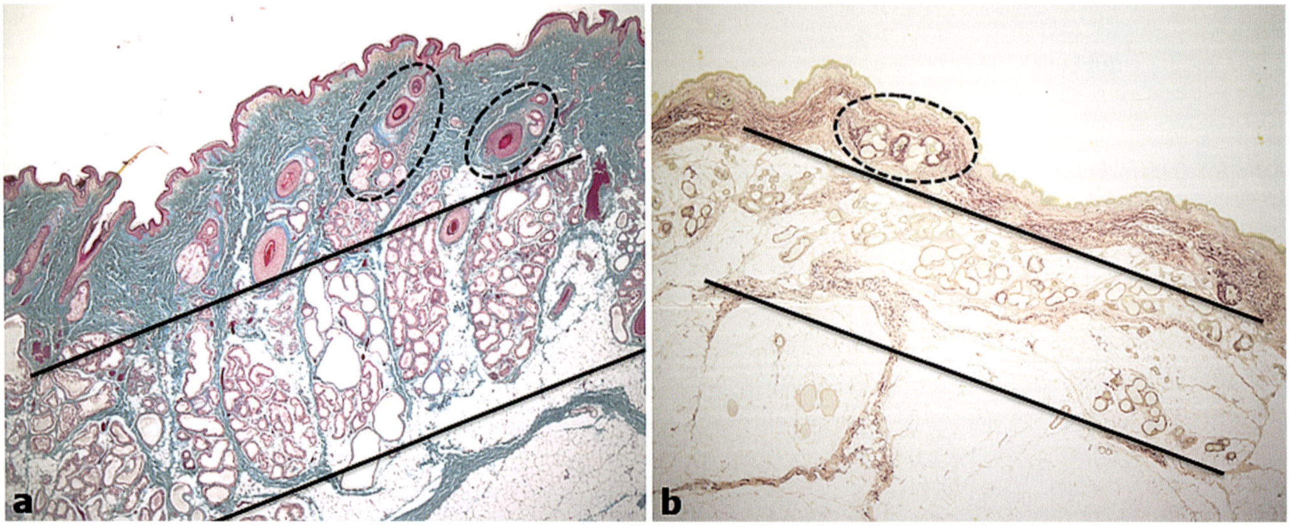


**Abb. 16.7 Felderhaut mit Duftdrüsen. a** Goldner-Färbung. **b** HvG-Färbung. Bei der Felderhaut mit Düftdrüsen (zwischen den beiden Linien) aus dem Achsel-, Scham- oder Analbereich findet man zu Haaren, Talgdrüsen und Schweißdrüsen zusätzlich viele Duftdrüsen. Sie liegen in der Subkutis in zwei Formen vor: kleinere Anschnitte mit einem einschichtig hochprismatischen Epithel, die in der beginnenden Produktion sind, und größere Anschnitte mit einem einschichtig platt- bis isoprismatischen Epithel. Hierbei handelt es sich um ruhende Endstücke, in denen das Sekret bis zur Abgabe gelagert wird.
Außerdem gibt es in der Brustdrüse, jedoch nur bei der stillenden Frau, die Montgomery-Drüsen, die ebenfalls Pheromone produzieren, welche dem Säugling seinen Weg zur Nahrungsquelle weisen.

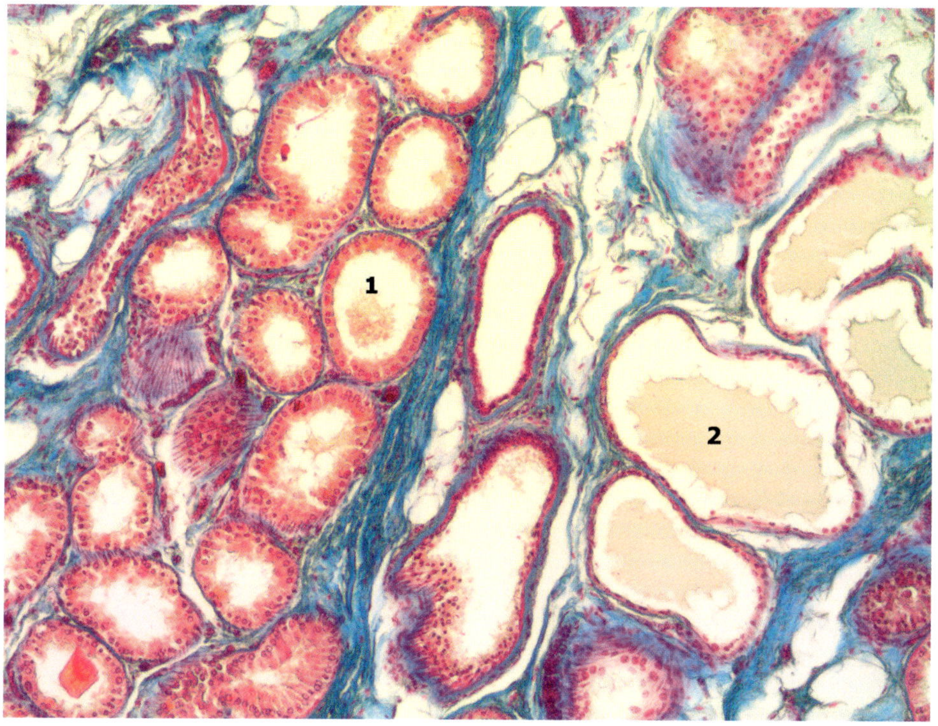


**Abb. 16.8 Duftdrüsen (Goldner-Färbung).** 1 = Duftdrüsen mit einschichtig hochprismatischem Epithel (beginnende oder laufende apokrine Sekretion), 2 = Duftdrüsen mit einschichtigem Platten- oder isoprismatischem Epithel (Sekretspeicherung).

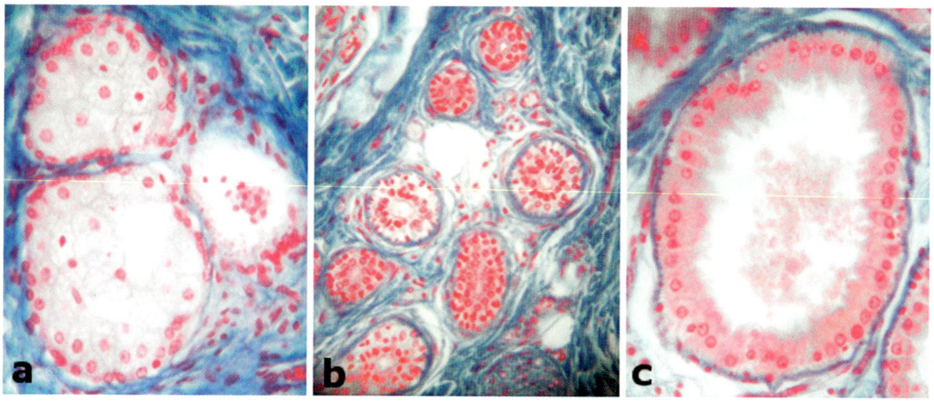


**Abb. 16.9 Hautdrüsen (Azan-Färbung).** Um die einzelnen Hautdrüsen auch einwandfrei zuordnen zu können, sind sie hier in identischer Vergrößerung nebeneinander dargestellt. **a** Holokrine Talgdrüse (Lipid). **b** Ekkrine Schweißdrüse (Schweiß). **c** Apokrine Duftdrüse (Pheromone).

## 16.3 Vergleich Leistenhaut und Felderhaut

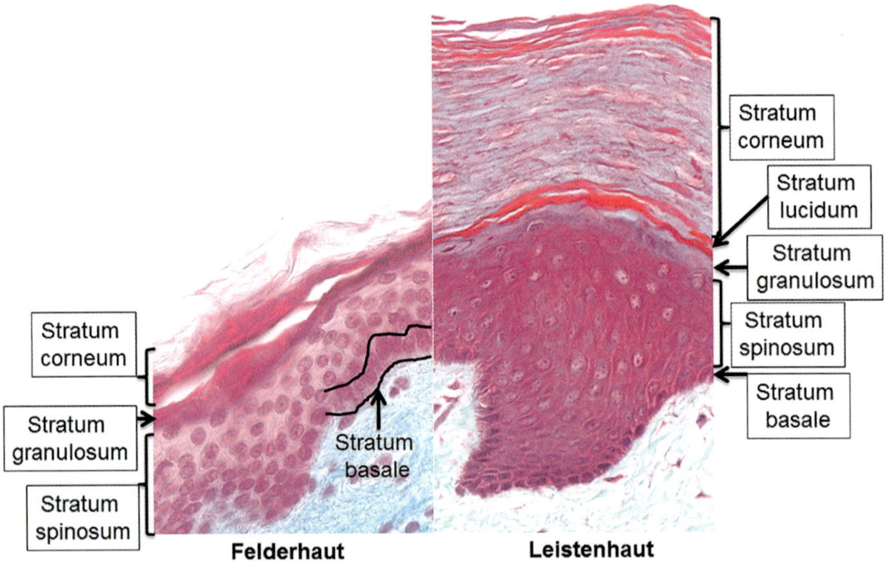


**Abb. 16.10 Epidermis (Goldner-Färbung).** Die Schichten Stratum basale, Stratum spinosum und Stratum granulosum sind bei der Felderhaut nicht so deutlich ausgeprägt wie bei der Leistenhaut. Absolut gravierend ist aber das extrem dicke Stratum corneum. Felderhaut: Stratum corneum je nach Hautregion max 50 μm dick (hier nur ca. 25 μm). Leistenhaut: Stratum corneum ca. 150 μm dick.

In der starken Vergrößerung sieht man deutlich den Unterschied der Epithelschichtung, insbesondere des Stratum corneums. Rechts bei der Leistenhaut ist es deutlich dicker als bei der Felderhaut links im Bild.

**DD**

Ist das **Stratum corneum** gleich dick oder dicker als alle darunter befindlichen Schichten der Epidermis, ist das ein sicheres Zeichen für die Leistenhaut und es ist nicht nötig, noch nach Haaren und Talgdrüsen zu suchen, die nur in der Felderhaut vorkommen!

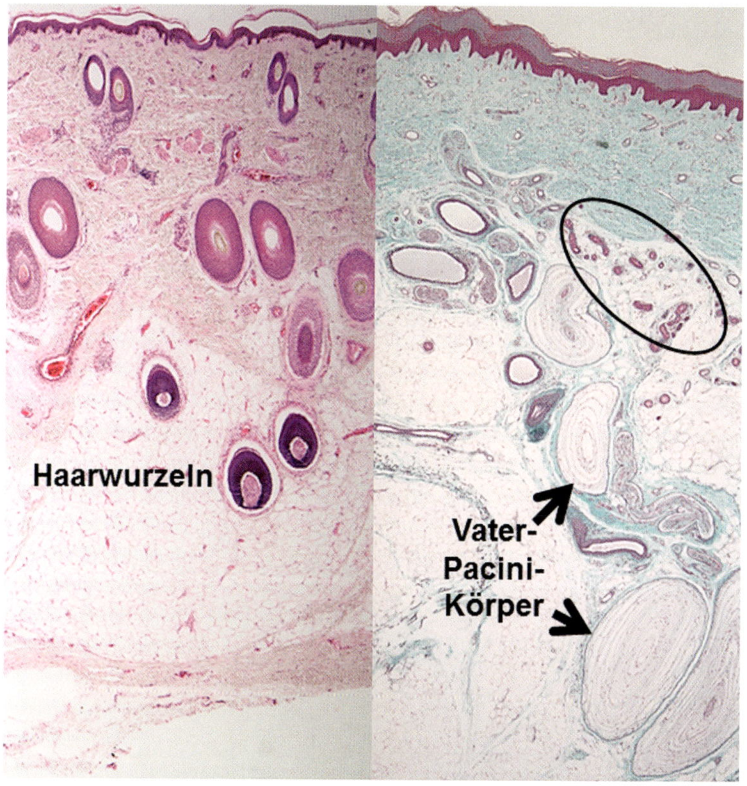


Abb. 16.11 **Stellt man nach dem erlangten Wissen Leistenhaut und Felderhaut gegenüber, kommt man zu folgendem Ergebnis:** Felderhaut: dünnes Stratum corneum der Epidermis, Haarschaft, M. arrector pili, Talgdrüsen, Schweißdrüsen in der Dermis (Duftdrüsen nur in bestimmten Körperregionen in der Subkutis), Haarwurzeln in der Subkutis (Fettgewebe).
Leistenhaut: dickes Stratum corneum der Epidermis, Schweißdrüsen (Oval) in der Dermis bis in die Subkutis, Vater-Pacini-Körper in der Subkutis (Fettgewebe); keine Haare, keine Talgdrüsen, keine Duftdrüsen.
In beiden gibt es Schweißdrüsen!

## 16.4 Haare

In der Haut gibt es zwei Haartypen: Das Terminalhaar besteht aus Mark und Rinde und ist pigmentiert. Das Vellushaar stellt den größten Anteil der weiblichen Behaarung. Im Vergleich zu Terminalhaaren ist es kürzer, dünner und nicht pigmentiert. Im Alter kommt es im Mark der Terminalhaare zu Lufteinschlüssen (graue/weiße Haare).

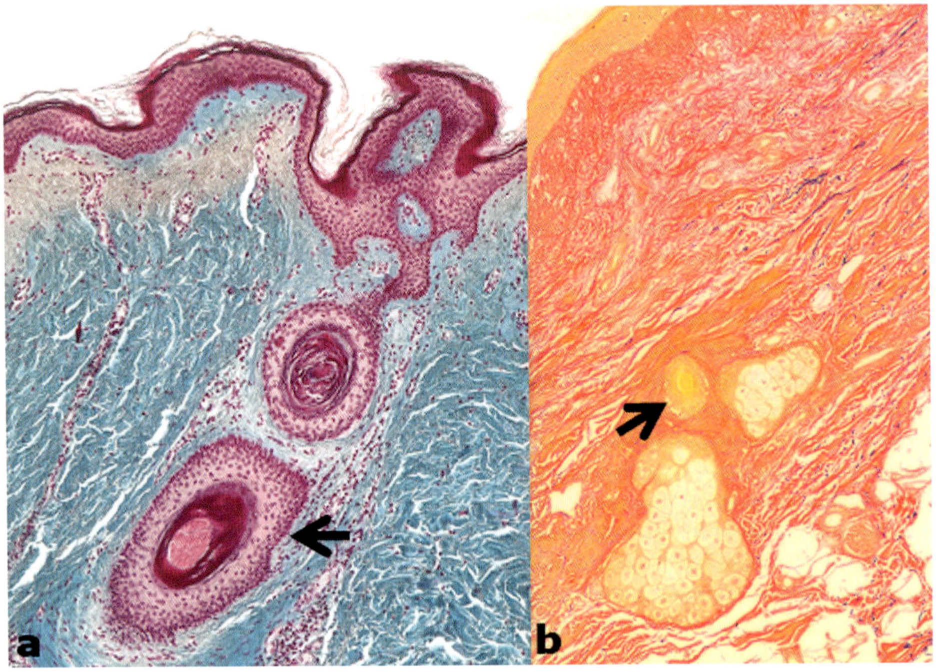


**Abb. 16.12 Haare in der Felderhaut, die den überwiegenden Teil der Körperoberfläche ausmacht.** **a** Terminalhaar (Pfeil) (Goldner-Färbung). **b** Vellushaar (Pfeil) (HvG-Färbung). Hierbei ist die Dermis stärker mit kollagenem Bindegewebe durchzogen als in den beiden anderen Felderhautarealen. Eine gleichmäßige Fettschicht (Kopfhaut) und Duftdrüsen (Achsel-, Scham- und Analbereich) fehlen.

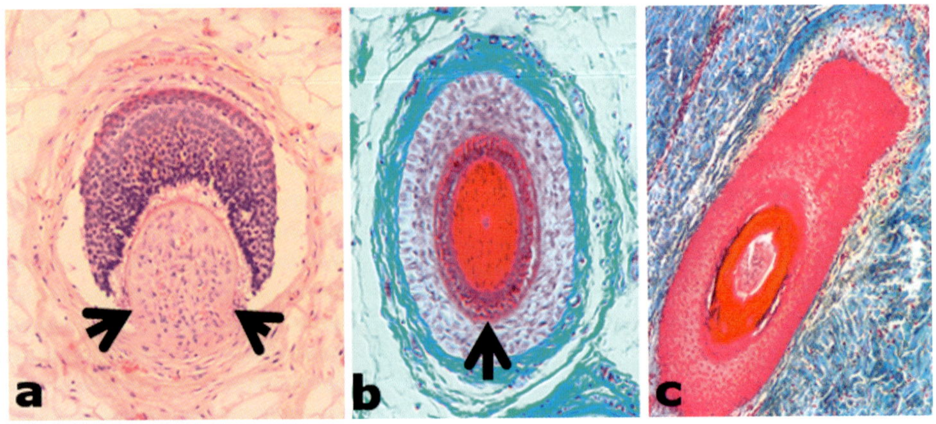


**Abb. 16.13 Haar. a** Haarpapille (Pfeile) (HE-Färbung). Innerhalb des Haarbulbus (Haarzwiebel) befindet sich der Ort der Blutversorgung und der Matrixzellen (Haarwachstum in Form einer Kappe über der Papille). **b** Haarwurzel (Azan-Färbung). Kurz über dem Bulbus findet man alle Schichten der Haarbildung (Pfeil). **c** Haarschaft (Goldner-Färbung). Hier findet man nur noch Rinde, Mark und Kutikula bei den Terminalhaaren. Ab dem Haarschaft beginnt die innere epitheliale Wurzelscheide zu verhornen. Die Kutikula bildet beim fertigen Haar eine dachziegelartige Oberfläche.

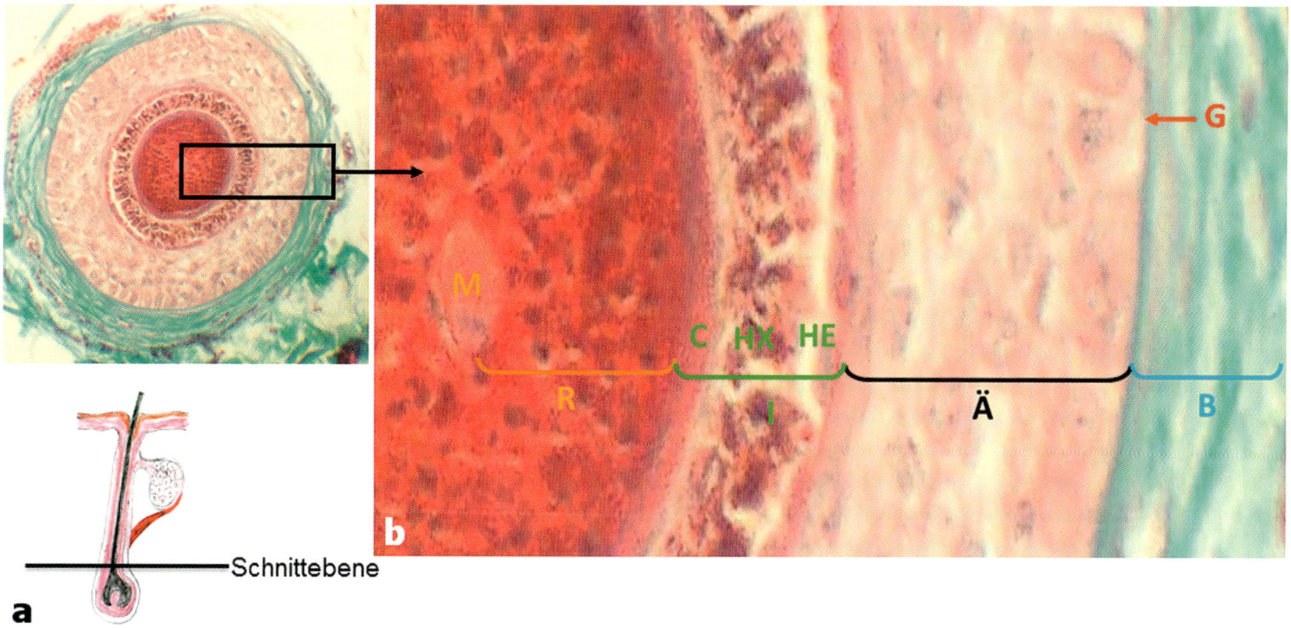


**Abb. 16.14 Querschnitt über dem Haarbulbus (Haarzwiebel) mit allen Schichten (Goldner-Färbung).** **a** Terminalhaar: Übersicht (quer). **b** Haar im Querschnitt mit allen Schichten: M (Mark) – R (Rinde) – I (innere epitheliale Wurzelscheide), bestehend aus Kutikula (C), Huxley- (HX) und Henle-Schicht (HE): Ä (äußere epitheliale Wurzelscheide), B (bindegewebige Wurzelscheide), G (Glashaut).



## 16.5 Mechanorezeptoren

In der Haut gilt es auch, zwei Mechanorezeptoren aufzusuchen, den Meissner-Tastkörper und den Vater-Pacini-Körper. Es gibt noch andere Mechanorezeptoren (Merkel-Zelle, Ruffini-Körper, Golgi-Sehnenorgan), die allerdings nur schwer bis gar nicht im Lichtmikroskop zu finden sind.

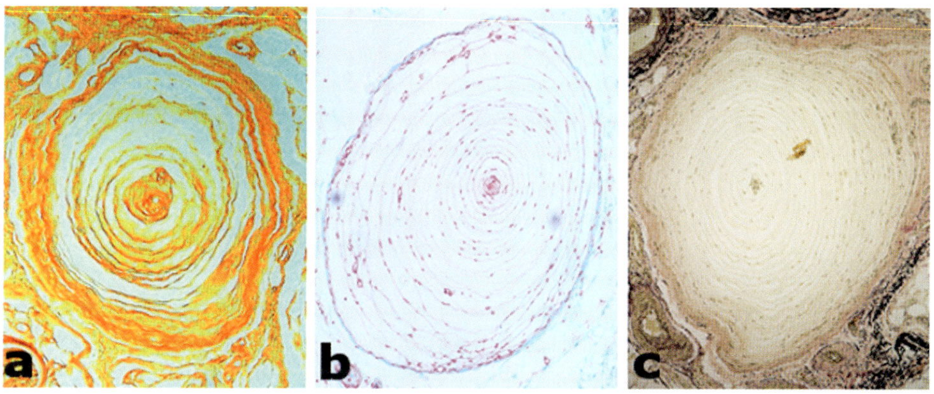


**Abb. 16.15 Vater-Pacini-Körper (überwiegend in der Subkutis).** **a** Versilberung. **b** HE-Färbung. **c** El-HvG-Färbung.

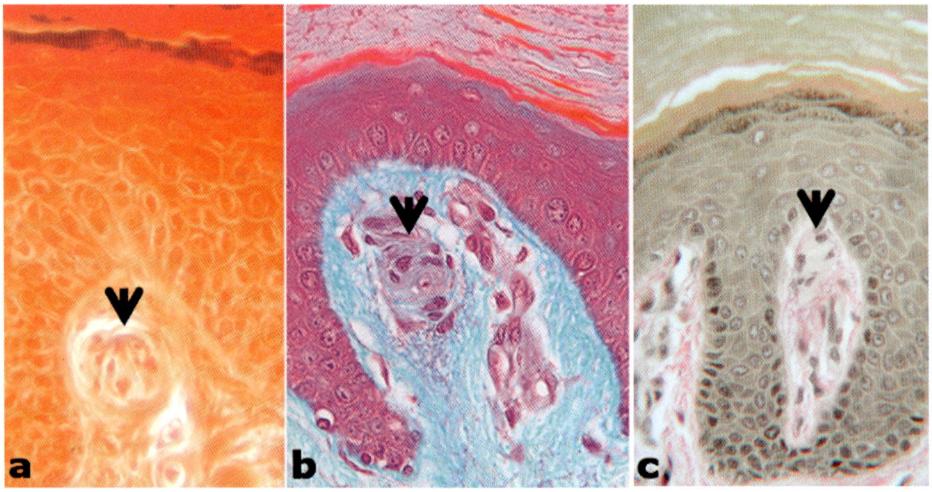


**Abb. 16.16 Meissner-Tastkörper (in den Bindegewebspapillen/Stratum papillare der Dermis).**
**a** Versilberung. **b** Goldner-Färbung. **c** HvG-Färbung.

KAPITEL

# 17 PNS und ZNS

## 17.1 Peripherer Nerv

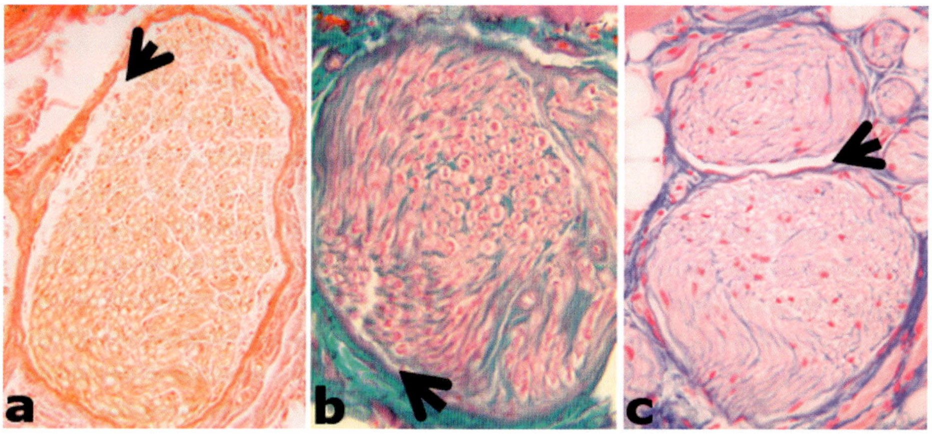


**Abb. 17.1 Drei periphere Nerven im Querschnitt. a** HvG-Färbung. **b** Goldner-Färbung. **c** Azan-Färbung. Hilfreich beim Identifizieren peripherer Nerven ist die Tatsache, dass sich zwischen dem eigentlichen Nerv und dem Perineurium sehr oft ein Spalt (Pfeil; Fixierungsartefakt) bildet. Das Perineurium umgibt den Nerv und besteht aus straffem kollagenem Bindegewebe (HvG: rötlich, Goldner: grün, Azan: blau). In einem peripheren Nerv dürfen keine Nervenzellen (Perikarya) vorkommen, da es sich in diesem Fall um ein Ganglion handelt.

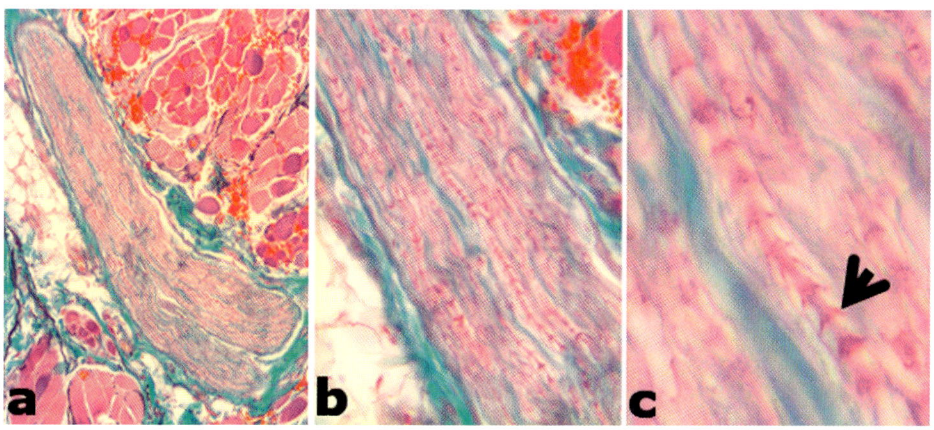


**Abb. 17.2 Peripherer Nerv im Längsschnitt (von a nach b nach c Zunahme der Vergrößerung) (Goldner-Färbung).** Auffällig ist der gewellte Verlauf der Nervenfasern, was dem Nerv eine gewisse Reservelänge verschafft und ihn so vor Überdehnung schützt. In Abbildung b erkennt man pfeilförmige aneinandergereihte Strukturen, die man nur im Längsschnitt sehen kann. Sie entstehen dort, wo Zytoplasma der Schwann-Zelle in regelmäßigen Abständen zwischen den Myelinwicklungen liegt. Wahrscheinlich handelt es sich bei dem früheren Begriff „Golgi-Trichter" und dem heutigen Begriff „Schmidt-Lantermann-Einkerbung" (Pfeil) um identische Strukturen.

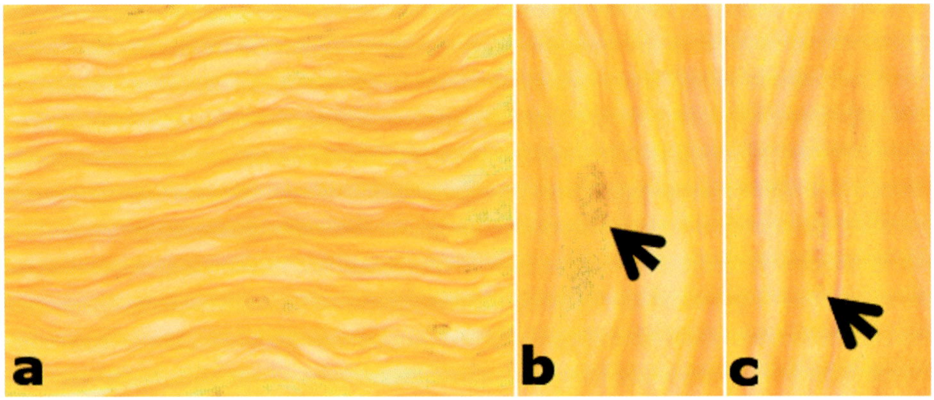

**Abb. 17.3 Zellarten des Nervs (HvG-Färbung). a** Längsschnitt eines peripheren Nervs. Deutlich wird nochmals der wellenförmige Verlauf der Nervenfasern. Zwei wesentliche Zellarten sind im Nerv zu finden: **b** Schwann-Zellkern (Pfeil). **c** Fibrozyt (Pfeil) der Nervenhüllen (Endo-, Peri- und Epineurium).



## 17.2 Spinalganglion vs. peripheres Ganglion

Zur Differenzierung der beiden Ganglien gibt es zwei wesentliche Kriterien: die Größe der Nervenzellen (Ganglienzellen/Perikarya) und die Menge der Mantelzellen (Satellitenzellen/Amphizyten). Da der Begriff „Satellitenzellen" auch in der Skelettmuskulatur Anwendung findet und einige Literaturstellen statt Amphizyten auch den Begriff „Lemnozyten" wählen, wird nachfolgend der Terminus „Mantelzellen" gebraucht.

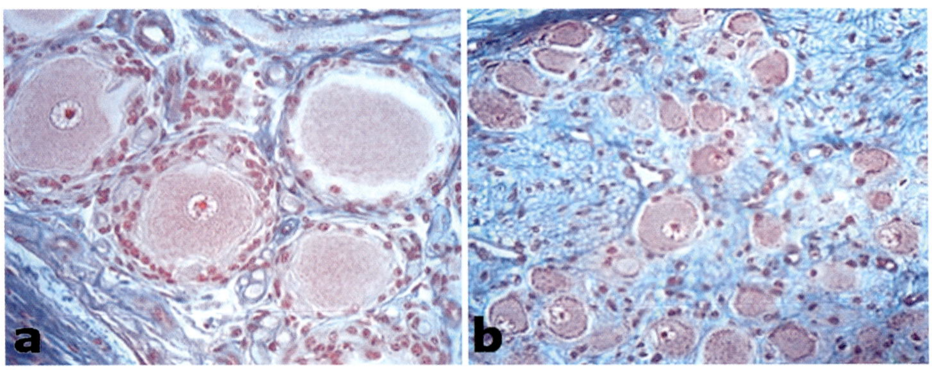

**Abb. 17.4 Spinalganglion (a) und peripheres (b) Ganglion (Azan-Färbung)**

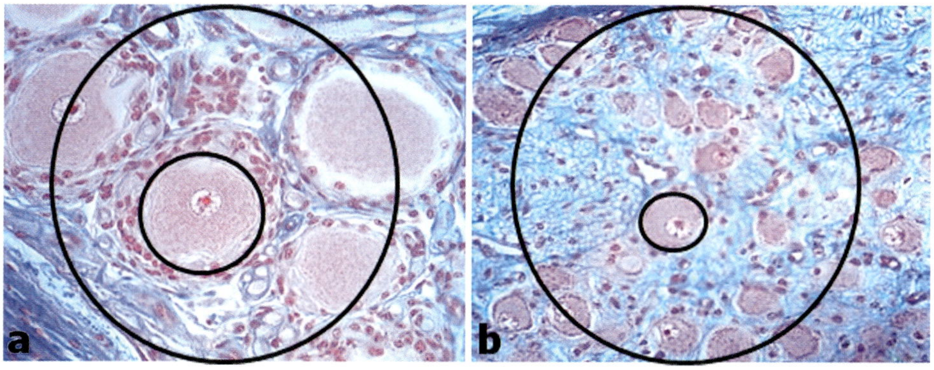


**Abb. 17.5 Spinalganglion (a) und peripheres (b) Ganglion (Azan-Färbung).** Grundvoraussetzung: Vergrößerung 40-fach-Objektiv und 10-fach Okular. Bei dieser Endvergrößerung von 400-fach stellt man sich ein großes Perikaryon mittig ein. Achten Sie darauf, dass es im Spinalganglion zwei Qualitäten bzw. Größen von Perikaryen gibt (ein kleiner Anteil bis zu 50 μm, der Hauptanteil bis zu 100 μm). Der äußere Kreis in den beiden Abbildungen entspricht dem Blickfeld des Mikroskops. Der innere Kreis zeigt bei a eine Spinalganglienzelle und bei b die Ganglienzelle eines peripheren Ganglions. Schätzen Sie: Wie oft passt die Nervenzelle in den gesamten Bildausschnitt?



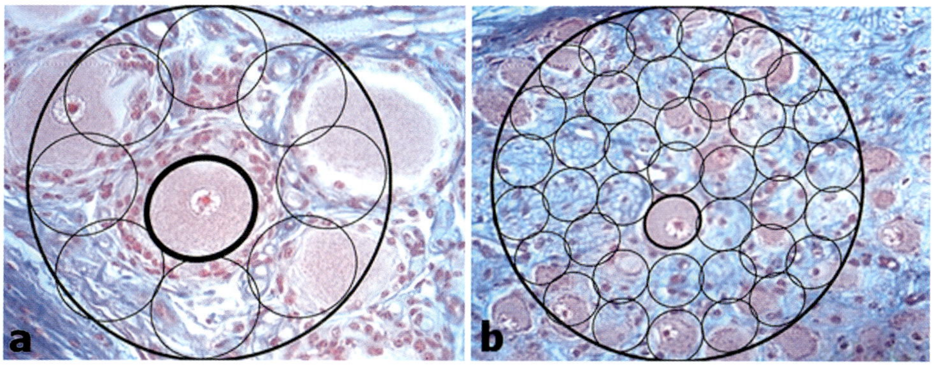


**Abb. 17.6 Spinalganglion (a) und peripheres (b) Ganglion (Azan-Färbung). a** Eine Nervenzelle dieser Größe passt 9-mal in den gesamten Bildausschnitt. Aufgrund der Variabilität der Neuronengröße nimmt man der Einfachheit halber die Zahl 10. **b** Die Nervenzelle passt ca. 40-mal in den gesamten Bildausschnitt. Schätzt man also ca. 10 Nervenzellen pro Blickfeld, handelt es sich um ein Spinalganglion. Kommt man auf eine Zahl um die 40, ist es ein peripheres Ganglion. Das Ergebnis wird durch die Größe der Nervenzellen bestimmt (Spinalganglienzelle ca. 100 μm, Nervenzelle eines peripheren Ganglions ca. 15–20 μm).

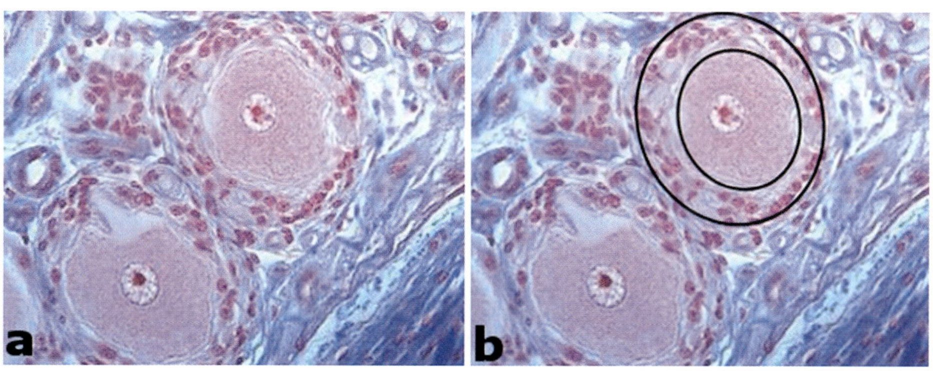


**Abb. 17.7 Spinalganglion ohne (a) und mit (b) Markierung des Perikaryons und der Mantelzellen (Azan-Färbung).** Hier sieht man zwei Perikaryen aus einem Spinalganglion. Der innere Kreis zeigt das Perikaryon. Zwischen dem inneren und äußeren Kreis liegen die Mantelzellen (b). Sie haben ähnliche Aufgaben wie die Astrozyten des Gehirns (Schutz und Versorgung). In einem peripheren Ganglion gibt es nur sehr vereinzelt Mantelzellen um die Perikarya (DD).

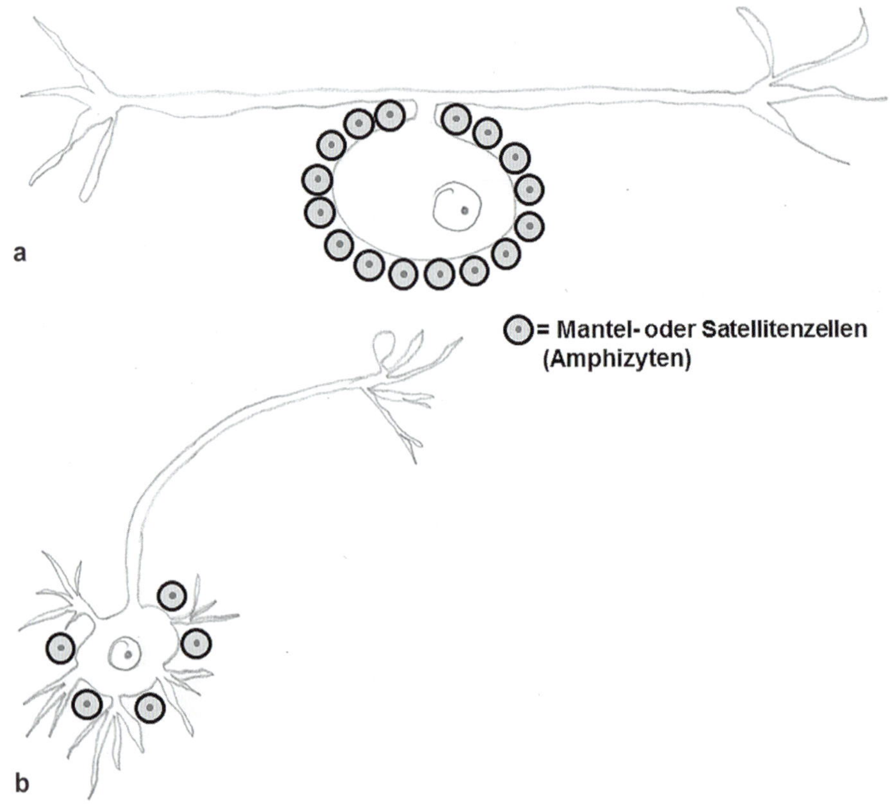


**Abb. 17.8 Unterschiedliche Menge von Mantelzellen.** **a** Pseudounipolare Nervenzelle. **b** Multipolare Nervenzelle. Graue Kreise = Mantel- oder Satellitenzelle (Amphizyten). Bei der pseudounipolaren Nervenzelle gibt es nur eine Stelle, an der Axon und Dendrit vereint Kontakt zum Nervenzellkörper haben. Demzufolge haben entsprechend viele Mantelzellen Platz an der Oberfläche der Perikaryen. Bei der multipolaren Nervenzelle gibt es viele Dendriten auf dem Perikaryon und somit nur wenig Platz für Mantelzellen. [P668]

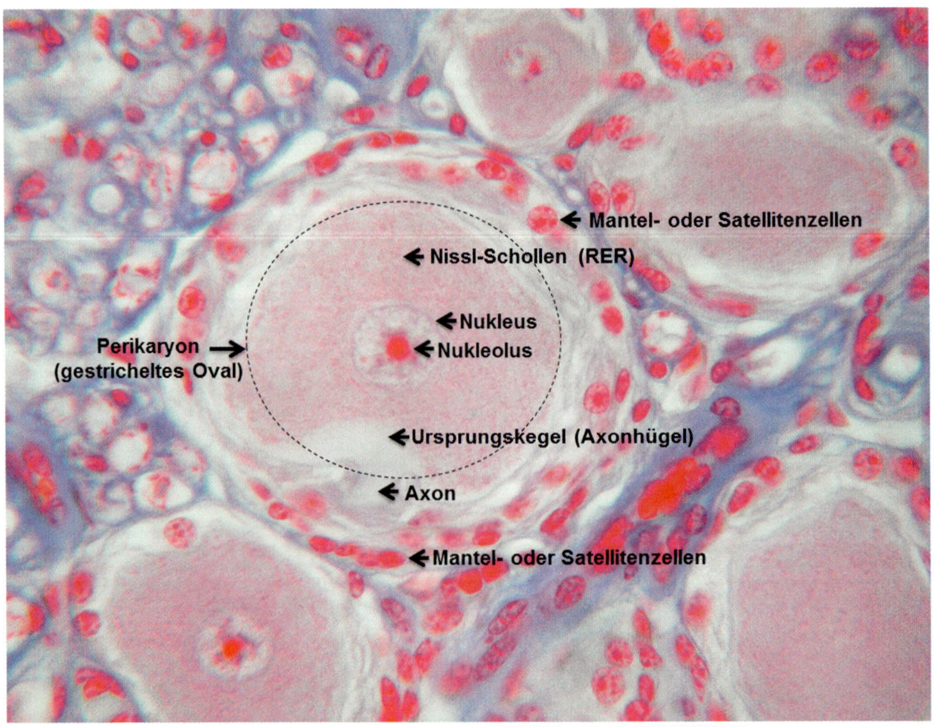


**Abb. 17.9 Pseudounipolare Nervenzelle aus dem Spinalganglion (Azan-Färbung)**

## 17.3 Astrozyten und Pyramidenzellen

Im PNS (peripheren Nervensystem) hat man Schwann-Zellen (Lemnozyten) als Umhüllung der Axone und Mantelzellen (Satellitenzellen, Amphizyten) als Umhüllung der Perikaryen. Im ZNS (zentrales Nervensystem) gibt es im Wesentlichen die Astrozyten (ähnlich der Mantelzellen) und die Oligodendrozyten (ähnlich der Schwann-Zellen). Darüber hinaus gibt es noch Ependymzellen im Zentralkanal des Rückenmarks und im Plexus choroideus (Liquor-Produktion), die Mikroglia (mononukleäre Phagozyten) und die Pituizyten in der Neurohypophyse. Auf weitere Zellarten wird hier nicht eingegangen. Astrozyten und Pyramidenzellen sind funktionelle Einheiten. Astrozyten sitzen zwischen den Blutgefäßen und den Pyramidenzellen und bilden so die Blut-Hirn-Schranke. Ihre wichtigsten Aufgaben sind also Schutz und Ernährung der Neurone.

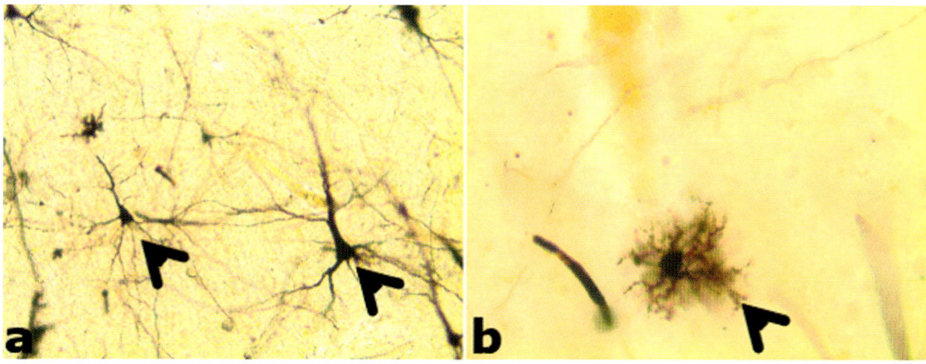


**Abb. 17.10** **Pyramidenzelle (a, Pfeil) und Astrozyt (b, Pfeil) (Versilberung)**

## 17.4 Rückenmark

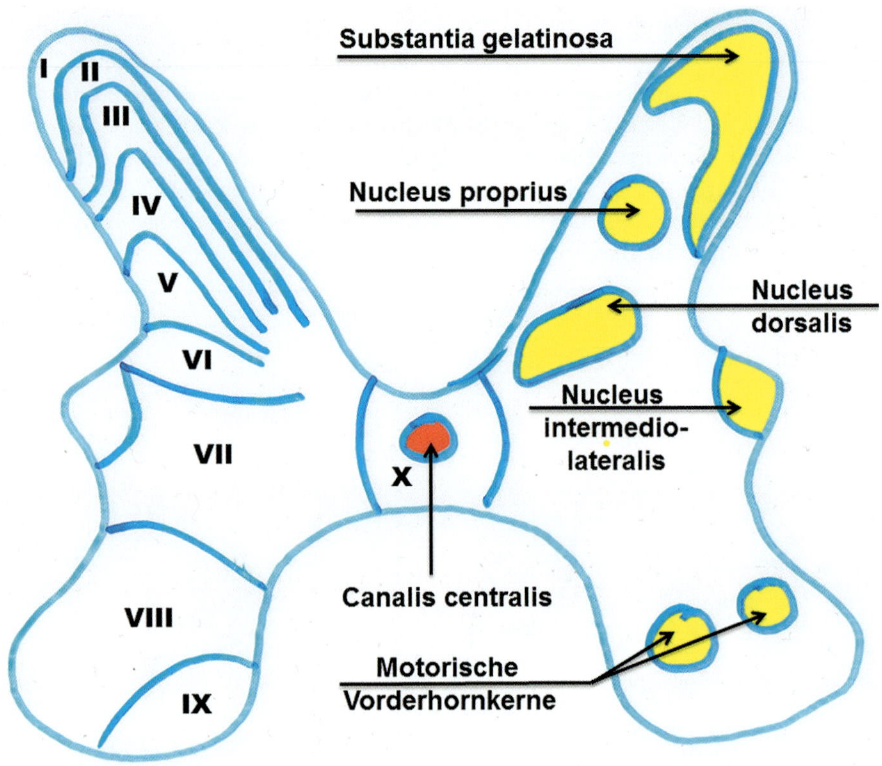


**Abb. 17.11 Rückenmark im Querschnitt.** Links sieht man die Schichten I–IX und um den Zentralkanal die Schicht X der sog. Rexed-Laminae. Die Laminae I–VII werden zum Hinterhorn gerechnet, die Laminae VIII und IX zum Vorderhorn. Das Seitenhorn reicht vom ersten Thorakalsegment bis zum Anfang der Lumbalsegmente und befindet sich in der Lamina VII, dort hauptsächlich vertreten durch den Nucleus intermediolateralis. Nucleus dorsalis = Nucleus thoracicus posterior = Stilling-Clarke-Kern. [P668]

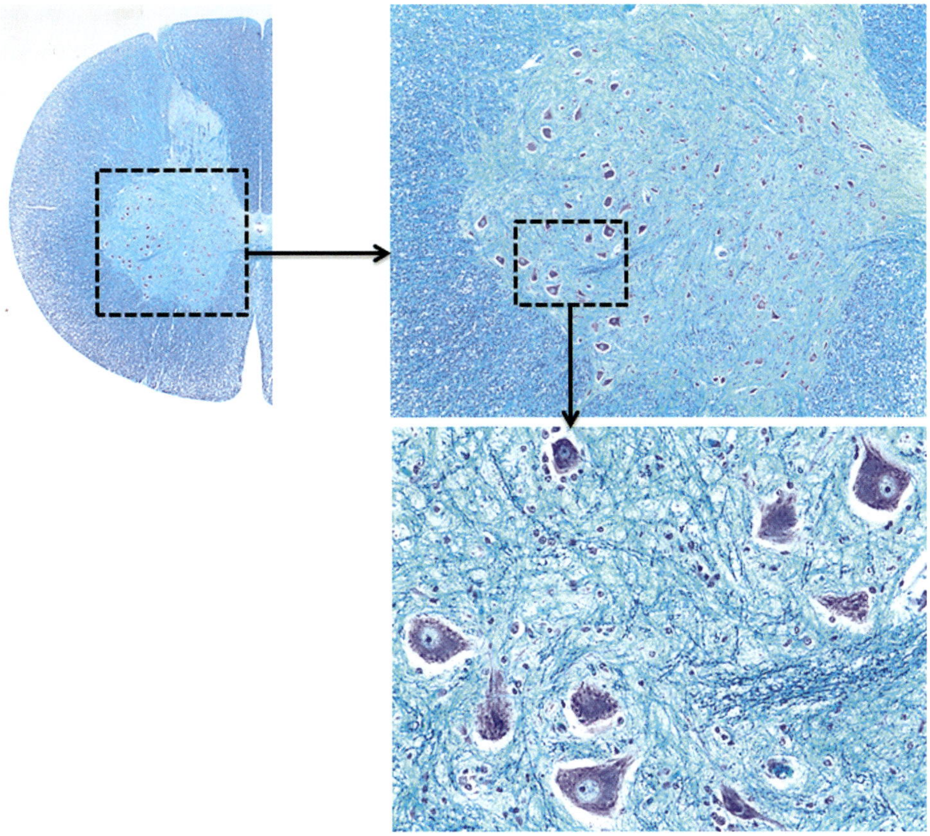

Abb. 17.12 α-Motoneurone im Vorderhorn der grauen Substanz (Nissl-Färbung, Farbstoff Kresylviolett)

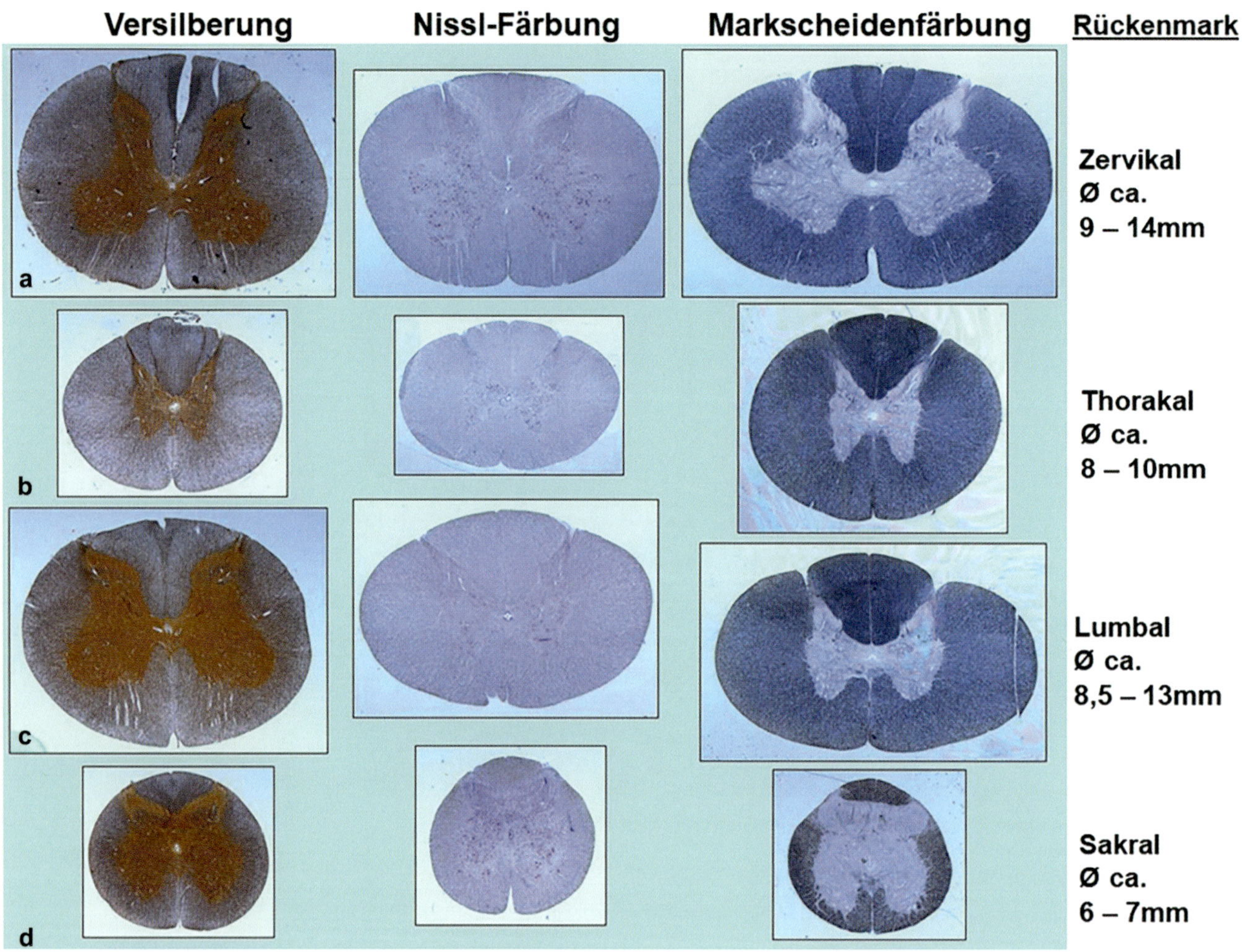


**Abb. 17.13 Rückenmarksabschnitte: a zervikal, b thorakal, c lumbal, d sakral.** Es gibt eine Zervikal- und Lumbalmarkanschwellung (Intumescentia cervicalis und lumbosacralis). Diese Abschnitte erscheinen im Querschnitt queroval, während Thorakal- und Sakralmarksquerschnitte eher rund sind. An einem exemplarischen Beispiel werden graue und weiße Substanz und ihre Zellen genauer betrachtet.

**a)** Zervikalmark: deutlich oval (Intumeszenz), Fasciculus cuneatus deutlich zu sehen, kein Seitenhorn.

**b)** Thorakalmark: eher rundlich, Fasciculus cuneatus nur noch am Anfang, Seitenhorn, zarteste Schmetterlingsform von allen Segmenten.

**c)** Lumbalmark: deutlich oval (Intumeszenz), Seitenhorn bis L2 vorhanden, Vorderhörner stark ausgeprägt, Fasciculus cuneatus nicht vorhanden.

**d)** Sakralmark: deutlich rund, mehr graue Substanz (Schmetterling) als weiße Substanz.

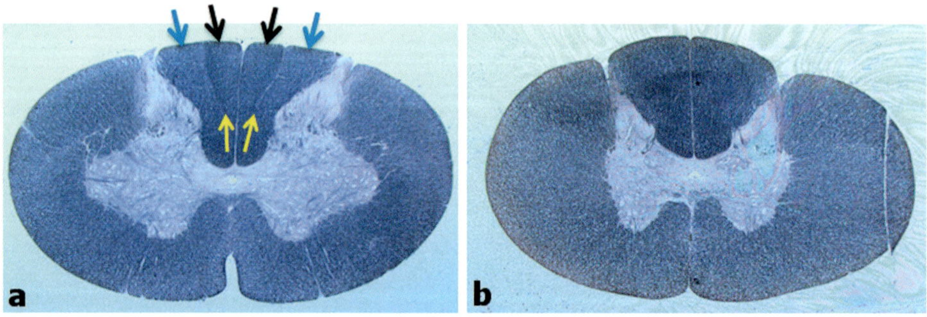


**Abb. 17.14 Fasciculus (Funiculus) gracilis (Goll-Strang) und cuneatus (Burdach-Strang) (Markscheiden-Färbung). a** Zervikalmark: Funiculus posterior, unterteilt in Fasciculus gracilis (schwarze Pfeile) und Fasciculus cuneatus (blaue Pfeile), Sulcus intermedius posterior/dorsalis (gelbe Pfeile). **b** Lumbalmark: Fasciculus cuneatus und Sulcus intermedius posterior/dorsalis sind ab Lumbalmark nicht mehr vorhanden.

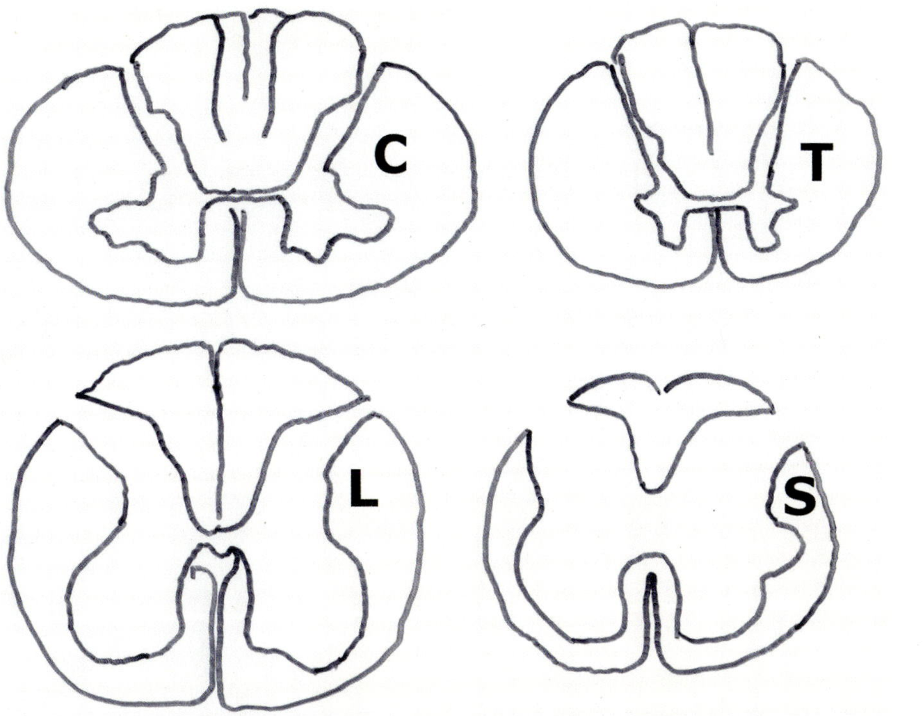


Abb. 17.15 **Rückenmark im Querschnitt.** C = zervikal: queroval; deutliche Unterteilung in Fasciculus gracilis und cuneatus. T = thorakal: eher rundlich; gut abgrenzbares sehr zartes H (graue Substanz) und Seitenhörner. L = lumbal: queroval; keine Unterteilung in Fasciculus gracilis und cuneatus. S = sakral: rund; sehr viel graue Substanz (Schmetterling), wenig weiße Substanz. [P668]

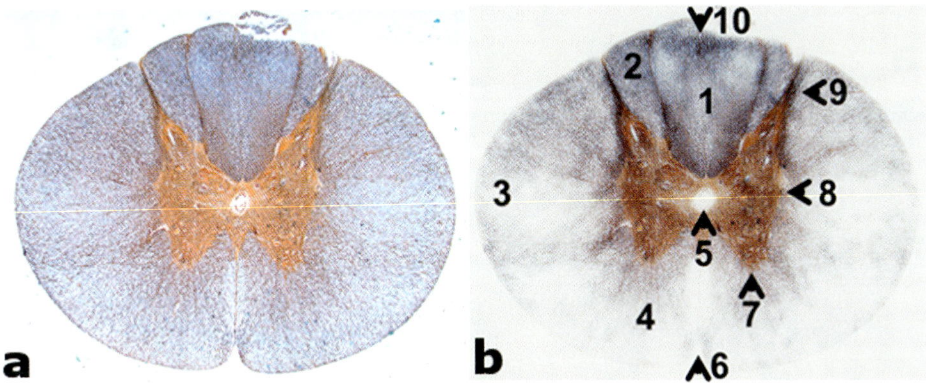


Abb. 17.16 **Rückenmark: Einteilung in graue und weiße Substanz. a** Unbeschriftet (Versilberung).
**b** 1 = Fasciculi gracilis, 2 = Fasciculi cuneatus, 3 = Funiculus lateralis, 4 = Funiculus dorsalis, 5 = Canalis centralis (Zentralkanal), 6 = Fissura mediana ventralis, 7 = Vorderhorn (Cornu ventrale oder anterius), 8 = Seitenhorn (Cornu laterale), 9 = Hinterhorn (Cornu dorsale oder posterius), 10 = Sulcus medianus dorsalis.

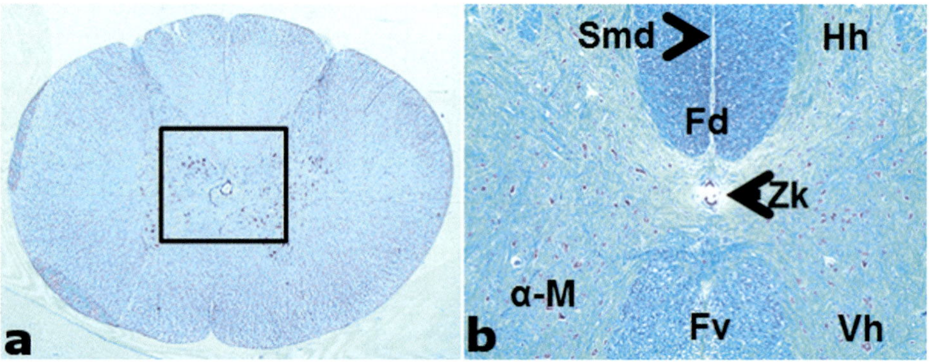


**Abb. 17.17 Rückenmark: Zentrum. a** Übersicht (Nissl-Färbung). **b** Ausschnittvergrößerung. Hh = Hinterhorn, Vh = Vorderhorn, Fd = Funiculus dorsalis, Fv = Funiculus ventralis, Smd = Sulcus medianus dorsalis, Zk = Zentralkanal (Canalis centralis), α-M = α-Motoneurone.

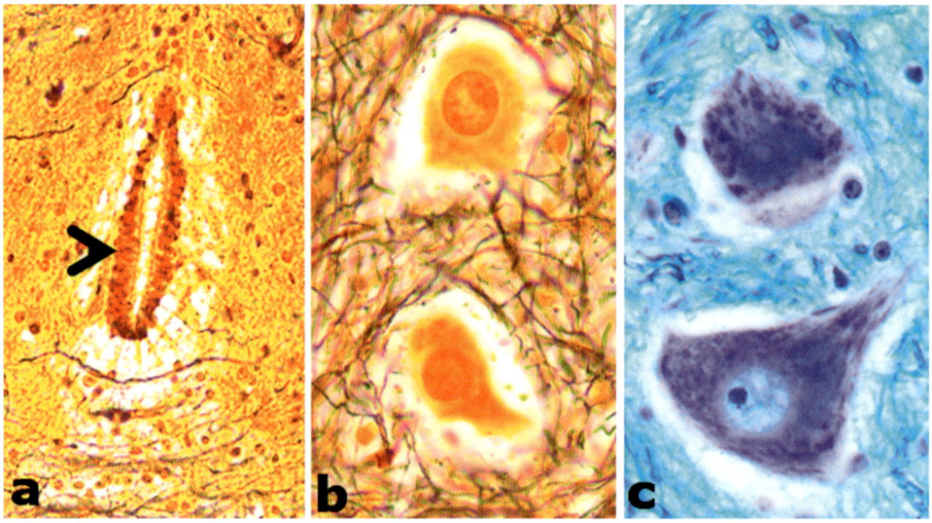


**Abb. 17.18 Rückenmark: Zentralkanal und Neuron. a** Zentralkanal (Canalis centralis) (Versilberung). Der Pfeil zeigt auf die Ependymzellen (Bildung von Liquor cerebrospinalis). **b** α-Motoneurone im Vorderhorn (Versilberung). **c** α-Motoneurone im Vorderhorn (Nissl-Färbung).

## 17.5 Cerebellum (Kleinhirn)

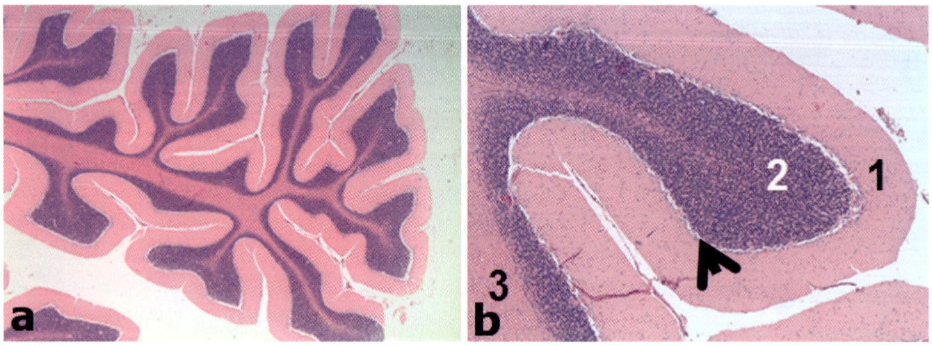


**Abb. 17.19 Cerebellum (HE-Färbung). a** Das Cerebellum besteht aus mehreren baum- bzw. farnähnlichen Gebilden (Arbor vitae/Lebensbaum). Es ist in Rinde und Mark gegliedert. Es besteht aus drei Anteilen: Spinocerebellum (Verarbeitung der Information aus den Extremitäten), Vestibulocerebellum (Verarbeitung der Informationen aus dem Gleichgewichtssinn), Pontocerebellum (Senden feinabgestimmter Bewegungen an das Großhirn). **b** Bei mittlerer Vergrößerung erkennt man deutlich die Rinden-Mark-Gliederung. 1 = Rinde (Stratum moleculare), Pfeil = Stratum ganglionare (purkinjense), 2 = Stratum granulosum, 3 = Mark. Im Mark treffen Axone der Purkinje-Zellen auf Axone der Moos- und Kletterfasern aus den Kleinhirnkernen.

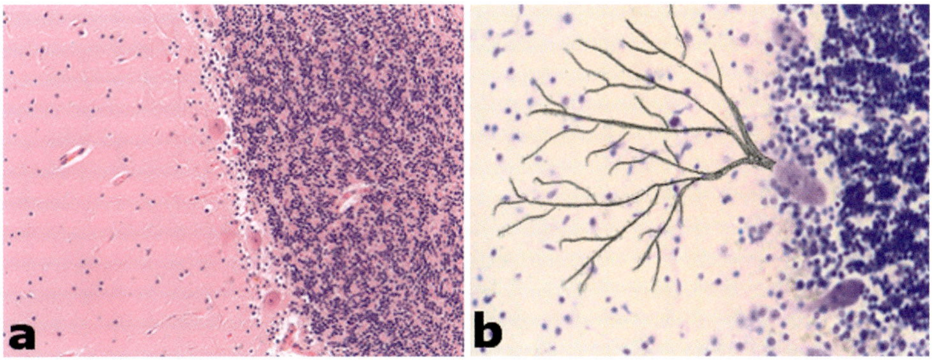


**Abb. 17.20 Cerebellum: Purkinje-Zellen (HE-Färbung).** **a** Bei starker Vergrößerung sieht man links im Bild das Stratum moleculare (Stern- und Korbzellen), rechts im Bild das Stratum granulosum (Golgi- und Körnerzellen) und mittig das Stratum ganglionare (Purkinje-Zellen: sind Golgi-Typ-I-Zellen, d. h. langaxonige Neurone). **b** Einzelne Purkinje-Zelle mit eingezeichnetem Dendritenbaum.

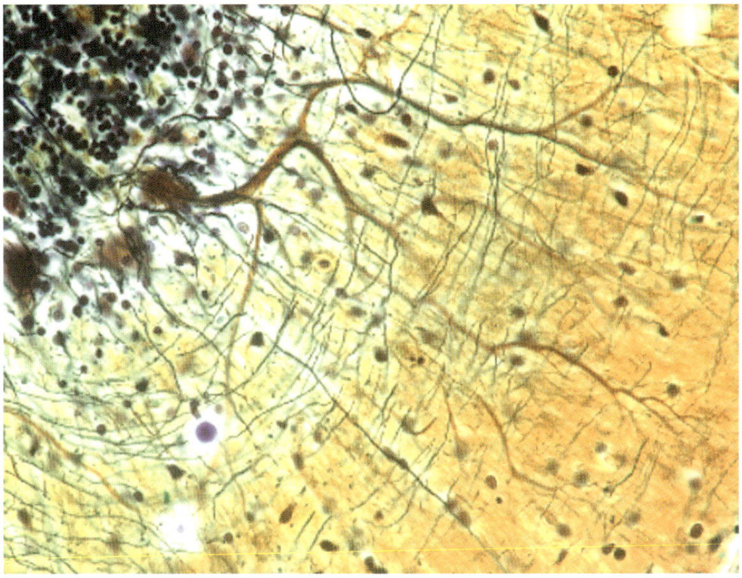

**Abb. 17.21 Quer zum Verlauf des Dendritenbaums kann man die Parallelfasern erkennen (Versilberung).**

## 17.6 Hippocampus

„Hippocampus" bedeutet zu Deutsch „Seepferdchen!" Vergleicht man in ➤ Abb. 17.22 den dicker gemalten Anteil mit dem Seepferdchen, erkennt man, wie die Bezeichnung entstanden ist. Um einen kleinen Einblick in die Funktionsweise zu erhalten, die immer noch nicht abschließend geklärt ist, führt man sich am besten die Ausfälle vor Augen. Bei einem Patienten wurde aufgrund massiver Epilepsie der größte Teil der Hippocampus-Formation entfernt. Sich danach an Vergangenes, Ereignisse, erworbenes Wissen oder Fingerfertigkeiten zu erinnern, war kein Problem. Neues zu erlernen war dem Patienten nicht möglich oder er konnte es nur für wenige Sekunden bis Minuten behalten. Der Hippocampus dient dem Ortsgedächtnis. So haben Eichhörnchen, die ihr Fressen verstecken, größere Hippocampi als andere Tiere. Der Hippocampus dient der Gedächtnisbildung, d. h., es werden Informationen zum Hippocampus gebracht. Im Hippocampus wird entschieden, ob die Informationen schon vorhanden sind und damit nicht gespeichert werden müssen, oder ob eine Modifikation des vorhandenen Wissens vorgenommen wird oder ob gar Neues erstmalig gespeichert wird.

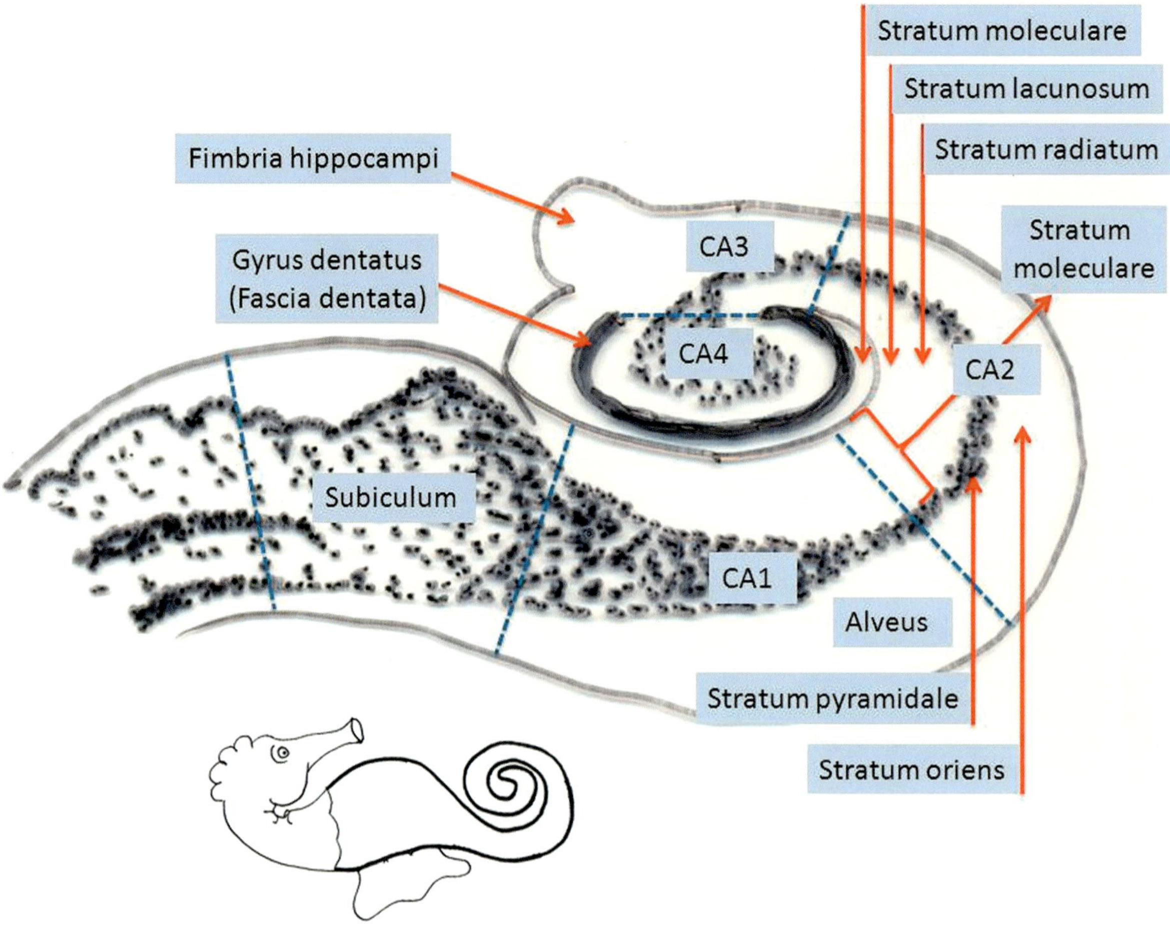


**Abb. 17.22 Hippocampus** [P668]

**Vereinfachte Darstellung der Informationsweitergabe in der Hippocampus-Formation:** Der entorhinale Cortex gibt seine Informationen über den Tractus perforans an die Dendriten der Körnerzellen. Die Axone der Körnerzellen (Moosfasern) leiten die Information an die Pyramidenzellen in CA3 (Cornu ammonis 3/Ammonshorn), über die Schaffer-Kollateralen dann an die CA1-Pyramidenzellen und wieder zurück zum entorhinalen Cortex. Wird dieser Kreislauf öfter mit identischer Information durchlaufen, kommt es zur Langzeitpotenzierung. Lernen bedeutet, dass die Informationen vom Kurzzeitgedächtnis ins Langzeitgedächtnis gelangen!
Eigentlich ist es richtiger, von der Hippocampus-Formation, statt vom Hippocampus zu sprechen. Zur Hippocampus-Formation gehören das Ammonshorn (Cornu ammonis: Areale CA1–CA4), der Gyrus dentatus und das Subiculum. Entfernt man sich vom Subiculum, gelangt man zum Presubiculum, dann zum entorhinalen Cortex. Am Sulcus rhinalis ist die Grenze vom klassischen Sechs-Schichtenbau des Isocortex zum Drei-Schichtenbau des Allocortex (Cornu ammonis bzw. in die Hippocampus-Formation).

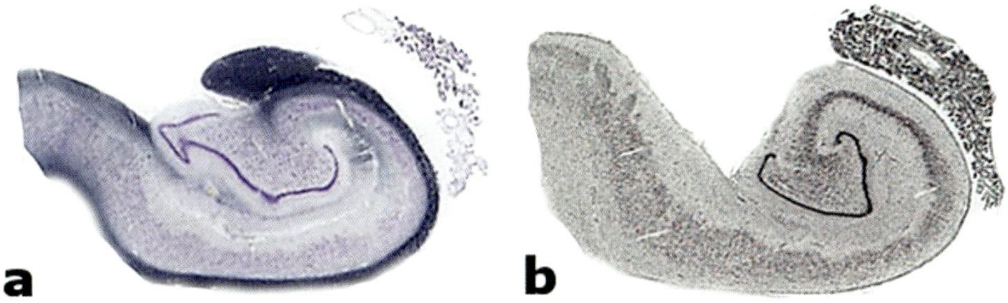


Abb. 17.23 **Hippocampus in der Übersicht. a** Nissl-Färbung. **b** Markscheidenfärbung (Versilberung). In der Übersicht ist das Präparat sofort einwandfrei zu bestimmen. Jeweils rechts oben sieht man den Plexus choroideus, bestehend aus Ependymzellen, die den Liquor cerebrospinalis produzieren.



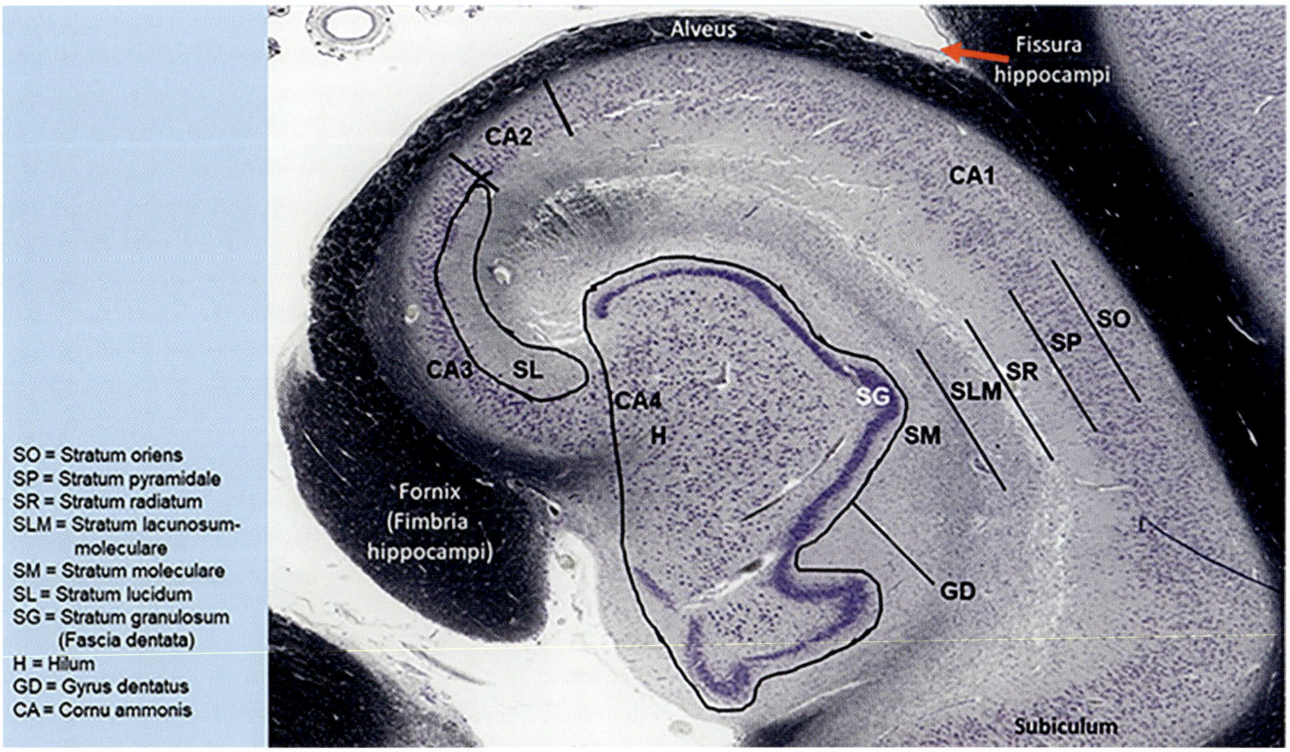


Abb. 17.24 **Vergrößerung des Hippocampus (Nissl-Färbung).** Die Einteilung von CA1 bis CA4 ist in der Literatur variabel.

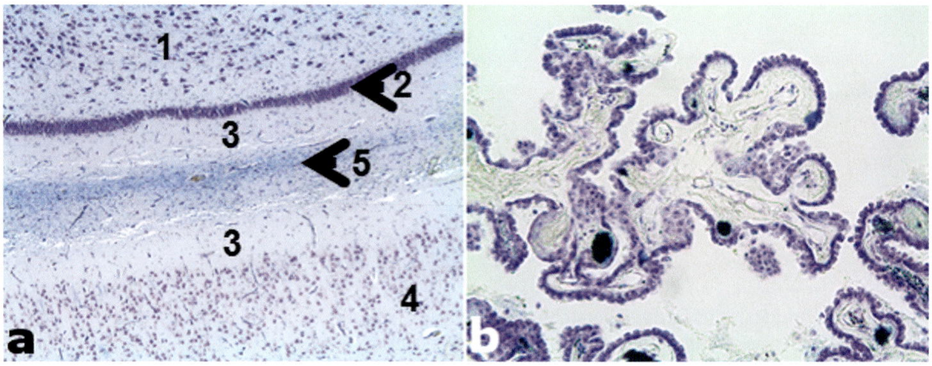


**Abb. 17.25 Starke Vergrößerung des Hippocampus (Nissl-Färbung). a** 1 = Pyramidenzellen im Gyrus dentatus, 2 = Körnerzellen des Gyrus dentatus, 3 = Stratum moleculare, 4 = Pyramidenzellen im Subiculum, 5 = Fissura hippocampi, bestehend aus der zusammengewachsenen Pia mater. **b** Plexus choroideus: einschichtig isoprismatisches Epithel = Ependymzellen.

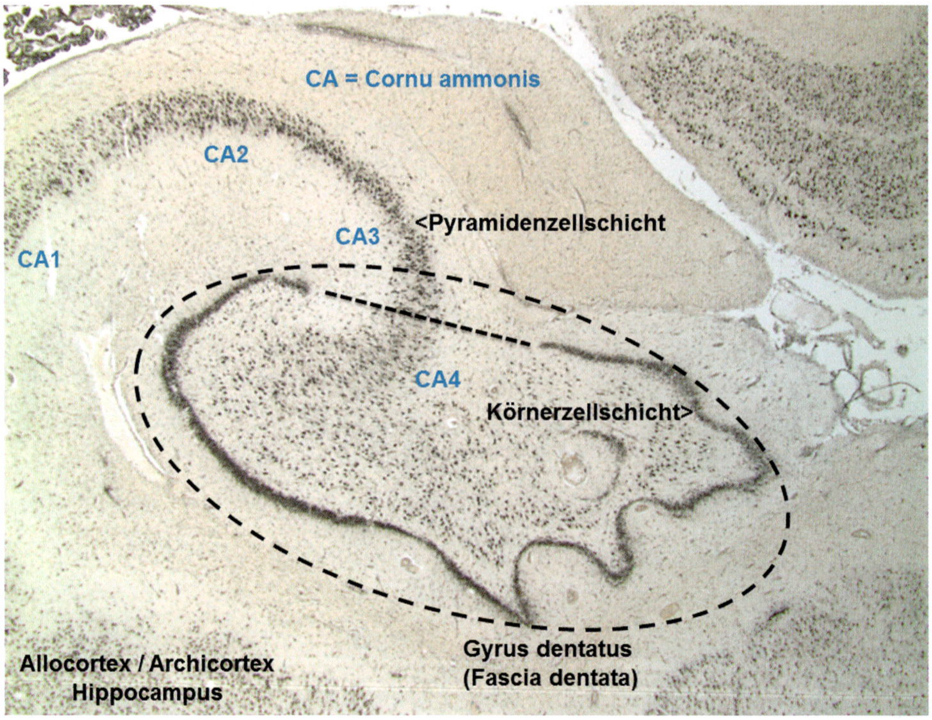


**Abb. 17.26 Hippocampus (Versilberung)**

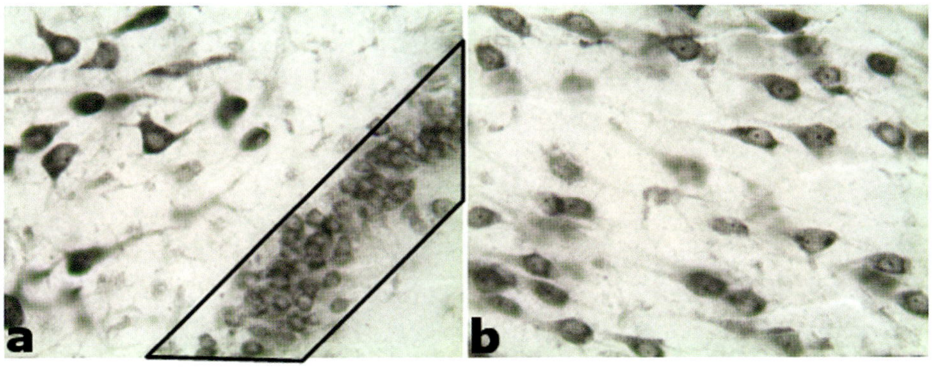


**Abb. 17.27 Starke Vergrößerung des Hippocampus (Versilberung). a** Links oben Pyramidenzellen des Gyrus dentatus und im Trapez die Körnerzellen. **b** Pyramidenzellen im Subiculum. Beachte das unterschiedliche Aussehen der Perikaryen.

## 17.7 Cortex, Gyrus post- und praecentralis



Ein weiterer Bereich, der sich vom homotypischen Isocortex unterscheidet, ist der motorische Cortex, der Gyrus praecentralis (Area 4). Hier ist die Rinde deutlich dicker als z. B. im Gyrus postcentralis. In der Lamina 5 gibt es die Betz-Riesenpyramidenzellen.
Die Betz-Riesenpyramidenzellen können bis zu 120 μm groß sein und liegen in der Lamina pyramidalis interna. Die bis zu 30.000 Zellen sind für die Feinmotorik zuständig.

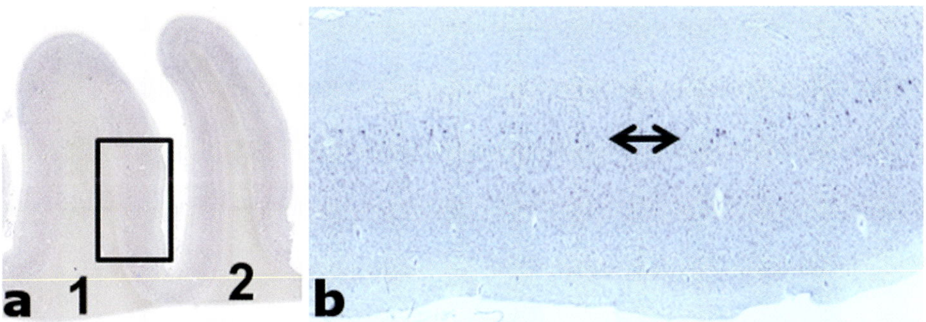


**Abb. 17.28 Isocortex (Nissl-Färbung). a** Isocortex, Gyrus praecentralis (1) und Gyrus postcentralis (2) in der Übersicht. **b** Pfeilspitzen zeigen auf die Betz-Riesenpyramidenzellen.

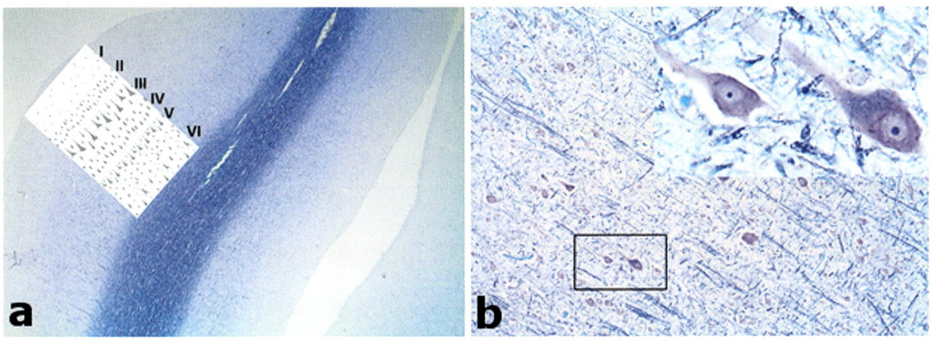


**Abb. 17.29 Gyrus post- und praecentralis (Nissl-Färbung). a** Gyrus postcentralis: Die Schichtung lässt sich am besten durch Aufsuchen der beiden Pyramidenzellschichten ausmachen. **b** Betz-Riesenpyramidenzellen des Gyrus praecentralis.

KAPITEL

# 18 Rund ums Auge und Ohr

## 18.1 Retina

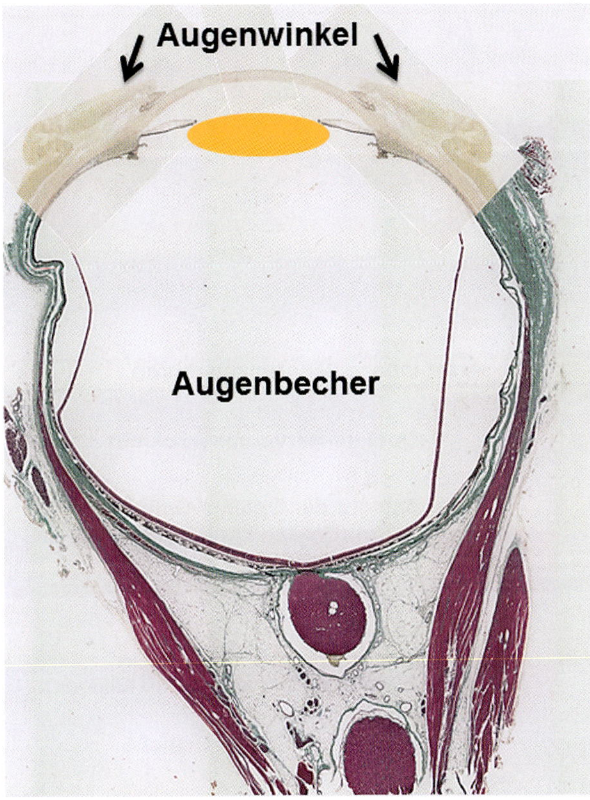


Abb. 18.1 Augenbecher mit Augenwinkel in der Übersicht

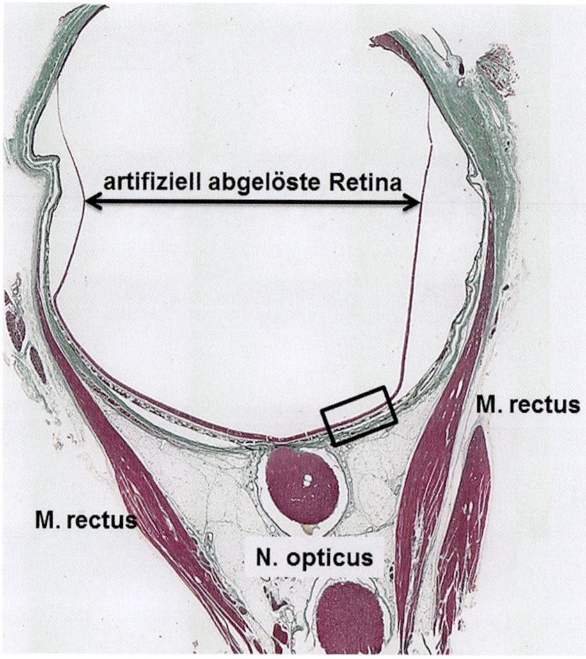


Abb. 18.2 Augenbecher (Goldner-Färbung)



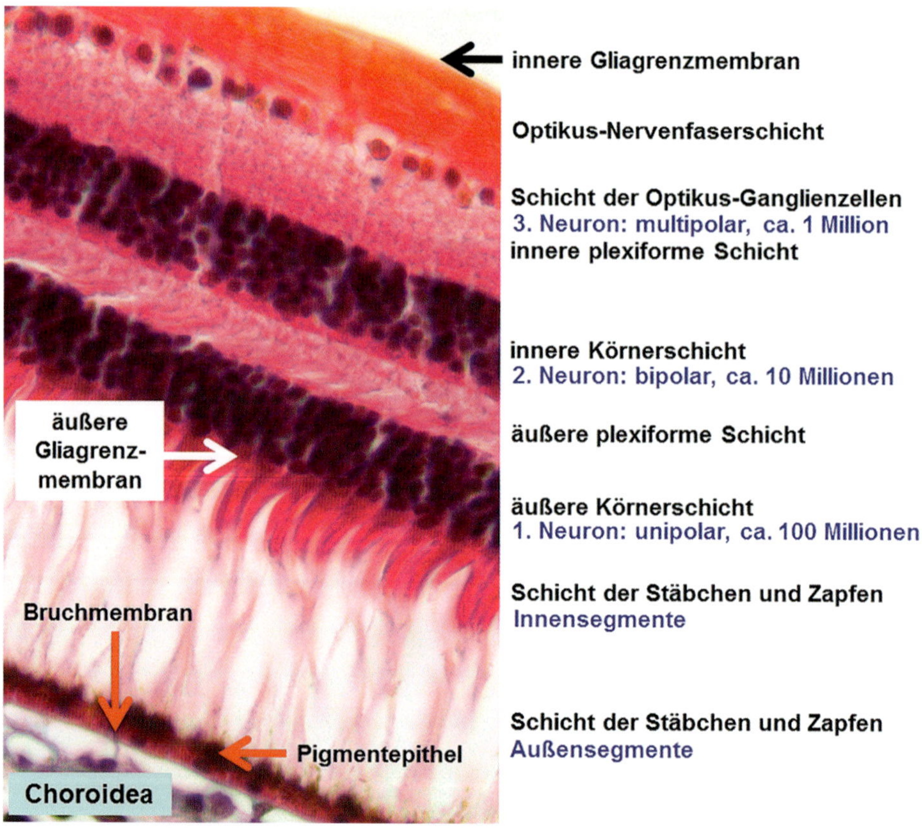


Abb. 18.3 Schichten der Retina (Goldner-Färbung)

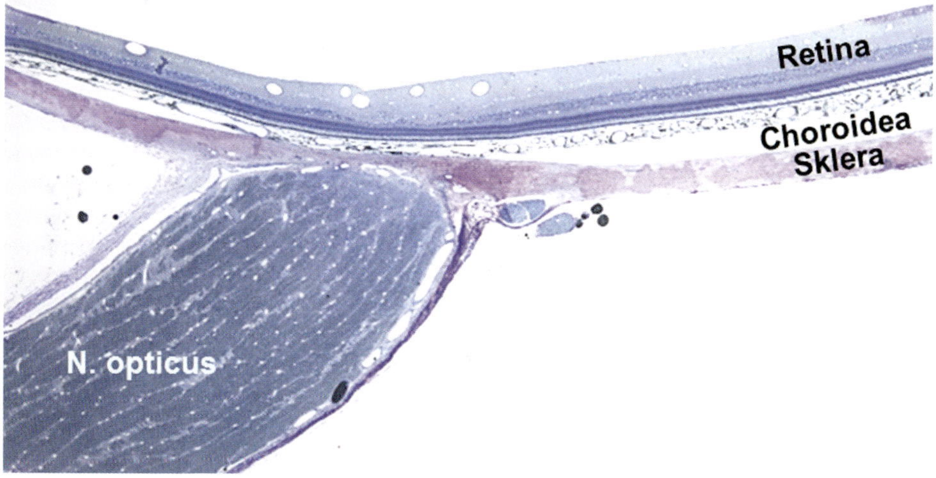


**Abb. 18.4 Retina als Semidünnschnitt (Toluidinblau-Färbung).** Der N. opticus ist von folgenden Hüllen umgeben: direkt auf dem Nerv die Pia mater, folgend die Arachnoidea und schließlich die Dura mater.

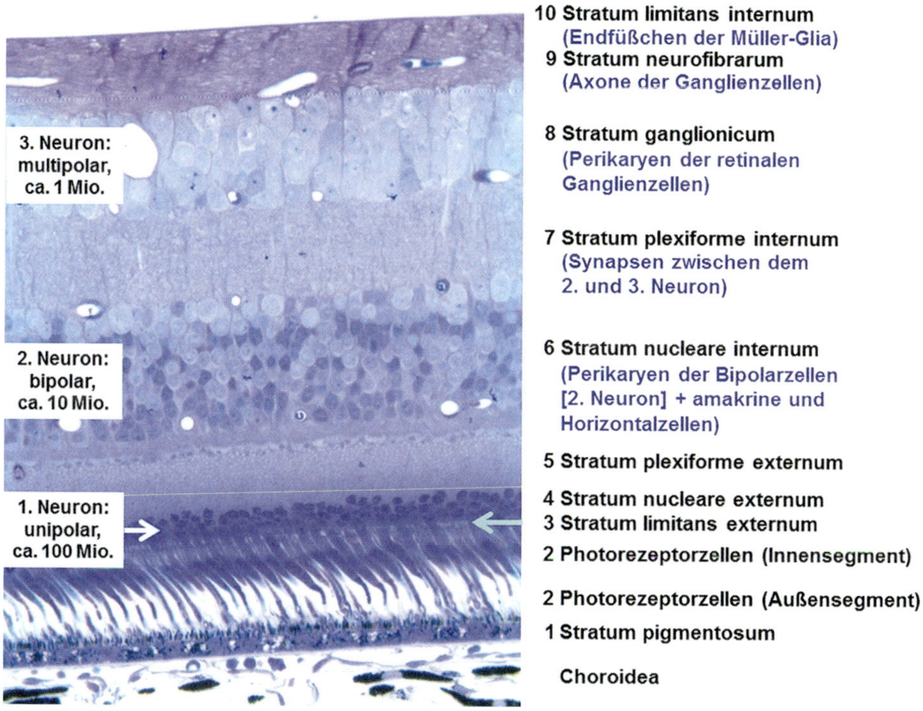


**Abb. 18.5 Schichten der Retina (Toluidinblau-Färbung)**

Das Licht durchdringt zunächst alle Schichten der Retina. In den Außensegmenten der Stäbchen und Zapfen kommt es zur Reizaufnahme und im Innensegment zur Reizverarbeitung. Der Reiz bzw. die Information wird vom 1. zum 2. zum 3. Neuron über die jeweiligen plexiformen Schichten weitergegeben und sammelt sich in der Optikus-Nervenfaserschicht und somit im N. opticus. In der inneren plexiformen Schicht gibt es darüber hinaus noch die amakrinen und Horizontalzellen, die bei der Reizverarbeitung eine entscheidende Rolle spielen.

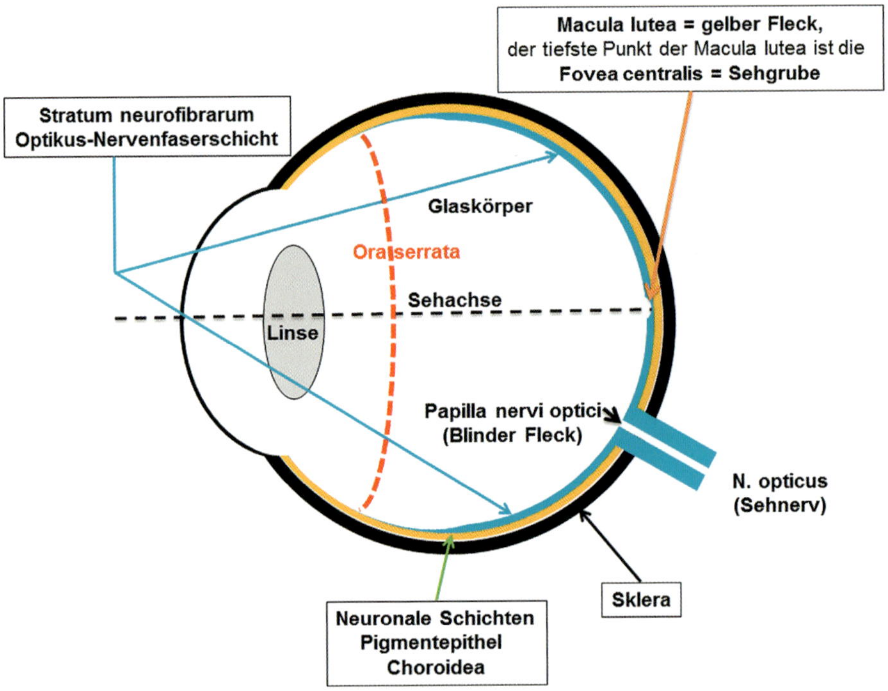


Abb. 18.6 Schema des Auges [P668]



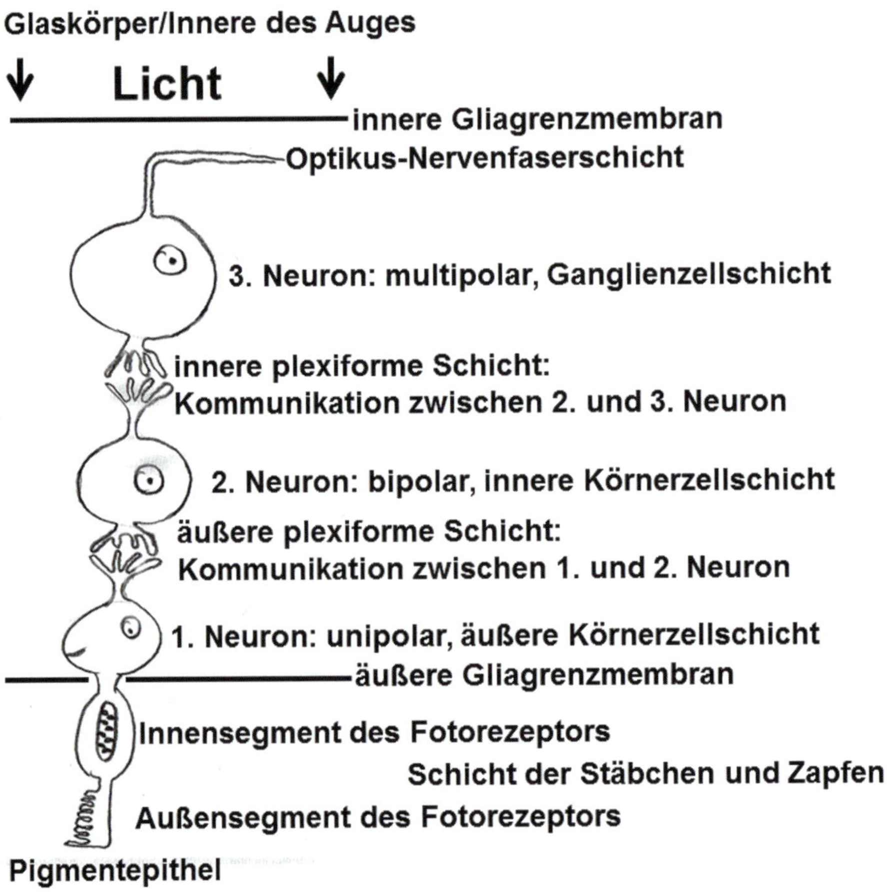


Abb. 18.7 Aufbau der Retina [P668]

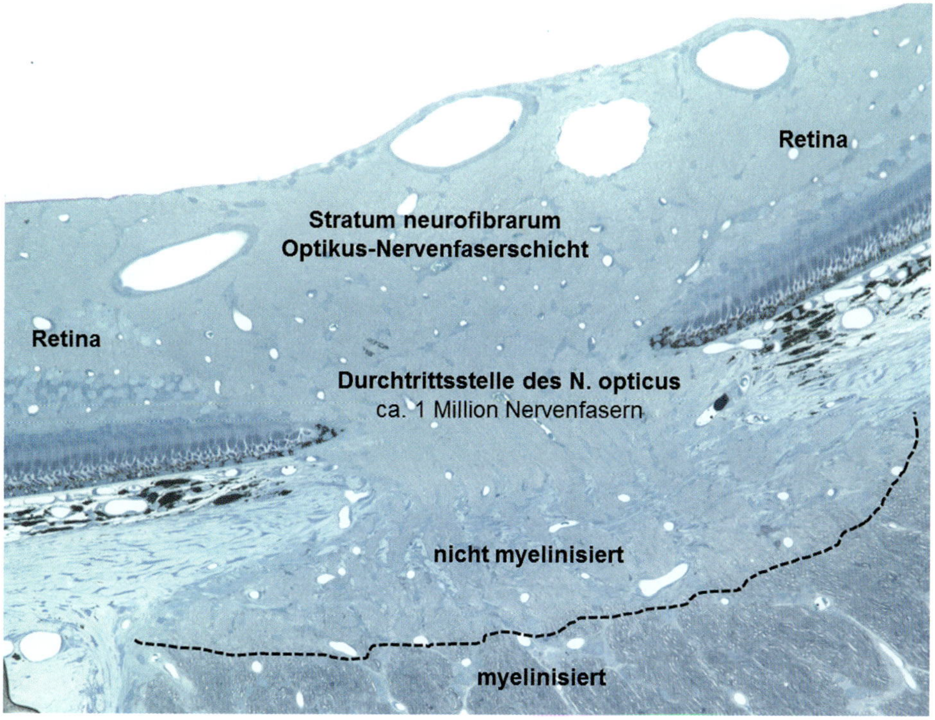


**Abb. 18.8 Blinder Fleck: Durchtrittsstelle des N. opticus (Toluidinblau-Färbung)**



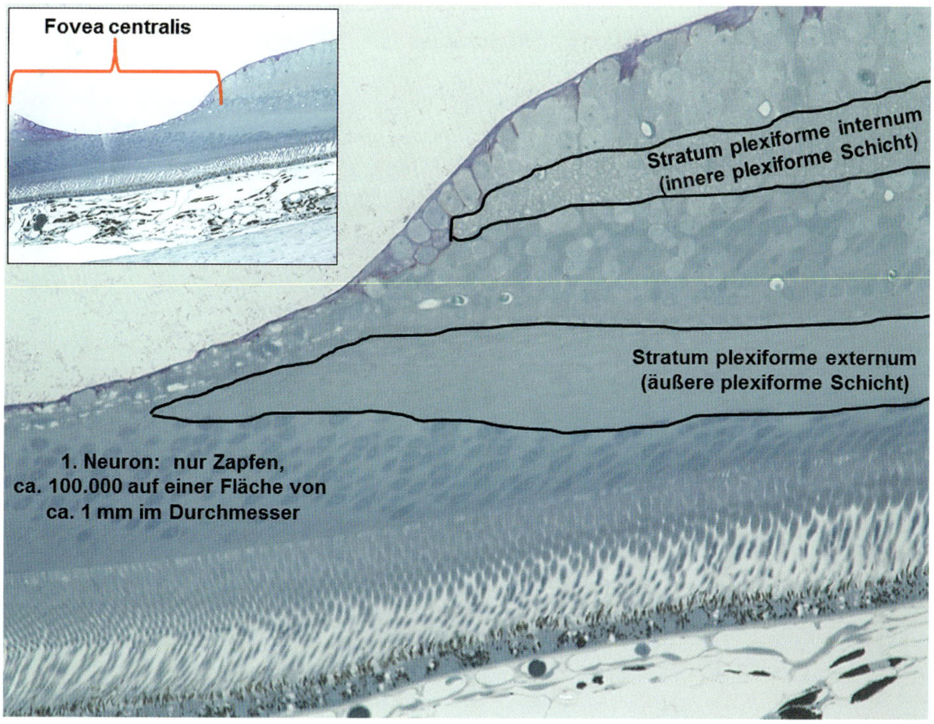


**Abb. 18.9 Macula lutea, mittig die Fovea centralis (Ort der größten Dichte an Fotorezeptoren, Ort des schärfsten Sehens, nur Zapfen) (Toluidinblau-Färbung).** Während in der Retina vom 1. zum 2. zum 3. Neuron ein Verhältnis von ca. 100:10:1 herrscht, ist das Verhältnis in der Fovea centralis ca. 1:1:1.

## 18.2 Augenwinkel

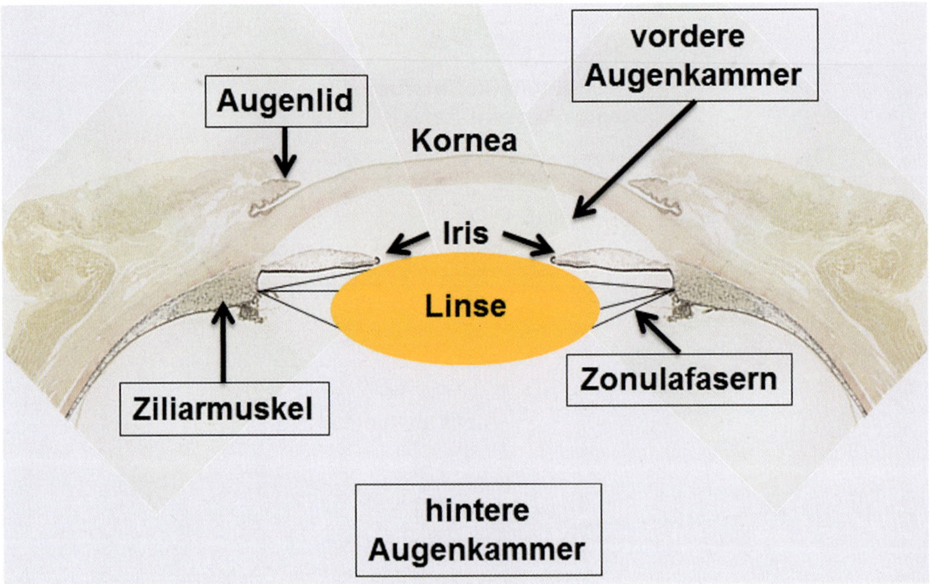


Abb. 18.10 Darstellung der vorderen Augenabschnitte



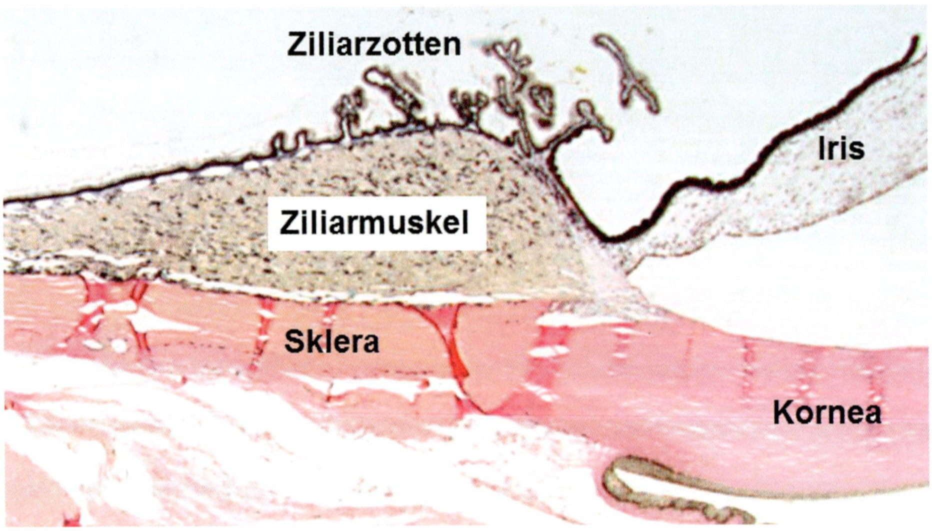


Abb. 18.11 Augenwinkel in der Übersicht (El-HvG-Färbung)

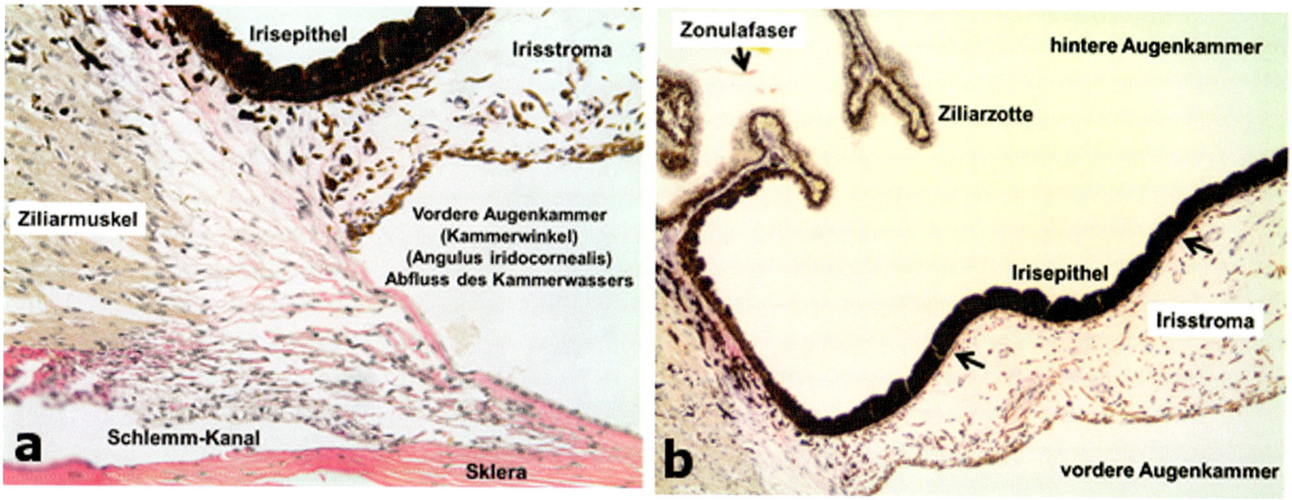


**Abb. 18.12 Augenwinkel im Detail (El-HvG-Färbung). a** Kammerwinkel der vorderen Augenkammer mit dem Schlemm-Kanal (Abfluss des Kammerwassers). **b** Iris und Ziliarzotten. Pfeile zeigen auf den M. dilatator pupillae. Die Pigmentierung des Irisstromas bestimmt die Augenfarbe: Je höher die Anzahl der Pigmente, desto dunkler ist die Augenfarbe.

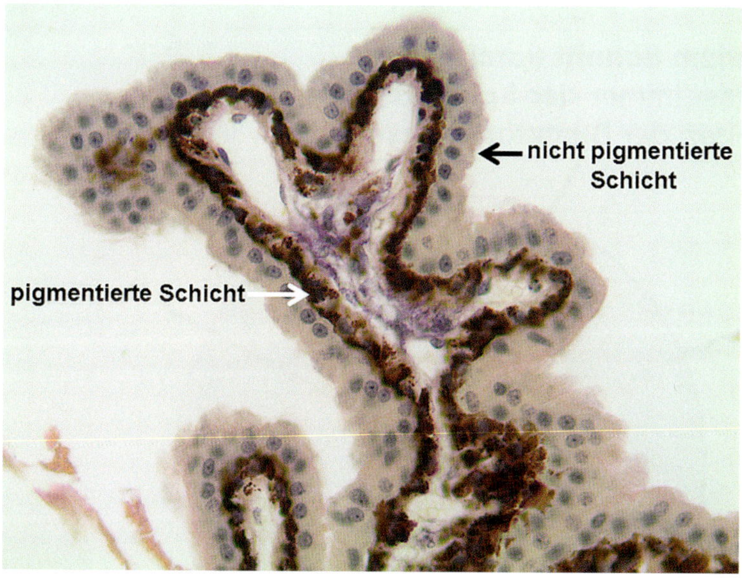


**Abb. 18.13 Zweischichtiges Epithel der Ziliarzotten (El-HvG-Färbung).** Das Epithel produziert das Kammerwasser zur Ernährung von Linse und Kornea.

18

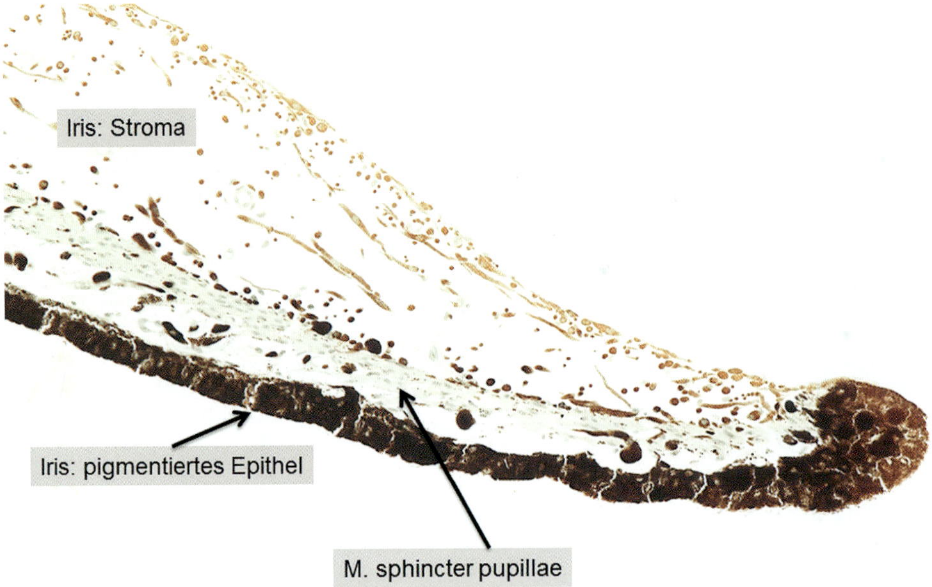


Abb. 18.14 **Iris im Detail (El-HvG-Färbung)**



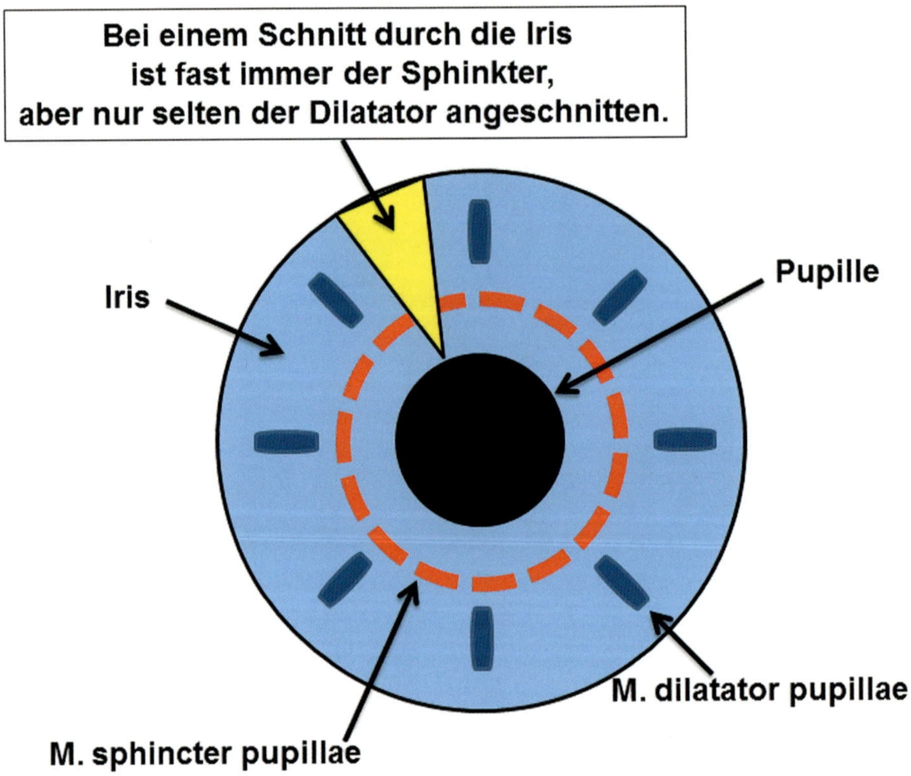


Abb. 18.15 **Irismuskulatur** [P668]

## 18.3 Augenlid

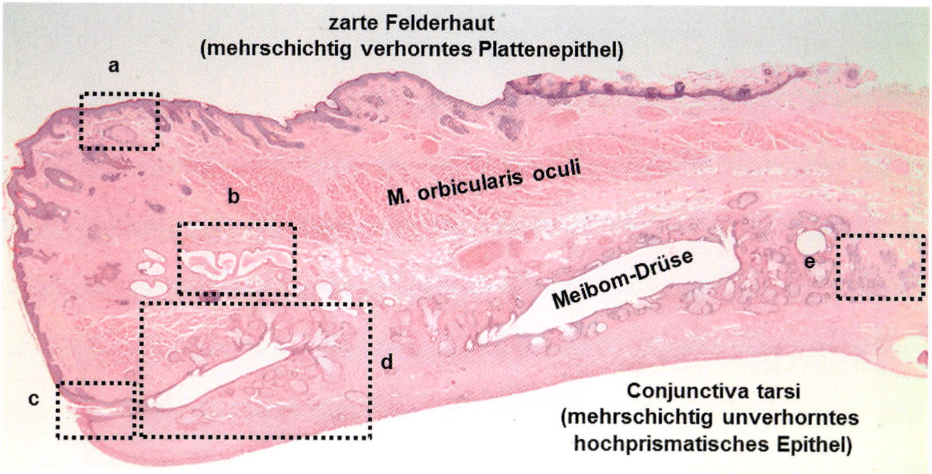


**Abb. 18.16 Augenlid in der Übersicht (HE-Färbung)**

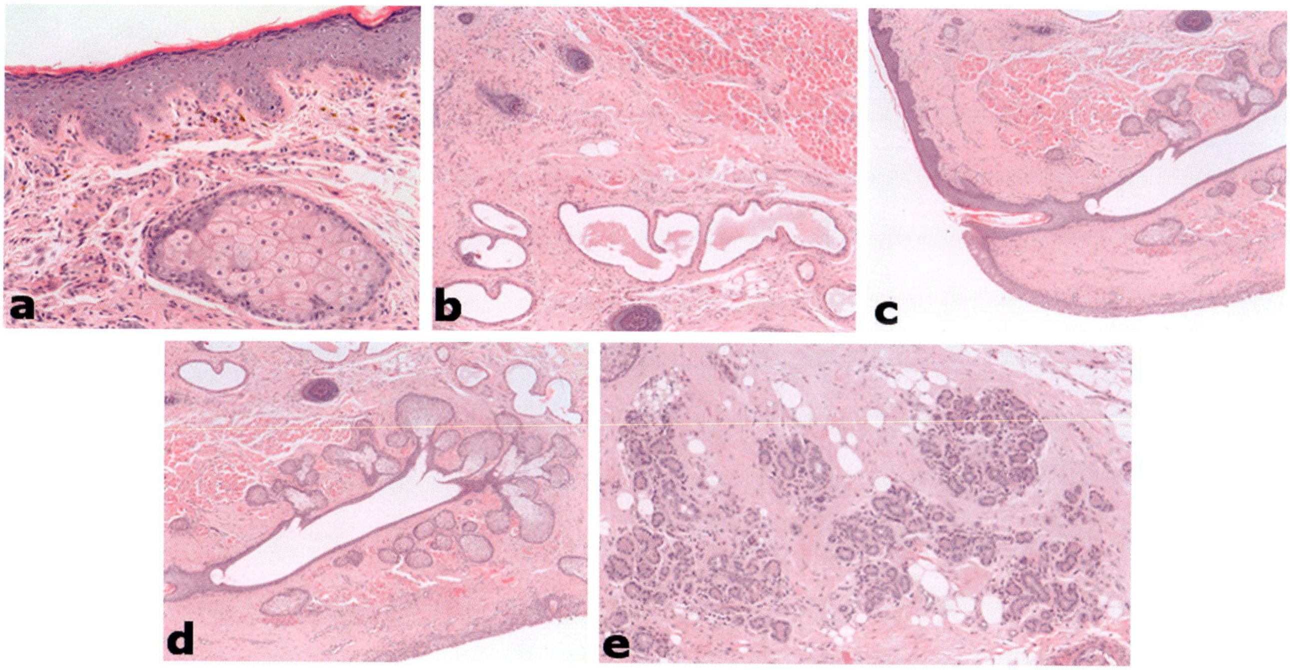


**Abb. 18.17 Drüsen des Augenlids in der Vergrößerung von ➤ Abb. 18.16 (HE-Färbung). a** Zeis-Drüse (Talgdrüse mit Haar assoziiert, an der Außenseite des Augenlids). **b** Moll-Drüse (apokrine Schweißdrüse die eine antibakterielle Flüssigkeit sezerniert, unter anderem Defensive für die Immunabwehr). **c** Ausführungsgang der Meibom-Drüse an der Spitze des Augenlids. **d** Komplette Meibom-Drüse: Viele gefüllte Alveolen produzieren ein öliges Sekret, das auf dem Film der Tränenflüssigkeit liegt und die Kornea (Augenhornhaut) vor Austrocknung schützt. **e** Akzessorische Tränendrüse. Außer der Glandula lacrimalis (Haupttränendrüse) gibt es noch weitere kleinere Anteile, die Tränenflüssigkeit sezernieren, hier sind es die Krause-Drüsen.

**VORSICHT**

Augenhornhaut bedeutet nicht, dass sie verhornt ist! Es handelt sich um ein mehrschichtig unverhorntes Plattenepithel.

18

## 18.4 Kochlea

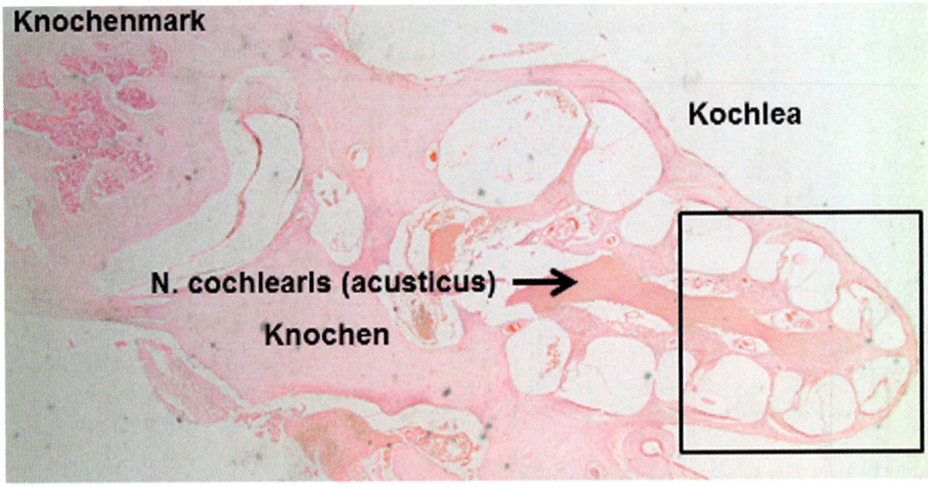


**Abb. 18.18 Kochlea in der Übersicht (HE-Färbung)**

Der Name Kochlea (Schnecke) begründet sich aus der Form eines spiralförmigen Gangs, bestehend aus Scala tympani und Scala vestibuli (Perilymphraum) und Ductus chochlearis (Endolymphraum). In ➤ Abb. 18.20 sieht man den Ductus cochlearis mit dem Corti-Organ.



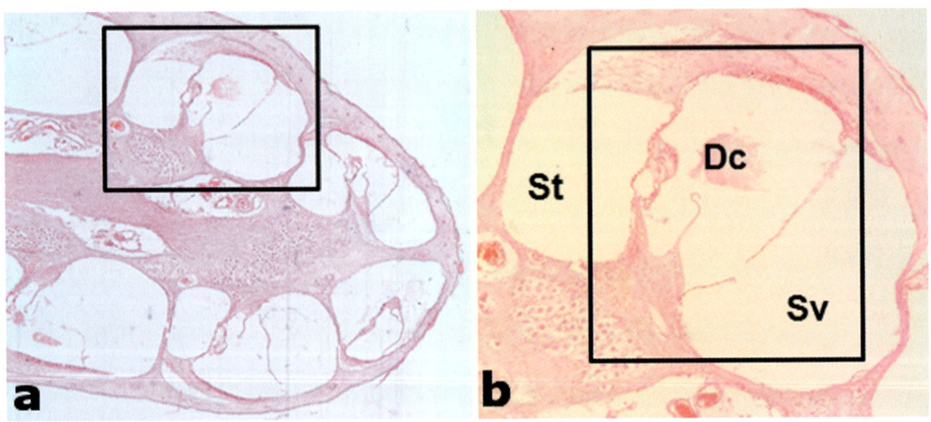


**Abb. 18.19 Schrittweise Vergrößerung der Kochlea (HE-Färbung). a** Eine Einheit der Kochlea. **b** Vergrößerung von Scala tympani (St), Ductus cochlearis (Dc) und Scala vestibuli (Sv).

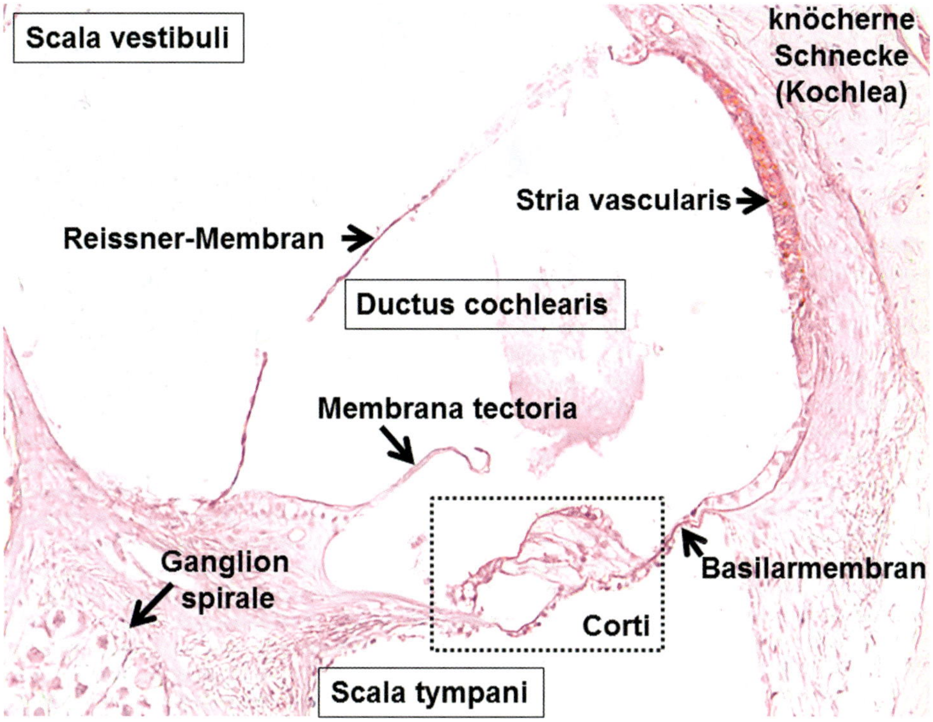


**Abb. 18.20 Ductus cochlearis mit dem Corti-Organ (HE-Färbung)**

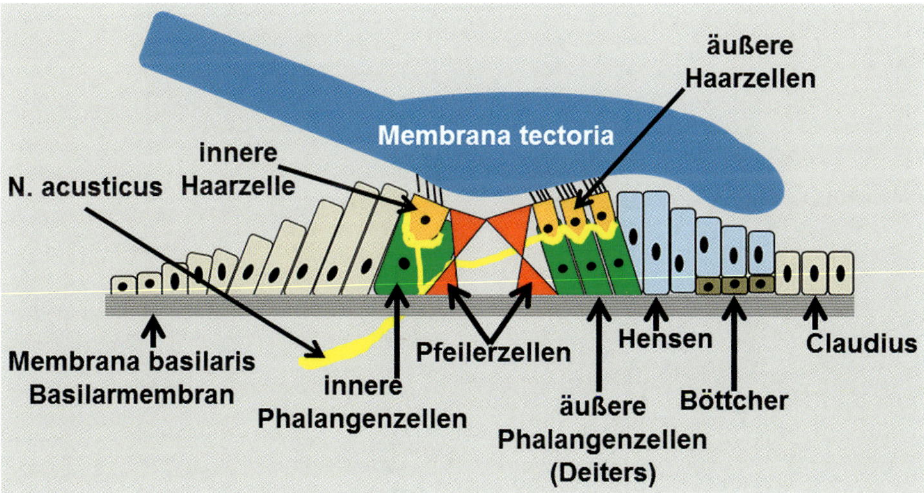


**Abb. 18.21 Corti-Organ.** Da eine Kochlea zur Präparatherstellung entkalkt werden muss, was mittels aggressiver Säuren funktioniert, leiden viele Zellen des Corti-Organs darunter. Es ist nicht gut möglich, Böttcher-, Claudius- und Hensen-Zellen zu finden, auch die Gesamtstruktur leidet unter der Säure. Mithilfe dieses Schemas erhält man eine grobe Vorstellung des Corti-Organs! [P668]

18

# KAPITEL

# 19 Artefakt – was ist das überhaupt?

Bei den Ihnen vorliegenden histologischen Präparaten kommt es immer wieder zu „künstlich hervorgerufenen Strukturen". Man findet also Dinge im Präparat, die so im lebenden Gewebe nicht vorkommen. Luftblasen, Farbkristalle, Risse sind recht schnell zu erkennen, Falten im Gewebe werden häufig fehlinterpretiert. Das größte Problem stellen jedoch Schrumpfartefakte dar. Die unterschiedlichen Gewebe innerhalb eines Organs haben stark voneinander abweichende Wasseranteile, demzufolge schrumpfen sie unterschiedlich deutlich. So entstehen künstliche Spalträume, die allerdings von den natürlichen Spalträumen unterschieden werden müssen! Im Folgenden werden einige Beispiele für Artefakte gezeigt.

## 19.1 Schmutz

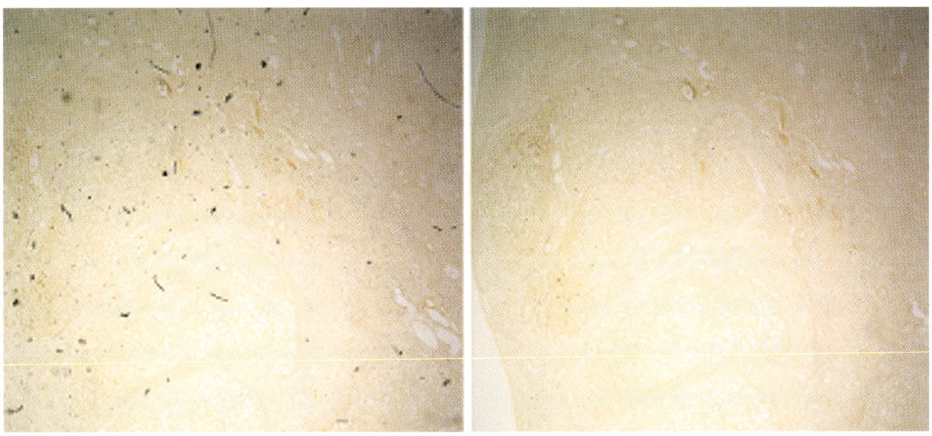

Abb. 19.1 **Leber (HvG-Färbung)**

Als erstes ist zu beachten (so simpel es sich anhört): Den Objektträger säubern! Ein Brillenputztuch oder ein mehrmals gewaschener Baumwolllappen sind ideal, Papiertaschentücher sind nicht geeignet, da sie fusseln, dann eher noch die eigene Jeans. Das rechte Bild zeigt das gleiche Präparat nach gründlicher Säuberung.

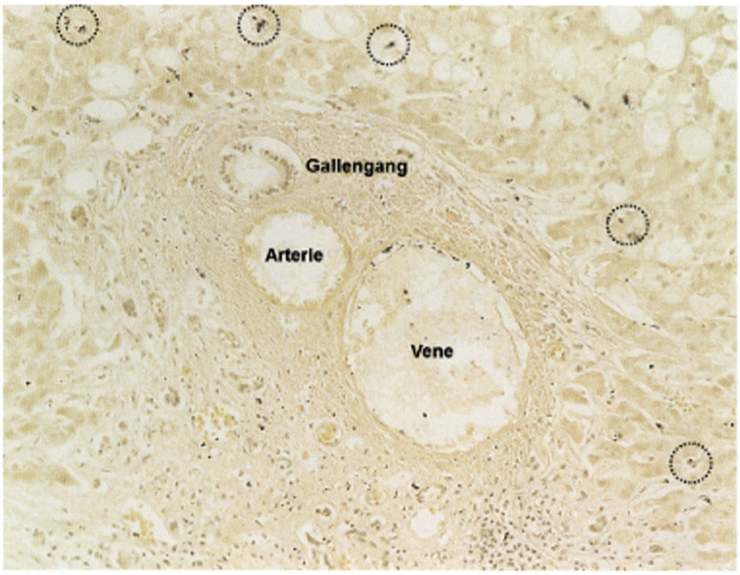


**Abb. 19.2 Vergrößerung aus einer pathologischen Leber mit massiver Verfettung und einsetzender Fibrose (HvG-Färbung).** Man kann davon ausgehen, dass dunkle Flecken ins Präparat gehören. Um die hier dargestellte Glisson-Trias sieht man dunkle Strukturen, meist sind es Kupffer-Zellen (Makrophagen der Leber).

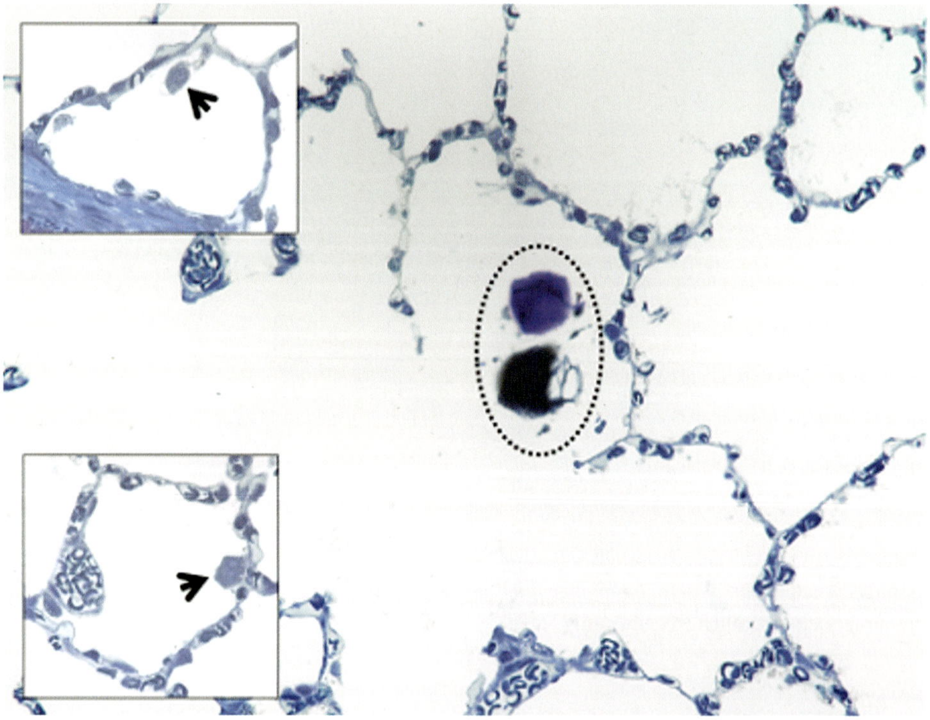

**Abb. 19.3 Semidünnschnitt der Lunge (Toluidinblau-Färbung).** In der gestrichelten Ellipse befindet sich Dreck, meist handelt es sich um Farb- oder Staubpartikel, die mit eingedeckt wurden. In den kleinen Abbildungen deuten die Pfeile auf Alveolarmakrophagen. Diese sind meist mit der Wand verbunden und zeigen außerdem einen Kern und sind daher gut abgrenzbar von artifiziell eingebrachtem Dreck.

## 19.2 Artifizielle Spalträume und Ablösung

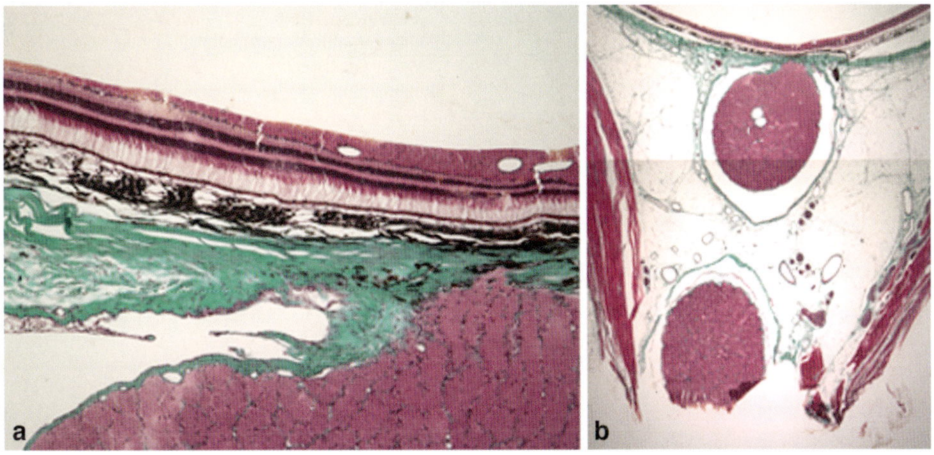


**Abb. 19.4 Auge (Goldner-Färbung). a** Unten rechts im Bild sieht man den myelinisierten N. opticus, darüber die zehn Schichten der Retina, so wie es sein soll. Es sei erwähnt, dass die Myelinisierung hinter dem Augapfel bis zur Eintrittsstelle in den Schädel durch Schwann-Zellen erfolgt. Erst innerhalb des Schädels übernehmen Oligodendrozyten die Myelinisierung! **b** In dieser Übersicht des Augenbechers/Goldner sieht man zwei Anschnitte des N. opticus. Im oberen sind auch die A. und V. centralis retinae angeschnitten. Nach der Entnahme des Auges mit dem N. opticus zieht sich der Nerv zusammen und wird dadurch wellenförmig. So entstehen zwei oder mehr Anschnitte einer Struktur.

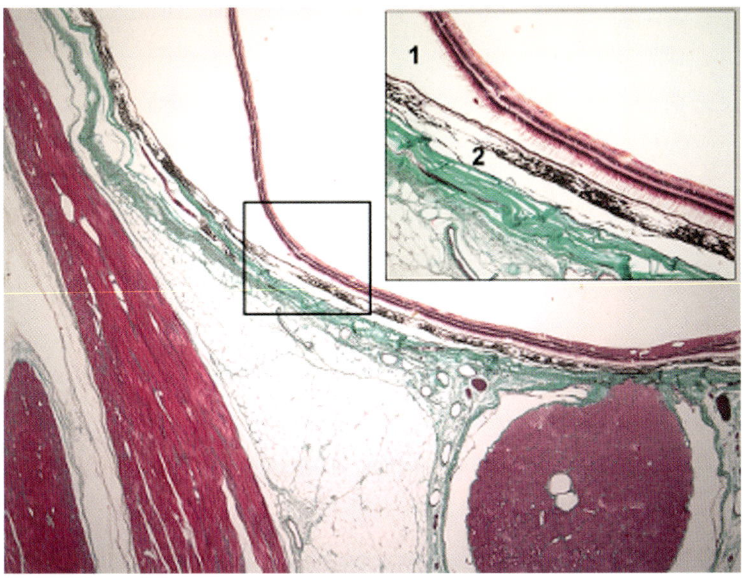


**Abb. 19.5 Auge (Goldner-Färbung).** Hier gibt es eine artifizielle Ablösung zwischen dem retinalen Pigmentepithel und den Außensegmenten der Fotorezeptoren (1) und zwischen der Choroidea und der Sklera (2).

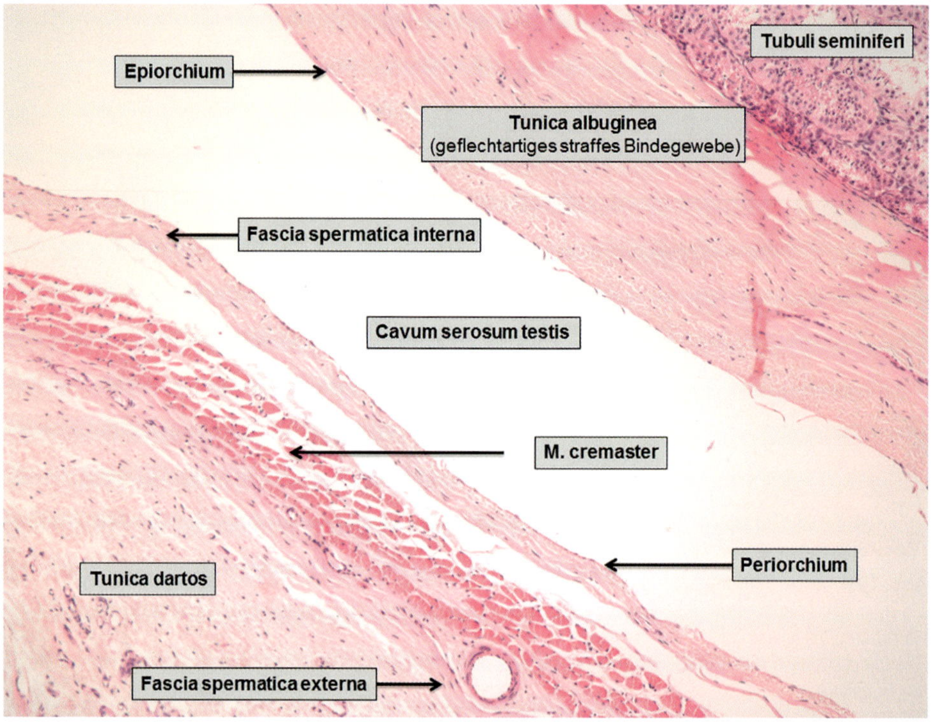


**Abb. 19.6 Hoden (HE-Färbung).** Hier ein anderes Beispiel, um einen natürlichen Spaltraum von einem artifiziellen zu unterscheiden. Das Cavum serosum testis ist ein natürlicher physiologischer Spaltraum, der an beiden Seiten durch ein einschichtiges Plattenepithel begrenzt ist, dem Epiorchium auf der Tunica albuginea und dem Periorchium auf der Fascia spermatica interna. Der artifizielle Spaltraum befindet sich hier zwischen der zuvor genannten Faszie und dem M. cremaster.



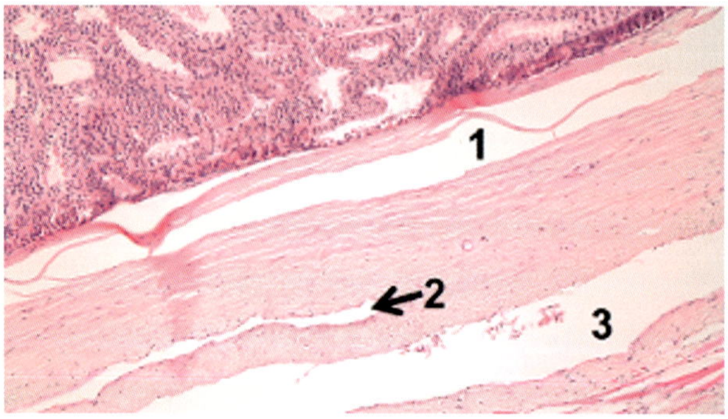


**Abb. 19.7 Hoden: Tunica albuginea (HE-Färbung).** 1 = artifizieller Spaltraum, 2 = Lymphgefäß, 3 = Cavum serosum testis.

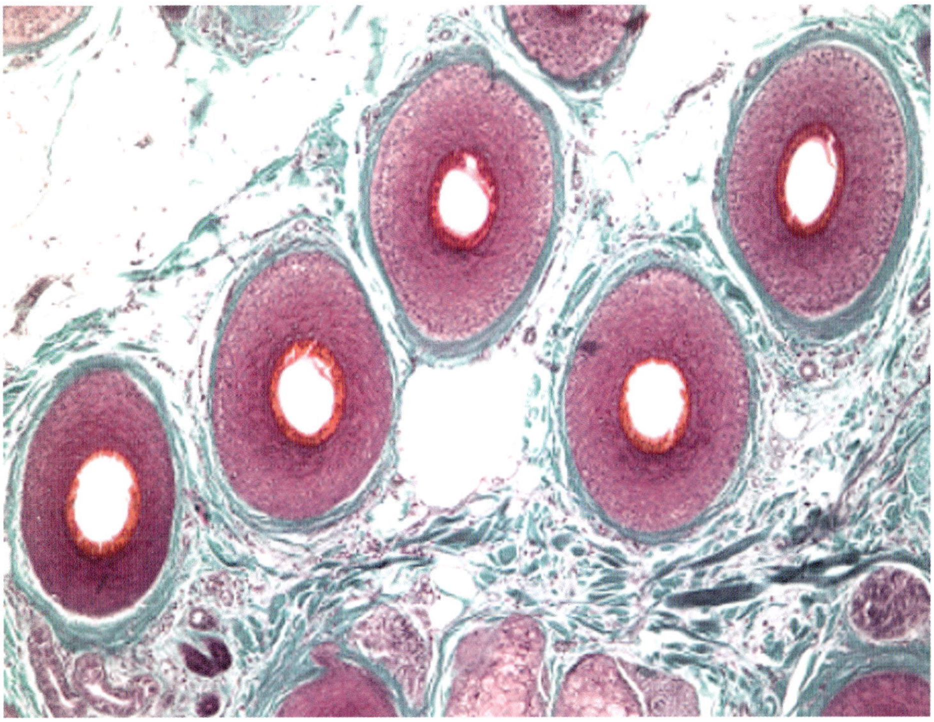

Abb. 19.8 **Felderhaut-Kopfhaut (Goldner-Färbung).** In einem Präparat der Felderhaut findet man Schweiß- und Talgdrüsen, bei bestimmten Körperpartien (Genital-, Anal- und Achselbereich) auch Duftdrüsen. Haare sind fast immer mit einer Talgdrüse assoziiert. Bei Haaren gibt es einen lebenden Teil außen und das eigentlich tote Haar innen. Bei der Herstellung der Präparate kommt es nicht selten vor, dass der Hornfaden (Haar) aus den umgebenden Schichten herausfällt. Man findet dann Reste der Haarrinde sowie die epitheliale Wurzelscheide. Bitte nicht mit Gefäßen verwechseln!



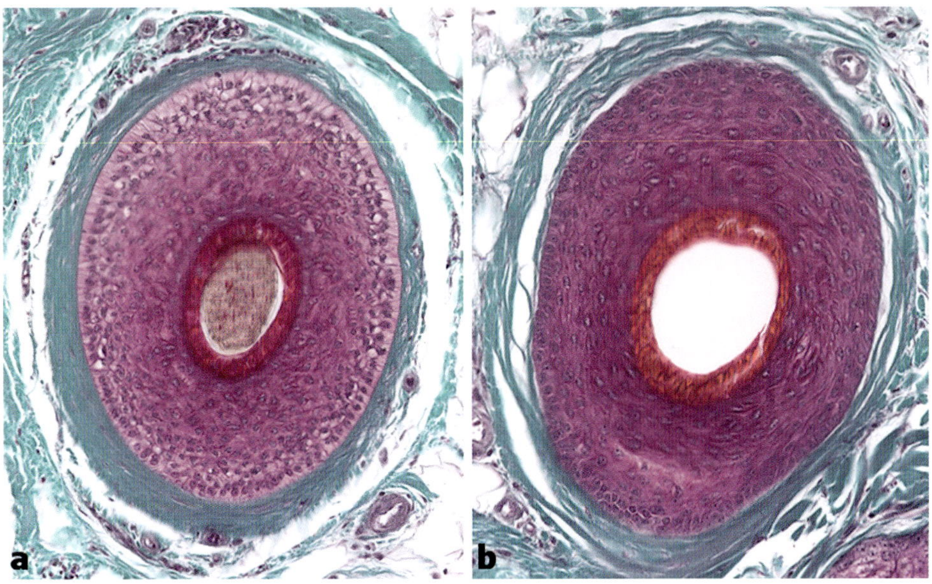


Abb. 19.9 **Haarquerschnitte (Goldner-Färbung).** In **a** ist das Haar erhalten, in **b** ist an seiner Stelle ein Loch zu sehen. Es ist bei der Herstellung des Präparats herausgefallen.

## 19.3 Falten und kaputte Zellen

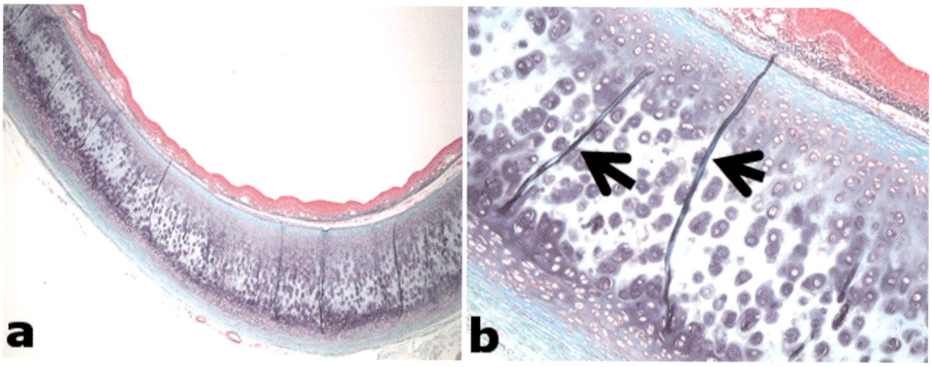

**Abb. 19.10 Trachea (El-Goldner-Färbung). a** Übersicht der Trachea. **b** Falten im hyalinen Knorpel (Pfeile). Bei dem Artefakt, das gerne mal als Ausführungsgang interpretiert wird, handelt es sich schlicht um Falten im Präparat. Es gibt Organe bzw. Gewebe, die zur Faltenbildung neigen.

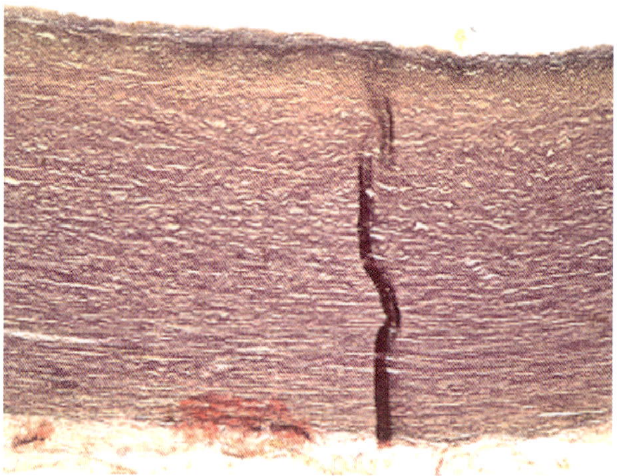

**Abb. 19.11 Aorta (El-HvG-Färbung).** Auch hier kommt es nicht selten zur Faltenbildung.

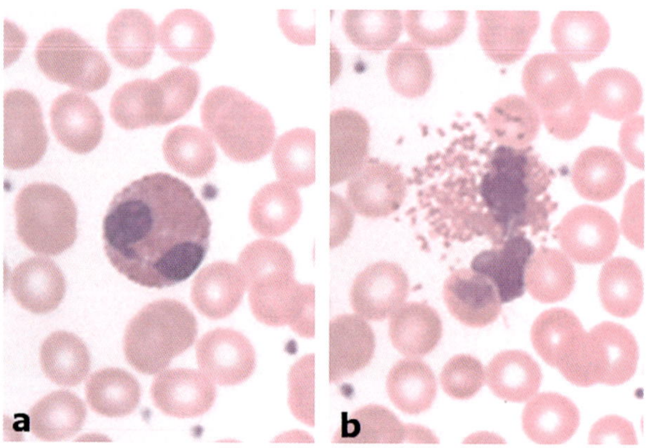

**Abb. 19.12 Blutausstrich (May-Grünwald-Färbung).** Man findet unter anderem eosinophile Granulozyten. Beim Ausstrich des Bluttropfens können durch zu viel Druck Zellen platzen. So wird aus dem Paradebeispiel eines Eosinophilen (**a**) ein Haufen von verteilter roter Granula und frei vorkommender Kernsegmente (**b**).

## 19.4 Seltsame Strukturen

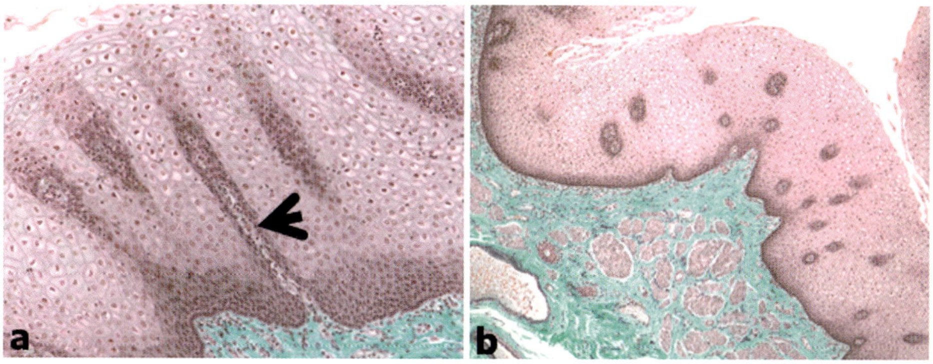


**Abb. 19.13 Ösophagus (Goldner-Färbung). a** Der Pfeil markiert eine Bindegewebspapille, die in das mehrschichtig unverhornte Plattenepithel zieht. **b** Im gleichen Epithel gibt es aber auch rundlich bis ovale, zunächst nicht definierbare Strukturen.

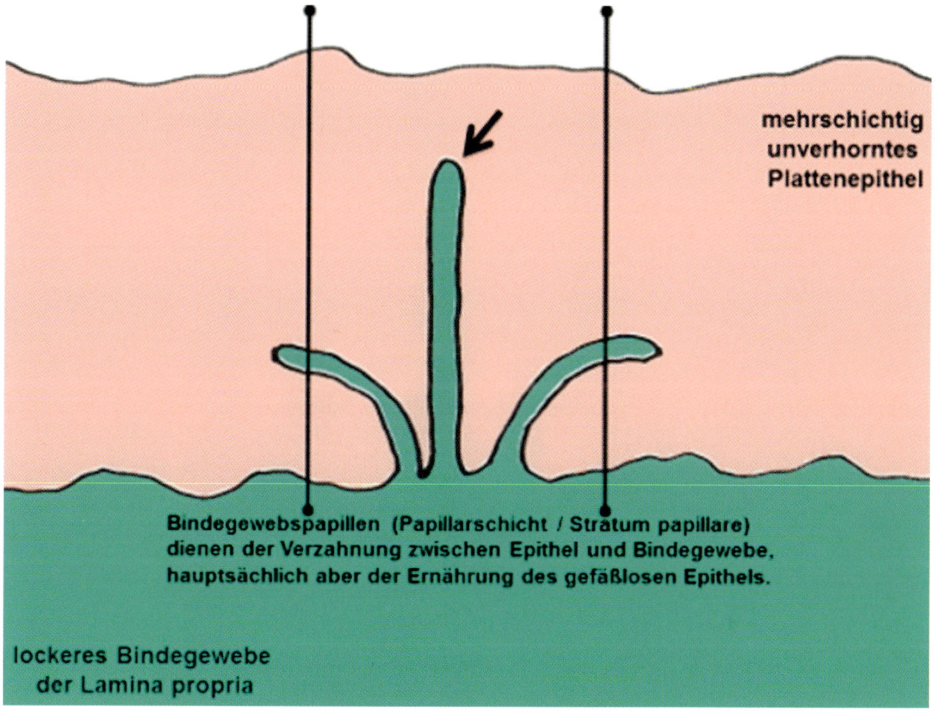


**Abb. 19.14 Bindegewebspapillen sind nicht alle gerade angeschnitten wie die mittlere im Bild (Pfeil).** Dagegen sind sie oft mitten im Epithel quergeschnitten, wie die beiden senkrechten Linien zeigen. In diesem Fall handelt es sich nicht um einen Artefakt, sondern um anschnittbedingte Bindegewebsstrukturen innerhalb des Epithels. (Vergleiche mit dem HE-Präparat in ➤ Abb. 19.13). [P668]

19

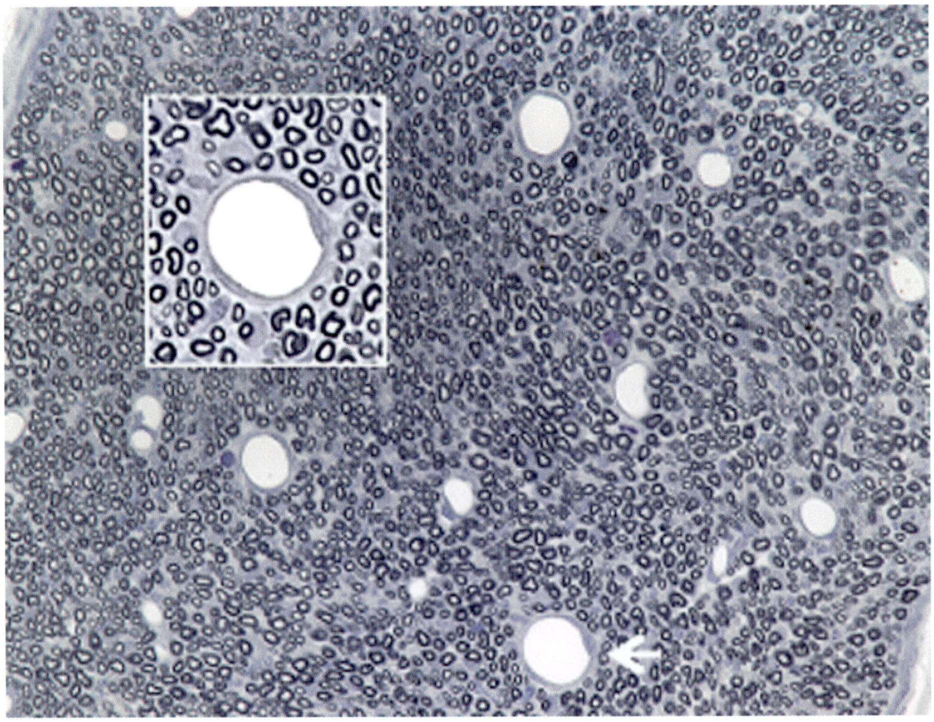

**Abb. 19.15 Querschnitt durch einen peripheren Nerv, Semidünnschnitt (Toluidinblau-Färbung).** Bei den Hohlräumen handelt es sich weder um Artefakte noch um Adipozyten (Fettzellen), sondern um Gefäße. Betrachtet man in einer höheren Vergrößerung (Ausschnittbild) das markierte Gefäß (Pfeil), erkennt man eine Auskleidung mit Endothelzellen.



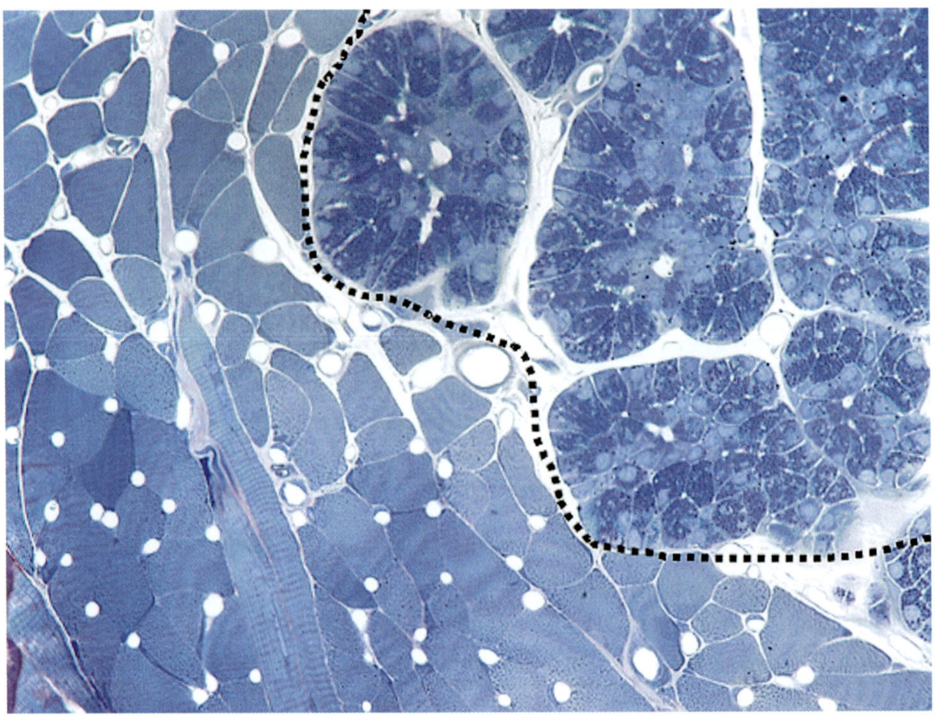

**Abb. 19.16 Semidünnschnitt durch die Zunge (Toluidinblau-Färbung).** Rechts oben sieht man die serösen Spüldrüsen (von-Ebner-Spüldrüsen) der Zunge. Links unten die überwiegend quergeschnittene Skelettmuskulatur. Die diversen Löcher darin könnten Adipozyten (Fettzellen) sein, aber bei höherer Vergrößerung wird man meist Blutkapillaren finden.

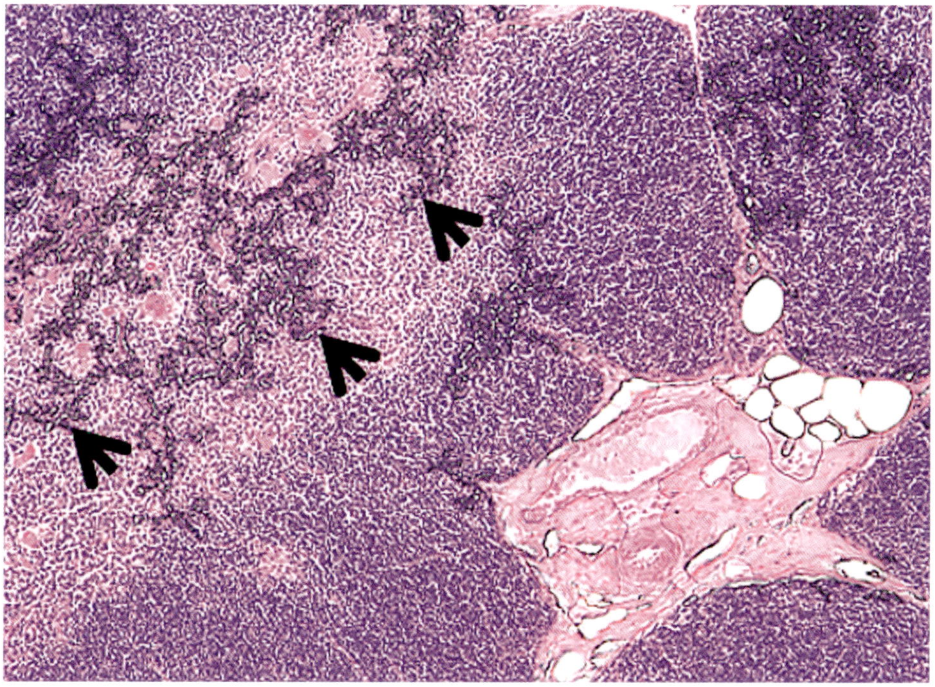

**Abb. 19.17 Thymus (HE-Färbung).** Die Pfeile markieren Lufteinschlüsse. Nicht gut eingedeckte oder ältere Präparate neigen dazu, Lufteinschlüsse zu bekommen.

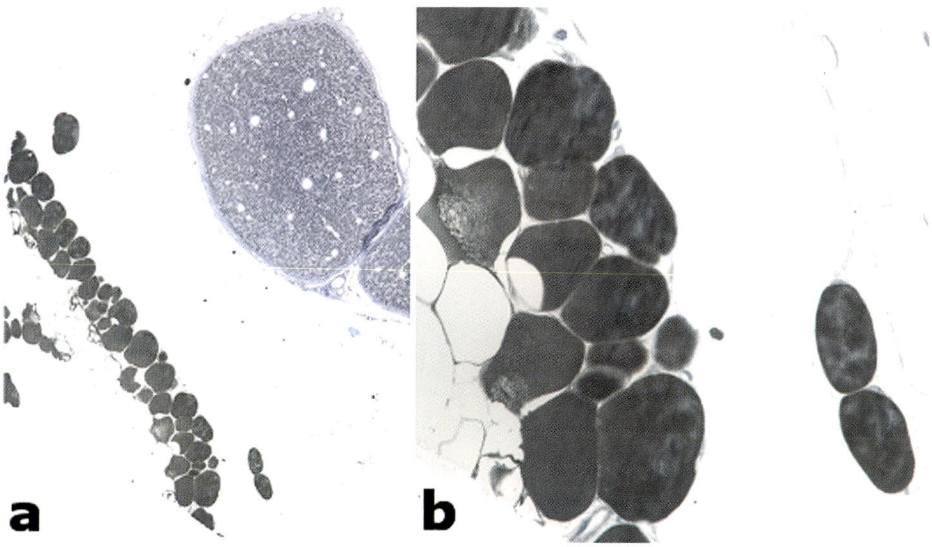


**Abb. 19.18 Querschnitt durch einen peripheren Nerv, Semidünnschnitt (Toluidinblau-Färbung).** **a** Übersicht. **b** Ausschnittvergrößerung der Adipozyten. Bei der Einbettung für die Semidünnschnitt-Technik und für die Elektronenmikroskopie benutzt man Osmiumtetroxid als Fixativ und zur Kontrastierung des Gewebes. Außerdem färbt es die Adipozyten schwarz an.

## 19.5 Pathologische Artefakte

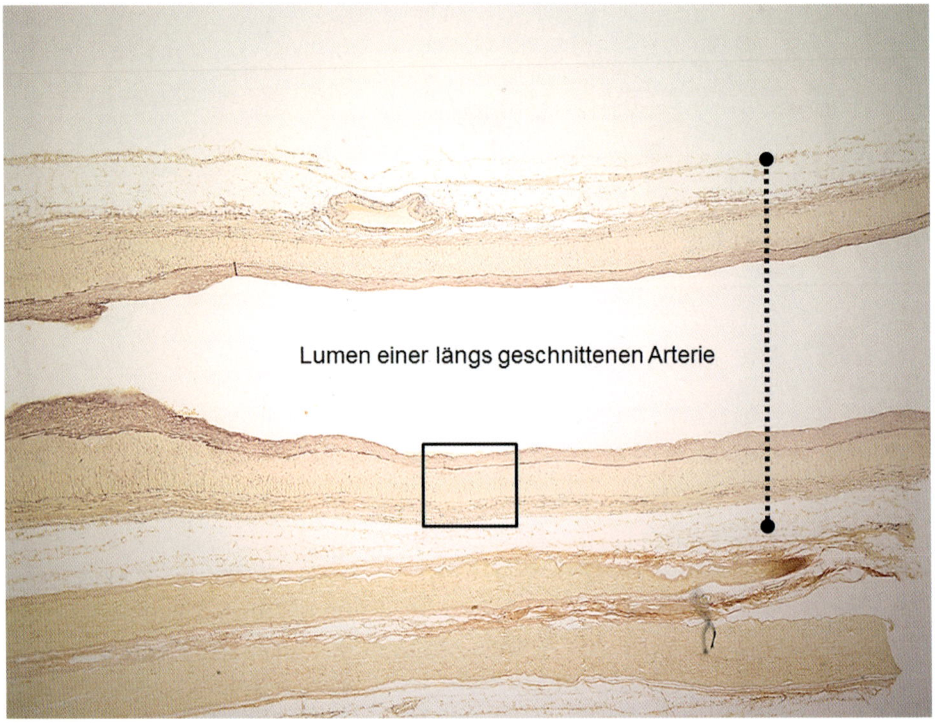


**Abb. 19.19 Arterie in der Übersicht (El-HvG-Färbung).** In ➤ Abb.19.20a ist ein Längsschnitt durch die Gefäßwand (Quadrat) zu sehen, in ➤ Abb.19.20b ein Querschnitt (gestrichelte Linie).



In den Kursen der mikroskopischen Anatomie gibt es menschliche Präparate oft mit pathologischen Veränderungen, hier am Beispiel einer Intimaverdickung. Eine Zunahme der Tunica intima kann im Weiteren zur Einlagerung von Kalksalzen führen (Arteriosklerose). Tierische Präparate sind in der Regel nicht pathologisch verändert, diese können aber von der menschlichen Anatomie abweichend sein.

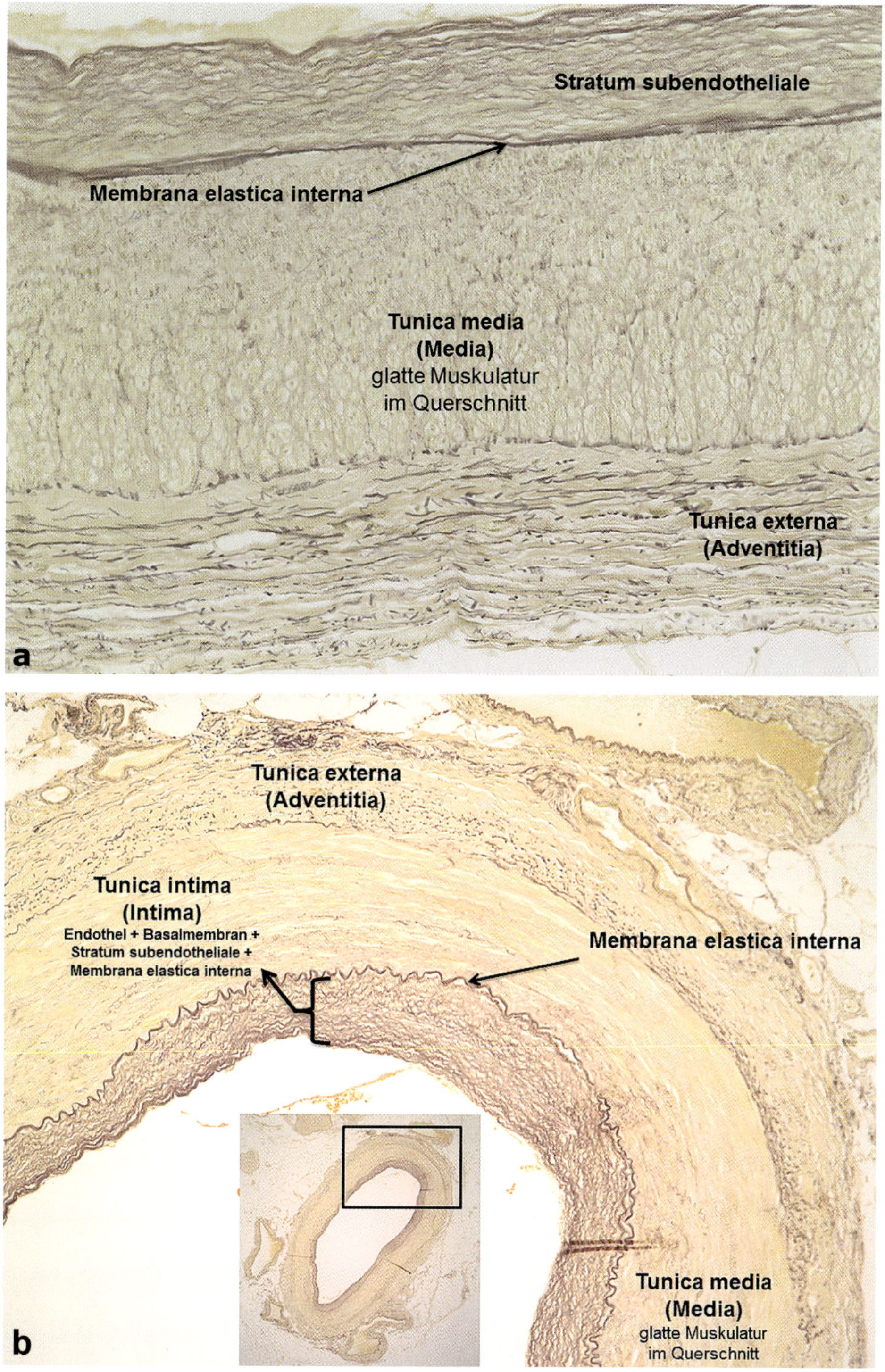


**Abb. 19.20 Arterie vom muskulären Typ im Längs- (a) und Querschnitt (b).** Die subendotheliale Schicht ist deutlich pathologisch verdickt (**b,** Intimaverdickung). Eine Hypothese besagt, dass glatte Muskelzellen aus der Media in die subendotheliale Schicht wandern. Anreicherung der geschädigten Intima durch Lipoproteine. Entstehung von Schaumzellen (Makrophagen mit Lipiden). Entstehung von Plaques, Einlagerung von Kalksalzen, Arteriosklerose.

## 19.6 Epithel- und Oberflächendifferenzierung

An der richtigen Stelle suchen!

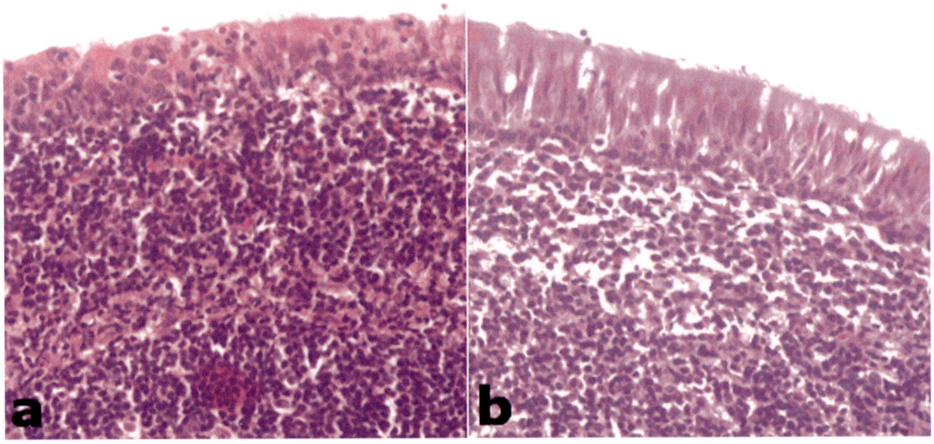


**Abb. 19.21 Tonsilla pharyngea (HE-Färbung). a** Es fällt schwer, das Epithel überhaupt zu erkennen, geschweige denn es zu klassifizieren, was an der massiven Lymphodiapedese (Wanderung der Lymphozyten durch das Epithel) liegt. **b** Die Abbildung erlaubt eine bessere Diagnose des Epithels. Mehrreihig hochprismatisches Epithel, wahrscheinlich mit einer Oberflächendifferenzierung.

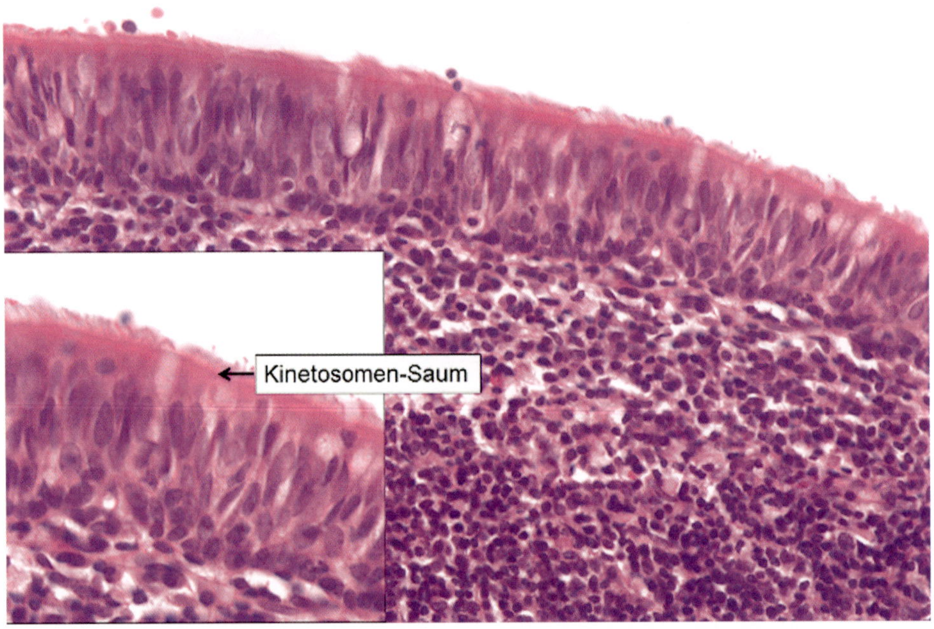


**Abb. 19.22 Tonsilla pharyngea (HE-Färbung).** Hier ist es wichtig, das Epithel an mehreren Stellen zu beurteilen und für die Oberflächendifferenzierung die richtige Ausleuchtung des Präparats zu wählen. Dazu kann man die Frontlinse wieder aus dem Strahlengang ausklappen oder die Kondensor-Aperturblende zuziehen. Wenn das Mikroskop diese Funktionen nicht hat, legen Sie ein normales Blatt Papier auf die Leuchtfeldblende. So sieht man, wie hier im Beispiel, die Kinozilien und sogar den Kinetosomensaum innerhalb der Epithelzellen.

## 19.7 Routinefärbung vs. Toluidinblau-Färbung

Wenn im Kurs auch Semidünnschnitte zum Einsatz kommen, ist die Orientierung zunächst schwer. Gewebe und Strukturen verhalten sich in der Paraffineinbettung anders als in einer Kunststoffeinbettung (Semidünnschnitt). Artifizielle Schrumpfräume und das Aussehen von Geweben sind teilweise sehr unterschiedlich. Nicht nur die Anfärbung, sondern vor allem die Schnittdicke sind hier die entscheidenden Faktoren. Semidünnschnitte, wie der Name schon sagt, sind deutlich dünner als Paraffinschnitte.

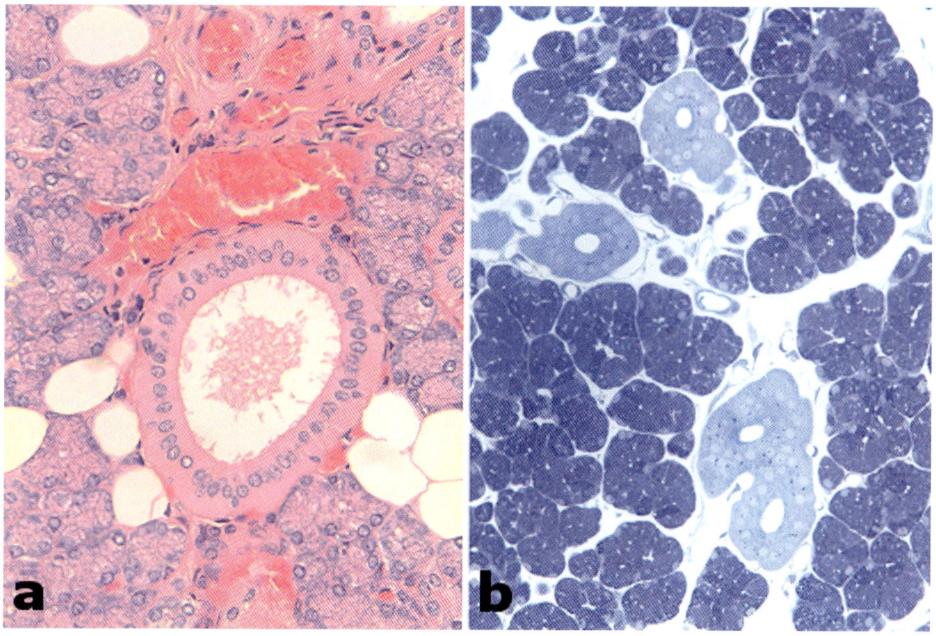


Abb. 19.23 **Am Beispiel der Parotis in HE-Färbung (a) sehen die außen liegenden Azini und das zentrale Streifenstück gänzlich anders aus als im Toluidinblau gefärbten Präparat (b).** Azini, Streifenstücke, alle Kerne und sogar die Zymogengranula (Enzymvesikel innerhalb der Zellen der Azini) sind strukturiert und gut im Semidünnschnitt zu sehen.

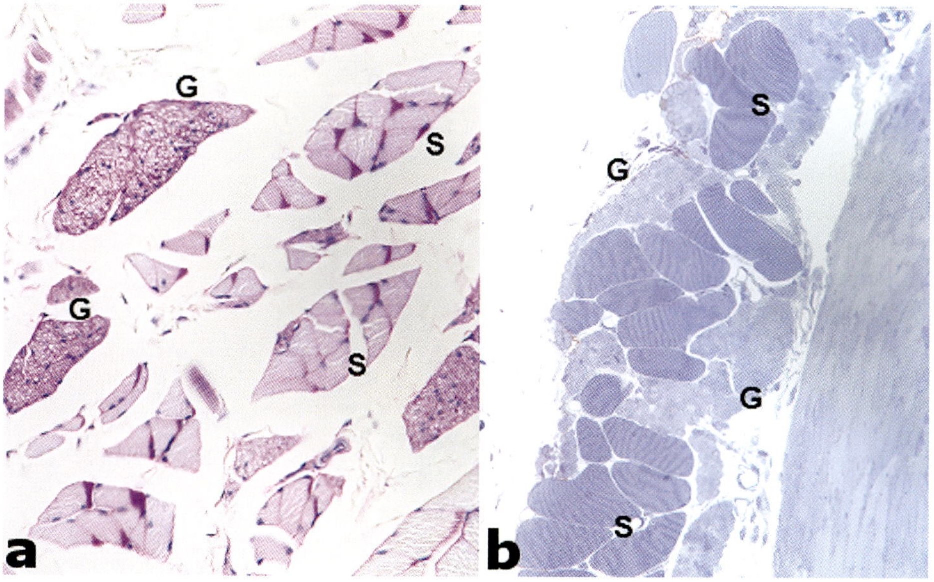


Abb. 19.24 **Achte auf die stark abweichenden Schrumpf-Artefakte!** **a** HE-Färbung. **b** Toluidinblau-Färbung. Auch die Muskelgewebe, Skelett- (S) und glatte Muskulatur (G) stellen sich unterschiedlich dar. Auch hier ist der Gewebserhalt im Semidünnschnitt deutlich besser.

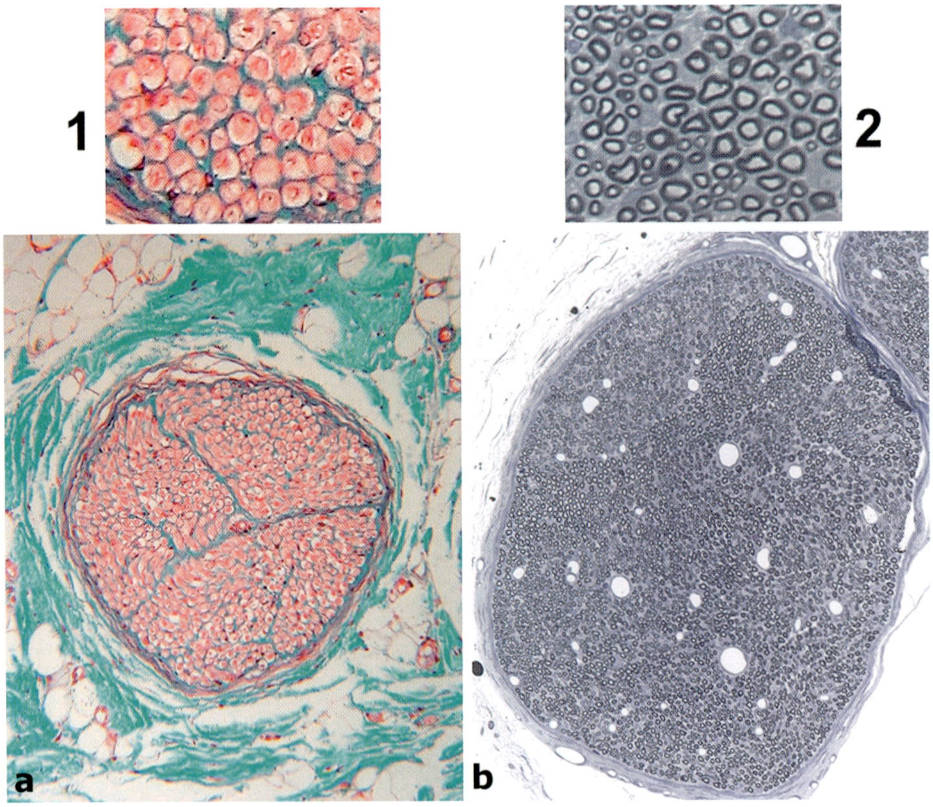


Abb. 19.25 **Peripherer Nerv in Goldner-Färbung (a) und Toluidinblau-Färbung (b).** Hier sieht man vollkommen unterschiedliche Gewebskomponenten, bedingt durch die Art der Anfärbung bzw. den jeweils angefärbten Strukturen. In einer Routinefärbung (HE, HvG, Goldner, Azan etc.) sieht man angefärbte Kreise. Diese bestehen aus dem Endoneurium (retikuläres Bindegewebe) und innerhalb der sichtbaren Kreise sieht man öfter die komplette Schwann-Zelle. In ihr erkennt man je nach Anschnitt eventuell den Kern. Die Myelinscheide besteht überwiegend aus Fett, das durch die Präparatherstellung ausgewaschen wurde, und dem Axon, welches nur über eine Versilberung sichtbar gemacht werden kann.
**Das bedeutet im Klartext für Routinefärbungen:** Innerhalb der Kreise (**1**) sieht man ab und zu den Schwann-Zellkern und Restzytoplasma der Schwann-Zelle. Axon und Myelinscheide sind nicht sichtbar.
In der Toluidinblau-Färbung bestehen die Kreise aus der Mark- bzw. Myelinscheide (**2**). Innerhalb des Kreises ist also nur das Axon, das man allerdings aus den gleichen Gründen wie bei der Routinefärbung nicht sehen kann.

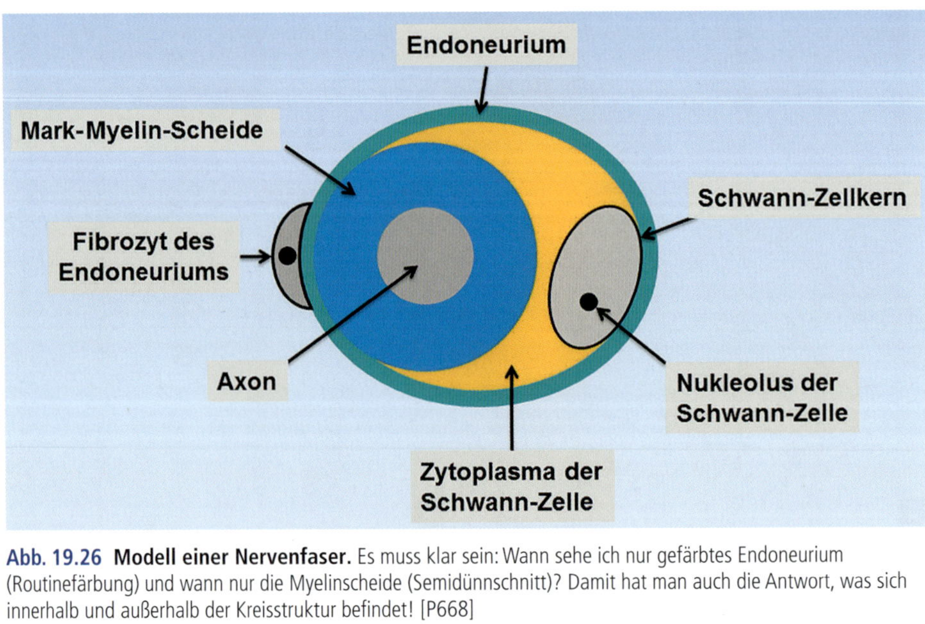


Abb. 19.26 **Modell einer Nervenfaser.** Es muss klar sein: Wann sehe ich nur gefärbtes Endoneurium (Routinefärbung) und wann nur die Myelinscheide (Semidünnschnitt)? Damit hat man auch die Antwort, was sich innerhalb und außerhalb der Kreisstruktur befindet! [P668]

19

## 19.8 Guter Artefakt

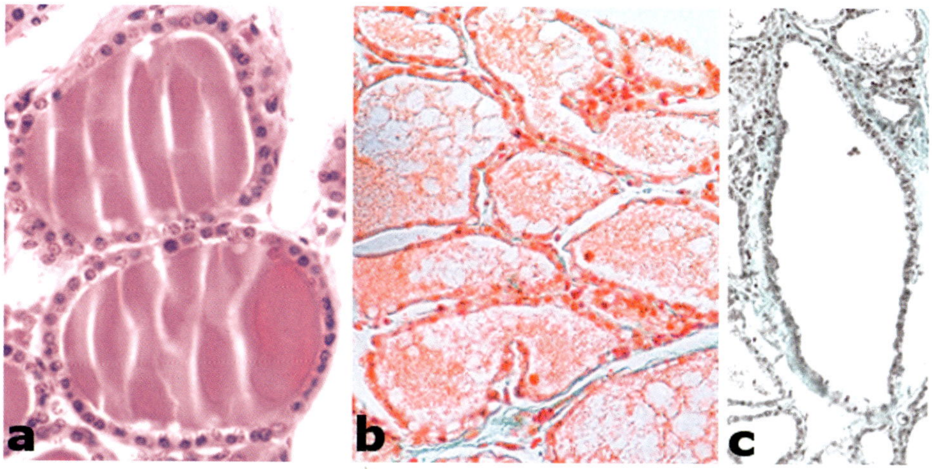

**Abb. 19.27 Schilddrüse (a, HE-Färbung), Mamma lactans (b, Goldner-Färbung), Ausführungsgang der Mamma lactans (c, Goldner-Färbung).** Die Schilddrüse und eine Mamma lactans bestehen beide aus alveolären Strukturen und einem meist einschichtig isoprismatischen Epithel. Das Kolloid der Schilddrüsenfollikel bildet Schnittscharten (a), das Fett aus der Milch der Mamma wird herausgelöst und erscheint in Form von rundlichen Löchern (b). Als letzter Schritt bleibt nun noch der Ausführungsgang. Die Mamma lactans als exokrine Drüse hat einen Ausführungsgang (c), während die Schilddrüse endokrin ist und somit keine Ausführungsgänge hat.

# Register

# Lernkarten

Auf den folgenden Seiten finden Sie Lernkarten zu allen wichtigen Themen. Sie können diese Lernkarten einfach raustrennen und mitnehmen.

Außerdem können Sie unter https://else4.de/Kursskript_Histologie digital auf die Lernkarten zugreifen.

# Exokrine Drüsen

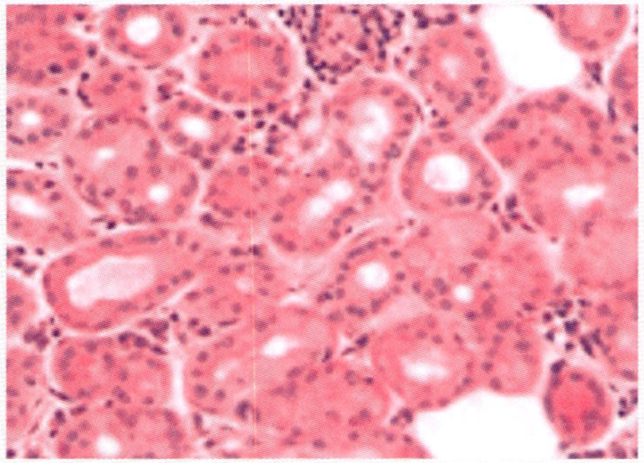

**Glandula lacrimalis**
rein seröse Drüse, tubuloalveolär,
**keine** Schaltstücke, **keine** Streifenstücke,
Ausführungsgang, häufig deutliche Lumen
der Endstücke zu sehen

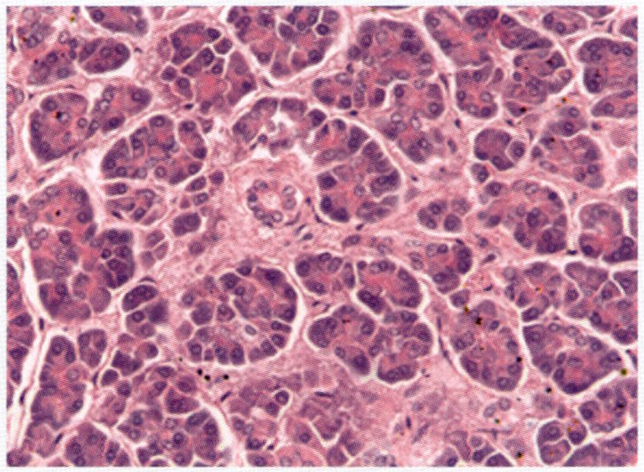

**Pankreas (Bauchspeicheldrüse)**
rein seröse Drüse, viele Azini, Schaltstücke,
**keine Streifenstücke**, Ausführungsgänge –
kleine finden sich intralobulär,
große sind interlobulär
Zentroazinäre Zellen im Lumen der Azini,
Langerhans-Inseln (endokrin)

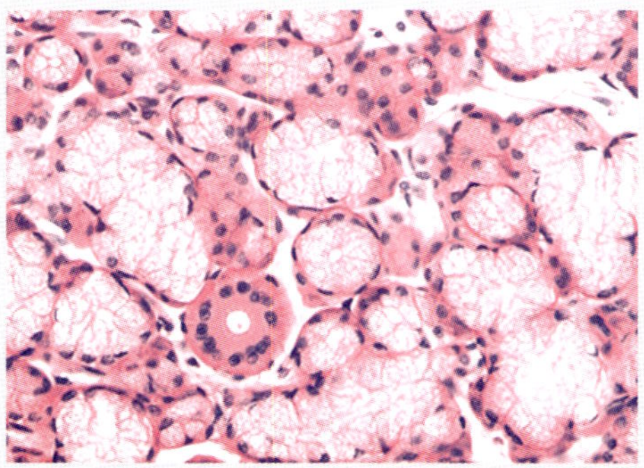

**Glandula sublingualis**
überwiegend muköse Drüse, viele Tubuli,
wenig Schalt- und kleine Streifenstücke,
Ausführungsgänge, seröse Anteile liegen
meist in Form von serösen Kappen
(von-Ebner-Halbmonde) vor

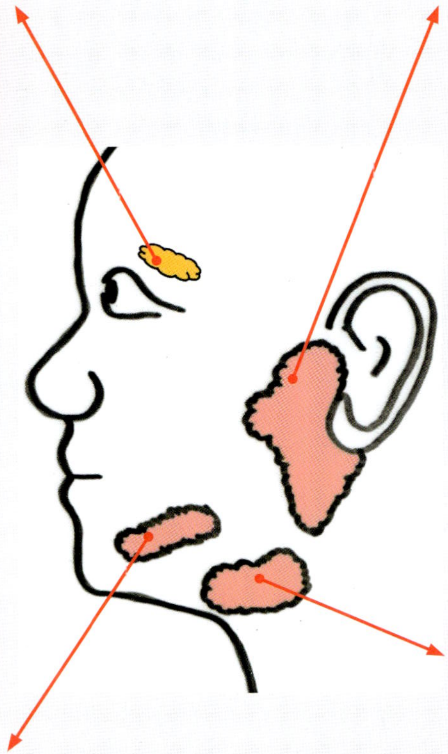

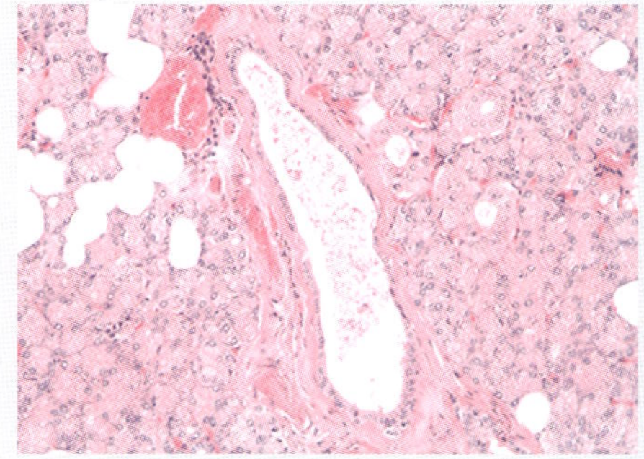

**Glandula parotidea (Parotis)**
rein seröse Drüse, viele Azini,
Schalt- und Streifenstücke,
Ausführungsgänge, **meist Anschnitte vom N. facialis**

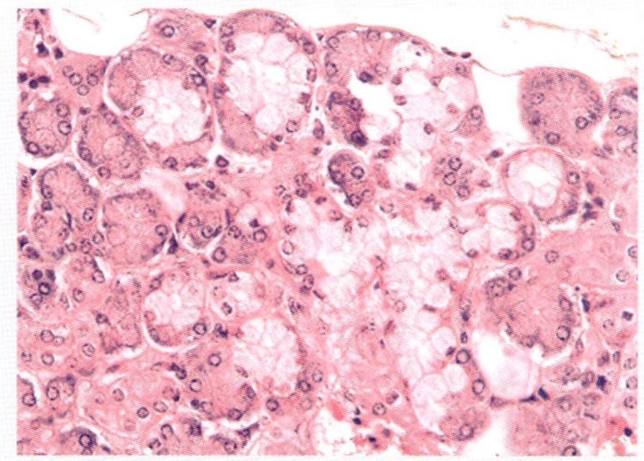

**Glandula submandibularis**
überwiegend seröse Drüse, viele Azini,
Schalt- und Streifenstücke, Ausführungs-
gänge, wenig muköse Tubuli

# Zahn

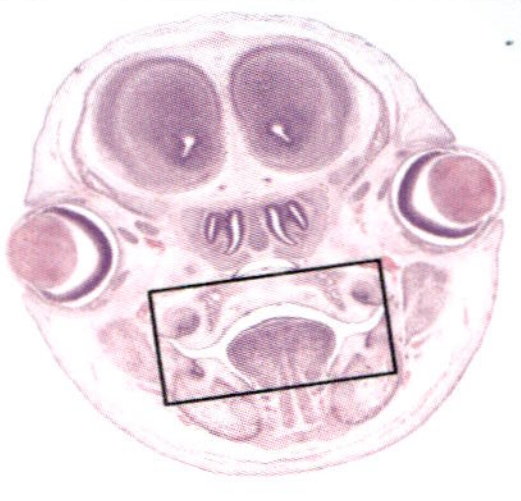
Zahnanlage

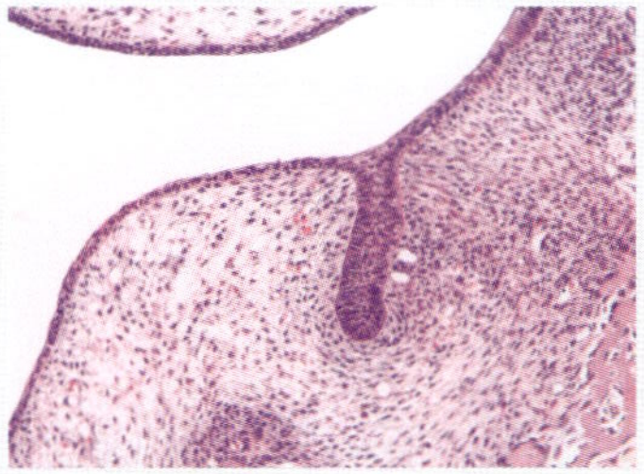
Zahnleiste

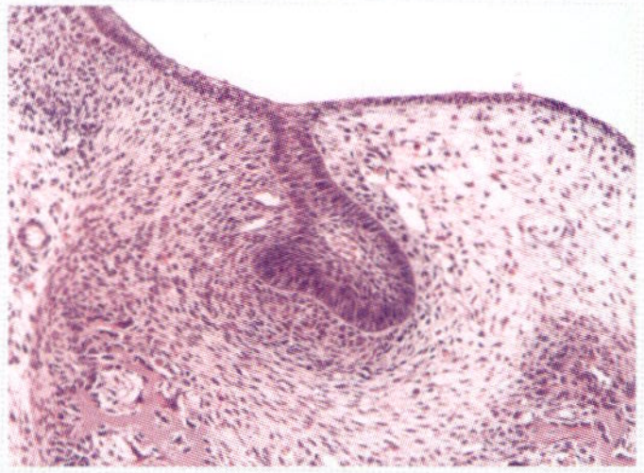
Entstehung der Zahnkappe

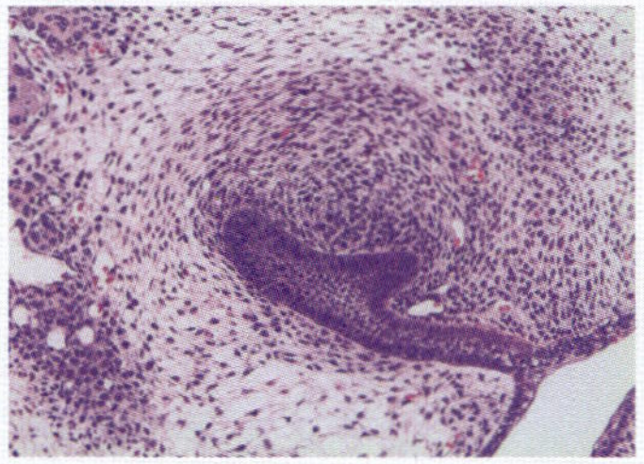
Ausbildung der Zahnkappe

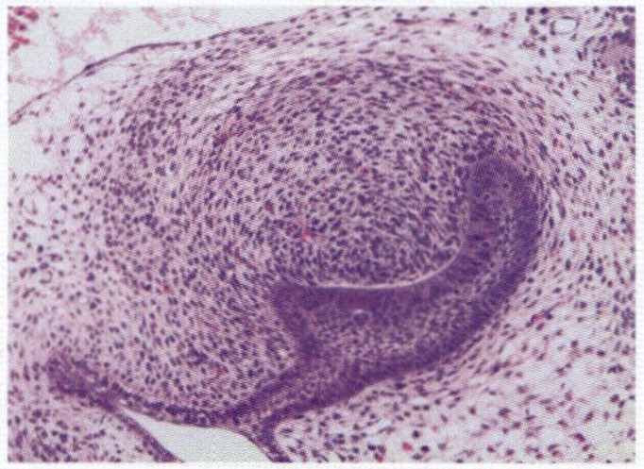
Zahnkappe

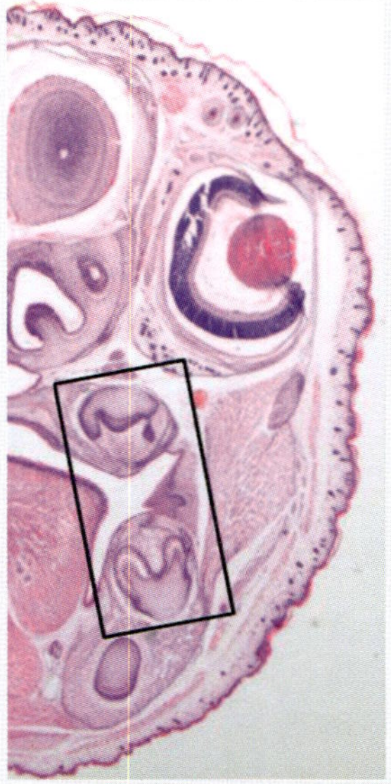

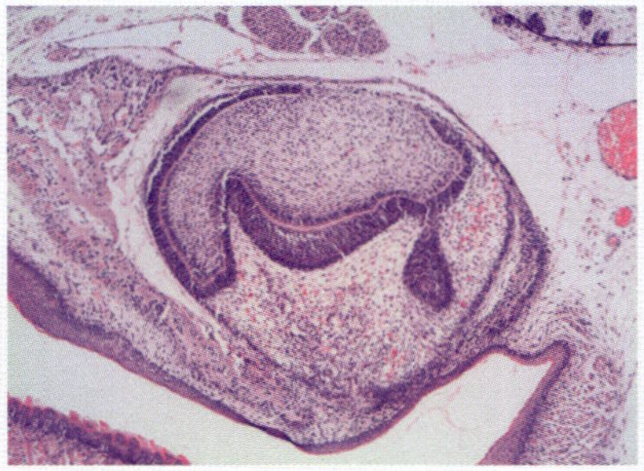
**Zahnglocke**
noch keine Bildung von Hartsubstanzen

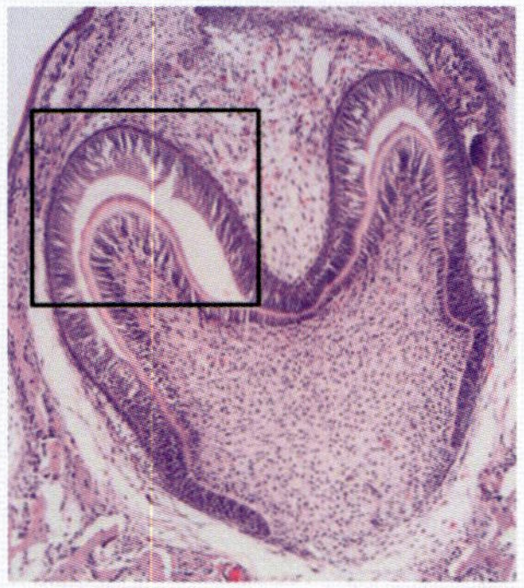

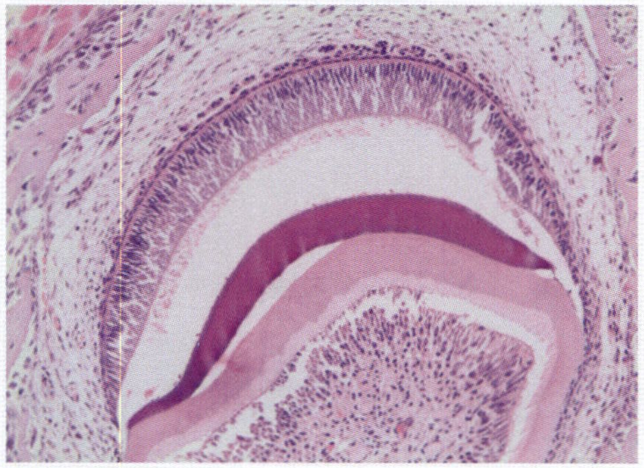
**Zahnglocke**
Bildung von Hartsubstanzen (Dentin und Schmelz)

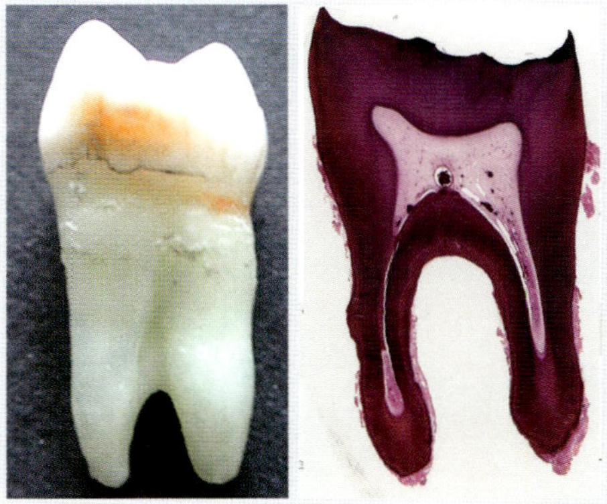
Adulter Zahn

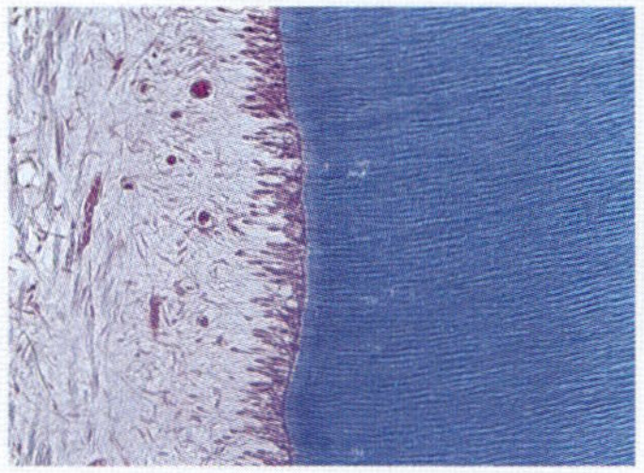
**Zahnpulpa-Dentin-Grenze**
Odontoblasten, Prädentin, Dentin mit Tomes-Faserung

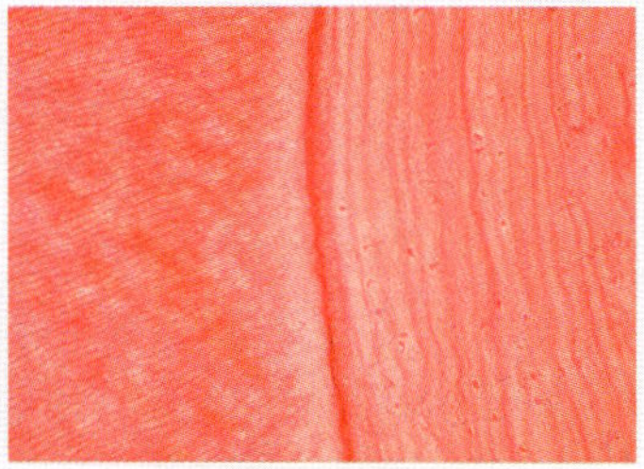
**Dentin-Zement-Grenze**
Dentin mit Tomes-Faserung, zellulärer Zement

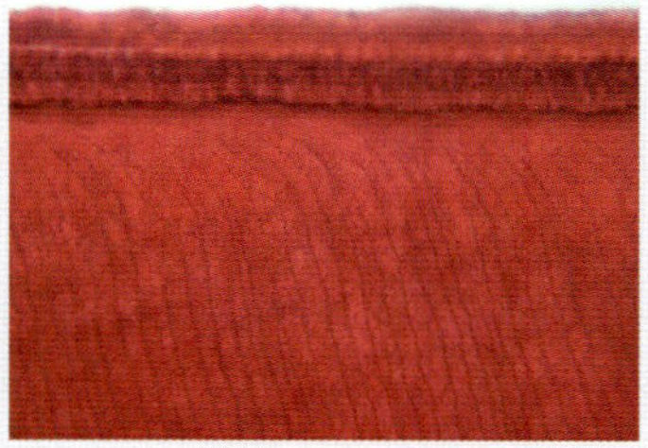
**Dentin-Zement-Grenze**
Dentin mit Tomes-Faserung, azellulärer Zement

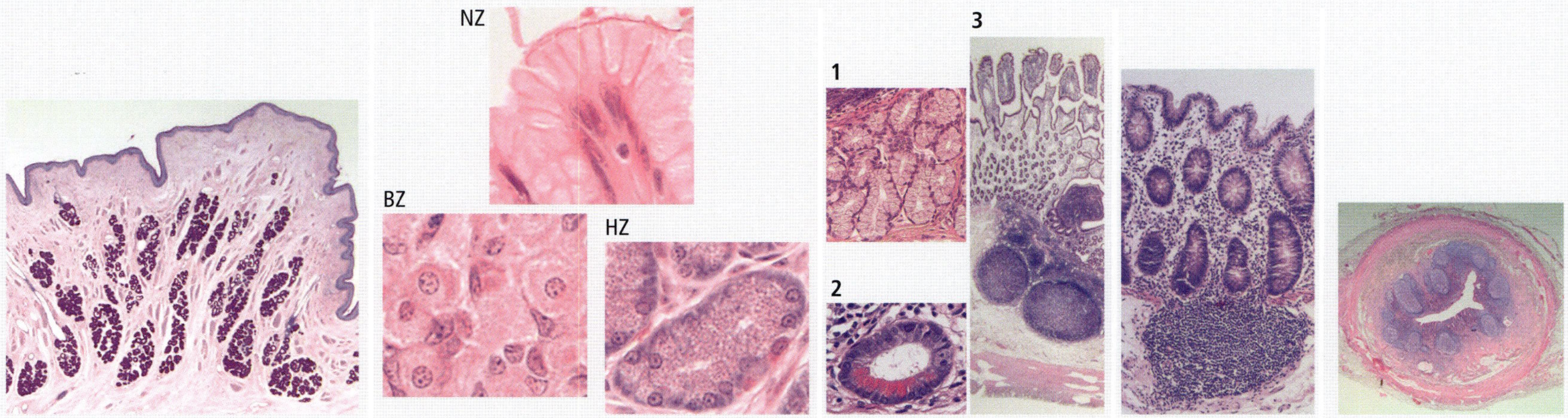


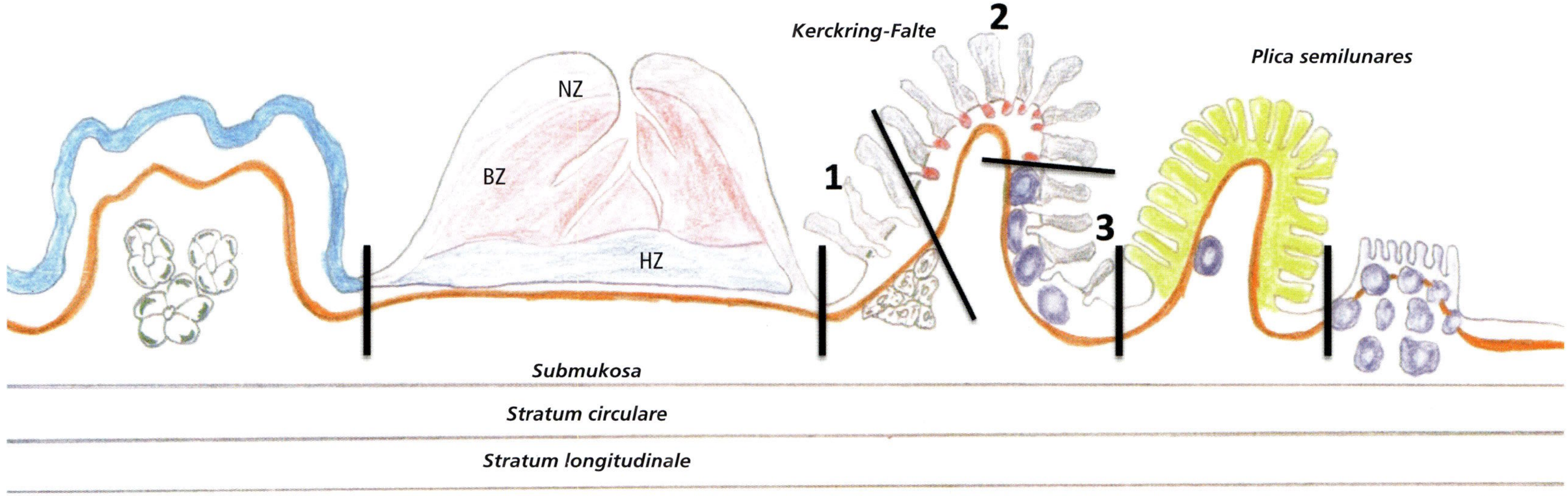


**Ösophagus**
Glandulae oesophageae in der Submukosa
mehrschichtig unverhorntes Plattenepithel
Skelettmuskulatur in der Tunica muscularis möglich

**Magen / 3 Zonen**
Foveola gastrica (Krake)
Oben Nebenzellen (NZ) – Schleim
Mitte Belegzellen (BZ) – HCl + Intrinsic-Faktor
Unten Hauptzellen (HZ) – Pepsinogen

**Dünndarm (Zotten)**
1 = **Duodenum**
muköse Brunner-Drüsen in der Submukosa
2 = **Jejunum**
Paneth-Körnerzellen in den Lieberkühn-Krypten
3 = **Ileum**
Peyer-Plaques in der Lamina propria

**Dickdarm (keine Zotten)**
Kolon – nur Krypten!
Viele Becherzellen
Solitärfollikel in der Submukosa möglich

**Appendix**
Lymphfollikel überall in der Lamina propria und Submukosa

**MDT-Gemeinsamkeit:**
**Lamina muscularis mucosae**
**Stratum circulare und**
**Stratum longitudinale**

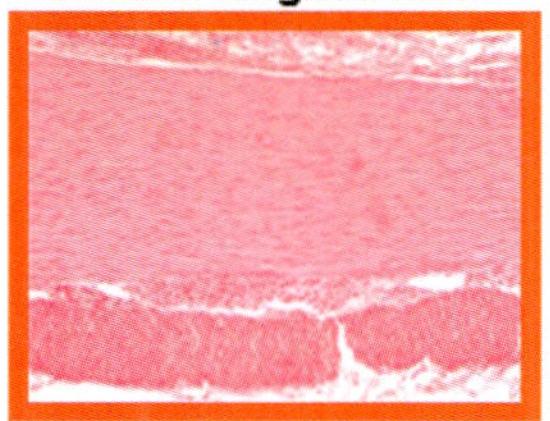

**Ösophagus (Speiseröhre)**
**(keine Zotten – keine Krypten)**

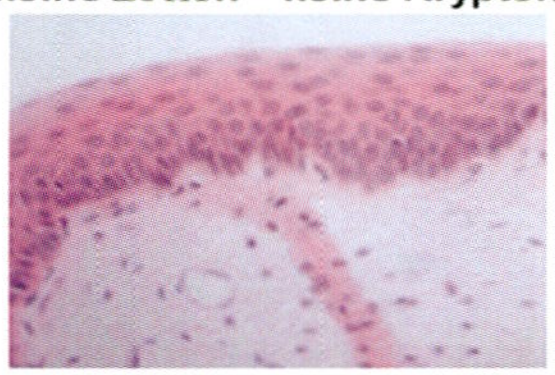

Mehrschichtig unverhorntes Plattenepithel

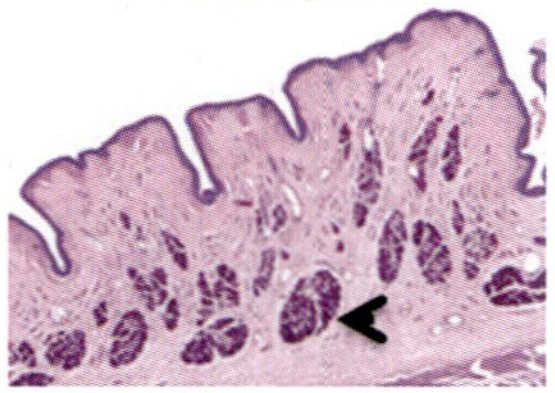

Glandulae oesophageae

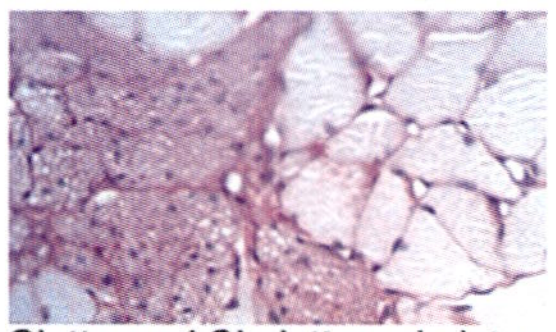

Glatte und Skelettmuskulatur

## Zotten und Krypten (im Dünndarm)

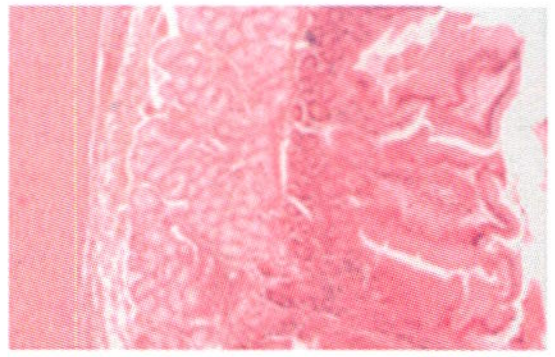

Duodenum (Brunner-Drüsen)

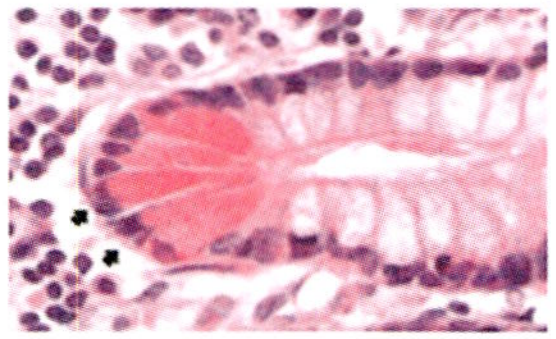

Jejunum (Paneth-Körnerzellen)

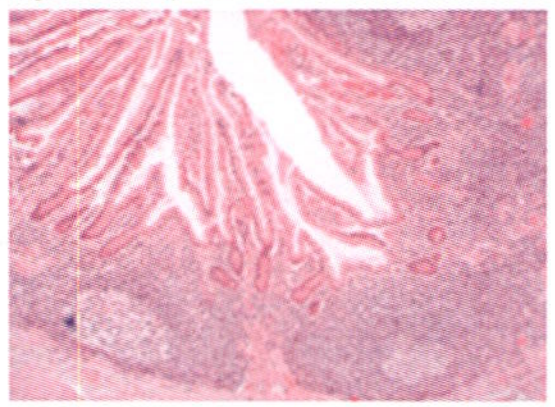

Ileum (Peyer-Plaque)

Becherzellen nehmen von oral nach aboral zu. Der Dünndarm hat makroskopisch sichtbare Plicae circulares (Kerckring-Falten). Mikroskopisch die Cryptae intestinales (Lieberkühn-Krypten).

## „Nur“ Krypten (in Kolon, Magen, Appendix)

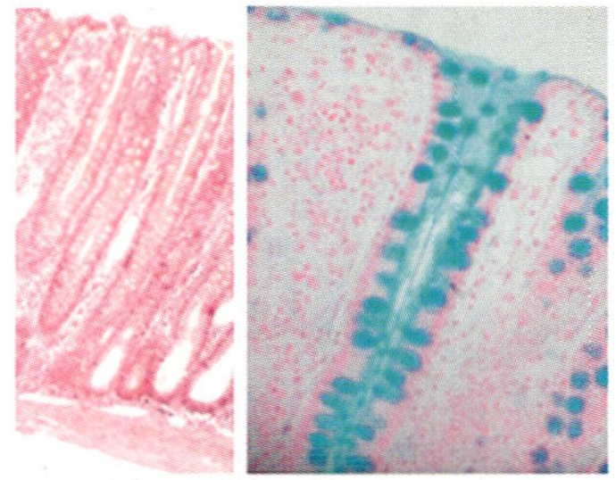

Kolon (viele Becherzellen)
Makroskopisch sieht man die Plicae semilunares.

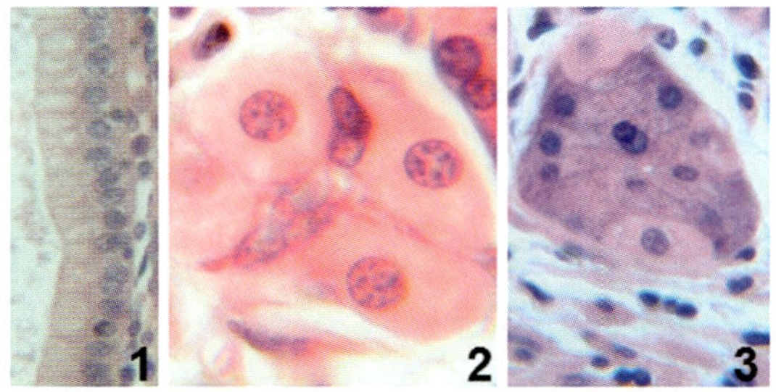


Corpus und Fundus des Magens
(1 = Neben-, 2 = Beleg- und 3 = Hauptzellen)

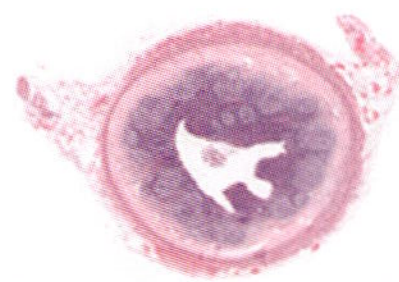

Lymphfollikel (ubiquitär)

# Endokrine Organe und ihre Hormone

**Adenohypophyse**
Eosinophile Zellen =
STH (Somatotropin), Prolaktin
Basophile Zellen =
TSH - Schilddrüse
ACTH - Nebenniere
FSH + LH - Eierstöcke und Hoden
+ MSH (Pars intermedia)

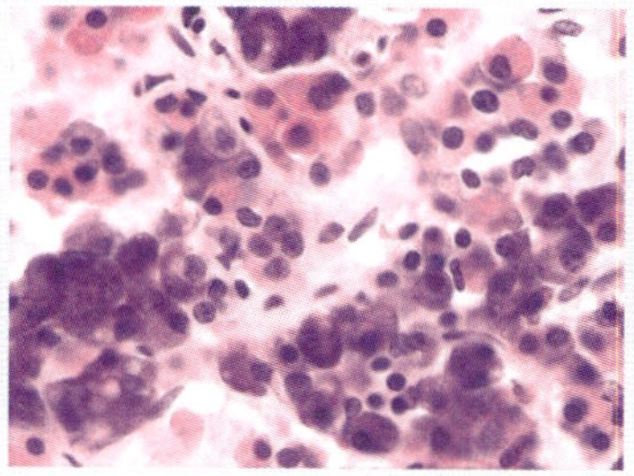

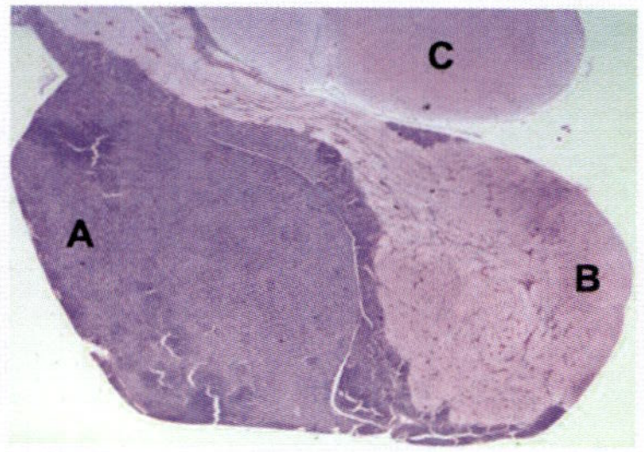


A = Adeno-, B = Neurohypophyse,
C = Hypothalamus

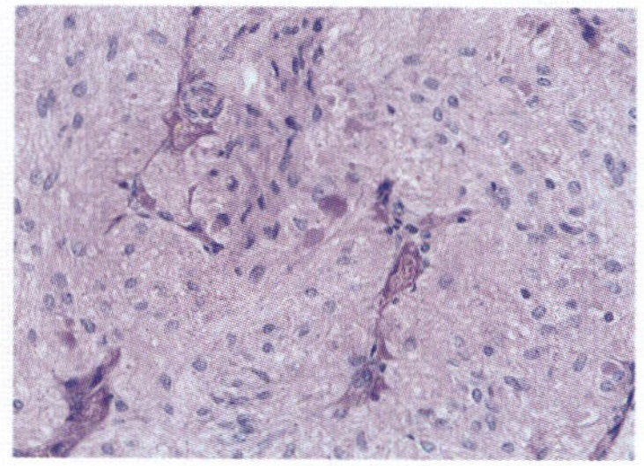

**Neurohypophyse**
Speicherung von Oxytocin und Vasopressin (ADH)
Produktion der Hormone erfolgt im Hypothalamus

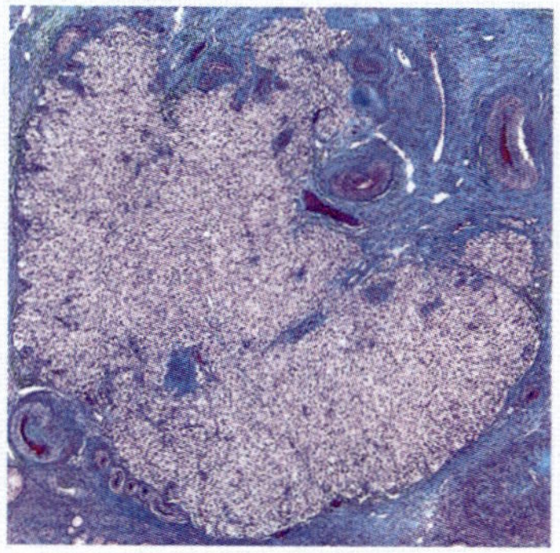

**Eierstöcke**
Corpus luteum bildet Progesteron und Östrogen

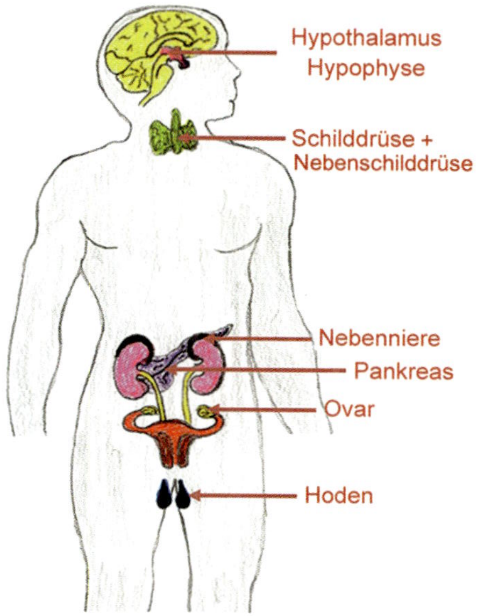


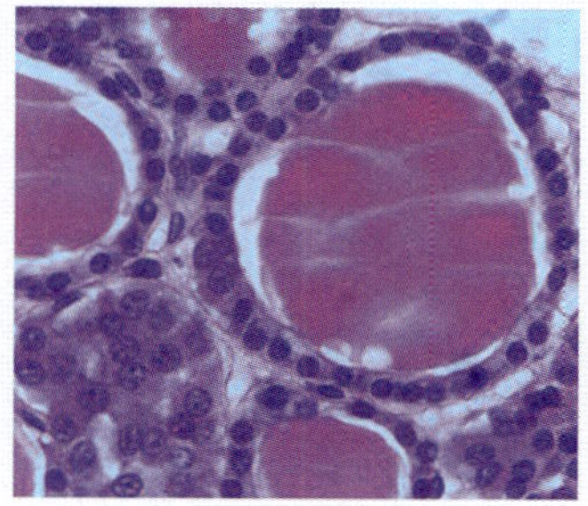

**Schilddrüse**
T3+T4 (mittels Follikelepithel),
Regelung von vielen wichtigen Funktionen des Körpers
C-Zellen bilden Calcitonin,
dadurch wird der Kalzium-Spiegel im Blut gesenkt

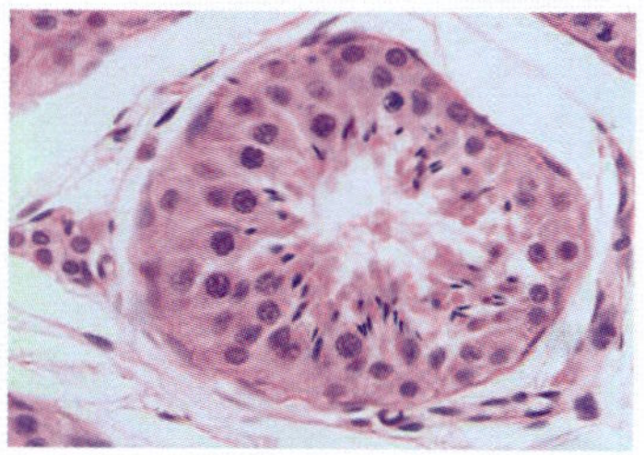

**Hoden**
Die Leydig-Zellen bilden Testosteron

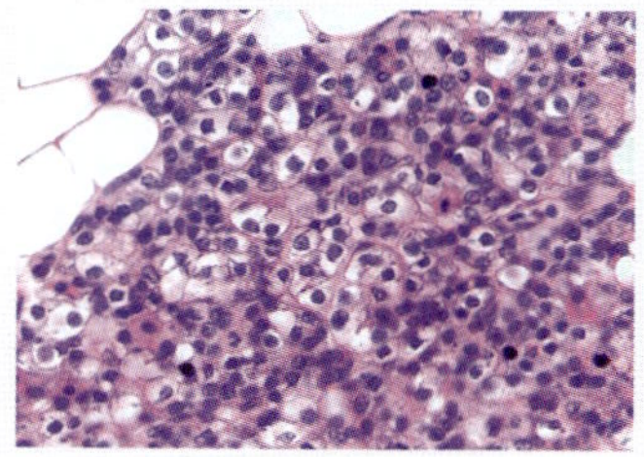

**Nebenschilddrüse**
Basophile aktive Zellen bilden Parathormon,
Gegenspieler des Calcitonins,
Blut-Kalzium-Spiegel wird angehoben

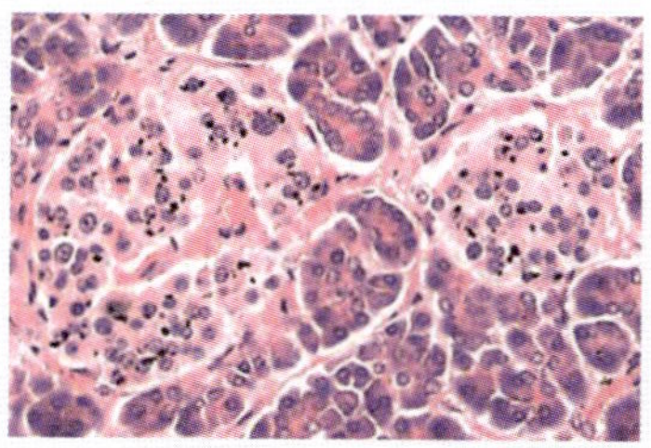

**Bauchspeicheldrüse**
Langerhans-Inseln:
A-Zellen = Glukagon, B-Zellen = Insulin,
D-Zellen = Somatostatin,
PP-Zellen = pankreatisches Polypeptid

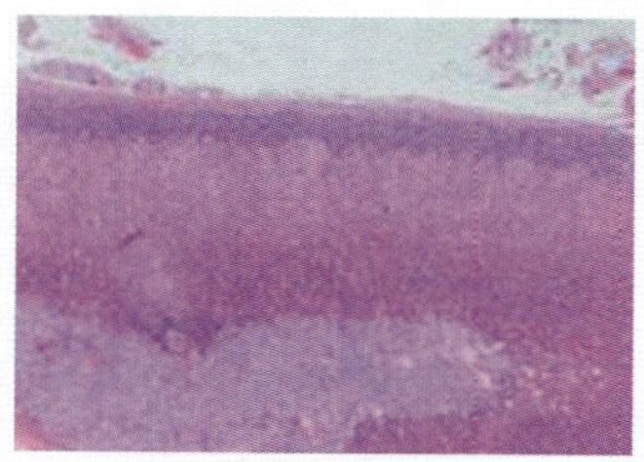

**Nebenniere**
Rinde: Zona glomerulosa = Mineralokortikoide (z. B. Aldosteron)
Zona fasciculata = Glukokortikoide (z. B. Kortisol, Kortison)
Zona reticularis = Androgene (z. B. Dehydroepiandrosteron)
Mark: Adrenalin und Noradrenalin

# Lymphatische Organe und Gewebe

Tonsillen: Epithelüberzug
Lymphknoten, Milz und Thymus: Bindegewebskapsel
Appendix: Schichtung des Verdauungstrakts und Lumen

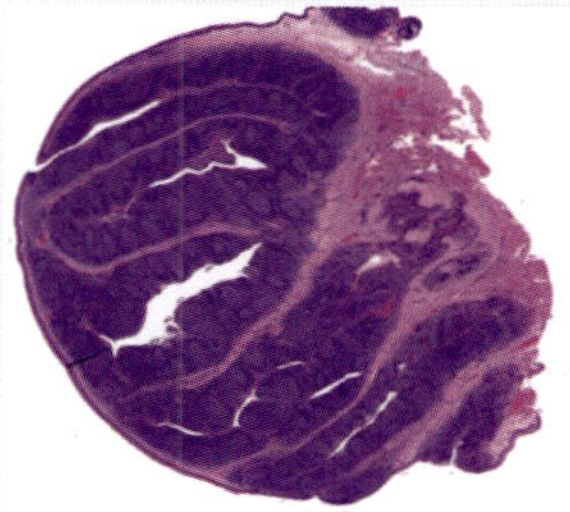

**T. palatina:** mehrschichtig unverhorntes Plattenepithel + tiefe Krypte

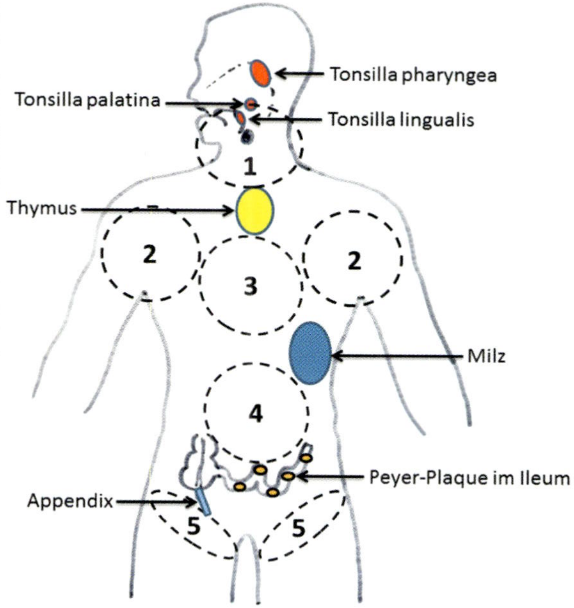


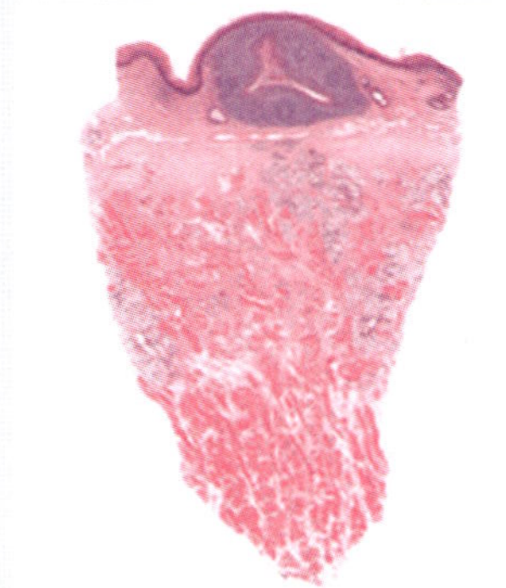

**T. lingualis:** mehrschichtig unverhorntes Plattenepithel + unter dem lymphatischen Gewebe Skelettmuskulatur und Drüsen der Zunge

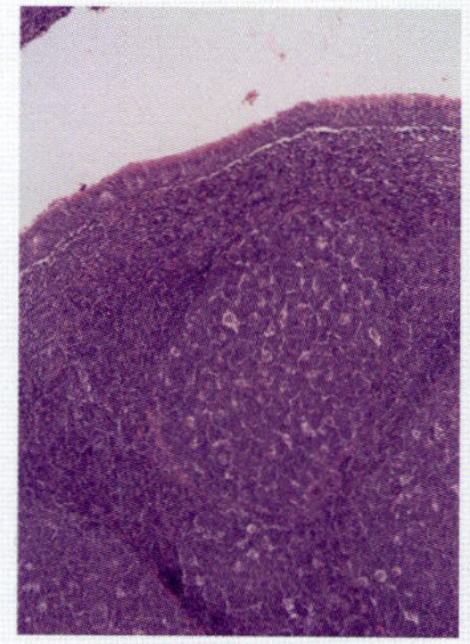

**T. pharyngea:** mehrreihig hochprismatisches Epithel (Flimmerepithel oder respiratorisches Epithel)

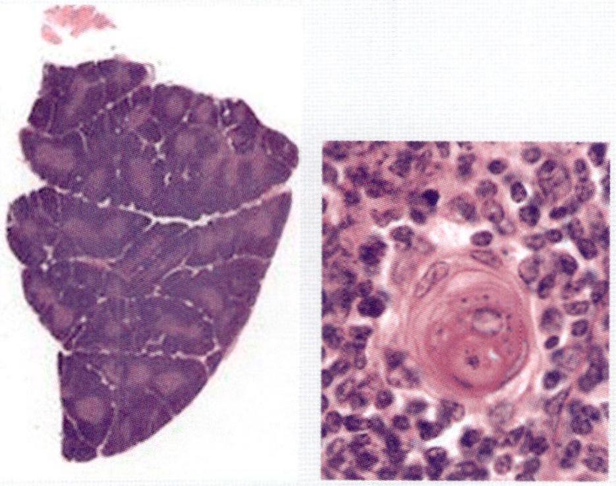

**Thymus:** Rinde/Mark, Läppchengliederung, Hassal-Körper im Mark

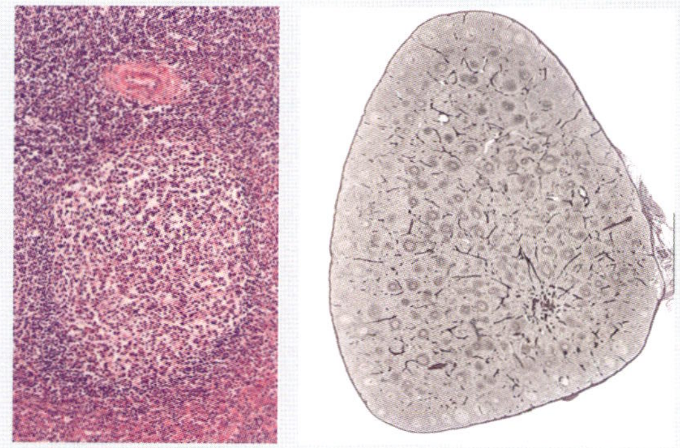

**Milz:** kein Randsinus, Lymphfollikel mit Zentralarterie = Malpighi-Körper

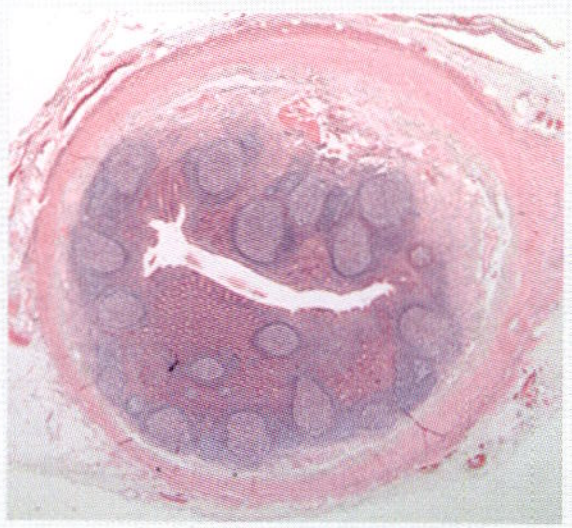

**Appendix:** Wandbau des Verdauungstrakts, Lumen, Lymphfollikel sind ubiquitär

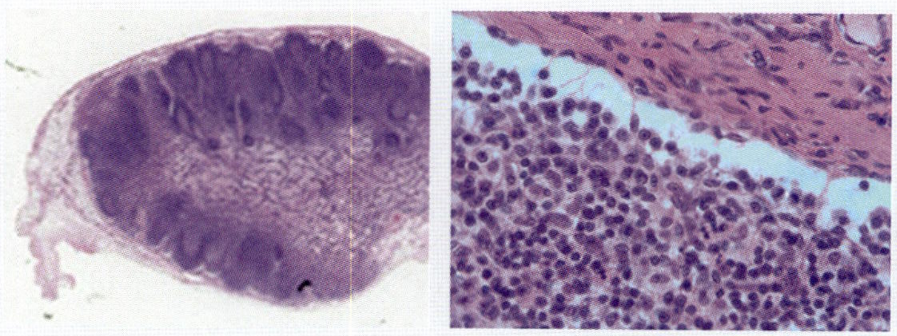

**Lymphknoten (1–5):** Randsinus, randständige Lymphfollikel

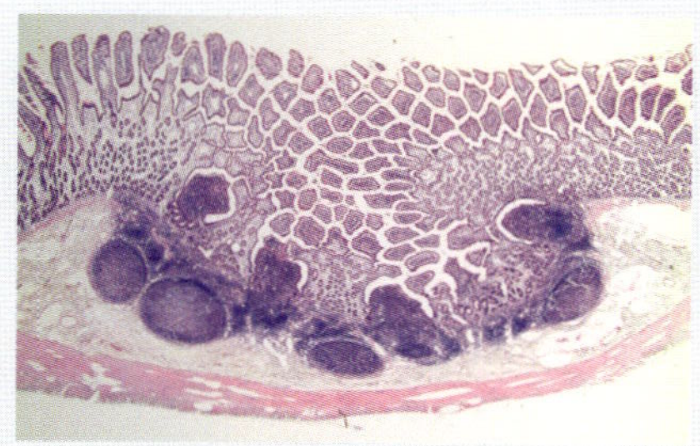

**Peyer-Plaque/Ileum**
Anhäufung von Lymphfollikeln nur an einer Stelle

Niere

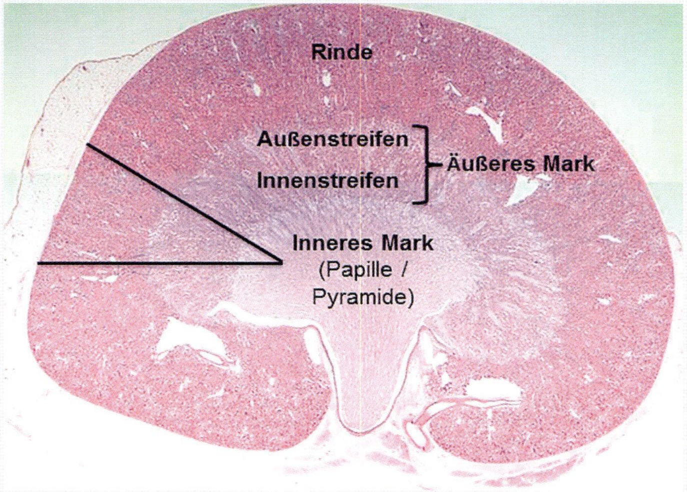


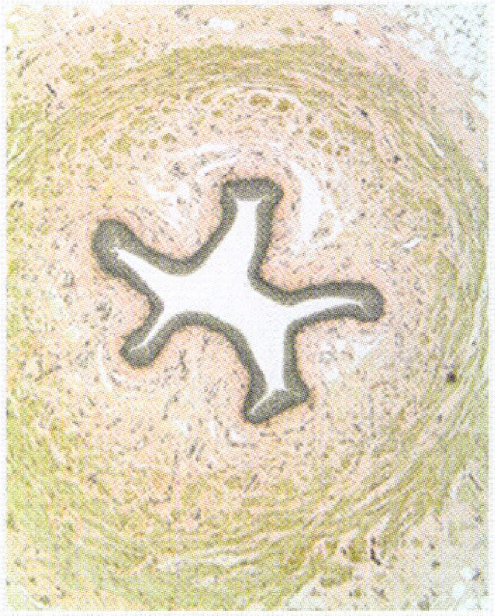

**Harnleiter**
hauptsächlich zirkuläre glatte Muskulatur

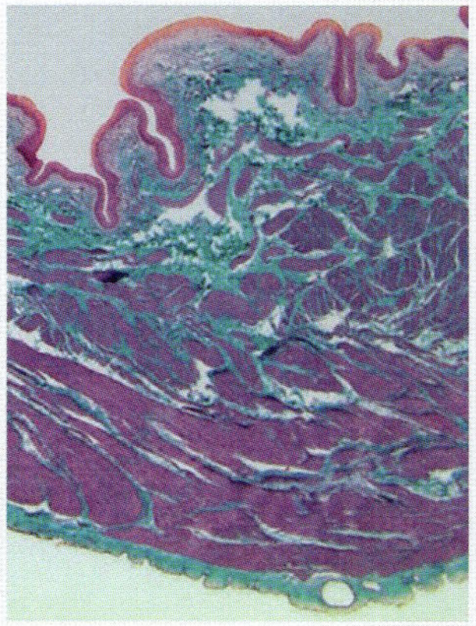

**Harnblase**
glatte Muskulatur in Schichten – Längs-, Quer- und Schrägschnitte der Muskulatur

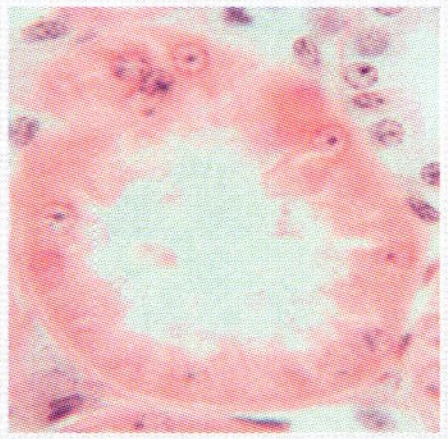

**Proximaler Tubulus**
in Rinde und Außenstreifen des äußeren Marks

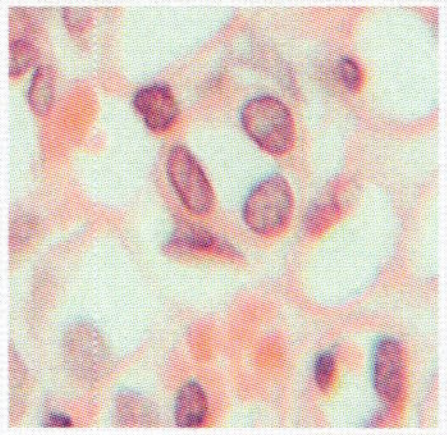

**Intermediärtubulus**
im inneren Mark

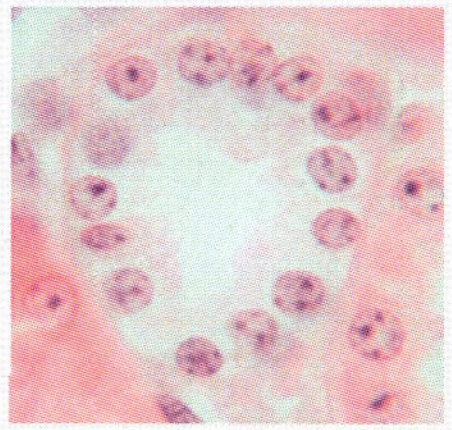

**Distaler Tubulus**
in Rinde, Außen- und Innenstreifen des äußeren Marks

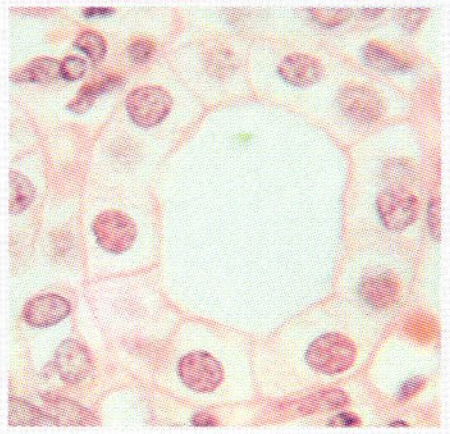

**Sammelrohr**
in der Rinde in Form der Markstrahlen, überwiegend im inneren Mark

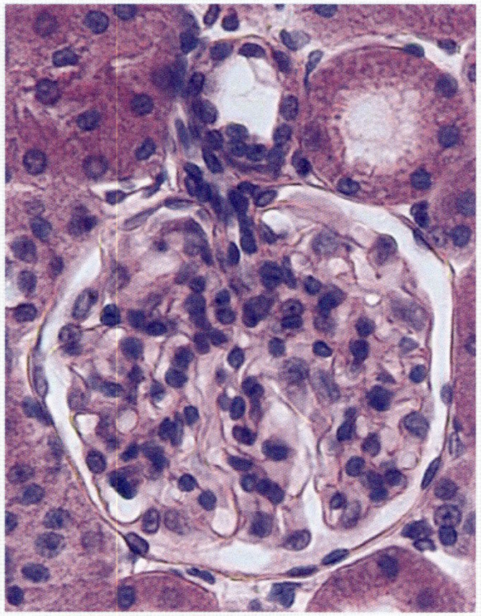

**Corpusculum renale**
nur in der Rinde

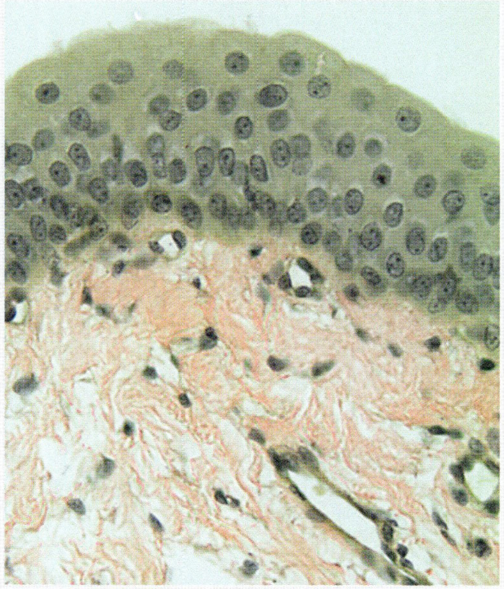

**Urothel / Übergangsepithel**
Nierenbecken, Ureter, Harnblase und Anfangsteile der Urethra

# Männliche Geschlechtsorgane

Die Spermien aus den Tubuli seminiferi contorti werden im Rete testis zwischengelagert. Aus dem Nebenhoden-Kopf durch die Ductuli efferentes in den Ductus epididymidis (Nebenhoden-Korpus) zur Reifung transportiert und bei der Abgabe durch den Ductus deferens und weiter durch die Prostata geschleust, wo sie mit den Sekreten der Glandula vesiculosa und der Prostata zum Ejakulat vermischt werden.

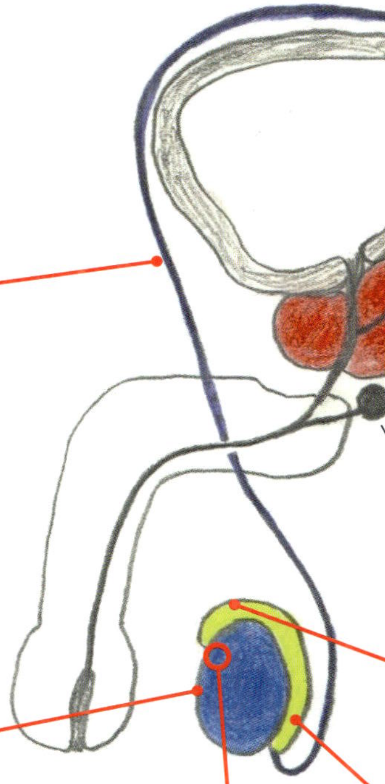


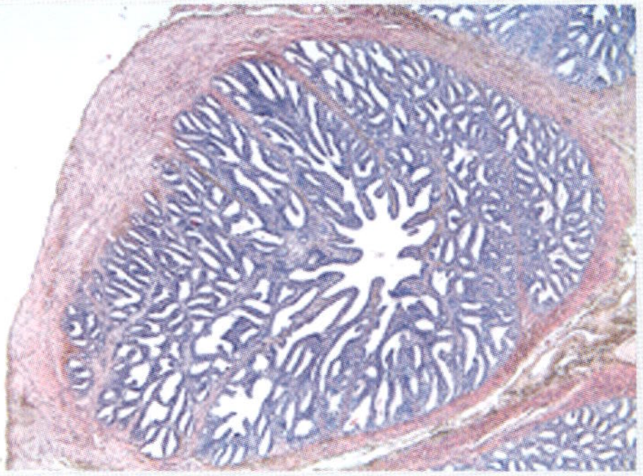

**Glandula vesiculosa**
schwammartiges Gerüst, einschichtiges bis zweireihiges iso- bis hochprismatisches Epithel

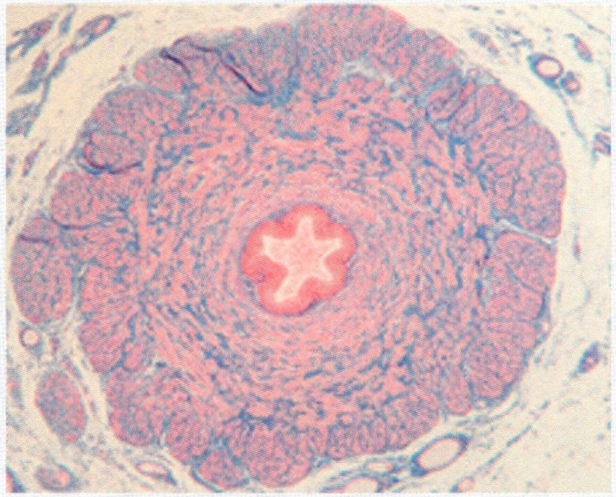

**Ductus deferens**
mehrreihig hochprismatisches Epithel mit Kino- oder Stereozilien, ein bis drei Schichten glatter Muskulatur

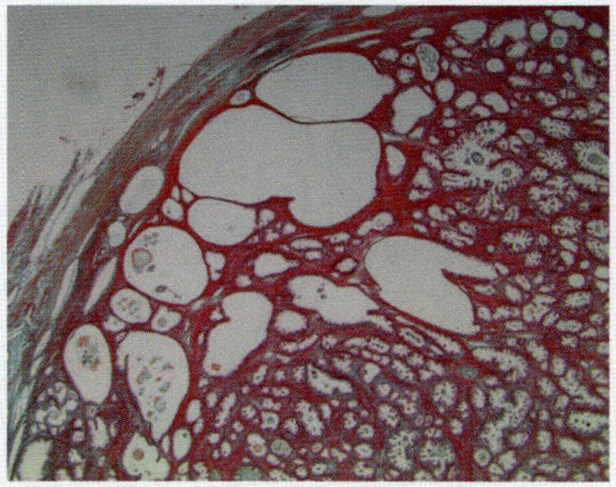

**Prostata:** oft Prostatasteine, fibromuskuläres Grundgerüst

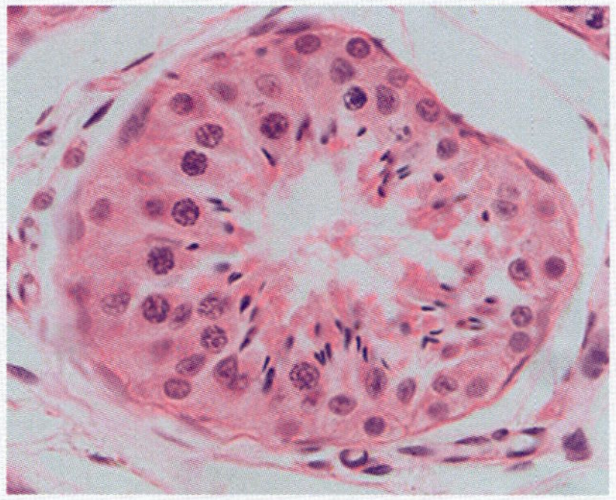

**Tubulus seminiferus**
Keimzellen, Sertolizellkerne, außen Leydig-Zellen

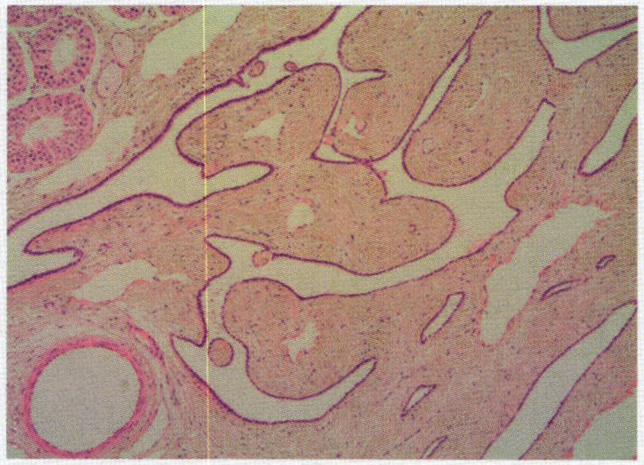

**Rete testis**
bizarre Hohlräume mit einschichtig isoprismatischem Epithel

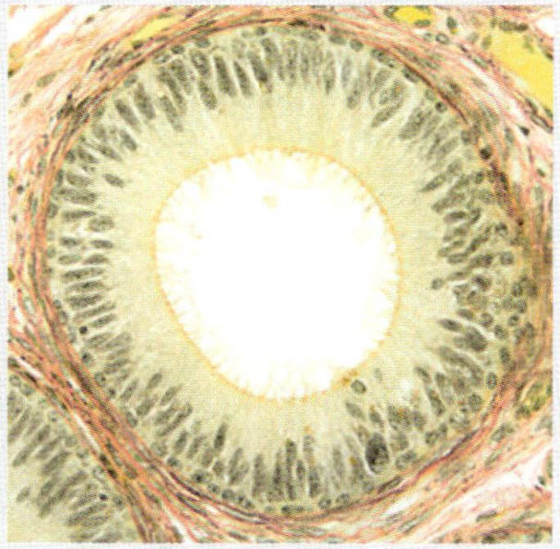

**Ductus epididymidis**
zweireihig hochprismatisches Epithel mit Stereozilien

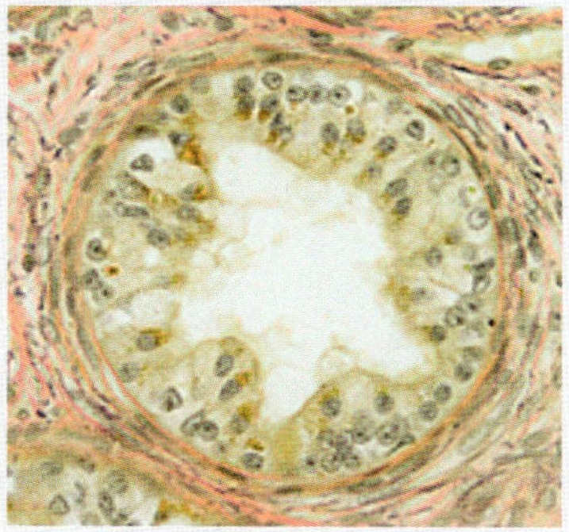

**Ductus efferents**
Berge (Kinozilien) und Täler (Mikrovilli)

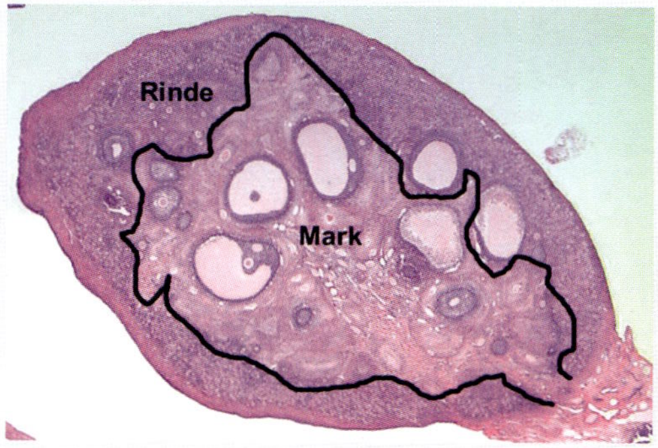


**Ovar**
Rinde und Mark

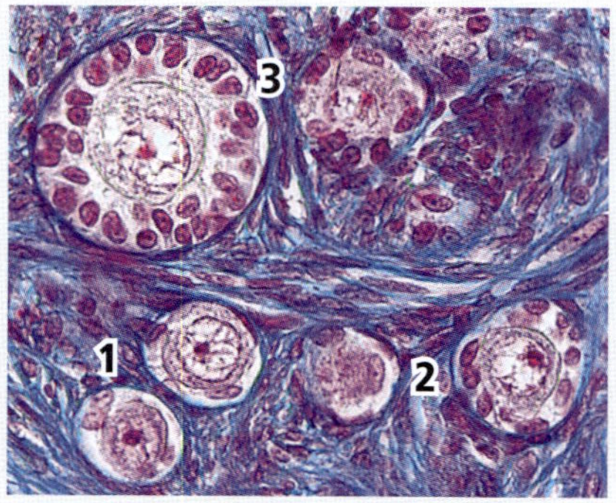


1 = Primordialfollikel, 2 = Primärfollikel,
3 = Übergang Primär zu Sekundär

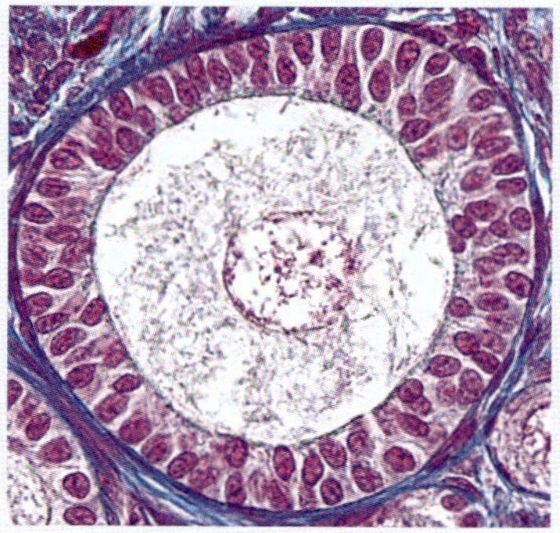

Früher Sekundärfollikel

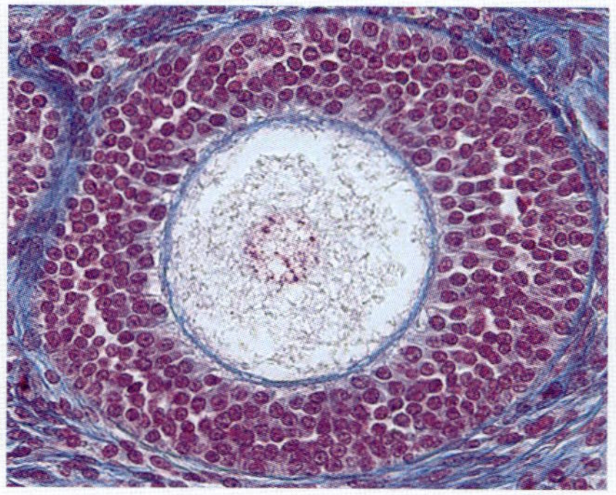

Reifer Sekundärfollikel

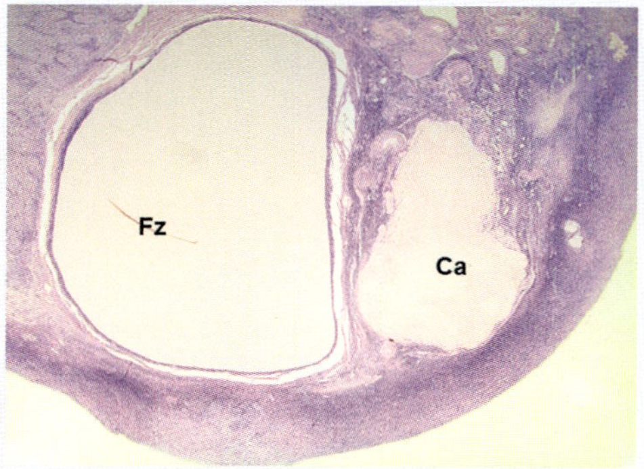


Fz = follikuläre Zyste, Ca = Corpus albicans

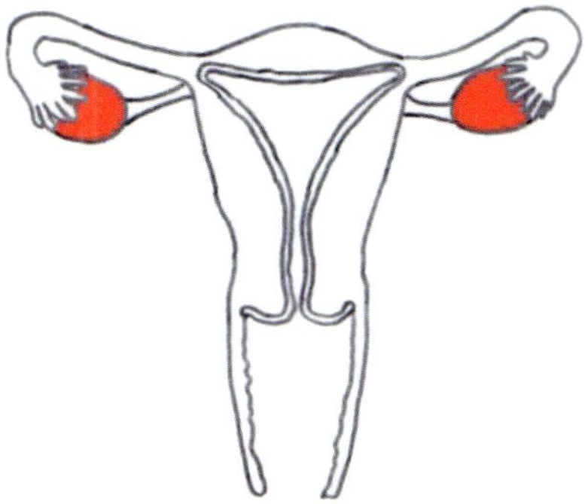

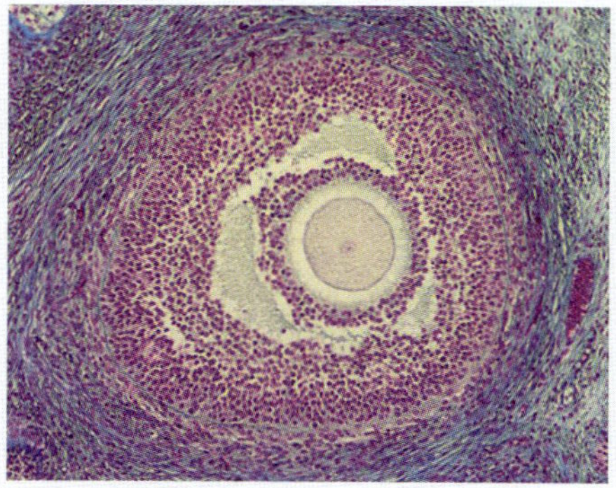

Früher Tertiärfollikel

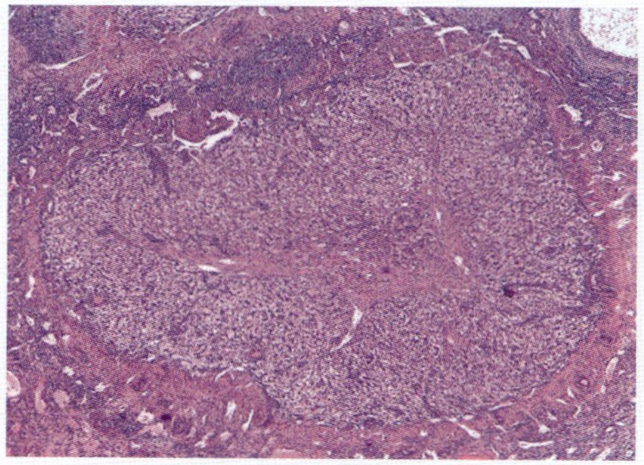

Frühes Corpus luteum
fast nur Granulosa-Lutein-Zellen

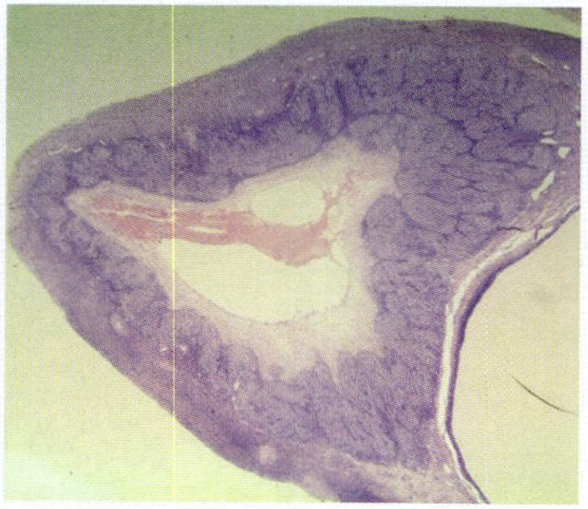

Reifes Corpus luteum
Granulosa-Lutein-Zellen (hell) und Theka-Lutein-Zellen (dunkel)

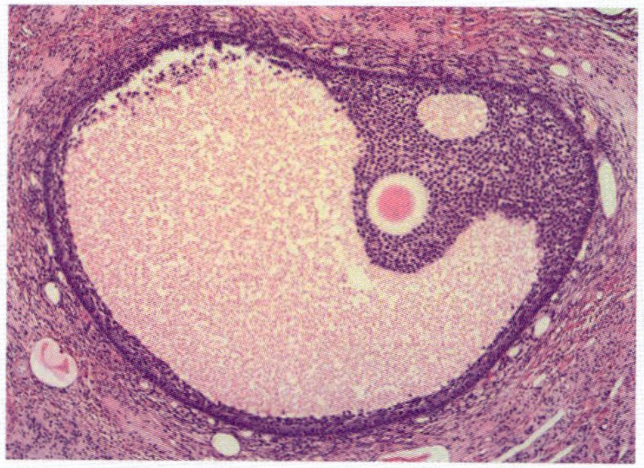

Reifer Tertiärfollikel

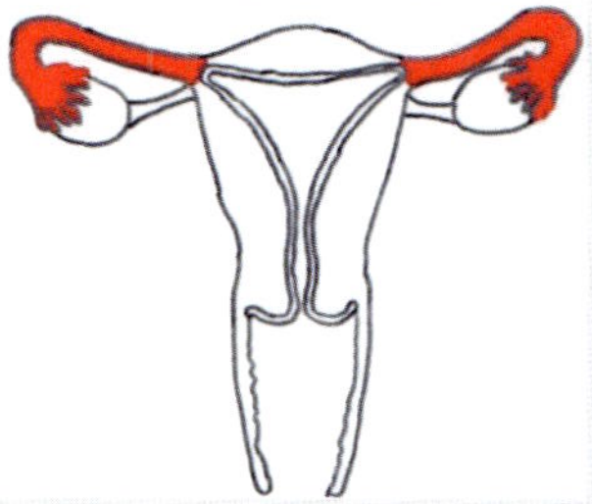

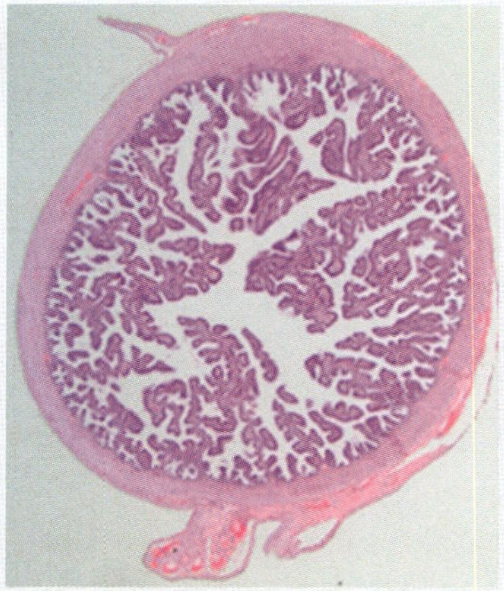

**Tuba uterina (Eileiter)**
geflechtartige glatte Muskulatur,
farnartige Mukosafalten

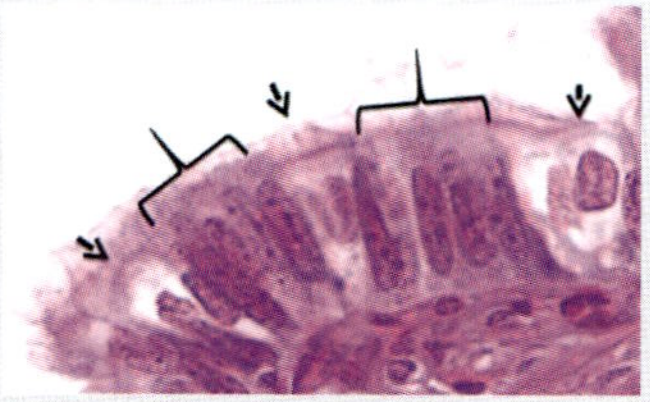

Pfeile = Wimpernzellen,
Klammern = sekretorische Zellen (Stiftchenzellen)

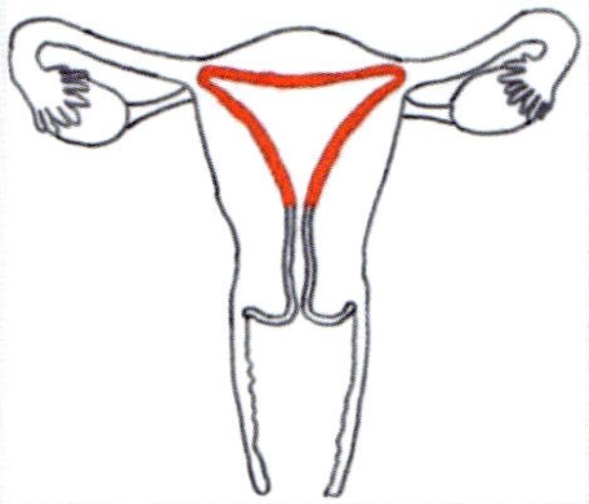

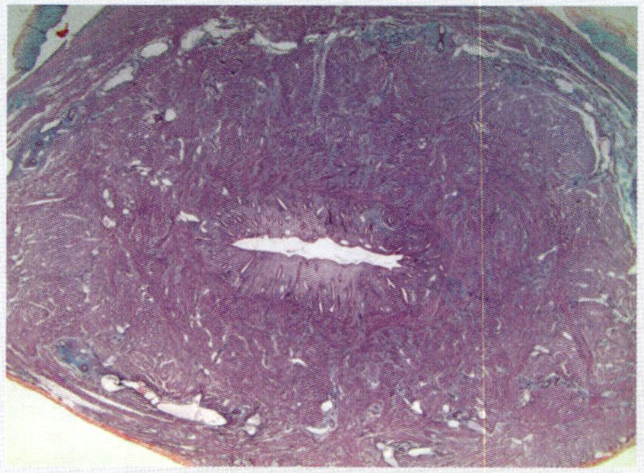

**Uterus:** überwiegend Myometrium,
Endometrium verändert sich zyklusabhängig

Proliferationsphase

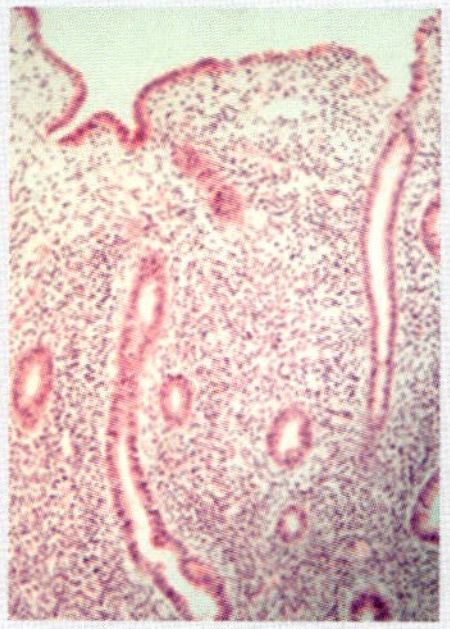

Sekretionsphase

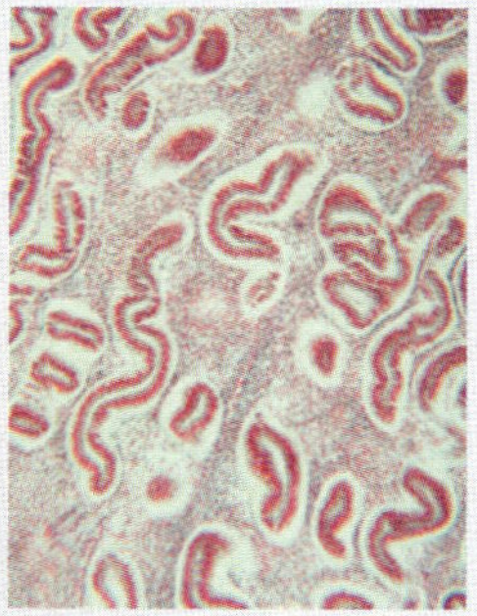

Endometrium in Proliferations- und
Sekretionsphase

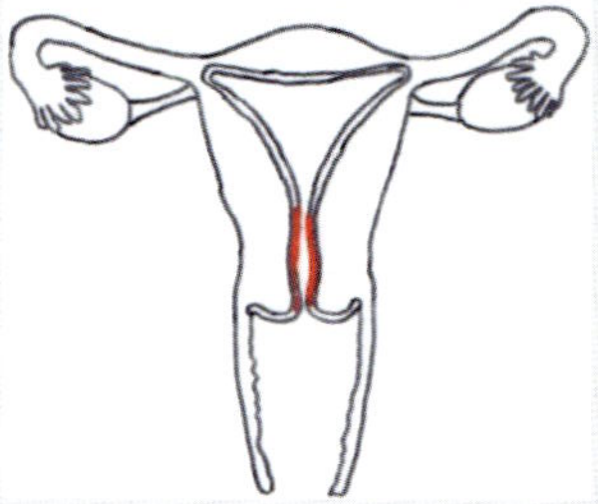

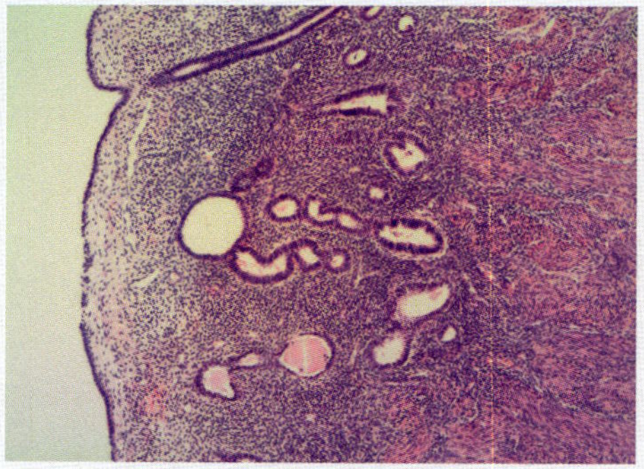

**Cervix uteri:** Plicae palmatae produzieren
Zervixschleim

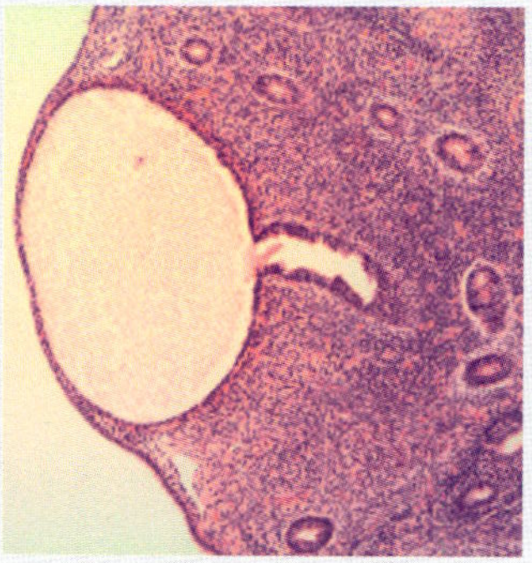

**Ovula nabothi:** verschlossene
Plicae palmatae

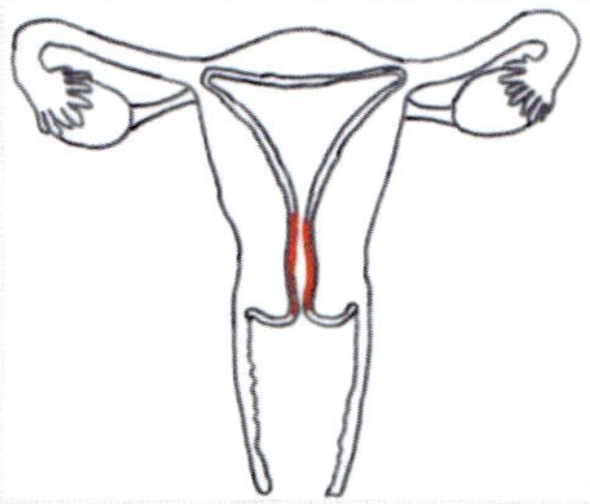

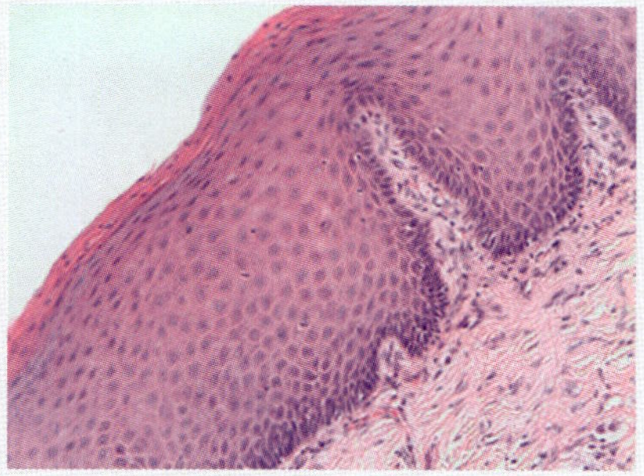

**Portio vaginalis:** Epithel bis in die oberste Lage
gut erhalten und gefärbt, Bindegewebspapillen

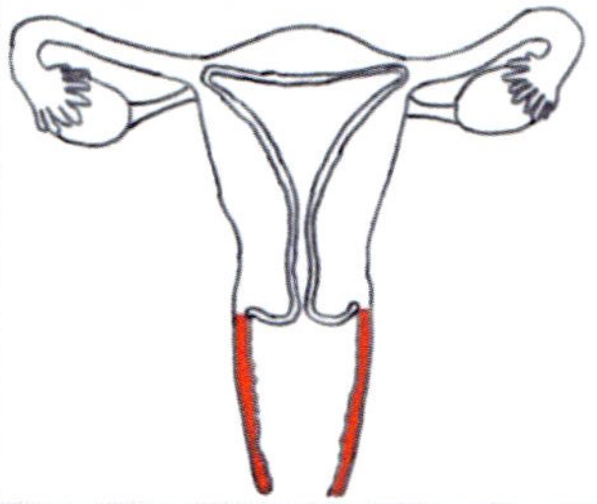

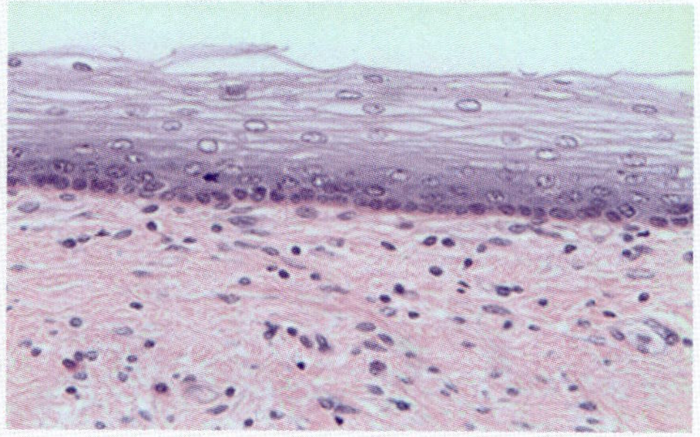

**Vagina:** ausgewaschenes sich ablösendes Epithel,
keine Bindegewebspapillen

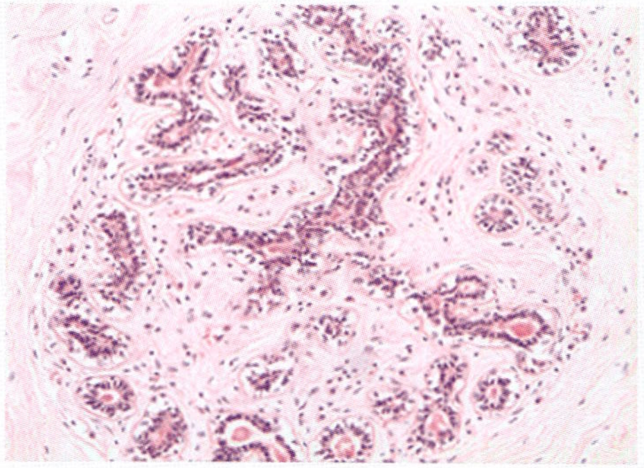

**Mamma non lactans:** nur kleine inaktive Lobuli, jedoch zyklusabhängig mit minimaler Laktation

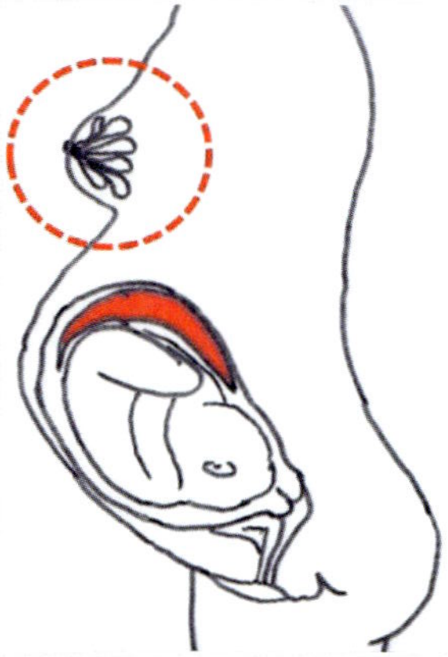

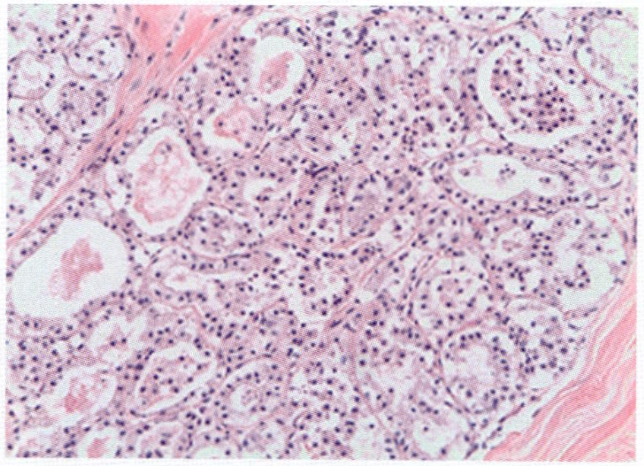

**Mamma lactans:** Fettgewebe wurde abgebaut oder verdrängt, deutliche Bindegewebssepten, fast nur noch produzierende Lobuli

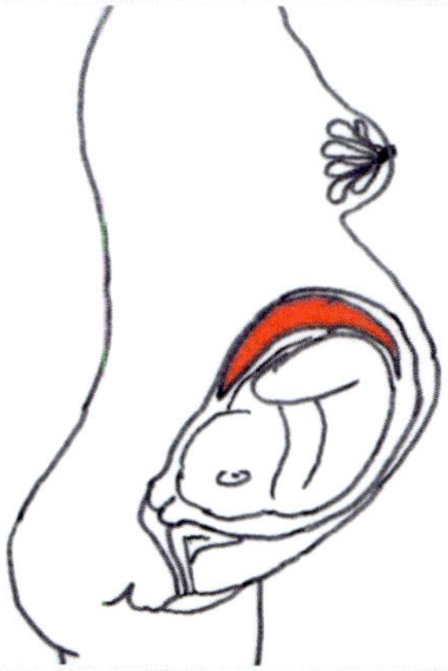

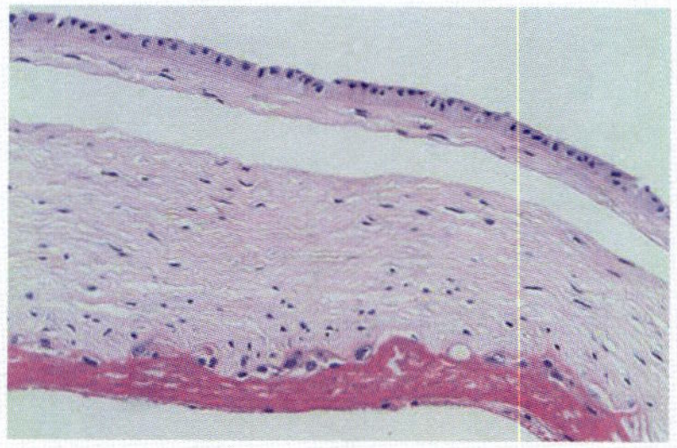

**Plazenta**
kindliche Seite, Amnionepithel auf der Chorionplatte

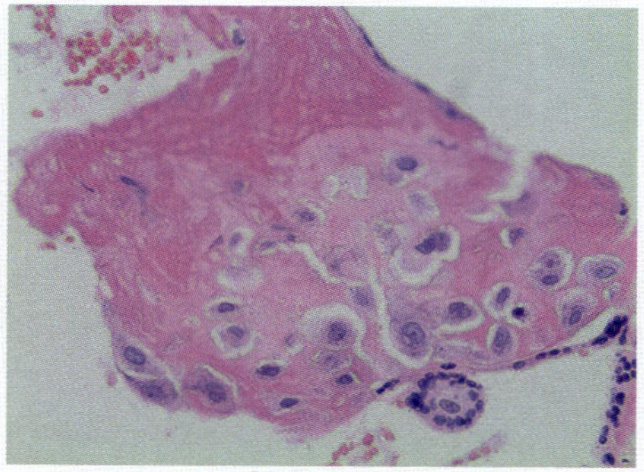

Mütterliche Seite, Reste der Decidua basalis (Dezidua-Zellen)

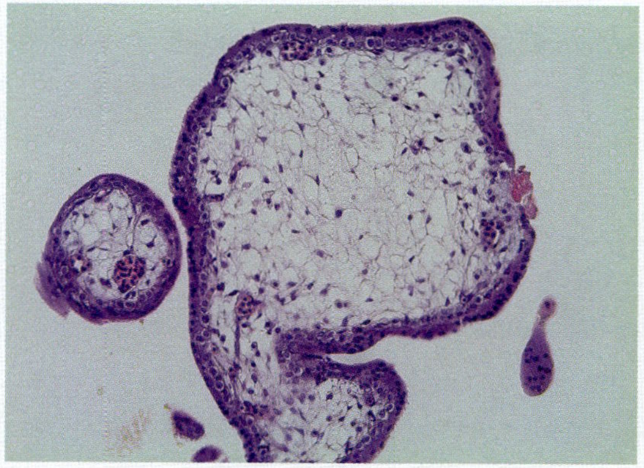

Frühe kindliche große Zotten, viel Mesenchym, wenig Blutgefäße

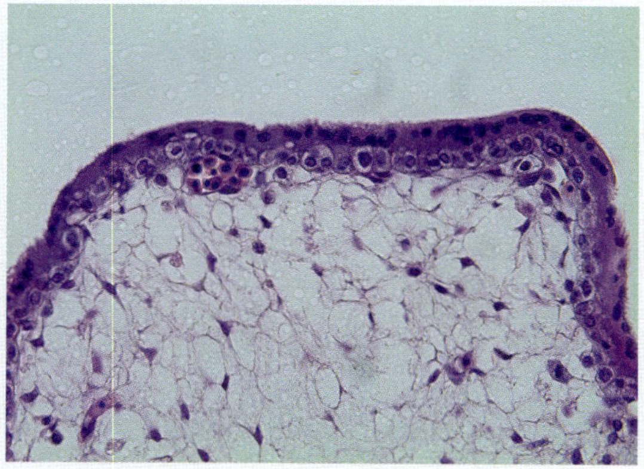

Unter dem Synzytiotrophoblasten noch viele Zytotrophoblasten

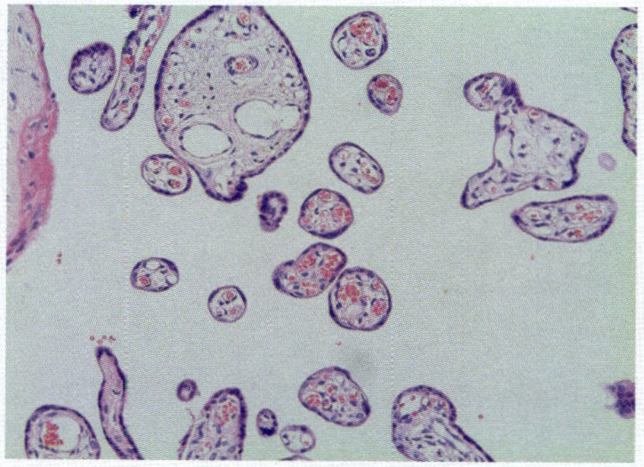

Reife viel kleinere kindliche Zotten zur Oberflächenvergrößerung

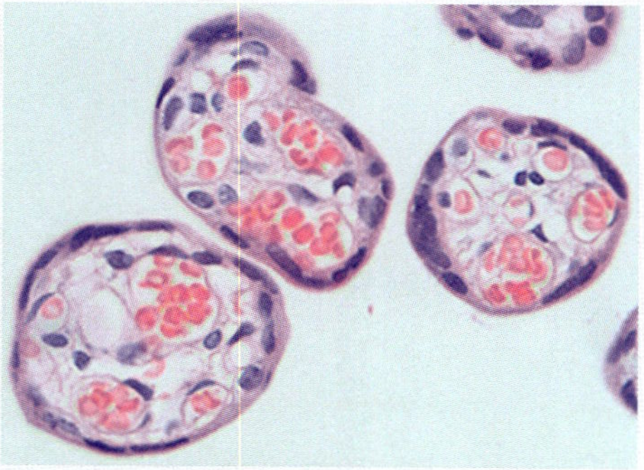

Kaum noch Zytotrophoblasten, viele kindliche Blutgefäße

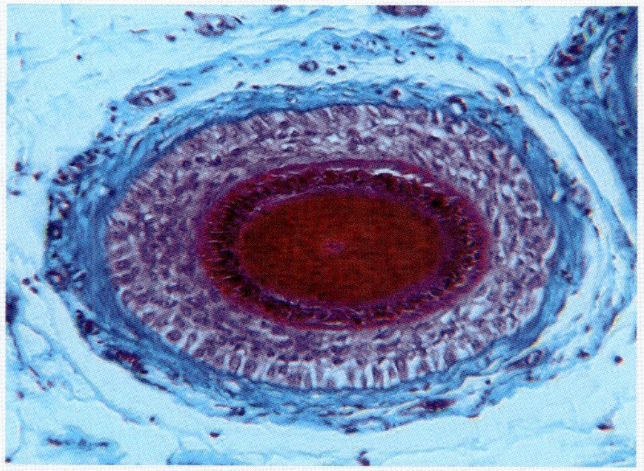

**Haar im Querschnitt:** von innen nach außen – Mark, Rinde, Cuticula, Huxey- und Henley-Schicht, äußere epitheliale Wurzelscheide, Glashaut, bindegewebige Wurzelscheide

**Felderhaut** vs. **Leistenhaut**

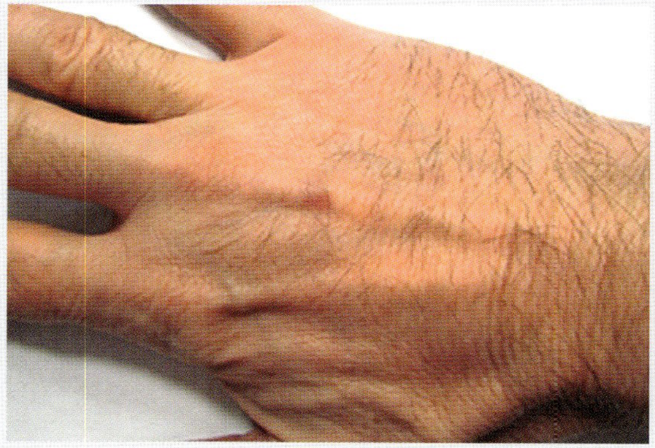

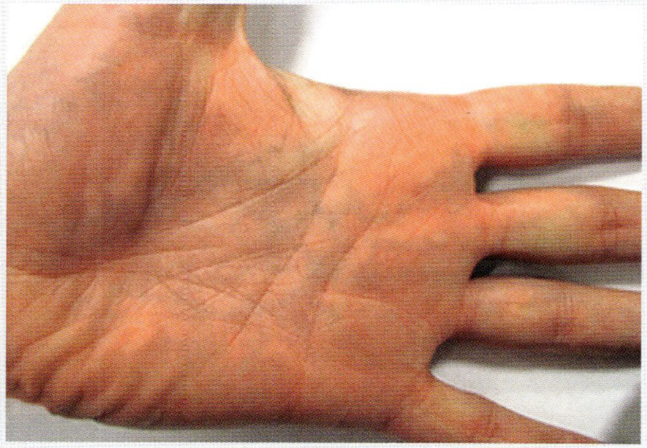

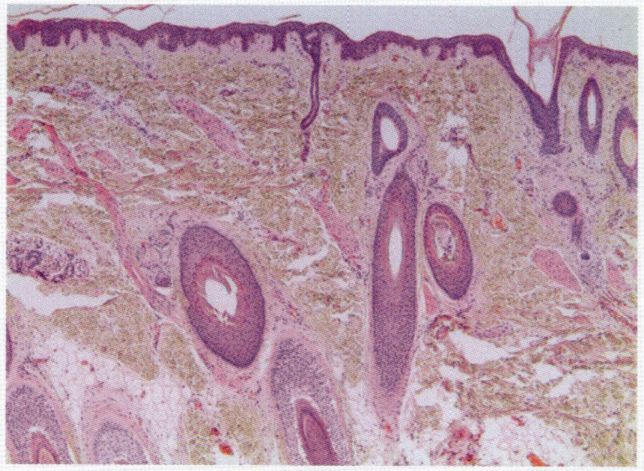

**Felderhaut**
Haare, Talg- und Schweißdrüsen

**Felderhaut mit Duftdrüsen:**
Achsel, Genital- und Analregion, bei stillenden Frauen in der Mamille in Form der Montgomery-Drüsen

**Leistenhaut**
**keine** Haare und Talgdrüsen
aber Schweißdrüsen – viele Rezeptoren (Meissner und Vater-Pacini)

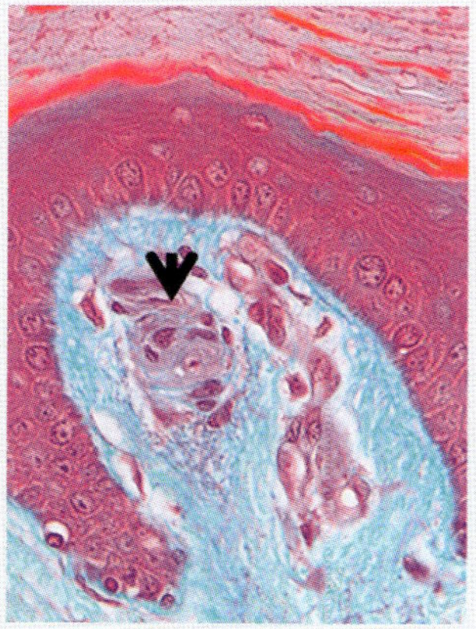

Meissner-Tastkolben

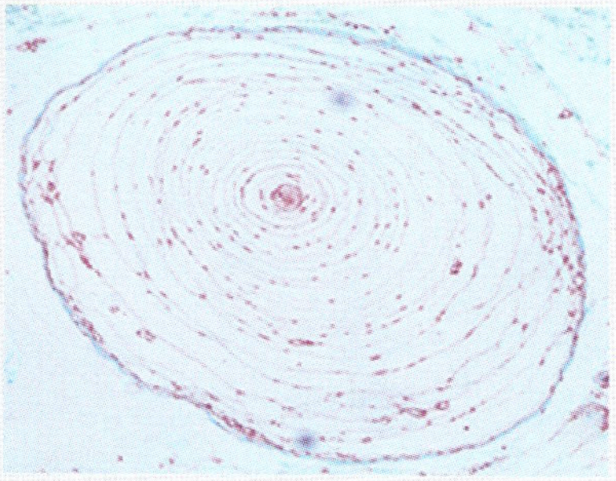

Vater-Pacini-Körper

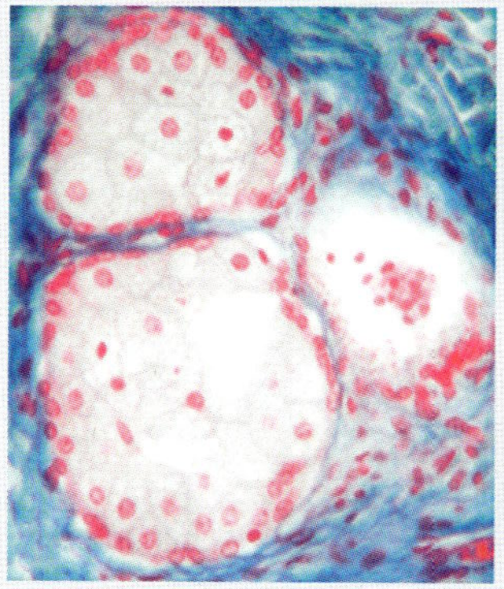

Talgdrüse

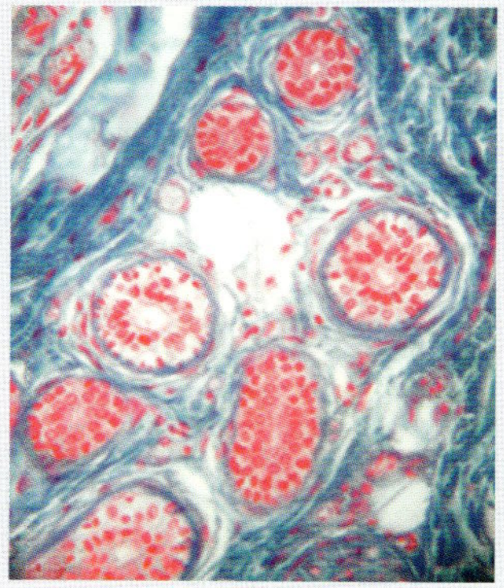

Schweißdrüse

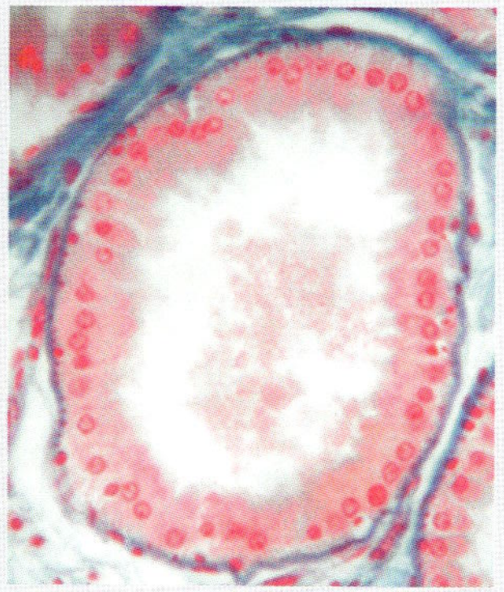

Duftdrüse
hier hochprismatisch = aktive Drüse
platt bis isoprimatisch = inaktive Speicherdrüse

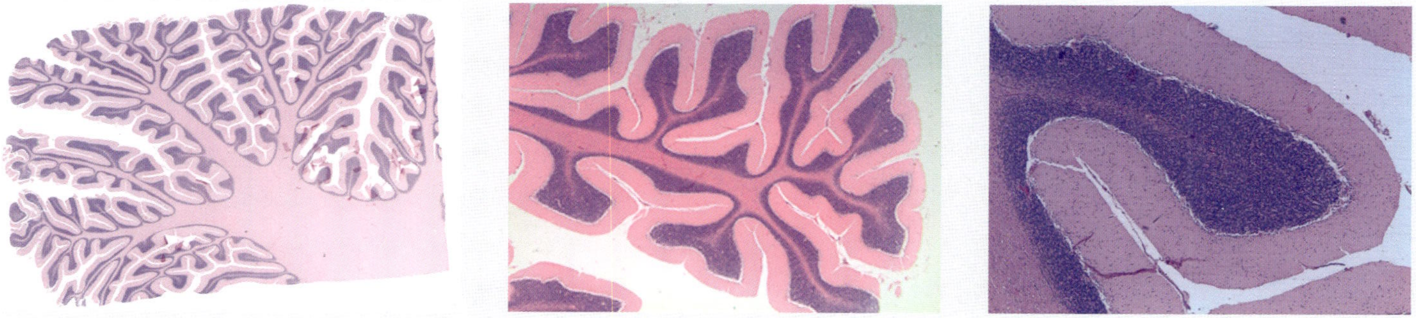

Cerebellum

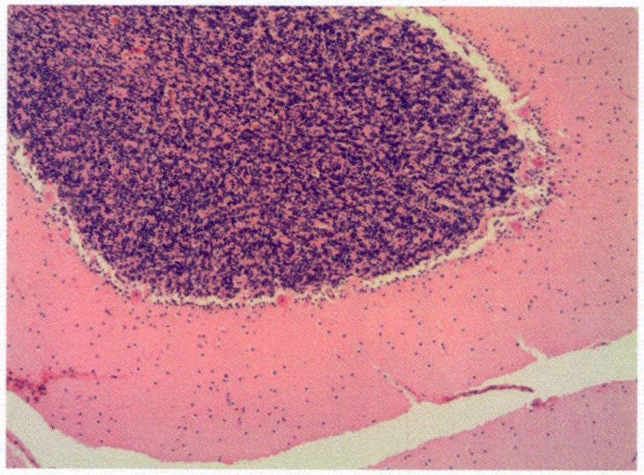

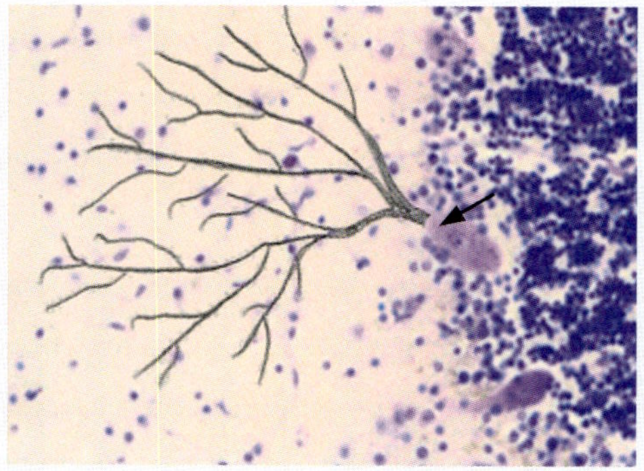

**Purkinje-Zelle**
(Golgi-Typ I/Projektionsneuron) mit Dendritenbaum – zeichnerisch dargestellt (Pfeilspitze)

**Stratum granulosum:** Golgi- und Körnerzellen (rechts im Bild)

**Stratum moleculare:** Korb- und Sternzellen (links im Bild)

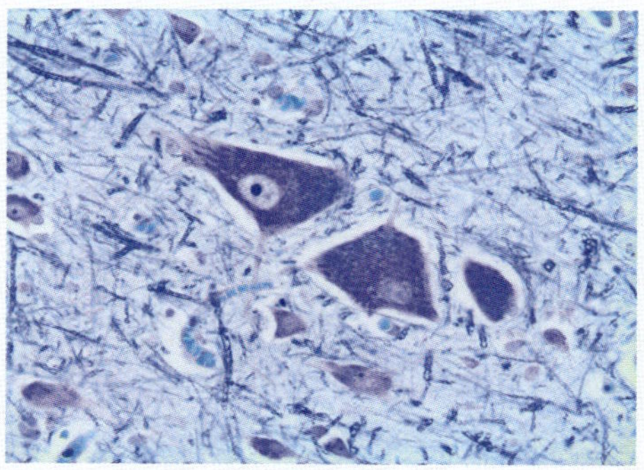

**Betz-Riesenpyramidenzellen**
des Gyrus praecentralis (Lamina V)

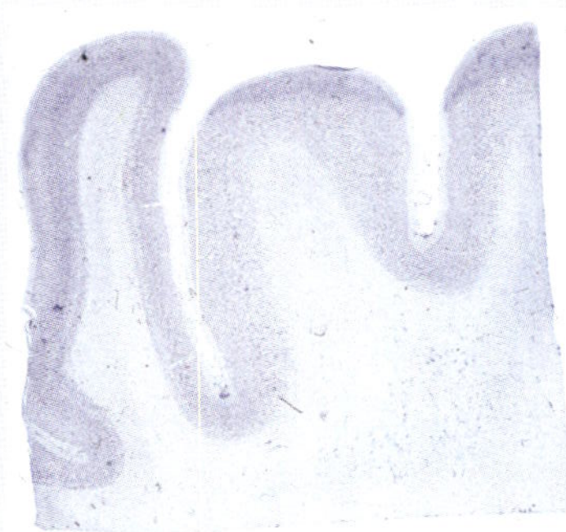

**Isocortex** (6-schichtig)
Links Gyrus praecentralis,
mittig Gyrus postcentralis

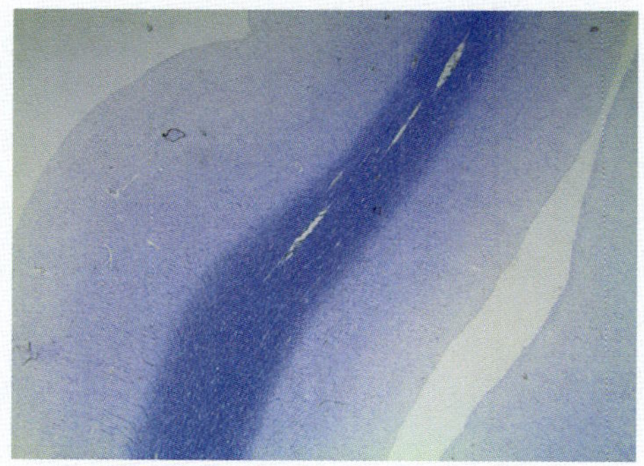

Gyrus postcentralis

## Rückenmark

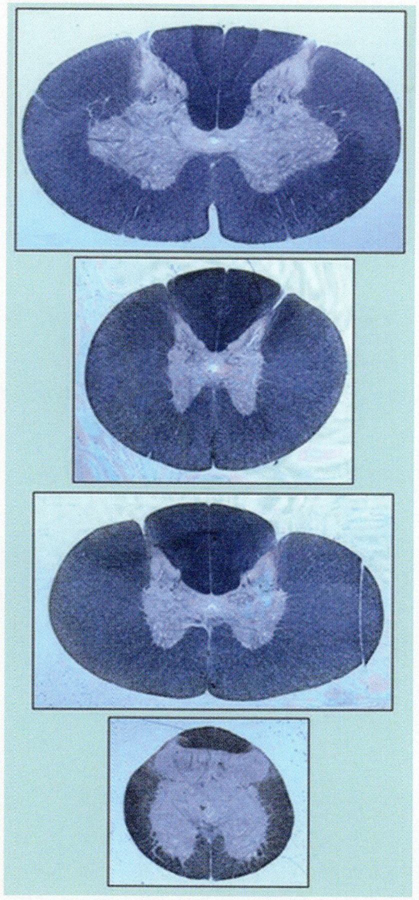

Ø = Durchmesser jeweils in der Mitte eines Segmentes

Zervikal
Ø ca. 9–14 mm

Thorakal
Ø ca. 8–10 mm

Lumbal
Ø ca. 8,5–13 mm

Sakral
Ø ca. 6–7 mm

**Zervikalmark** = deutlich oval (Intumeszenz), Fasciculus cuneatus deutlich zu sehen, kein Seitenhorn

**Thorakalmark** = eher rundlich, Fasciculus cuneatus nur noch am Anfang, Seitenhorn, zarteste Schmetterlingsform von allen Segmenten

**Lumbalmark** = deutlich oval (Intumeszenz), Seitenhorn bis L2 vorhanden, Vorderhörner stark ausgeprägt, Fasciculus cuneatus nicht vorhanden

**Sakralmark** = deutlich rund, mehr graue Substanz (Schmetterling) als weiße Substanz

## Hippocampus (Archicortex – 3-schichtig)

SO = Stratum oriens
SP = Stratum pyramidale
SR = Stratum radiatum
SLM = Stratum lacunosum-moleculare
SM = Stratum moleculare
SL = Stratum lucidum
SG = Stratum granulosum (Fascia dentata)
H = Hilum
GD = Gyrus dentatus
CA = Cornu ammonis

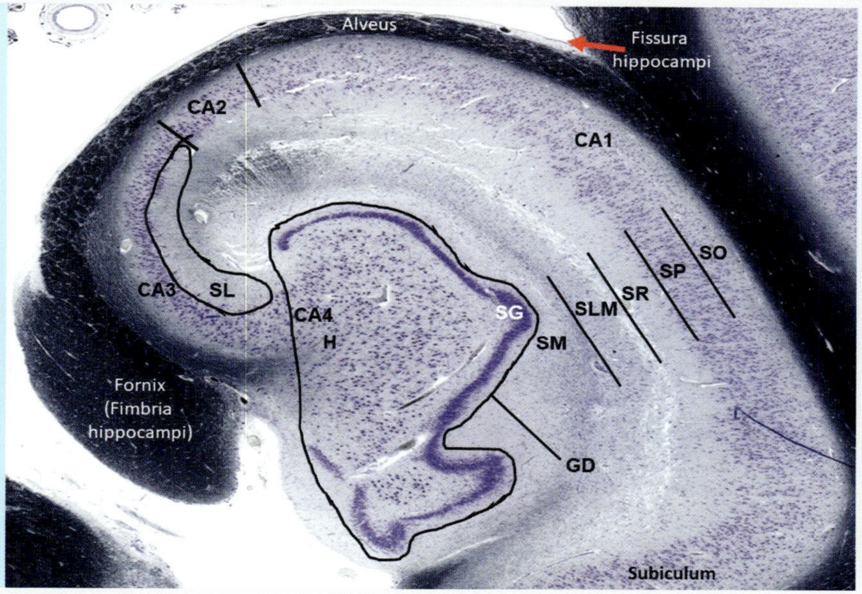


Pyramiden- und Körnerzellen

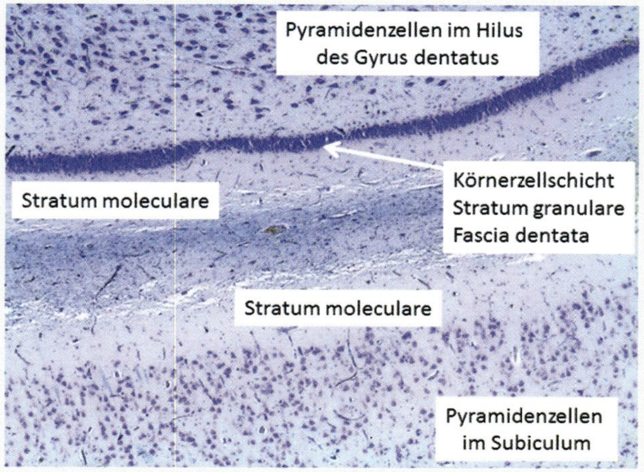

## 10 Schichten der Retina

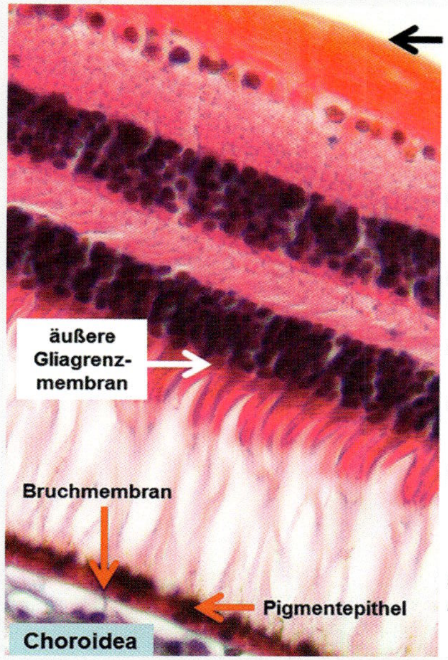


innere Gliagrenzmembran

Optikus-Nervenfaserschicht

Schicht der Optikus-Ganglienzellen
3. Neuron: multipolar, ca. 1 Million
innere plexiforme Schicht

innere Körnerschicht
2. Neuron: bipolar, ca. 10 Millionen

äußere plexiforme Schicht

äußere Körnerschicht
1. Neuron: unipolar, ca. 100 Millionen

Schicht der Stäbchen und Zapfen
Innensegmente

Schicht der Stäbchen und Zapfen
Außensegmente

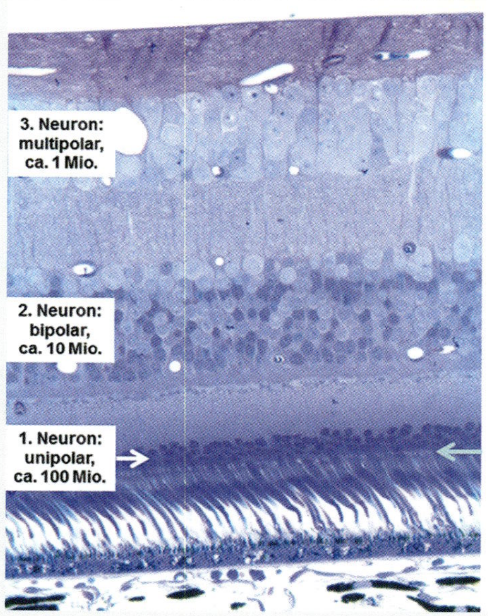


10 Stratum limitans internum
(Endfüßchen der Müller-Glia)
9 Stratum neurofibrarum
(Axone der Ganglienzellen)

8 Stratum ganglionicum
(Perikaryen der retinalen Ganglienzellen)

7 Stratum plexiforme internum
(Synapsen zwischen dem 2. und 3. Neuron)

6 Stratum nucleare internum
(Perikaryen der Bipolarzellen [2. Neuron] + amakrine und Horizontalzellen)

5 Stratum plexiforme externum

4 Stratum nucleare externum
3 Stratum limitans externum
2 Photorezeptorzellen (Innensegment)

2 Photorezeptorzellen (Außensegment)
1 Stratum pigmentosum

Choroidea

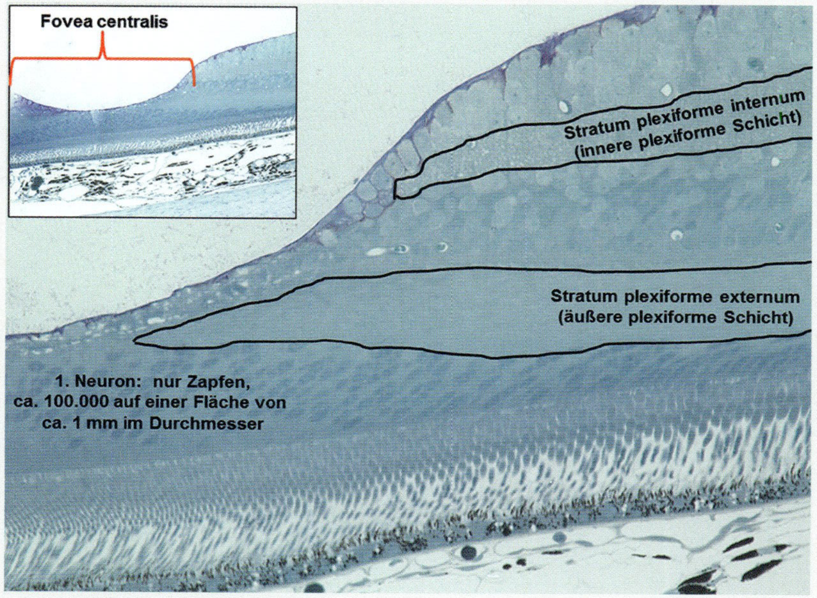


Macula lutea/Fovea centralis

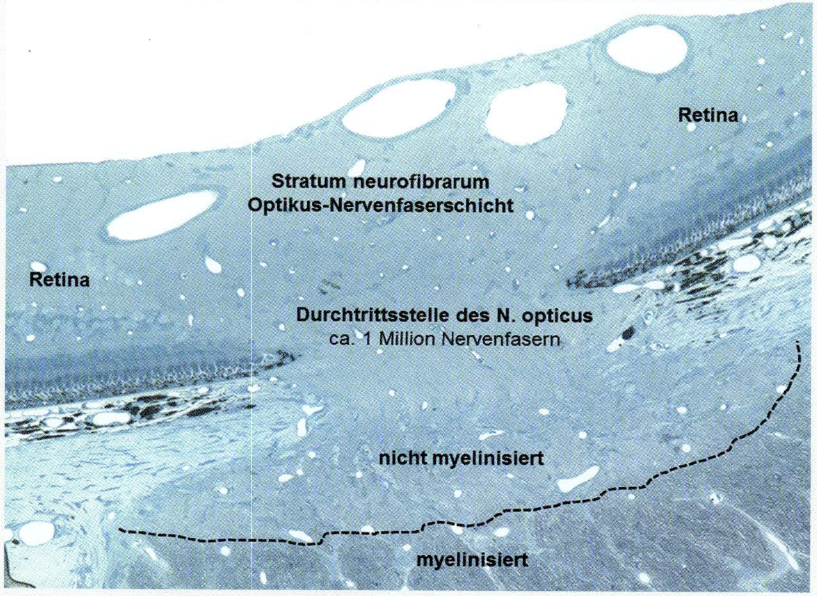


Papilla n. optici/Excarvatio papillae

**Augenlid**
a = Zeis-, b = Moll-, c = Ausführungsgang der (d) Meibom-Drüse, e = Krause-Drüse

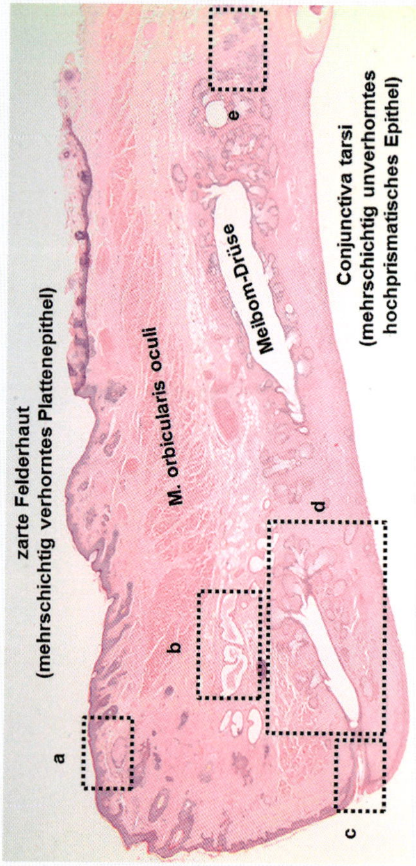


**Corti-Organ**

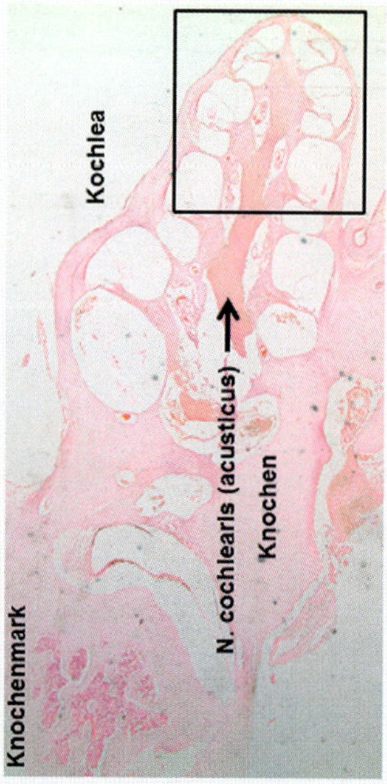


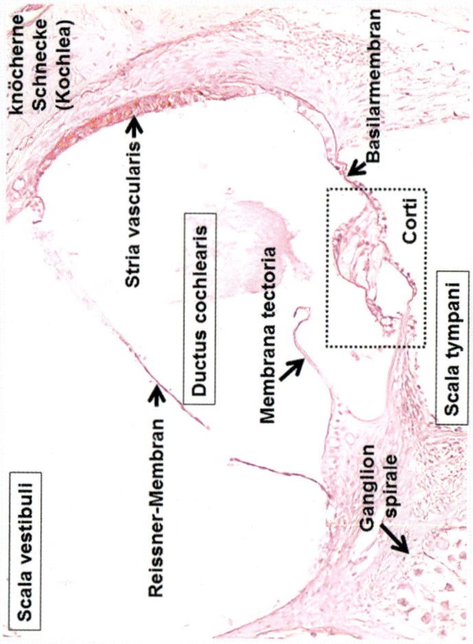


**Zunge**

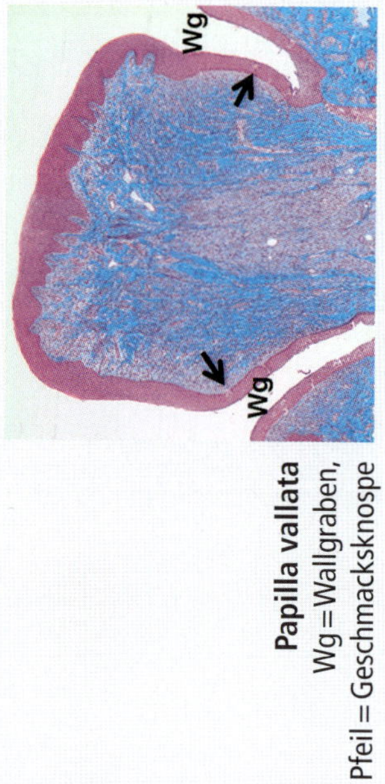


**Papilla vallata**
Wg = Wallgraben,
Pfeil = Geschmacksknospe

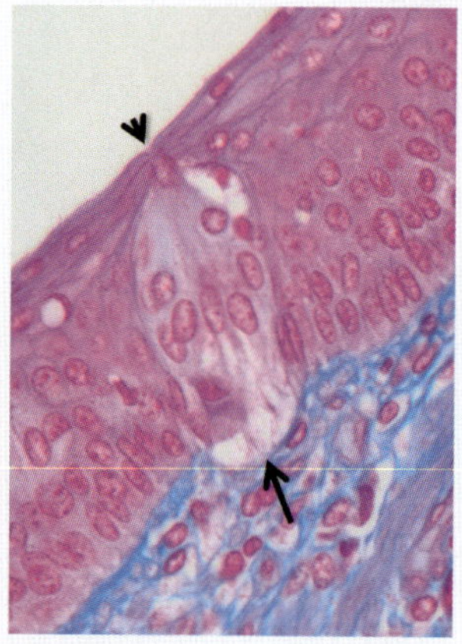

Pfeilspitze =
Geschmacksporus